张锡纯医学师承学堂

内科讲记 （上册） （第二版）

李 静 著

中国中医药出版社

·北 京·

图书在版编目（CIP）数据

张锡纯医学师承学堂内科讲记 / 李静著 . —2 版 . —北京：
中国中医药出版社，2020.4
（中医师承学堂）
ISBN 978-7-5132-5974-3

Ⅰ . ①张… Ⅱ . ①李… Ⅲ . ①中医内科学 Ⅳ .
① R25

中国版本图书馆 CIP 数据核字（2019）第 291739 号

中国中医药出版社出版

北京经济技术开发区科创十三街 31 号院二区 8 号楼
邮政编码 100176
传真 010-64405750
三河市同力彩印有限公司印刷
各地新华书店经销

开本 710×1000 1/16 印张 31 字数 438 千字
2020 年 4 月第 2 版 2020 年 4 月第 1 次印刷
书号 ISBN 978 - 7 - 5132 - 5974 - 3

定价 129.00 元（全二册）
网址 www.cptcm.com

社 长 热 线 010-64405720
购 书 热 线 010-89535836
维 权 打 假 010-64405753

微信服务号 zgzyycbs
微商城网址 https://kdt.im/LIdUGr
官 方 微 博 http://e.weibo.com/cptcm
天猫旗舰店网址 https://zgzyycbs.tmall.com

如有印装质量问题请与本社出版部联系（010-64405510）

2007 年 9 月，我的第一本书《名医师承讲记——临床家是怎样炼成的》，由中国中医出版社出版发行。后又应出版社刘观涛总主编所邀，写了"张锡纯医学师承学堂"内外妇儿皮科系列讲记。

时代不同了，现代人要明明白白治病。中医的"中风"，西医叫"脑血管意外"。高血压，中医叫"眩晕"，病人说我不晕，我就是血压高。糖尿病，西医分 1 型和 2 型，中医叫"消渴"，病人说我不渴，我就是血糖高。再比如乙肝，中医叫"胁痛"，患者说我胁不痛，我就是乙肝大三阳。

中医的病名，有的包括几种西医病名，例如"积聚"，包括了多种西医的癌症；有的却只是一个症状表现，例如"呕吐"。导致现代中医与西医的病名和检测结果很难汇通与结合，大众也对很多中医病名不能明白和接受。

《医学衷中参西录》中有与现在中医教科书不相符合者，本书尝试与现在中医教科书汇通之。与西医学病名与检测方法汇通之，实亦为充实张先生衷中参西、中西汇通之意也。

讲记者，讲述本人学习运用、领悟发挥先生之学验，继承发扬先生之宏志也。故于每病讲记分为：一、"衷中参西概说"；二、"病因病机择要"；三、"辨证论治"；四、"临证要点"；五、"释疑解难"。前三部分择精要通而言之，第四、五部分则分而论之，配以案例辨析、师生问答。

　　此系列书发行以来，我收到许多读者的来信，表示原来读张锡纯先生的书有很多不甚明了之处，读过我写的内外妇儿皮科系列讲记，再去读张锡纯先生的书便豁然开朗。

　　值此系列讲记修订再版之际，我还是要说中医的发展既要继承传统，又要与时俱进！

　　好中医是怎样炼成的？

　　答案就是：不停学习，不断摸索，不停探索，不断进步，屡败屡战！

　　共勉之。

李　静

2019 年 11 月 1 日于深圳

　　《张锡纯医学师承学堂·内科讲记》，将中医内科学与张锡纯《医学衷中参西录》之医方篇中治阴虚劳热方、治阳虚方、治大气下陷方、治喘息方、治痰饮方、治肺病方、治吐衄方、治心病方、治癫狂方、治痫风方、治内外中风方、治肢体痿废方、治膈食方、治呕吐方、治霍乱方、治泄泻方、治痢方、治燥结方、治消渴方、治癃闭方、治淋浊方、治疟疾方、治气血瘀滞肢体疼痛方等，按照现代中医内科学教科书之体系，做了新的分类。以中医为主，衷中参西，即西医辨病、中医辨病与辨证相结合，西医辨病名与中医辨病名融会贯通之。

　　师承者，师承张锡纯先生衷中参西之意也。故本书每一病皆将张锡纯先生之方论要点列入书中，力求与现代教科书相对应。《医学衷中参西录》书中有通治之方，通治之论。例如"理冲汤"方论。理冲汤治闭经、癥瘕、男子劳瘵、一切积聚、气郁、脾弱满闷、痞胀。"活络效灵丹"治气血瘀滞、疭癖癥瘕、心腹疼痛、腿疼臂疼、内外疮疡、一切脏腑积聚。"伤寒风温始终皆宜汗解说"论伤寒、温病治法等论。此即通治方与专治方相结合之意也。《医学衷中参西录》书中有与现代中医教科书不相符合者，本书尝试与现代中医教科书汇通之，与现代医学病名汇通之，实亦为充实张先生衷中参西之意也。

讲记者，讲述本人学习运用，领悟发挥，发扬光大，继承先生之志也。故每病讲记分为：①"师承切要"，讲述师承运用张先生衷中参西之心得体会，力求切中要点。②"临证要点"，讲述一病有一病之主方，一方有一方之主药，抓主症、首选方、简便方、单方、衷中参西之要点。③"释疑解难"，疑者，是指病情比较复杂，阴阳表里交错，寒热虚实混淆，以致真假莫辨。难者，除辨证方面的扑朔迷离之外，还有一部分是目前尚缺乏理想的治疗方法。每病证则多问几个为什么，力求"全面还原"诊断的过程、细节、分析！乃至于犹疑、失误、反复！

内科病之多发、高发而常见之病，如癌症、脑卒中病、心脏病、糖尿病、肝病、前列腺病、风湿病、痛风病等，中医内科学教科书论述甚为详备，故本书着重论述师承张先生之论点，与作者运用衷中参西之讲记。师承者，先生之通治之论，通治之方，擅用之药，反复讲述之，以求读者能够明白。讲记者，运用中医整体观念辨证论治之衡通法论，力求突出以中医为主，中西医结合，中医与现代医学汇通，一案多次讲述，数案并讲述，力求说理明白。故曰"张锡纯医学师承学堂·内科讲记"。

一得之见，谬误之处在所难免，恳请专家和读者批评指正，以便今后修改补充。希望对中医师承学习者、读《医学衷中参西录》者有所帮助。中医是怎样炼成的？中医原来是这样炼成的！即：不停学习，不断摸索，不停探索，不断进步！

李　静
2008 年 4 月

目 录

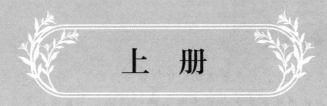

上　册

第一章　肺系病证

感　冒

师承切要

师承切要者，师承张锡纯先生辨证论治寒温，即感冒之论点以及笔者领悟与运用张先生之学说与临床的心得体会，力求切中要点。《医学衷中参西录》中医方篇之治伤寒方、治温病方、治伤寒温病同用方，药物篇之论石膏解及医论中之温病遗方、伤寒风温始终皆宜汗解说之论、论冬伤于寒春必病温及冬不藏精春必病温治法、温病之治法详于伤寒论解等论中皆有论及，读者宜细读之。也就是需将书中论点在临床上正确地运用于现代医学之普通感冒（伤风）、流行性感冒（时行感冒）及其他病毒、细菌感染所引起的上呼吸道感染而表现感冒证候者。

《医学衷中参西录》书中原文

外感之著人，恒视人体之禀赋为转移，有如时气之流行，受病者或同室同时，而其病之偏凉偏热，或迥有不同。盖人脏腑素有积热者，外感触动之则其热益甚；其素有积寒者，外感触动之则其寒益甚也。

伤寒与温病，始异而终同。为其始异也，故伤寒发表，可用温热，温病发表必须辛凉。为其终同也，故病传阳明之后，无论寒温，皆宜治以寒凉，而大忌温热。兹编于解表类中，略取《伤寒论》太阳篇数方，少加疏解，俾初学知伤寒初得治法，原异于温病，因益知温病初得治法，不同于伤寒。至于伤寒三阴治法，虽亦与温病多不同，然其证甚少。若扩充言之，则凡因寒而得之霍乱、痧证，又似皆包括其中。精微浩繁，万言莫罄，欲精其业者，取原书细观可也。

李静讲记

　　人体的最薄弱之处，往往是邪最易侵犯之处。好比时邪之流行病，同时同室的人感染，而病情的表现也会因每人的体质不同而表现不同。若其人脏腑内素有积滞之热者，再复感受外邪则其热更甚。若素有积寒者，寒邪触动则其寒愈甚也。若同为温疫感染，体内素有积热者则热之更甚，体内素有积寒者则热之较轻，此亦是人体自求体内平衡的一种表现。素有气血瘀滞之人较多，故复受风热导致感冒之时，与体内素无气血瘀滞之人，在治疗风热之时的用药效果则不同。只感受风热之邪的，同为发热、咳嗽、咽痛，用疏散风热之银翘散、桑菊饮即可得效，而有气血瘀滞者则需加用疏通气血药方可奏效，反之寒者亦然。而阴虚之人则需加用滋阴与疏散风热类药方可，首选药为生地黄、麦冬类。而气虚之人感冒则需加用助阳益气之药方可，首选药为黄芪、人参、山萸肉类。阳虚之人则需加用桂枝、附子类。其有气血瘀滞与体内有偏差之人感受风热感冒，则需疏通气血纠正偏差之时合用疏散风热，则病愈之速也。此即中医整体观念、辨证论治之精髓所在。

　　现代医学亦同此理，体不虚之人，只服感冒药发散之，对症治疗即可。素有积热之人，往往外邪导致体内之积热发作，多为鼻炎、咽炎、扁桃体炎、支气管炎等，可借助现代医学检测手段以确定之，有细菌、病毒、病原体感染者对症治疗之，此即为现代科学之长处，首先被西医所采用，然中西医理相同，理念不同。西医治风热感冒用治感冒药、抗

第一章 肺系病证

003

生素、抗病毒药，不效者结合液体输入疗法，与中医之滋阴增液疏散风热相同。西医退热速，而咽痛、咳嗽则愈之缓，素有气血瘀滞者则愈之更缓。从咳嗽服止咳类药如"非那根"服则咳减，停则又咳，终至留下慢性炎症，一次两次，屡次发作即成也。此即西医之短处，即对症治疗，治标也。然气血瘀滞是本，素有积热者，则气血瘀滞积热是本。西医能治细菌、病毒性炎症是为标也。其不能验出气，即不能验出气滞血瘀之积热，更不能验出气血痰热瘀积结在一起之瘀积，而中医则能从传统之四诊八纲辨证，疏通气血、消散风热痰结于一方，气血通顺，则瘀积自散，此即中医之长处也。

现在越来越多的人明白滥用西药抗生素的弊大于利，而能明白中医中药治病求本，衡而需通之理的人越来越少，明白综合疗法标本兼治的医生越来越少。故而中医如能采用现代科学检测以辨病，再用中医辨证岂不是中西结合、衷中参西的最佳之路吗？临证所见感冒发热愈，留有鼻塞、咽干、咽燥、咽痛、咳嗽、咽痒等慢性鼻炎、咽炎、支气管炎等所谓的慢性炎症愈来愈多，何也？是西药未能疏通气血也！未能将风热燥结之邪消散之，导致气血痰火风燥之邪结聚于一处是也。其最薄弱之处，便是容邪之处，便是致病之所也！每见不少人素有气血瘀滞之如咽炎、扁桃体炎症，一遇感冒则发作，发热屡用抗生素数日方能退，不久又发作，此即抗生素只能治其炎症之标，不能治其气血瘀滞积结之本也。

张锡纯先生之论伤寒、温病，始异而终同者，是论其病在表时，病发于伤寒者邪在太阳，发表需用温散；病发于温病者邪在卫分，发表需用凉散。终同者是为病入阳明，无论寒温，治皆需用寒凉，而不可用温热药。现代医者治感冒用解表退热药与抗生素一同用之，与中医表里同治之法相同，而本质则异。其不同之处在于中药方剂多有疏通气血之功，而西药则无。此又为中医之长处也！西医治疗慢性扁桃体炎、鼻窦炎需用手术摘除，而中医则可服活血化瘀散结之方药消散之，体虚者又可用托毒外出与扶正并用之法。此从鼻窦炎患者数次手术仍有复发之处即可看出，手术只能治其然，不能治其所以然，即不能治其为何发炎，不能治其气血瘀滞之炎症，此亦为中医之长处也。于慢性咽喉炎，手术不能治，便又有激光、放射等法，然皆是只能治标，不能治本也！

张先生论伤寒与温病初得治法不同，而伤寒与三阴诸寒证、寒热错杂证，包括寒霍乱、寒痧即寒疫之毒等证，虽非感冒论治所能概括，然亦需明其中之理，欲求其理，则需与有关论述中研求之。

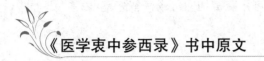

《医学衷中参西录》书中原文

麻黄加知母汤

治伤寒无汗。

麻黄四钱，桂枝尖二钱，甘草一钱，杏仁（去皮炒）二钱，知母三钱。

李静讲记

"麻黄加知母汤"为《伤寒论》麻黄汤又加知母。张先生此意是风寒感冒服麻黄汤，而仍有汗后病不能解者用之。病未解者并不是汗未出透，而是有余热未清也。张先生谓屡试屡验，故敢笔之于书，而名曰"麻黄加知母汤"，并论大青龙汤之用石膏是为除烦躁，先生主张重加知母，谓知母其寒润之性，能入胸中化合为汁，随麻、桂发表之药以达于外，则烦躁自除，实则是治内热、解表并治之法也。

现代医学治感冒，发表药如阿司匹林、安乃近等与抗生素口服有效有不效，其不效者即为阴虚素有积热，则需加用输液法大多即效，而此法即张先生与发表之麻黄汤，表里双解之大青龙汤加知母之理相同也。中医治此伤寒之感冒，是麻黄汤证，用麻黄汤，一剂可愈。内热阴虚需加知母也可一剂愈病。是为感冒病伤寒者易治，此从风寒感冒体未虚之表实证，用西药安乃近片一克或一克半，一汗解之即可明白。而于温病或病体素有积热者则非一汗可解之，西医治温病用解表退热药与抗生素，与中医治温病需辨邪在卫、气、营、血不同，然中医、西医解表发汗之理则相同。西医辨病检测无细菌、病毒、病原体者，中医治之也速。西医辨病有细菌、病毒、病原体者，中医治之也缓。中医辨证风寒感冒从四诊即可辨出，恶寒、发热、无汗、身疼痛，脉紧是为风寒，即为麻黄汤证，有麻黄汤证，即可用麻黄加知母汤汗解之是也。

《医学衷中参西录》书中原文

加味桂枝代粥汤

治伤寒有汗。

桂枝尖三钱，生杭芍三钱，甘草钱半，生姜三钱，大枣（掰开）三枚，生黄芪三钱，知母三钱，防风二钱，煎汤一茶盅，温服覆被，令一时许，遍身微似有汗者益佳。不可如水流漓，病必不除。禁生冷、黏滑、肉面、五辛、酒酪及臭恶等物。

按：凡服桂枝汤原方，欲其出汗者，非啜粥不效。

李静讲记

此汤为桂枝汤加黄芪、知母、防风，以代粥之法。桂枝汤为仲景《伤寒论》的第一方。桂枝汤为治太阳中风之效方，非治感冒之必效方也。医所尽知麻黄汤解寒邪之表，桂枝汤解风邪之表，三仁汤解湿温之表，六一散解暑邪之表，银翘散解温邪之表，此解表方之常规用方。

有人认为桂枝汤服后服热粥比较麻烦，但不服热粥则效果不佳。张先生创加味桂枝代粥汤，桂枝汤原方加生黄芪 10 克、知母 10 克、防风

6克以之代粥很有效果。并倡服后不出汗者可加用阿司匹林1克以助其发汗，我在临床亦常用之。张先生又倡桂枝汤证屡用屡效之简便方，较用桂枝汤更为省事，方用生山药细末一两半或一两，凉水调和煮成稀粥一碗，加白糖令适口，送服西药阿司匹林1克，得汗即愈。又曰：桂枝汤证之出汗，不过间有出汗之时，非时时皆出汗也。故必用药再发其汗，始能将外感之风邪逐出。然风邪去后，又虑其自汗之病不愈，故方中山药与阿司匹林并用，一发汗，一止汗也。至于发汗与止汗之药并用而药力两不相妨者，此中原有深义。盖药性之入人脏腑，其流行之迟速迥异，阿司匹林发汗最速，而山药止汗之力则奏效稍迟，是以二药虽一时并用，而其药力之行则一先一后，分毫不相碍也。

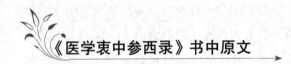

《医学衷中参西录》书中原文

清解汤

治温病初得，头疼，周身骨节酸疼，肌肤壮热，背微恶寒无汗，脉浮滑者。

薄荷叶四钱，蝉蜕（去足土）三钱，生石膏（捣细）六钱，甘草一钱五分。

李静讲记

此论温病治法用方也。先生论春温、风温、湿温甚为精到，读者宜细细领会，当可受益无穷。如先生论生石膏须重用以治寒、温之热，而于温热者又主用滑石或石膏、滑石并用。我在临证时每师先生此意，于舌红紫、苔薄黄、脉弦滑数之偏热证用石膏，而用于湿热、燥热则多用滑石。且常师先生意与六味地黄汤中之苓、泽每用滑石代之。

温病初得，是为感冒也。因是伤于温热，故发表需用凉，即伤于温者可用凉药汗之。张先生此"清解汤"方可谓《伤寒论》中大青龙汤之翻版。大青龙汤治伤寒无汗烦躁，而张先生仍注意顾护其阴，而加用知母。此清解汤治温病初得，头疼、周身骨节酸疼、肌肤壮热、背微恶寒无汗、脉浮滑者。然伤于寒者用麻黄、桂枝，伤于温者则用薄荷、蝉蜕。然无汗恶寒则均用生石膏是也。大青龙汤治伤寒恶寒无汗用石膏是治内热烦躁，故张先生主加知母以顾其阴。张先生于"葛根黄芩黄连汤"论中引："陆九芝曰：温热之与伤寒所异者，伤寒恶寒，温热不恶寒耳。恶寒为太阳主证，不恶寒为阳明主证，仲景于此分之最严。恶寒而无汗用麻黄，恶寒而有汗用桂枝，不恶寒而有汗且恶热者用葛根。阳明之葛根，即太阳之桂枝也，所以达表也。葛根黄芩黄连汤中之芩、连，即桂枝汤中之芍药也，所以安里也。桂枝协麻黄治恶寒之伤寒，葛根协芩、连治不恶寒之温热，其方为伤寒、温热之分途，任后人审其病之为寒为热而分用之。尤重在芩、连之苦，不独可降可泻，且合苦以坚之之义，坚毛窍可以止汗，坚肠胃可以止利，所以葛根黄芩黄连汤又有下利不止之治，一方而表里兼清，此则药借病用，本不专为下利设也。乃后人视此方若舍下利一证外，更无他用者何也！"

张先生又论曰："用此方为阳明温热发表之药可为特识，然葛根发表力甚微，若遇证之无汗者，当加薄荷叶三钱，始能透表出汗，试观葛根汤治项背强几几，无汗恶风者，必佐以麻、桂可知也。当仲景时薄荷尚未入药，前曾论之。究之清轻解肌之品，最宜于阳明经病之发表，且于温病初得者，不仅薄荷，若连翘、蝉蜕其性皆与薄荷相近，而当仲景时，于连翘止知用其根（即连轺赤小豆汤中之连轺）以利小便，而犹不知用连翘以发表。至于古人用蝉，但知用蚱蝉，是连其全身用之，而不知用其退之皮以达皮之妙也。盖连翘若单用一两，能于十二小时中使周身不断微汗。若止用二三钱于有薄荷剂中，亦可使薄荷发汗之力绵长。至蝉蜕若单用三钱煎服，分毫不觉有发表之力，即可周身得微汗，且与连翘又皆为清表温疹之妙品，以辅佐薄荷奏功，故因论薄荷而连类及之。"

李静按：陆九芝之论甚超凡，"伤寒恶寒，温热不恶寒耳。恶寒为太阳主证，不恶寒为阳明主证，仲景于此分之最严。恶寒而无汗用麻黄，恶寒而有汗用桂枝，不恶寒而有汗且恶热者用葛根。阳明之葛根，即太阳之桂枝也，所以达表也。葛根黄芩黄连汤中之芩、连，即桂枝汤中之芍药也，所以安里也。桂枝协麻黄治恶寒之伤寒，葛根协芩、连治不恶寒之温热，其方为伤寒、温热之分途，任后人审其病之为寒为热而分用之"。张先生治温病初得之治法，而创此清解汤，所用薄荷、蝉蜕、连翘为仲景时代之所无，故张先生之用薄荷、蝉蜕、连翘治温为发前人所未发。张先生治寒温，辨证准，用药精，往往一剂愈病。读先生此论，要敢用此论此方此数药，即能一剂愈病。临证辨证属病在表，内无积热者，用阿司匹林、安乃近片等西药发表之，剂量用之得当，往往也能一汗解之，一服愈病。然素有积热者，则当加清散积热之药方可，此则非西医之长，抗生素一服难以愈之，积热之重者中药也难以愈之，然表解后积热可缓治之是也。

中医之论邪入阳明者，即邪热入里也。阳明者，胃肠也。故西医有病毒性、胃肠型感冒，而中医早在多年前即已认定此理也，只不过未叫作胃肠型感冒而已，也未叫病毒，只说邪气，邪入阳明而已。陆九芝论："尤重在芩、连之苦，不独可降可泻，且合苦以坚之之义，坚毛窍可以止汗，坚肠胃可以止利，所以葛根黄芩黄连汤又有下利不止之治，一方而表里兼清，此则药借病用，本不专为下利设也。乃后人视此方若舍下利一证外，更无他用者何也！"陆氏此论葛根黄芩黄连汤又有下利不止之治，一方而表里兼清，即是治感冒之外邪入阳明下利，用葛根黄芩黄连汤是为表里同治，仲景早已有论之，后人多不知用是也。而西医之胃肠型感冒属病毒，其症状多为发热、腹泻是为明征也。

仲景此葛根黄芩黄连汤可治感冒太阳阳明合病之论，陆九芝悟出且有此论，经方大家曹颖甫悟出并论之。张先生且更有发挥，而创清解汤、寒解汤、凉解汤、石膏阿司匹林汤诸方论，滋阴清燥汤以治寒温感冒、太阳阳明并病之胃肠型感冒发热、腹泻，是为治上热下燥之良方。葛根黄芩黄连汤是治伤寒太阳阳明合病，感冒胃肠型发热、腹泻之良方。即于寒者用葛根黄芩黄连汤，于温者用滋阴清燥汤。如此，则皆为仲景学说发扬光大之功臣也！

读书至此，当明治现代医学之胃肠型、病毒性感冒，即胃肠素有积热与内者。伤于寒者之感冒，素有积热者，即仲景之葛根黄芩黄连汤治之证也。伤于温者，张锡纯先生之滋阴清燥汤是为主治之方也。而我谓衡通滋阴清燥汤随证变通则为寒温胃肠型感冒之主方也。

学生李洪波：老师从张先生书中领悟温热感冒用药精要，我去年感冒，发热、咽痛、头痛头晕、周身骨节酸痛，处方蝉蜕用10克，连翘、滑石、桑叶、桑枝、银花、白茅根均用30克，一剂则愈。我今年又感冒，自己处方，连翘未敢用30克，故二剂方愈。教科书上的剂量是10克，老师如果不讲此药可用30克之道理，只给我开处方用30克，我只看张先生书也是不敢用的。此即证明师承之重要，见老师屡用之，学生日后方能用之矣！老师又屡用张先生之论，组方运用屡效，于张先生之滋阴清燥汤加山萸肉、生白芍各18克，生鸡内金、知母，名为衡通滋阴清燥汤，热重者加羚羊角6克，阿司匹林片1克。用于阴虚发热者效，用于阴虚上热下燥腹泻者效。用于小儿、孕妇燥热证效。凡阴虚内燥之发热、咳嗽痰喘、腹泻、头痛、头晕、心悸、失眠多梦、乏力、自汗、盗汗者效。热重者滑石、白茅根重用其量，或再加羚羊角6克。腹泻重者重加生山药为60克或者120克。偏有虚寒者加桂枝、附子；疼痛重者加重白芍为30克或60克或更多，虚甚者山萸肉亦可加倍，则老师又为张锡纯先生衷中参西学说发扬光大之功臣也！

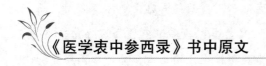

凉解汤

治温病，表里俱觉发热，脉洪而兼浮者。

薄荷叶三钱，蝉蜕（去足土）二钱，生石膏（捣细）一两，甘草一钱五分。

春温之证，多有一发而表里俱热者，至暑温尤甚，已详论之于前矣。而风温证，两三日间，亦多见有此脉、证者。此汤皆能治之，得汗即愈。

西人治外感，习用阿司匹林法。用阿司匹林一克，和乳糖（可代以白蔗糖）服之，得汗即愈。愚屡次试之，其发汗之力甚猛，外感可汗解者，用之发汗可愈。若此凉解汤，与前清解汤，皆可以此药代之，以其凉而能散也。若后之寒解汤，即不可以此药代之，盖其发汗之力有余，而清热之力仍有不足也。

李静按： 此汤证论春温证多有病一发即有表里俱热者是为冬伤于寒，致生内热，复又外感而发者，故一发即为表里俱热。其证舌当红，舌苔多薄黄或薄白腻略为干燥。先生论此凉解汤证与清解汤皆可用西药阿司匹林汗之，是谓阿司匹林发汗解表之力有余，若用于内热则嫌不足。现代之"维C银翘片"即可补先生只用西药阿司匹林发表汗之清热不足。用于风热感冒需表里两解轻证，与只用阿司匹林又为便捷有效也。若舌红紫舌尖有红紫斑，是为热郁于内，则非只用表散汗解之阿司匹林片与维C银翘片所能胜任也。前人虽有温疫忌用黄连之说，那也不必拘泥，舌红紫舌尖之红紫斑即为热郁于内，黄连当为首选药。只用汗解发表之药与阿司匹林只会伤阴，而郁热不散之，则内热何以能除？验舌尖有红紫斑点，即为内有郁热，即为需用黄连之时，西医每需用抗生素，且每需青霉素、头孢类药之意也。无字句处读书，则舌无红紫斑点，舌淡苔白腻或燥者，则黄连不必用，西药青霉素类亦不必用，而需用庆大霉素、环丙沙星、诺氟沙星之类也。重证感冒西医每需输液者，中医亦需用增液汤法。西医用输液与抗生素同用者，亦即中医白虎加人参汤大剂煎分数次温饮下即相当输液之意也。故临证需明有是证用是药之理，唯需注意顾护其阴为要。

寒解汤

治周身壮热，心中热而且渴，舌上苔白欲黄，其脉洪滑。或头犹觉疼，周身犹有拘束之意者。

生石膏（捣细）一两，知母八钱，连翘一钱五分，蝉蜕（去足土）一钱五分。

李静按：此寒解汤证则相当于西医感冒发热之重者。方中重用知母至24克者，用其滋阴清热，与石膏同用则为白虎汤之意也。类似于西医用发汗解热剂与抗生素如青霉素、头孢类输液疗法。西医治此证只用发汗解表之感冒类药虽可汗而热不解，用清热与液体疗法，内热得清，则汗之方易解也。先生此方乃调剂阴阳，听其自汗，非强发其汗也。且皆宜煎一大剂，分数次服下，效古人一剂三服之法也。实亦相当于输液，胜似输液也。西药之"利巴韦林"即病毒唑用于输液中以发表解热，与抗生素同用即相当于先生此寒解汤大剂分服，然西药之液体与中药之滋阴药效不同，中药之清热与西药之消炎药药性不同。西药之抗病毒与中药之清热解毒不同。西药发汗、抗病毒、抗生素相当于西餐之"肯德基"，一种味道永不改变，而中医辨证用方药相当于中国菜之"东北乱炖""虾米白菜汤"，其配方灵活，药性可浓可淡，而中医辨证用方即如"虾米白菜汤"之口味可随机调整。而西医用综合疗法，但西药不能治其气血瘀滞，不能治气虚、气郁、气结。而气之虚，气之郁，气之结可导致气血瘀滞。因此中医也才有兼备法之"馄饨汤"，可集寒热温补于一方之"大杂烩汤"也。与西医之综合疗法相比，中医之长处是明显的。此即张锡纯先生曰西医只能验出贫血，不能验出贫气之说。也不能验出气虚、气郁、气滞、气闭、气结、气散。更不能验出气与痰结，气与火结等诸般气血瘀滞诸证。既不能验出，何能治之？因此，西医才有诸多神经衰弱、神经官能症、神经功能紊乱、内分泌失调等功能性疾患，而此类功能性疾患又正是西医之短处，则正是中医之长处是也。而此类功能性疾患久之则又是器质性病变之因。气虚则血行无力，气滞则血滞，气血瘀滞久之则器质性病变成也。无非是人与人的体质不同，内在因素不同，故病的表现亦不同而已。无数实验证明，凡气血瘀滞者感冒，则需合用疏通气血法，其效方速。感冒如此，感冒咽痛、扁桃体炎也是如此，感冒咳嗽亦是如此。触类旁通，随证施治。

🌸 李静讲记

张先生之"伤寒风温始终皆宜汗解说"可为感冒辨证论治之要旨。先生曰："伤寒初得宜用热药发其汗，麻黄、桂枝诸汤是也。风温初得宜用凉药发其汗，薄荷、连翘、蝉蜕诸药是也。至传经已深，阳明热实，无论伤寒、风温，皆宜治以白虎汤。而愚用白虎汤时，恒加薄荷少许，或连翘、蝉蜕少许，往往服后即可得汗。即但用白虎汤，亦恒有服后即汗者。因方中石膏原有解肌发表之力，故其方不但治阳明腑病，兼能治阳明经病，况又少加辛凉之品引之，以由经达表，其得汗自易也。"

学生江植成医生问： 同是感冒，西医是对症处理，有热退热，有病毒用抗病毒。中医却用六经、卫气营血辨证，伤寒、温病不同治法。老师您对感冒病是如何辨证的？辨别感冒风寒和风热证的要点是什么？其病理变化有何不同？感冒发热的治疗原则是什么？体虚感冒应采取什么治疗方法？如何确定用方用药的呢？

李静： 作为现代中医，我一直在走中西医结合之路。受近代名医张锡纯之启发，得益良多。张先生之"伤寒风温始终皆宜汗解说"当为治感冒之大法。细读多读，深深领悟后，可于感冒灵活运用之。临证先用中医传统四诊之望、闻、问、切来辨证。结合现代医学之辨病。怕冷一看便知是恶寒，恶寒重者当为伤于寒者。发热可结合测体温与现代医学之检验，比如血常规检验。辨其发热有无恶寒、鼻塞、头痛、身痛，恶寒重则不是风热感冒。风寒风热皆可有咽痛，所以须问其有无咽痛不适，如有不适则视其咽部有无红肿。无恶寒有咽红肿痛，则多为风热感冒也。风寒风热皆可有咳，然咳而有清稀痰是为风寒，痰黄稠黏是为风热。而恶寒发热不重，咳而痰少或无，咽痒而干痛者，则又为风燥感冒也。又有发热恶寒咳痰咽痛诸症不明显，唯有困倦无力者，是为伤湿感冒也。伤风感冒汗出恶风，寒热不明显，桂枝汤证是也。

我的经验是验舌脉，每诊病人先看舌，诊后再看，仔细看，让病人伸舌时自然些才能看准确。如伸舌不自然易成红紫舌，误认为热。初病验舌苔，久病验舌质。舌质淡苔白润滑者是为寒，舌质红紫苔黄或白腻干燥者是为热。舌质淡苔厚腻润滑者是为寒湿，苔腻而黄且干者是为湿热。舌质红紫苔薄或无苔光剥者是为阴虚内燥。脉紧为寒，脉数为热。其他的脉不致发大热也。高热而舌紫赤者必非一般感冒，则为邪热入里之寒温病也。

中医的精髓在于辨证论治。而学辨证不难，难在从舍。或舍脉从舌，或舍舌从脉。如果舍从不慎，往往毫厘之差，千里之谬。比如恶寒发热看似易辨，实则难辨。中风、伤寒、温病、热病、湿病都有发热，这就要从其同异之间区别了。恶寒则中风、伤寒可见，热病可见，唯温病则不恶寒。但中风的恶寒发热，伴有汗出；伤寒的恶寒发热，伴有无汗而喘；热病的恶寒发热，是汗出口渴，脉洪大。口渴是热，但假热也有口渴。要在其脉象洪大中辨其有力是真热，无力是假热；无力中有时有力是真热，有力中有时无力是假热。口渴辨其饮多喜冷是真热，饮多恶冷是假热；喜热不多是假，喜冷不多也是假。有但寒不热、但热不寒的；有表寒里热、表热里寒的；有上寒下热、上热下寒的；有先寒后热、先热后寒的；有寒多热少、热多寒少的；有寒轻热重，热轻寒重的；有寒热往来、发作无常的；有真寒假热、真热假寒的。故风寒感冒、风湿感冒、伤风感冒可从伤寒六经辨证论治。风热、风温、风燥、暑热、暑湿、湿温感冒可从温病卫气营血辨证论治。流行性感冒则温热多，寒疫少也。

望诊为四诊之首，然张先生之与验舌似有不足，今则试论之。看舌之法，先看其有苔无苔，若舌红赤无苔，阴亏已极，则此舌为阴虚证，中医辨证论治需滋阴发表，西医则合用输液之法。舌两旁有苔，中心无苔，有似红沟，亦属阴亏。正常人舌苔为薄白苔。若苔厚则为胃有停滞，苔白则夹寒，黄则夹热，燥则为湿热并重，西医需用抗生素，中医则生石膏、滑石类必用之方可。苔腻而板为邪滞未化，苔腻而腐则为邪滞渐化，苔腻如米粉堆积，为邪滞甚重。在外邪病证，苔白而干，可以用攻下法。然又须观其堆积之松紧。紧则为实，松则为虚，虚则用补药可退，实则用攻下之法可退。若舌苔焦色，属热所致。苔若全黑，火极似水，非下不可。然又必须审其燥与润，干燥生芒刺，热重无疑。若黑而润，又不烦渴者，反而属于火不归元。急宜用肉桂、附子回阳，若用寒凉药，则病人危也。前人有生石膏、附子并用一方者，是一为强心，一为彻热也。然此数种舌又非感冒也。

就舌之位而论，则舌尖为心之位，舌尖两侧为肺之位。舌之左侧为肝之位，右侧为胆之位，此从临床每可见肝病患者舌之左侧苔往往厚于右侧；而右侧苔若厚于左侧，则可知其胆囊有炎症是也。舌中间属脾胃，舌中苔厚腻者则胃有湿热也。舌根属肾之位，若舌根后苔腻者，则为肾与下焦有积滞也。此为看舌苔之要点。

就舌质来说，舌乃心之苗，脾脉连舌本，肾脉夹舌本，肝脉绕舌本。舌本质红者，属阴虚内热；舌尖红，属心火。舌本质红肿或溃疡疼痛，属心脾积热，主药为黄连。舌尖边有红色斑点者，为热瘀滞于内，若舌红且紫者，为热瘀滞之甚也。若暗紫斑点者，则又为瘀血之明征也。若舌边有暗紫色者，亦属瘀血。舌边有齿痕，是脾虚之证，舌体胖大亦为脾虚。舌瘦小者，心血不足也。舌中有裂纹者，为肝气郁滞。裂纹越深，肝之郁滞越重，而且多为阴虚水涸也，舌之裂与土地之干旱而裂当亦相似。然则肝何至阴虚？肝气郁滞，气有余便是火也。肝有郁火则耗阴，久之则肝阴虚也。舌强属痰热。舌卷，属肝气欲绝。舌不能言，属于肾气不至。舌苔有变，是为病在腑，舌质若有变，是为病在脏也。

治疗原则须领会张锡纯先生之"伤寒风温始终皆宜汗解说"，与辨证以后，有是证用是方。辨证为风寒感冒麻黄汤证，则用张先生之麻黄加知母汤，简易方可用西药发汗退热类药。伤风感冒用方则为桂枝汤。伤湿证颇多，需辨其为风湿、湿热而后选方。风湿选用张先生之加味桂枝代粥，湿热感冒选用张先生之宣解汤，可细读医学衷中参西录。风温、风热、风燥、暑热证，应用卫气营血法辨证，用张先生治温病诸方与滋阴清燥汤，此为常见感冒之辨证用方用药也。

我的经验是诸病感冒皆可用西药发汗退热类药，唯阴虚者不可屡用之，伤其津液也。阴虚内燥之人或阳虚中风之体，用西医输液疗法与中医之增液汤和参芪类扶正益气之治，并无区别，异曲同工也。若西医诊断为炎症需用抗生素者，中医往往也需用羚羊角、生石膏、滑石、蝉蜕、黄连、黄芩、大黄类药，如葛根芩连汤，以及张锡纯老师之清解汤、凉解汤、寒解汤、宣解汤、和解汤、石膏阿司匹林汤、滋阴清燥汤、滋阴固下汤、白虎加人参汤、镇逆承气汤。辨证验舌红苔黄属热者，相当于西医之细菌、病毒，然中医则又辨证多为热在气分，则石膏、滑石、蝉蜕、银花、连翘为主药。若舌紫红或舌紫红舌尖有红紫斑点者为热入营血之分，则只用石膏、滑石、蝉蜕、银花、连翘诸药已不能胜任，需加羚羊角、芩、连等入血分之药为要，然而其病已不称之为单纯感冒了。故而有许多患者说感冒数日不好，证明他的病不是简单的感冒，尤其不是单纯的风寒、风热、伤风感冒，必是有兼证或是病邪已入里，非在六经之太阳，卫气营血之卫分、气分，伤寒温病均可有之。现代医学之检验及诊断方法可以用之辨病，中医则可既辨病又辨证，不能受西医诊断为炎症之影响。病毒也好，细菌也好，一定要用中医的四诊八纲、六经辨证，温病则用卫、气、营、血来辨证。

临床实验证明，凡是应用抗生素和感冒药治疗感冒不愈者，在临证时要详加辨证，做到有是证，用是方。临床上如不加辨证，气血俱虚、阴阳俱弱之人如何能愈？西医治此类病人如果不加辨证，用发汗解表药和抗生素效果必然差，须加补液和能量类药方可取效。我的经验是诸病感冒皆可用西药发汗退热类药以求发表汗出而解，唯阴虚者不可屡用之，因伤其津液也。阴虚内燥之人或阳虚中风之体，用中医之增液汤和参芪类扶正益气之治，师承张老师之意，大剂煎汤分数次温服下，与西医输液并无区别，异曲同工也。甚至中医辨证阴虚者加用滋阴之药如增液汤，阳虚者加用补气之药，如人参、黄芪、山萸肉类药，有时胜似西医输液。凡可汗者，汗之可愈者，则非虚证也。凡不可汗者，汗之病不愈，虚故也。当汗者汗，当补者补，有是证用是方是也。

滋阴清燥汤

滑石 30 克，甘草 10 克，生白芍 12 克，生山药 30 克。

方治温热病表证已解，病人或不滑泻，或兼喘息，或兼咳嗽，频吐痰涎，确有外感实热，而脉象甚虚数者，或余热未清者，亦可服此汤。

案例一：

近治深圳陈姓女，年三十二岁，平日体虚且经常感冒，于 2007 年 1 月初因感冒伴有心悸、头晕乏力来诊。自述咽干、口燥、心跳能感觉怦怦跳动之声，视其面色苍白，舌红紫舌尖红斑甚多，苔白腻略干燥，脉弦略数。近日因感冒心悸医者给服归脾汤加味数剂，服之心悸反加重，又在西医处输液三日症状仍然未减。因其去年曾在我处诊治，知其乃阴虚内燥之体，现虽以感冒心悸求治，据其舌脉诸症，辨证为阴阳两虚内燥之体，复感风湿热邪扰心之小结胸证而致心悸，徒用温补心脾之药治其心悸，外感湿热之邪未祛固难取效。治需先清热祛湿散结，方用张师之滋阴清燥汤合小陷胸汤加白茅根、枳实。方为：

白茅根 30 克，滑石 30 克，生白芍 18 克，生山药 30 克，炙甘草 10 克，黄连 6 克，瓜蒌皮 12 克，瓜蒌仁（打碎）18 克，半夏 10 克，枳实 6 克。嘱服三剂后来诊。

三日后来诊，诉心悸已止，口燥头晕等症大减。患者认为此方甚效，自己又欲多服数剂，以求根治。视其舌紫舌尖红斑及白色腻苔已祛，舌质已转淡，告知湿热已祛，心悸已止，上方药苦寒，阴虚内燥之体上方不可再服，处以衡通滋阴清燥汤：生山药、桑叶、桑椹、白茅根、生地黄、麦冬、山萸肉、枸杞、北沙参各18克，嘱此方可多服。

十余日后又来诊，诉心悸愈，仍有头晕、乏力。视其舌淡紫，苔薄白，舌尖红斑点已无，则又属气虚血行不畅也。处以衡通汤方，因其虚加参、芪、生山药、山萸肉，嘱可多服。

江植成：老师，我视此患者面色苍白，自诉感冒多日未愈，且又心悸、头晕、乏力，前医处以"归脾汤"加味何以心悸反加重？其心悸难道不是心脾虚之归脾汤证吗？而老师用滋阴清燥汤与小陷胸汤为何其效如此迅速？此证是伤寒？温病？辨证要点是什么？

李静：中医治病辨证首辨阴阳，此病例素体阴阳两虚，气血不足，此从患者面色上即可看出。用归脾汤加味治之心脾阳虚心悸感冒，然其素有阴虚内热复又感寒温，则此证是感冒湿热郁于胸中之伤寒小结胸病也。其素体阴虚，邪热扰心则心悸发作，邪热于内耗其阴液，阴液亏故面色更为苍白。阴虚之体治法不祛其湿热以顾其阴，反用归脾汤之参、芪、白术、茯苓、远志、枣仁、木香、龙眼肉等温补之剂，湿热无从汗解，是"闭门逐寇"也。湿热之邪无路外泄，温补之剂反耗其阴，故服之心悸反加重。张锡纯先生曰："若阴分虚损者，可用滋阴之药助之出汗。若熟地黄、玄参、生山药、枸杞之类大润之剂峻补真阴，济阴以应其阳，设病有还表之机，必汗出而愈。至其人阳分阴分俱虚，又宜并补其阴阳以助之出汗。"此证是用滋阴清燥汤以滋阴兼有滑石、白茅根以发散外感，山药、白芍以滋其阴，再加小陷胸祛除胸中湿热，不致苦寒伤阴，使湿热之邪得以外出，收效甚速是先治其虚人外感，邪祛则心悸自止。心悸止后，速用滋阴之剂以助其阴，清其湿热余邪，则心悸自安，头晕自止也。

此证之辨证要点是其舌红紫、舌尖红斑点甚多为热瘀滞于心胸之明证，舌苔腻且口燥咽干、脉弦数是湿热之明证，故此证当属太阳小结胸病。临证时凡是舌红紫者当属热，舌尖有红紫斑点者当为瘀热于内，苔白腻者为湿，舌红紫苔白腻者则属湿热。凡湿热病外感需汗解时，须顾护其阴液，阴液充足则汗出邪易解，阴分若虚者汗出病必不解，愈汗愈伤其阴分。此证为阴阳两虚，而前医治用温阳之药心悸反重是温热未清，故需用滋阴清燥汤滋阴清热，与小陷胸汤合用治其小结胸证，故效甚速。阳虚者则需用参芪类药助其阳气，此为阴虚阳虚之人患感冒辨治之要点也。

案例二：

极虚之人感冒：学生李洪波之朋友赵先生夫人患脑癌术后复发，服"衡通散结定风汤"病情好转。2006年12月1日，李洪波说最近病人的情况是这样的：①最近感冒了，咳嗽有痰。现有一周时间老是口中有白沫；②有一周时间睡不好觉，身上还发痒；③昨晚7点和今早抽搐有1分钟左右，左侧肢体抽搐；④这几天偶尔无故发笑。

李静：先治其感冒咳嗽，用下方：

麻黄10克，杏仁10克，薏苡仁50克，山萸肉30克，炙甘草10克，生白芍20克，桔梗10克，黄连3克，瓜蒌皮12克，炒瓜蒌仁（打碎）20克，半夏10克。 此方服三剂。

原来的散剂药方照服，汤剂先停一下。换服此方。

12月4日

李洪波：病人腹泻得厉害，每天七八次。家人认为是不是服中药拉肚子的，流口水、抽筋、手疼，还会持续多久？

李静：昨天与他谈了，这些症状主要是肝虚之极，原来还有脾虚且寒，风湿风痰，现在是感冒腹泻所致肝脾阴虚明显了，中医叫作肝虚生风，肝风内动，又与肺肾有关。肝属木，肾属水，五行相生水生木。病人感冒体虚就该补液。一般人感冒都要输液，我昨天说给她输液了，抵抗力这么差，人都瘦了还不补液，拉肚子不一定是服中药所致。现在的感冒为胃肠型感冒，就是腹泻为主症的，是病毒所致，而且是流行性的，现在深圳也有许多此类病人，全靠抵抗力，西医只能对症治疗。既然输液血管难扎，中药改服滋阴清燥汤：

生山药120克，滑石（布包煎）30克，炙甘草12克，白芍18克。水煎服三剂。待其感冒咳嗽、腹泻好后再服其他药。

李洪波：这4味药就能治胃肠型感冒？

李静：此方是张锡纯之滋阴清燥汤，是治该患者之对症方也，对她此时的体质非常对症。她与我说不能打针了，不好打，今天其他药全停，先服此方，煎好后分多次服，不要一次服下。所以我说不是服中药衡通汤加味所致的，还是病毒性胃肠型感冒。医学上说是轮状病毒，此型感冒就是以腹泻为主的。快让病人服此方，她说打针血管难扎，那只有服此方了。咳嗽者为上热，腹泻者为下燥，张锡纯先生早有此论。滋阴清燥汤上可清热，下可治燥。

李洪波：看舌苔即能诊断用药，现在病人的舌质是红紫，苔薄黄。感觉病人太瘦了。以您老的经验来看，病毒性胃肠型感冒可以从舌苔上看出来？

李静：能的。其舌红紫苔薄黄即是阴虚内燥之明显指征。原来的虚寒风湿已纠正了，是衡通汤适应证。现在舌质红紫苔薄黄是有火了，阴虚内燥。阴虚之人复感温热则内热致燥。应该把住处暖气调适度点，饮食不可太辣。胃肠型感冒腹泻拉肚子误认为是服用中药所致，说血管不好扎没有补液，肯定瘦下来了，证明我的诊断是对的，用衡通汤加味治之也是对的，说她阴虚有火内燥也是对的。感冒腹泻后，又有抽搐，让停服他药，我重新给开一方，治其肝虚风动之抽搐，其感冒不治痊愈，留有余热会很麻烦的，可阻塞气血通行，抽搐加重，影响脑血管就麻烦了。这一周多一直认为是服"衡通汤"方而导致拉肚子的，没有意识到是胃肠型感冒，她的感冒本身就是风热风燥，她本来肝虚就有内风，外风可加重内风。用滋阴清燥汤为主方，用滑石以清其燥热，生山药以补脾止泻，加重山萸肉以补肝止痉。合用滋阴清燥汤治其感冒腹泻而不致伤阴，加地龙、大蜈蚣以息风定风止抽搐，薏苡仁、桑枝、白茅根以清热通络，白芍、炙甘草以缓急舒筋，麦冬、枸杞滋阴养肝，黄芪补气，知母滋阴清热，此方服一周，其他药全部停服。方用：

滑石 20 克，生山药 30 克，白芍 30 克，炙甘草 20 克，桑枝 20 克，地龙 15 克，山萸肉 30 克，枸杞 30 克，麦冬 30 克，薏苡仁 50 克，大蜈蚣 3 条，白茅根 30 克，黄芪 15 克，知母 18 克。水煎服，七剂。

2007 年 1 月 10 日

李洪波：老赵刚才说了，服那 4 味"滋阴清燥汤"一剂腹泻即大减，三剂则愈。服后方现状好得多了，一周来没有再发抽搐了，吃饭睡眠都很好，只是口水较多。真是不可思议，服滋阴清燥汤治病毒型感冒腹泻有如此好之效果。读张锡纯先生之《医学衷中参西录》，滋阴清燥汤是治上热下燥的发热、腹泻的方剂，而老师则直接领悟此方可治现代病之胃肠型病毒性感冒，则为张先生衷中参西之论发扬光大之功臣也！张先生知之，必当欣慰也！然又加药治其本病，而与初诊时之方大不相同，可见中医师承之重要，药随病转之必须，与西医之癌症一概用化疗治之之法相比，则中医为主，中西结合之路是病人之福，医学之进步也。

李静：此方用张锡纯先生的滋阴清燥汤为主方，她的感冒本身就是风热风燥，她本来肝虚就有内风，外风可加重内风。用滋阴清燥汤为主方，用滑石以清其燥热，重用生山药 120 克以补脾止泻。下一步考虑加药治其脾虚，止其口水、涎水，但需要时间。蜈蚣还可慢慢再加一条，一条一条往上加，用它为主药消瘤抗癌。

张锡纯先生以擅用石膏以治伤寒、温病而闻名于世。所治伤寒、温病诸方皆离不开生石膏，而拟此方独用滑石确有深意。近代随着西医西药及抗生素的大量运用，生石膏及白虎汤用之渐少，而此方在临床上却仍为常用，尤其是婴幼儿。小儿患此证很多，发热、咳嗽、泄泻。西药打针输液效不佳或小儿太小而求治中医者比较多。临证时只要辨证为温热证，有发热咳嗽腹泻，即处以此方，煎成后分数次频频服下，往往一剂见效，一般三剂则愈，屡用屡效。且本方药味甚淡，小儿易于服下，婴儿则装入奶瓶内频服之，临证视其发热重，则滑石加重至 30 克，泄泻重则山药加重至 120 克。但一定要嘱煎汤数杯，分数次频频服下，颇似西医输液，使药力常继，而不致伤胃肠。清其温热而不伤阴，可谓稳妥。

论本方以滑石、山药为主药。本人认为张氏于用石膏之外，用滑石、用山药则更为精妙。其在《医学衷中参西录》滑石解中论滑石曰："滑石色白味淡，质滑而软，性凉而散。《神农本草经》谓其主身热者，以其微有解肌之力也；谓其主癃闭者，以其饶有淡渗之力也。且滑者善通窍络，故又主女子乳难；滑而能散，故又主胃中积聚。因热小便不利者，滑石最为要药。若寒温外感诸证，上焦燥热下焦滑泻无度，最为危险之候，可用滑石与生山药各两许，煎汤服之，则上能清热，下能止泻，莫不随手奏效。又外感大热已退而阴亏脉数不能自复者，可以大滋真阴药中（熟地黄、生山药、枸杞之类）少加滑石，则外感余热不致因滋阴之药逗留，仍可从小便泻出，则其病必易愈。若于甘草为末（滑石六钱、甘草一钱名六一散，亦名天水散）服之，善治受暑及热痢；若于代赭石为末服之，善治因热吐血衄血；若其人蕴有湿热，周身漫肿，心腹膨胀，小便不利者，可用滑石与土狗（蝼蛄）研为散末服之，小便通利肿胀自消；至内伤阴虚作热，宜用六味地黄汤以滋阴，亦可少加滑石以代苓、泽，则退热较速。盖滑石虽为石类，而其质甚软，无论汤剂丸散，皆于脾胃相宜，故可加于六味地黄汤中以代苓、泽而行熟地黄之滞泥，而其性凉于苓、泽，故又善佐滋阴之品以退热也。"

此论滑石甚为精辟，可谓善用滑石者也。受此论启发，我在临床上多用滑石，不论外感内伤，凡阴虚有热之证皆加滑石。前列腺炎症、前列腺增生阴虚内燥而致小便不利者必用滑石。现代人尤其是南方之人阴虚内燥者较多，故滑石大有用武之地，唯怕其致泻必加山药而已。辨证时视其燥热重则滑石多加，燥热不重则少加，虚甚者则重加山药。治温热在此方基础上风热重可再加蝉蜕、金银花、连翘，咳加杏仁、贝母，有痰加瓜蒌皮、瓜蒌仁、半夏、竹茹，阴虚明显者加沙参、麦冬、生地黄、玄参类药，气血瘀滞症状明显者合用衡通汤，阴虚而毒热明显者加用黄连、羚羊角、水牛角、升麻、白茅根以清血分火热而不致伤阴，气虚可加人参、黄芪，可谓立于不败之地之法也。

案例三：

2005年春于深圳治付姓小儿四岁，屡次发热、咳嗽、大便不成形、食少、纳呆、脘痞、腹胀。咽喉及扁桃体每发热必发炎，每次发热均需输液打针服药数日方愈，不久又发。察舌红紫苔薄，阴虚燥热复感温热之证明显。处以西药克林霉素0.3克加入250毫升葡萄糖液中，又加病毒唑0.1克合维生素C 100毫克输注，告知家长病儿乃阴虚内燥之体，建议用中药调理。家长说此儿四年来未断过药，已花去数万元，而仍然是此体质，中药行否？嘱其服滋阴清燥汤加味三剂，可加白糖服之。

方用：滑石（布包煎）18克，生山药30克，生白芍12克，炙甘草10克，白茅根30克，炮山甲10克，桑叶12克，蝉蜕5克。后此病儿服一剂则诸症均退，三剂则愈。后有发热、咳嗽、咽痛则以此方为主均效。

在临床上凡发热腹泻之小儿，均处以滋阴清燥汤三剂，往往一剂热退泻止，三剂可愈，屡用屡效。唯湿热重须滑石重其量，或再加蝉蜕或更加羚羊粉，泻重则山药加重可至120克。消化不良及营养不良加内金以防山药之滋腻即可。

江植成：此证每感冒则扁桃体炎症发作，屡用头孢类抗生素消炎，抗病毒之病毒唑，发热退之甚慢，且又咳嗽便溏，老师用西药"克林霉素"注射液与滋阴清燥汤加山甲、蝉蜕、白茅根、桑叶即效，请老师讲解其中运用要点，中西结合之长处是什么？中西结合的要点是什么？老师为什么要采取中西医结合呢？

李静：此证小儿其外公患乙肝小三阳，肝功能偏高多年，经我诊治肝功恢复正常，乙肝病毒DNA现已接近正常，故对中医颇为相信。然现代小儿娇贵，此儿屡用抗生素而体质越差，感冒已成家常便饭，其家长诉说已花去数万即是此理。小儿稚阴稚阳之体，而此儿阴虚偏重，故每致发热咳嗽为上热，腹泻便溏为下燥。此从其舌红紫，苔薄即可辨出。克林霉素的适应主症是扁桃体炎，故我每首选用之。而且观察到此药的应用以舌红紫苔薄为最佳应用指征。其药进入血液之穿透力较强，故用于扁桃体、咽炎之红肿为最效。而且用于前列腺炎、支原体尿道炎、妇科宫颈炎、支原体感染，屡用有效。然与其阴虚内热之证，克林霉素能治扁桃体炎、咽炎等细菌性炎症，不能治其阴虚之偏火热也。热者，细菌可有之，病毒亦可有之，病原体亦可有之。阴虚之热只用消炎之克林霉素于有形之炎症可，与无形之阴虚之热则不可，与阴虚导致肺气虚不可，与阴虚导致气血瘀滞之热更不可。故西药消炎类药用于急性炎症可，用于慢性炎症和无形之气虚、阴虚瘀滞之热则不可。故肺气虚、肺阴虚之人越来越多，屡用抗生素消炎，越耗损肺气与肺之阴液，肺气虚、肺阴虚者则内火瘀滞越来越重，体质越来越差。体内素有积热者复感外热则愈热，愈热则愈燥，燥即阴虚也。只用消炎药者，不能改变其肺阴虚、内燥瘀积之热，是西医之短也。中西结合，西药消炎，中药滋阴、清瘀热、益肺气，是为中西结合，标本同治也。何法为好，易辨之事矣！此即张锡纯先生论之用对症之西药治其标，中药治其本之意也。何苦争辩纯中医，纯西医呢？取长补短，对病人有利，何乐而不为之呢？

每观基层医生治小儿此证，查血常规白细胞计数增高，断为炎症，首用头孢类，不效换之，再不效又换之，数日已过。久之，耐药性、菌群失调随之而来。当然，体未虚之炎症，用抗生素消炎不谓不快，然久之体质会如何？体虚者，耐药者为何越来越多？世上之事没有万全，这即是唯物辩证法。中华医学者，中医为主，中西结合也。中国能有中国特色的社会主义，能有香港的一国两制，怎么就不能中医、西医并存，中西互补，中西结合了呢？中西结合是中华医学的进步，能对病人有利，何乐而不为之？

主张取消中医者，是将西医之长处与中医之短处相比较的结果。主张纯中医者，是将中医之长处与西医之短处相比较的结果，均是一偏之见也！中国人说中国话是中国特色，学说英语与采用西方医学一样，试问，英语与国语孰优孰劣？英语要说，西方医学要采用；国语要说，中华医学即中医还是要的。否定中医是否定中国传统文化，取消中医是数典忘祖也！中国人能先学国语，兼学英语，怎么就不能先学中医，兼学西医了呢？该说国语时说国语，该说英语时说英语，是谁都明白的道理。而该用中医时用中医，该用西医时用西医，怎么这个道理就是有人不明白呢？采用中西结合岂不是更好！

试问主张取消中医者，如果自己得了扁桃体炎，发热不退，求西医用消炎药退热了，炎症消了，不数日又发作了，用消炎药又好了。再复发时用消炎药不效，换一种消炎药，久之又耐药了，又需再换一种消炎药。实在不行，还有手术切除。是不是只看到西医的长处了呢？一个中医没有治好某名人的癌症，即说中医落后了，要取消之。西医难道治癌症个个能治好吗？西医治癌症，人财两空的还少吗？某位名人选择中医没有治好，而另位名人选择西医手术、化疗不也只是半年的时间即告生命终止吗？怎么就没有人说取消西医呢？是因为西医科学，科学地让人与癌细胞同归于尽。如果西医手术，中医控制癌细胞扩散，西医治标，中医扶正治本，是不是可以带病延年？是不是于病人有利，于中华医学是进步呢？

同样的胃癌，选择西医手术化疗的半年生命终止，花费大量钱财。而选择以中医为主的中西结合同类病人，至今两年半多了还健在，抓住一个中医的过失而将所有的中医一棍子打死，这些人的想法有问题，吃西餐洋药吃多了，最少也是有崇洋媚外的病，不然就是想哗众取宠。病人选择医生没有选对是他的理念，中医没有告知此病癌症可用西医手术切除，但不能保证不复发是这位纯中医的水平问题。反过来问，选择西医签字后手术、化疗，很快倾家荡产，人财两空又是谁的错？有的癌症早期手术可以根治，而有的癌症非手术所能根治的，手术后癌细胞扩散的问题，难道不是中医、中西医结合的最佳治疗方法吗？

我曾治一四川南充 72 岁老者胃贲门癌，西医令其签字住院手术，需先交 5 万元手术费，化疗等费用还需要花费，其因无钱住院手术化疗而选择中医，予之服用中药衡通理冲汤合鸦胆子胶囊与西药维生素 C、胸腺肽，治疗四月，能食能走，至今仍健在。去年与其三日一剂中药，今年只是五日一剂中药，现已两年有余，难道不是中医有必要存在的道理吗？而另一脑癌病人，术后半年复发昏迷，西医说没有办法了，找中医去吧。试问如果中医取消了，西医治不了的病，病人又去找谁治呢？就像吃饭一样，喜欢吃西餐的上西餐馆，喜欢吃中餐的上中餐馆岂不是好？而我予之服用中药"衡通回阳汤"，得以苏醒，后服至半年，能食能走。西医化验各项指标大致正常，西医又主张手术，术后我劝其不可再用化疗，西医说化验基本正常，主用一次化疗没事，结果化疗药用上人即昏迷虚脱，再也没有醒来，难道西医没有短处吗？张锡纯先生说西医只能验出贫血，不能验出贫气即是此理。此癌症西医验血基本正常，而其气虚已极却不能验出来，此即是西医科学的局限性，只能验出有形的血，不能验出无形的气，而此西医之短处恰恰是中医之长处也。

现代医学在进步，所以才有心脏搭桥、换肝换肾之术。然不是有肝癌患者西医移植两次还是不行的吗？肝移植后诸多不适应症状配合中医有极好的疗效。而主张取消中医的人可能会说，宁愿倾家荡产，也不用中医中药，那只是说他有钱，换得起，而广大中国群体都能接受吗？就如心肌梗塞，西医也需在稳定期方能做搭桥手术，但费用需十七八万元。主张取消中医的人可能说能做得起，能够报销，而广大民众呢？在稳定期，中医采用活血化瘀的疗法不是不能治愈，非做搭桥手术的。这条血管梗塞了搭座桥，如果再有另一条血管跟着也堵塞了，再搭座桥，不搭桥则不行了，生命即会终止。如果能有条件搭桥的，个个心肌梗塞病人都能来得及搭桥，主张取消中医可以，没有条件搭桥的，选择中医药岂不也是给人一条生路？如果主张取消中医的人搭桥又再有另一条血管堵塞了，而不能再搭桥了，是不是就等死也不去寻求中医治之？在急性发作期用西医法抢救，缓解期用中医治本，然后不再需要搭桥岂不更好！现代建桥还有出事故的呢？而在人的心脏上搭桥是不是万无一失呢？

西医治癌症治不好是科学，中医治不好就是伪科学，世上有是理乎？西医手术为何要病家签字呢？是科学？中医就不能治病让病人先签字吗？对西医科学，对中医为什么不能也科学地对待呢？这公平吗？如果中医与西医很好地结合，当是中国特色的中华医学。早在汉朝华佗即用刮骨疗毒法，难道不是手术吗？现代科学手段为西医所采用，中医为什么不能采用？在某些方面中医落后是事实，在许多方面不如西方也是事实。中医只是需要进步，需要改进而已。然首先需要继承，然后再图进取方可。

　　近治一病人，患乙肝小三阳多年，西医检测病毒DNA阴性，肝功能正常而嘱其定期观察。十五年后即前年，突感不适，去医院检查，结果是巨脾症，肝硬化。西医立即为其做了脾切除手术，而肝硬化、腹胀、发热症状住院年余不能消除，钱财用尽了，西医才说没有办法了，你去找中医吧。试问主张取消中医者，如果此病人是你，你去不去找中医？难道你会等死吗？你的前辈家人不会说英语，说英语没有你说得好，但他们还是有功的嘛？没有他们你从何来？没有中医中华民族几千年是怎么走过来的呢？他们英语说的不好你就将他们驱逐出去吗？道理明摆着的，非我好辩也，取消中医让中医后学者感到中医没有出路，不得已也。朋友小孩脑炎高热住院治疗一周，花费五千元而高热不退，而询问与我，告知服中药羚羊角10克，与白茅根、芦根各50克一剂高热即退。难道中医没有用武之地吗？曾治流行性乙脑，小儿高热用针刺十宣穴出血高热惊厥即退，屡试屡验。我年轻时患外痔，自己认为服药慢，让西医手术之，花费数百元，后多次复发，方明白老用开刀之法不是办法。随着自己医术的进步，服中药一日即效，三日即愈，花费不过数元钱。因此说英语说的好的与英语说的不好同样有生存的必要，说得不好的可以学习嘛。外国人不也来学中国话、学中医吗？中医、西医各有所长是不需争辩的事实，中西结合之中华医学即是中国特色的中国医学。如何发扬、光大之，即需不断探索，不断进步也！探讨何病适于西医，何病适于中医，何病适于中西结合，是我辈医者之任也！

案例四：

　　朋友李先生来电说，孙女才五个多月，发热又腹泻，打针输液孩子太小，有无不用输液的好办法。告知服4味中药可也。问苦否？小孩太小，能服下去吗？我回答说，不苦的，可再加点白糖，放入奶瓶内，慢慢当茶服之。又问，服几剂可好？回说，每天一剂，一剂可效，三剂可愈。后果一剂热退泻止，三剂痊愈。

方用滋阴清燥汤：滑石（布包煎）18 克，生山药 30 克，生白芍 12 克，炙甘草 10 克。

江植成： 老师一说小儿发热腹泻即开此滋阴清燥汤，是读用张先生之《医学衷中参西录》运用于临证的经验体现，且又能与现代医学理论融会贯通之，认定现代人发热腹泻即是上热下燥，用此滋阴清燥汤治此证，服之即效。然此上热是肺热？属温病之卫分？下燥是肠？是气分？还是六经之太阳？阳明？还望老师教我！

李静： 此为学用张先生书四十年之功矣。发热是病在表，腹泻为病在里也。病在表者，伤寒六经辨证为太阳也。在里者，阳明也。上热者肺也，西医名曰呼吸道感染。温病用卫气营血辨证为病在卫分，用三焦辨证在上焦也。下燥者，肠燥也。卫气营血辨证为在气分，三焦辨证中、下焦也。邪在表者，太阳、卫分同也。在里者，阳明、胃肠也。发热腹泻上热下燥者，太阳阳明并病也。太阳阳明并病与卫分气分同病相同，与西医之胃肠型感冒相似。发热邪在表者，伤与寒者用伤寒六经辨证，伤与温者用卫气营血辨证。此滋阴清燥汤治伤于寒者、伤与温者，胃肠型感冒者，其同为上热下燥，均可用之是也。此与伤寒、温病热在里之在经用白虎汤，在腑用承气汤同一道理。张锡纯一生很少用大承气汤，每用白虎加人参汤代之，即经腑同治之法。与西医之发热用阿司匹林，有炎症之用抗生素同样道理。西医之炎症有在呼吸道者，即相当于在上焦肺也。有在胃肠者即相当于中医之在阳明也，阳明者，实则亦胃肠也。中医之足阳明属胃经，手阳明属大肠经，故曰阳明。而西医之在呼吸道炎症用青霉素、头孢类药，中医则伤寒辨证用麻黄汤、麻杏石甘汤。在胃肠者西医用青霉素类药不效，中医若仍服麻黄汤、银翘散亦必不效。西医在胃肠型发热腹泻需验明是病毒还是细菌性方可确定如何用药，也可直接用抗生素如诺氟沙星类或克林霉素类。中医则有表证者治其表证，表里并病者表里同治。滋阴清燥汤治上热下燥之发热腹泻即是表里同治、太阳阳明共治。而张先生所创之滋阴清燥汤即表里同治，上热下燥之极效良方也。

案例五：

张姓女孩，出生一个多月发热腹泻。其母怀孕时患糖尿病，经我治数月而愈，后怀孕至七个多月时因生气而致妊娠"子悬"，经我用傅青主"子悬汤"一剂治愈，故对我甚为相信。先来电诉其女发热腹泻，孩子太小，询可否用中药治之。答之服中药滋阴清燥汤可感冒腹泻同治。其说不放心，还是请先生诊视一下吧。来诊视其女孩舌红苔薄，证属阴虚风热内燥，仍处以滋阴清燥汤三剂。

方用滋阴清燥汤：滑石（布包煎）18克，生山药30克，生白芍12克，炙甘草10克，嘱其煎好放入奶瓶内，可加白糖，分数次温服下。三日后来电话说果然如先生所说，服一剂见效，三日痊愈，而且药不苦，小孩很容易服下。

江植成：张先生书中论陆九芝之论伤寒葛根黄芩黄连汤可治表里同病之发热下利，张锡纯先生则创此滋阴清燥汤，相比来说，葛根黄芩黄连汤之治太阳阳明并病发热下利是伤于寒者，而滋阴清燥汤之治上热下燥是为伤与热者。然则老师与此二方用于伤与寒者与伤与热者是如何辨证用方的？同为发热腹泻，如何才能掌握好伤于寒者而用葛根黄芩黄连汤，伤与热者用滋阴清燥汤？

李静：仲景之葛根黄芩黄连汤本为解表又治里而设，后人误用之治下利，是只明黄芩黄连之可清里热而止利，不知芩、连之苦，不独可降可泻，且合苦以坚之之义。坚毛窍可以止汗，坚肠胃可以止利，所以葛根黄芩黄连汤又有下利不止之治，一方而表里兼清，此则药借病用，本不专为下利设也。与西医之阿司匹林与抗生素同用一样。不同的是，西药服用方便，中药味苦而难服是也。然西药之副作用大，也是各有所长，各有所短。尤其是小儿，服抗生素多了不行，服葛根黄芩黄连汤亦难服下，而服滋阴清燥汤则不难服下，是药味淡也。故我每用此滋阴清燥汤治上热下燥之发热腹泻，屡用屡效，并且在此方基础上加药，扩大应用范围，凡阴虚内燥之发热、咳嗽痰喘、腹泻、头痛、头晕、心悸、失眠多梦、乏力、自汗、盗汗者效。热重者滑石、白茅根重其量，或再加羚羊角6克，腹泻重者重加生山药为60克或者120克，疼痛重者加重白芍为30克或60克或更多，虚甚者山萸肉亦可加倍。此即从无字句处读书，触类旁通是也。伤于寒者是体内本有郁热，复又感寒，而里热重表则发热，故需用葛根黄芩黄连汤表里同治。伤与热者亦是体内本有郁热复又感热，故张先生此滋阴清燥汤是为治伤与热者。而用之屡者是现代人本有内热者多，尤其小儿服苦味药难服下故也。我的经验是舌质淡或淡红紫者证轻，服滋阴清燥汤愈之也速。舌质紫红舌尖有红紫斑点者为积热重，用滋阴清燥汤愈之也缓。而葛根黄芩黄连汤用于舌淡紫者，舌尖有红紫斑点者其效速，是其阴未伤。而用于舌红紫苔薄光者之阴虚内燥愈之则缓是其阴已伤，因苦寒之芩、连易伤其阴也。因此，应用要点是舌红紫舌尖有红紫斑点者可用葛根芩连汤，舌红紫苔薄燥属阴虚内燥者宜用滋阴清燥汤。而小儿则畏苦，故滋阴清燥汤先治其发热、腹泻是急则治其标，发热腹泻愈后若有阴虚内热再没法治之，缓则治其本未为晚矣。

案例六：

何姓女，年五十一岁，头痛、头晕、周身酸楚、困倦乏力、口苦、舌淡暗紫，苔白腻略燥、脉沉弦紧。经常有此证发作，发则服用西药效不佳。辨证属风寒湿热为患，治当用桂芍知母汤加减：

黑附片12克、麻黄6克、防风10克、知母12克、白术10克、白芍18克、炙甘草12克、生姜10克、皂角刺12克、蜂房12克、蜈蚣2条、三七粉（药汁送服）6克。水煎服，三剂则效，又服六剂诸症消，嘱服衡通散以疏风通络，服一月愈。

李洪波：此证辨证属风寒湿热之感冒，用桂芍知母汤颇为对症。加皂刺、蜂房、蜈蚣以及愈后服用衡通散的思路是什么？

李静：此证屡有发作，非初得之风寒湿感冒，而且风、寒、湿、热诸症明显。头痛头晕者风也，脉沉弦紧者寒也，周身酸楚、困倦乏力者湿也，口苦、苔白腻略燥者热也，其舌淡暗紫者即属瘀血阻于经络也。服西药效不显者，只治其风、寒、湿、热，未能治其经络瘀滞也。此证若是初发之感冒，桂芍知母汤治其风寒湿热可胜任，而其已久之证，久病必瘀，用治其经络瘀滞则显力弱。祛风先行血，血行风自灭。故加用虫类药以疏风通络，其效方速。愈后用衡通散疏通经络者，也是急则治其标，缓则缓治其本是也。

一、临证要点

江植成：一病有一病之主方，一方有一方之主药。同是治感冒用方用药，老师常用之方多为发表之麻黄加知母汤、桂枝汤、清解汤、宣解汤、滋阴清燥汤等组方。又均加用滋阴补气润燥之药，往往看不出是经方还是时方，是否用《医学衷中参西录》之论来组方的呢？

李静：我读《医学衷中参西录》多年，书中之方屡用之有效。然而病家每要求速效，从而悟出为医之难。故临床用方药多用兼备之方药，以求万全。张先生书中论曰："凡遇其人脉数或弦硬，或年过五旬，或在劳心劳力之余，或其人身形素羸弱，即非在汗吐下后，渴而心烦者，当用白虎汤时，皆宜加人参，此立足于不败之地，战则必胜之师也。"现代人感冒一般不愿服用中药，一是觉得需煎药麻烦，二是认为中药效果来得慢，没有西医输液打针服药来得快。只是用西药数日不愈者方才想服用中药。近观不少患者，感冒发热、咳嗽、咽痛，服用西药、输液，发热退速而咽痛、咳不止者多矣。感冒发热愈后遗留下的慢性鼻炎、咽炎、支气管炎有多少？而这些慢性炎症服用西药消炎类药治愈的又有几何？容易感冒的人为何越来越多？白血病人为何越来越多？难道不值得人们深思吗？

一病有一病之主方，医所尽知麻黄汤解寒邪之表，麻黄汤加知母则为风寒感冒之主方，麻黄为主药。桂枝汤加黄芪、知母、防风为加味桂枝代粥汤可解风邪之表，则桂枝为主药。三仁汤解湿邪之表，则三仁为主药。六一散解暑邪之表，滑石是为主药。银翘散解温邪之表则银花、连翘为主药，此解表方之常规用方。《医学衷中参西录》张老前辈创加味桂枝代粥汤，桂枝汤原方加生黄芪10克、知母10克、防风6克以之代粥很有效果。并倡服后不出汗者可加用阿司匹林1克以助其发汗，我在临床亦常用之。又倡桂枝汤证屡用屡效之简便方，较用桂枝汤更为省事，方用生山药细末一两半或一两，凉水调和煮成稀粥一碗，加白糖令适口，送服西药阿司匹林1克，得汗即愈，此方则为简易方也。又曰："桂枝汤证之出汗，不过间有出汗之时，非时时皆出汗也，故必用药再发其汗，始能将外感之风邪逐出。然风邪去后，又虑其自汗之病不愈，故方中山药与阿司匹林并用，一发汗，一止汗也。至于发汗与止汗之药并用而药力两不相妨者，此中原有深义。盖药性之入人脏腑，其流行之迟速原迥异，阿司匹林之性其发汗最速，而山药止汗之力则奏效稍迟，是以二药虽一时并用，而其药力之行则一先一后，分毫不相妨碍也。"此论则无论风寒、风热、风湿、风燥感冒，凡无汗者均可用阿司匹林汗之，有汗仍需发表者，如咳嗽需宣肺者仍可用少量以表散之。

毕竟现代人习惯用西医西药，谓之西药快，中药慢，实属无可奈何之事也。中医所治感冒之人服用中药大多为年老体虚，或者是妊娠妇女，间或屡用西药屡屡感冒者，小儿病屡用西药不愈方能服用中药。蒲辅周老前辈治习惯性感冒擅用玉屏风散为粗末，水煎每日服10克，坚持三月效果很好，岳美中老师倡之，我在临床上用之亦效。凡辨证诊断为气虚阳虚患者用之当效，但若阴虚火旺之人则宜用张师倡用之生山药等类凉润之药，我常用生山药、桑叶、桑椹、白茅根、生地黄、玄参、麦冬、山萸肉、枸杞、北沙参、白芍各30克，炙甘草12克以滋阴。用滋阴类药比如西医输液，使阴液充足，汗解则病邪亦易解，阴阳得以平衡，名为衡通理阴汤。

二、释疑解难

江植成：老师，为何您说现代之人阴虚内燥之人较多，为何一说小儿发热腹泻您即用此"滋阴清燥汤",而且还都有效呢?道理何在?

李静:现代人阴虚内燥之人较多,主要是说南方人。然事实上北方人也以阴虚内燥者为多,张锡纯先生不也是一直在北方生活的吗?南方深圳的气候是一方面的原因,再就是因为现代人的生活习惯,煎炒油炸,辛辣调味,均可致上火,熬夜也可上火,生气也可,因气有余便是火也。但也不排除有病寒者,无非是偏热多偏寒者少罢了。至于小儿纯阴纯阳之体,用药不可太燥,燥则伤其阴。用药又不可太寒,寒则伤其阳也。此"滋阴清燥汤",方用滑石清热不致太寒,且有生山药以补脾止泻,白芍活血养阴,炙甘草为调和诸药之品,且甘又能补脾。是凡有小儿发热腹泻,故而首选此方。至于问为何都有效,此当为中医辨证施治精要所在。临证当视其发热重者,滑石可重用之;腹泻重者,山药重用之,临证活用也。此方亦为增水行舟之法也,若发热重之人可再加清热之羚羊角、蝉蜕、金银花、连翘、白茅根之类,也不致有阴伤败胃之虑。阴虚者加桑叶、桑椹、白茅根、生地黄、玄参、麦冬、山萸肉、枸杞、北沙参类,此即张锡纯先生书中所论之"凡遇其人脉数或弦硬,或年过五旬,或在劳心劳力之余,或其人身形素羸弱,即非在汗吐下后,渴而心烦者,当用白虎汤时,皆宜加人参,此立足于不败之地,战则必胜之师也"之变通法,于无字句处读书,触类旁通是也。

江植成:难怪您老看小儿发热腹泻,服中药一剂见效,治孕妇感冒也是一剂见效。中医有水平了用中药治感冒比西医西药还快,而且还省钱,人少受罪,看小孩输液有时扎血管是多难啊?

李静:去年夏日学生李洪波来电询问,说其子由其母带去游泳后,晚上即咳不止,现在一直在咳,不能睡。服一般感冒之维 C 银翘片等止咳药无效,说以往感冒服此药有效,此次又是夏日为何不效?告知此次与以往不同,乃游泳所致,肺气为凉水所约束。以前是风热感冒,服维 C 银翘片所以有效。此次是风寒外束,肺气不宣之风寒感冒,故服之不效也。中医认为需宣肺方可。宣肺者,逐寒邪外出,发表也。嘱服安乃近片半片,并服些热粥以助其发汗,次日来电话说服后不一会儿咳止能睡矣。询之何以半片药能有此良效,答之曰,此即发表宣肺之意也，张锡纯老师之《医学衷中参西录》中有详细之论也，中药当服麻黄汤、三拗汤、小青龙汤。

朋友郑女士素信中医，其子年方一岁多，发高热而咳来求服中药，疏方三拗汤加味，即麻黄、杏仁、炙甘草加贝母、羚羊角、白茅根，次早在网上回说此方神也，服药后一会即止咳，至天明热即退净了。

俞姓朋友之子年九岁，发高热输注头孢类消炎及退热药，热退后，次日又发热，现已四日。来电询问，我问其发热时间，是一直发热还是间断发热。答之说每至下午即高热。我回之曰此乃胃肠型感冒，也就是说胃肠有食积又加上受凉感冒而致的发热。也即是太阳阳明合病，中医用表里双解法，可服麻黄汤合调胃承气汤一剂，西药抗生素改用庆大霉素输注，次日来电话说中药未服，只改用了西药即不再发热。说李医生你神了。

江植成：老师，为何此三例小儿感冒，还都是您朋友的小孩，都是夏天感冒，为何那个李洪波的小孩服半片安乃近加上热粥即好了？姓郑的一岁多的小孩发高热且咳，服一剂中药也是咳止热退，为何不用西药退热药？姓俞的小孩为什么用庆大霉素，没用退热药，也没用中药，也是一次即好了呢？

李静：小江，你是先学西医的，西医治这三个小孩感冒，换上你，应该怎么治呢？

江植成：第一个姓李的小孩不发热，只是以咳为主，要给止咳、消炎类，但不会给发汗药。第二个姓郑的小孩发高热，需先查血常规，然后消炎、退热、抗病毒药一起用。第三个姓俞的小孩发热四日，输注头孢类热不退，要给换抗生素了。但像老师您只是在电话上问了一下发热的时间，一听说是午后发热即回答说是肠胃型感冒，中医说是太阳阳明合病，西药改用庆大霉素，中药需用表里双解法，我是不行的。

李静：此三例均是感冒，西医都是对症治疗，而中医则需辨证施治。李洪波的小孩是受凉而致，咳不止，虽无恶寒发热，亦当为太阳伤寒。当用三拗汤、小青龙汤。其咳为主症是风寒束肺，水气射肺，汤头歌诀上说小青龙汤治水气，治外寒内饮，用之可一剂则愈之。未用者，病始得之，服简便方汗之可也，如不效，当用小青龙汤、三拗汤。郑的小孩年纪只一岁多，人家是李洪波介绍，开车从几十里路外来看，是用西药效不佳，专门来找我用中药的，故不能再与人家用西药。其病孩发热与咳并重，中医说还是太阳病，方用麻黄、杏仁、甘草宣肺发表，贝母止咳，加羚羊角治其内热兼表散风热，张锡纯老师论之甚详。药性赋上歌曰："羚羊清乎肺肝。"此所以咳止热退之速也。俞的小孩已九岁，西药头孢类消炎药用之四日，热退复热，再问之是午后高热，中医当是太阳与阳明合病也。西药头孢不效者，是头孢类药治呼吸道感染有效，治胃肠道不效之故。中医当太阳与阳明合治，故中药处麻黄汤合调胃承气汤，《经方实验录》书中论之甚详。其用西药数日，表证已退，改用庆大霉素治其胃肠积滞之热，所以用之即愈。我向俞姓朋友说了，他的孩子先有胃肠食积又加受寒感冒，才会是下午发热，中医说是潮热，比如潮水一样的有规律的发热。

　　中药治小儿病，以前没有西医西药，不一直都是用中医中药吗？现在有了西医西药，因此用中医中药的少了。中药因为药苦对小儿确实是难了一点。我现在治的都是病家主动找来用中药的，首先家长要有耐心，再者中医也要考虑到这个问题。古人说"药无难代之品，有不善代之人"，可以考虑用不太苦的药来组方嘛。像生石膏、滑石、生山药、羚羊角、白芍、麻黄、桂枝、杏仁、甘草、蝉蜕、贝母、桑叶、公英、车前子、土茯苓、白茅根、芦根、金银花等，都不是太苦的嘛，也可让病家加糖服用的。现在有许多成品药，不是都含有糖的吗？小孩服用的感冒冲剂类、颗粒类的药不是有很多的吗？要说服家长，成品的药，不一定正好对症。我常说，如果都学日本人，将中药方剂制成成品药，那还要医生做什么？都去药厂好了。要知人的病情是不断地在变化的，每个人的体质也是不同的，服药过后的反应也是不一样的。从伤寒来论，有太阳证、少阳证、阳明证，又有太阳、少阳合病，太阳、阳明合病，以及三阳合病的。温病有在卫分，有在气分，有在卫分气分的，有在营分血分的。然其出现胃肠症状，或午后发热则为热在阳明是为易辨之也。故张先生说伤寒、温病，始异而终同。病入阳明者，伤寒辨证为病在阳明需用白虎汤，温病辨证为病在气分也需用白虎汤。伤寒在阳明之腑用承气汤，温病亦用承气汤而已。唯伤寒用白虎汤、承气汤恐伤其阳，而有白虎加人参汤，承气汤加人参、或再加甘草之说，温病论治恐伤其阴而用增液承气汤之说，而且伤寒有下不厌迟，温病有下不厌早之说。伤寒下不厌迟是为了顾护其阳，温病下不厌早是为了顾护其阴。古人说，病有千变，药有万变才行。伤寒用人参顾护其阳，与温病用增液汤顾护其阴，与西医用液体疗法是同一道理。

　　朋友李金东之九岁女孩脑炎发高热住院一周不退，询方嘱其服羚羊角 10 克、白茅根 50 克、芦根 50 克，一剂热退。此即用西医辨病中医辨证之典型病例。西医诊为脑炎，高热不退，则中医无需辨病了，只需辨证可也。这就要抓主症。主症是发高热，又确诊为脑炎，处方遣药只要针对发热主症即可。病毒也好，细菌也好。有是证，用是方也。我的经验是脑炎高热是为温病也，西药用了那么多，热不退是西医治不了气分病，不能透热转气。羚羊角、白茅根均有开气散表之功效，发热不退必是气闭故也。中医的"卫气营血"学说是叶天士的功劳。叶氏论曰："大凡看法，卫之后方言气。营之后，方言血。在卫汗之可也，到气才可清气，入营犹可透热转气，如犀角、玄参、羚羊角等物，入血就恐耗血动血，直须凉血散血。"我是根据经验来分析的，其病孩虽高热六日不退，但未说神志昏迷等症状，病当未入血分，西医西药的应用不无关系。故用此方透热，且三味皆有发表邪热外出之功，此乃西医西药永远也明白不了的道理所在。如果用此三味，直接用药理检验，能不能杀菌、杀死病毒是一方面，组合在一起能起何作用又是一方面，剂量的大小又是一方面。西医说脑炎有细菌和病毒之分，中医则不同，有是证用是方。其有热者，清热即是消炎。其有寒者，温之亦能消炎，虚者补之，同样也能消炎，实证泻之也同样能消炎。大承气汤治脑炎，即是泻法，又称为"釜底抽薪"法。不是早有人惊呼白虎汤中药用现代药理检验没有一样药有杀细菌作用的吗？然而白虎汤治流行型脑炎有大量的文献报道也是事实。所以说中医的长处就在这里，中西医结合的长处也就在这里。羚羊角之功效历代医家均有验证，而张先生之"甘露清毒饮"代之也确有其效，再者现代中西医结合如用之得当，其效果当不可同日而语。且其在清热作用之时并有透表之功，可托毒热外出而无寒凉之弊。其善入肝经以治肝火炽盛，致生眼疾及患吐血、鼻出血诸症。药性歌诀曰："犀角解乎心热，羚羊角清乎肺肝。"其能清肝肺之火最为有效，而其最异之处在于其能退热却不甚凉，虽用量过之仍不致令人胃寒而泄泻，与黄连、黄芩之性寒凉之类药不同。

江植成：阳虚之人感冒选用何方？要点是什么？

李静：2004年夏在深圳遇一许姓老者，说李医生我想考验一下你的中医功夫行不？我老婆感冒，不许你用西药，只许用中药，而且只许开一剂，如能治好我老婆的感冒，我就佩服你的中医功夫。我说只能试试，万一不行你可千万别见怪。许老者说可以，但要烦请你到我家，因为我老婆脚扭伤一年有余，她已经一年多未曾下楼了。如能治好她的感冒，我便让你治她的伤脚，还有我的高血压病，我儿子的前列腺炎。

至其家住四楼，老妇年已六十岁，极消瘦，面色苍白，一派虚寒之象。察其舌质淡，苔薄白润而滑，脉浮缓。头痛发热不甚，汗出，微恶风寒，食少纳呆。诊毕告知此病一剂中药可愈，但必须服药后服热粥一碗方能一剂治愈。老者说可以，乃处以桂枝汤原方。许老者是广东潮汕人，说以前在老家感冒服西药不效，须服中药才行，故试一下你的功夫。照方服用一剂而愈，药费二元钱。许姓老者视为珍宝，说我老家的中医处方有十多味，不像你此方只有数味，将方抄下保存，说日后再有感冒仍服此方。

李静按：此例即是阳虚之人，患太阳中风，故选用桂枝汤，服后加热粥即愈。其辨证要点舌质淡，苔薄白而润滑，脉缓，汗出。如不服热粥须用张先生之加味桂枝代粥汤，如虚甚者则附子、人参、黄芪尚可加入。

江植成：何为"战汗"？老师治过此类病例吗？

李静：麻黄汤解寒邪之表医尽知之。《经方实验录》一书作者近代经方大家曹老前辈常一剂愈病。忆1981年冬在农村曾治一男，年四十多岁，患风寒感冒，服用感冒药及安乃近片等药数次不效，亦不发汗，仍发热、恶寒、周身疼痛而来求服中药。察其舌脉均为麻黄汤证，视其人体质尚健，乃处以麻黄汤原方：

麻黄 10 克，桂枝 10 克，杏仁 10 克，甘草 10 克。水煎服，一剂。

不料患者服药后，家属急来诉说患者高热恶寒更加严重，盖棉被数层仍然恶寒全身发抖，烦请医生快去看一下。我那时年近三十，在此以前多沿用先祖父辈之习俗，治感冒一般均处以九味羌活汤，后常读《经方实验录》用经方之神妙，治外感风寒证用经方麻黄汤一剂愈病，故处以经方麻黄汤，不料出现此种情况，考虑后说可能是战汗将要发作，是邪正相争，如能出汗即无妨，随其一同去患者家，约十分钟赶到，见患者在被内仍在战抖，察其舌仍是薄白苔，脉紧数有力，安慰病家说不要紧，多喝点开水，马上出汗即会好。病家信之又服开水一碗，约数分钟后汗出而战抖方止。

思之再三，方悟此正是战汗之证。病人先服数次发汗解表之药未出汗，是因为服药后仍然外出而没有避风寒，服麻黄而导致战汗发生则非我所料。战汗是外感病程中邪盛正虚，邪正相争的表现，正气胜，战汗之后病转痊愈。正气不支，战汗后气随汗脱，转为虚脱亡阳危候。当时我从未见过战汗病人，心中非常担心，想起前人书上曾有记载服大青龙汤一剂汗出，病家认为有效续服一剂，而导致大汗亡阳而死之说，心中十分不安，幸病人战汗后痊愈，病家非常信任于我，此例印象非常深刻，至今记忆犹新。现在如遇此证，当可配合液体疗法其效当更速。

又前人尤在泾说："无汗必发其汗，麻黄汤所以去表实，而发邪气。有汗不可更发汗，桂枝汤所以助表气，而逐邪气。学者但当分病证之有汗无汗，以严麻黄桂枝之辨，不必执营卫之孰虚孰实，以证中风伤寒之殊。"

江植成：老师治小儿感冒发热每用羚羊角与白茅根、滑石，合并咽炎、咳嗽、扁桃体炎病证每用炮山甲的精要是什么？感冒发热不显著之咽喉炎、咳嗽、扁桃体炎老师每用衡通汤加味治之，效果都那么好，衡通汤是血府逐瘀汤加味而成的，请老师详细讲解此中道理何在？

李静：读《医学衷中参西录》，首先要明白先生衷中参西之意。即先生接受西医理论，应用西药于临床。先生创石膏阿司匹林汤治温热感冒发热。每用 1 克或至 1 克半之量。以服后出汗为度。而对周身壮热则用寒解汤，是知阿司匹林发汗之力有余，清热之力不足也。此与现代医生治高热需用抗生素之理相同。治脑炎与伤寒、温病高热需用羚羊角时，创一方名"甘露清毒饮"以代之，称其药力不亚于羚羊角，且有时胜于羚羊角。方为白茅根 180 克切碎，生石膏 45 克轧细，西药阿司匹林片半克，二味煎汤送服阿司匹林片。治感冒中风之桂枝汤证用简易方，阿司匹林与生山药粥同用之。久病必有瘀，感冒发热愈而此诸症不愈是为有瘀也。此即用衡通汤疏通之以求体内平衡之理。衡通汤为血府逐瘀汤，方中有四物汤、四逆散，枳壳、柴胡之理气，桔梗之升提，川牛膝之下引之力，是为疏通气血之佳方。再加无处不到之山甲，化瘀血之三七，方名衡通汤者，即以通求衡之法也。故我屡用治久病之气血瘀滞诸病有效，而名为衡通汤。虚者加人参、黄芪各 12 克，山药、山萸肉各 30 克。

衡通汤治慢性病证之气血瘀滞用之屡效，究其原理亦为纠正体内偏差。在血府逐瘀汤基础上加山甲、三七，以疏通气血，其药性当为平和，不寒不热，活血化瘀力量更为增强。山甲可内通脏腑，外通经络，无微不至，凡内外诸症加用之则其效更速。三七性平，化瘀血，止血妄行，可托毒外出，并治瘀血所致之疼痛有殊效。治脏腑疮毒，腹中血积癥瘕，可代《金匮要略》下瘀血汤，且较下瘀血汤更稳妥也。张锡纯先生甚赞之，我在临证亦擅用之。用之时，凡需疏通气血之病均可选用，临证视病情加减变通而已。气虚者可加黄芪、人参；热加芩、连等清热之品；寒加桂枝、附子；有风证可加蝉蜕、地龙、全蝎、蜈蚣等虫类药，随证施治可也。

张先生书中论王清任《医林改错》之活血逐瘀诸汤，按上中下部位，分消瘀血，统治百病，瘀血去则诸病自愈。虽有所偏，然确有主见。近代名医岳美中老师论曰："血府逐瘀汤是个有名的方子。方中以桃红四物汤合四逆散，动药与静药配合得好。再加牛膝往下一引，柴胡、桔梗往上一提，升降有常，血自下行。用于治疗胸膈间瘀血和妇女逆经证，多可数剂而愈。"

受张先生与岳老师此论启发，从无字句处读书，触类旁通，我认为此方非止治胸膈间瘀血及妇女逆经也。既然此方动静药物配合得好，再有升有降，则当能疏通气血，故可广泛应用于诸多气血瘀滞之证。后又读上海名医颜德馨之《活血化瘀疗法实践》，书中论及此方。倡此方为活血化瘀之要方，治久病怪病，认为必有瘀血，称活血化瘀疗法为衡法，谓之曰八法之外之衡法。我深有感触。再加我特别欣赏与喜用之兼备法，可谓有理，有法，有方也。

故遇复杂病证，首先想到用兼备法。用兼备法，便首先想到衡法，想到衡法，便想到血府逐瘀汤。想到血府逐瘀汤，则联想到张锡纯先生分消瘀血统治百病之论。岳美中老师论此汤升降有常，血自下行之说，颜老前辈说活血化瘀是为衡法。我思此方必具有通气化之功能，气滞血瘀方失衡，通之则阴阳平衡。故欲使之衡，便当用通。三七有化瘀血之良能，山甲作向导有无处不到之异功。因我多年喜用三七、山甲，故在血府逐瘀汤方上每加三七、山甲，屡用屡效，其疏通气血之力更胜，则平衡阴阳之效更速，故名之曰衡通汤。虚加参、芪、山萸肉、生山药。若去生地黄，制散服用更便，名为衡通散。

感冒发热愈后之咽喉炎、咳嗽、扁桃体炎未愈者，气血痰热瘀滞未散也，用衡通汤通之散之，三七、山甲托毒外出，是以愈之也速是也。西医治此类慢性炎症，每用抗生素，有效有不效。中医则需用西医辨病中医辨病再辨证。用西药抗生素有效者是细菌性炎症，不效者一是所用之抗生素非敏感之药，二是其病是气血瘀滞，体内失去平衡之炎症，即非是细菌性炎症。既非细菌性炎症，用抗生素不效是预料中事也。用衡通汤散疏通气血，气血得通则瘀积自散，瘀积散则病自愈也。

江植成：老师，学生读《医学衷中参西录》时日尚短，常有感觉与临床接续连接不上之时。今观老师之论，明白老师读用此书之功也。敢问老师初读初用此书此方时是否也有像学生一样的困惑？老师又是如何理解运用到此时之境界的呢？

李静：问得好！我初学医时，除基础理论外，读临床书即从《医学衷中参西录》开始。初临证时也是"比葫芦画瓢"，曾用书中之"十全育真汤"治邻居肺结核低热咳血不效，用"补管补络汤"治一老妇肺病吐血亦未效。治癫痫用"通变黑锡丹"也不效。用妇科之"固冲汤"治妇女经血过多则有效有不效。"鸡䏡茅根汤"治肝硬化之单腹胀不效。用龙骨、牡蛎加山萸肉治自汗，满以为三剂必效，然也为不效时多。用"活络效灵丹"治一老太太周身疼痛加用连翘、牛膝也不效。请教师长，方知是临证未明抓主症之理，辨证未入细，选方用药未精，未能像张前辈那样一味药一味药去推敲，常常"比葫芦画瓢"，因功力未到，是以画不对之时为多。当然，也有画对之时。用服食硫黄法治久寒泄泻证数日即效，服食松脂法治肺病吐黄脓痰有特效。用镇肝熄风汤治高血压、脑充血有效。用小青龙加石膏汤治外寒内饮之痰喘有速效。看到张先生论初用此方时，见到喻嘉言"尚论篇"时手舞足蹈，我也狂喜不已。用硼砂加于柴胡加龙骨牡蛎汤中治癫痫持续发作一剂即醒时的喜悦是难以形容的。用白虎加人参汤治高热，用"甘露清毒饮"代之羚羊角治小儿脑炎高热，用"滋阴清燥汤"治小儿发热腹泻，用白芍180克与大量白茅根煎服治前列腺炎症发作阴虚发热癃闭之小便不通，画瓢画对之时即能收到极好的效果。

临证久之，于《医学衷中参西录》反复研读，善用三七、山甲片、天花粉之治疮毒，用此三味加轻清散表之连翘、滑石、桑枝、皂刺、山甲、三七治鼻窦炎之"脑漏"。我在临床遇需托毒外出之证往往用此数药组方收功。用鸦胆子装入胶囊以治痔出血，治面部粉刺痘疮，治血脂高及肥胖病，治湿毒结滞之肠炎痢疾、鼻咽癌、食道癌、胃癌等多种癌瘤，湿热毒结并重之前列腺炎，均得益于此书矣。

困惑之时，即是画瓢画不对之时。此时则需将书重新读过，仔细对照为何不效。我治邻居女肺结核用十全育真汤不效是医理未明之时，未向病家说明治肺结核重证需先治脾胃之理，病家要求咳喘吐血速止，服药多日吐血不止，病家转求他医治之，是未能进一步辨证抓主症，灵活用方用药也。用补管补络汤治肺病吐血又不效是见血止血，于阴虚火盛之时，未能看出需加用清凉之羚羊角、茅根、芦根之类药方为对症。龙骨、牡蛎用于止汗不效也是病情属阴虚偏火之时，而活络效灵丹止痛不效则是用于久病体虚之人。鸡蛭茅根汤治肝硬化之单腹胀未效是未变通用方，未守方故不效也。用固冲汤治经来过多也是见血止血，未明通中有补之理故也。

读《医学衷中参西录》可以看出张先生的开拓精神，顺应潮流，接受新生事物的良好心态。先生自拟之方，经过千百次验证，屡用屡效，使之新方成为经典验方。对药物的性能、性味、功效，总要经过尝试，总结出自己的独特见解，写于书中，留给后人。如生石膏、生水蛭的运用，一改前人制用之弊端，其对鸦胆子、生山药、山萸肉、龙骨、牡蛎、黄芪、知母、穿山甲、鸡内金、三棱、莪术、三七、滑石、天花粉、赭石、白芍、茅根、瓜蒌仁等药的运用，可谓是发前人所未发，用之于临床，确有其效。我行医近四十年，得益于先生书，书中之方我多用之，先生所喜用之药我屡用之，并常用先生之方组方，常用之药组方，每能取得极好的效果，并发扬光大之。于先生衷中参西之意则继承之，运用现代医学之科学方法，为我中医所用，立足中医之本，参照西医之法，我中医岂不是如虎添翼？先生知之，定当欣慰也。

江植成：观老师临诊验舌诊脉来指导临床辨证处方用药，不论何病，总见您老均要验舌诊脉，且运用自如，明白老师临证之功。然与衷中参西之际，要点是什么？现在有人提出中医要做纯中医的论点，说中西医结合是中医不够，西医来凑？您老是如何看待的？

李静：知识在于勤奋，天才在于积累，此话是马克思说的。不管黑猫白猫，抓住老鼠就是好猫，这是伟人邓小平说的。张锡纯先生在数十年前，即提出衷中参西之论，著《医学衷中参西录》，主张衷中参西，衷中者，中医为主也。参西者，结合西医也。取其长，补其短是也。西医学是科学，中医也是科学，医学是无国界的。衷中参西者，是张锡纯之伟大贡献也。那些主张纯中医者，是故步自封，满足现状，是跟不上形式发展的，必将被历史潮流所淘汰。

我读张锡纯先生书多年，悟出先生衷中参西之意，现代科学手段，西医能采用，中医为何不能采用？取其之长，补我所短，何乐而不为？

至于临证时，不论何病，验舌诊脉，必要时结合西医之检测手段，是避免走弯路，是对病人负责。医学关乎人命，岂是儿戏？如果一个中医，连一个感冒也治不了，何谈治重病大病呢？

然中医如能达到相当水平，于中医传统之四诊，特别是舌诊方面，如舌质淡者，一看即知非有细菌性炎症，即可省去不必要的检验过程。舌质红紫高热，血检往往有白细胞增高。西医用抗生素有效者，中医也需清热解毒。西医用抗生素无效者，中医辨证论治方可，不可一说是炎症即用清热解毒，辨证为气虚者，补气药与清热解毒药同用之方有效。我每于感冒时，想到张先生之伤寒、温病首用汗解法，用西药安乃近片服之，往往一汗而解。此与舌脉之中即可验证，舌苔白或腻者，非阴虚内燥也，即可用汗之之法。如果一汗不解，则当思之为何汗之病未解？是药轻？还是病邪入内？还是阴虚？湿热未清？临证若舌红紫者，或舌红紫尖边有红紫斑点者，均非一汗能解之证，是湿热入于营血分也。舌光无苔者，阴虚内燥也，亦非一汗可解也，当用解表与清里并重之法，阴虚者须用滋阴清解法，此所以张先生之滋阴清燥汤，甘露清毒饮，白虎加人参汤论之可贵也。

张先生之"伤寒风温始终皆宜汗解说"可为感冒辨证论治之要旨。先生曰："伤寒初得宜用热药发其汗，麻黄、桂枝诸汤是也。风温初得宜用凉药发其汗，薄荷、连翘、蝉蜕诸药是也。至传经已深，阳明热实，无论伤寒、风温，皆宜治以白虎汤。而愚用白虎汤时，恒加薄荷少许，或连翘、蝉蜕少许，往往服后即可得汗，也有用白虎汤，亦恒有服后即汗者，因方中石膏原有解肌发表之力，故其方不但治阳明腑病，兼能治阳明经病，况又少加辛凉之品引之，以由经达表，其得汗自易易也。"

在临诊时，看感冒病人，也要验舌诊脉，四诊结合，既辨病又辨证，须明白人是一个整体，中医治病需从整体出发，先议病，后议药之理。须明白治病需抓主症，有是证用是方之理。还需明白久病必瘀之理，明白一病有一方之要领，明白复杂之病用衡通法实则为兼备法之理。须明白西医之长与中医之长结合，此乃是现代中医之方向。一般感冒，风寒风热自然易辨易治，如是虚人外感、流行性感冒、重感冒，则须慎重。

我的经验要点是验舌诊脉指导辨证论治。初病验舌苔，久病验舌质。凡舌质红紫苔薄者，是热入血分也。舌红紫苔腻者，脉多为弦紧数，是湿热并重，西医检验大多有炎症。舌质淡，苔白润，脉不紧数者，一般不至于有细菌性炎症。中医辨证验舌脉，证属湿热并重偏热者，西医诊断为炎症则多需用抗生素，而且多适用于青霉素类、头孢类，而中医则需用白虎汤、葛根黄芩黄连汤等清热解毒类方药。舌质淡或淡红苔白腻厚干燥者，辨证属湿热并重之湿偏重者，西医一般多用环丙沙星、氧氟沙星、诺氟沙星类，中医则往往用胃苓汤、六一散、三仁汤之类方有效。舌质淡苔薄白或腻而润滑者，中医辨证属于寒湿，西药一般用庆大霉素、阿米卡星类药有效，中医则往往需用桂枝汤、桂枝附子汤类有效。舌红紫苔薄或光无苔者，西医只用感冒退热药与抗生素往往效果不佳，需合用液体疗法方效，中医则辨证属阴虚偏热，用滋阴清燥法，往往首选《医学衷中参西录》书中之滋阴清燥汤有佳效。滋阴清燥者，滋其阴，则燥热易清也。用于风热感冒、风燥感冒、风湿感冒、流行性感冒，只要有阴虚偏热则适用之。西医于此型阴虚病证用发汗药解表，则伤其阴，用抗生素亦会致其内燥，必用液体疗法综合治之方可。中医也是如此，对阴虚内燥之证，用发表药与苦寒清热解毒药同样也会伤阴导致阴虚内燥，道理是一样的。此所以张先生之滋阴清燥汤用于阴虚内燥偏热之病证，屡用屡效，立于不败之地也。用滋阴清燥汤须大剂分服，使药力常继，有如西医输液方可。

江植成：我觉得我学中医还要花很多苦功才可以，因为现在学的东西好多自己还连贯不上，像脱节了一样，真的好想可以早点学好！我觉得自己要学的东西还有很多，自己又想早日更进一个台阶，中医这方面我在学的过程中遇到了不少的阻力！我真的是在比葫芦画瓢看病，多亏了老师不断地给我以鼓励，解说疑难。我看张锡纯的书，看到里面有好多地方不明白，现在社会在进步，很多东西都在变化，很多都不能同日而语了，里面有很多写得好的地方，自己又很难消化。我想主要是我的基础太差了，我想自己再在这一方面下点苦功，希望到时候可以跟上您老的步伐。经过老师的讲解，学生受教非浅，明白人是一个整体，中医治病需从整体出发，先议病，后议药之理；明白治病需抓主症，有是证用是方之要，首选方即是抓主症之方，用对症之药一二味组方，即是方中主病之药；明白久病必瘀之理；明白一病有一主方之要领；明白复杂之病用衡通法实则为兼备法之理；明白了西医之长与中医之长；明白了现代中医之方向。承老师屡讲初病验舌苔，久病验舌质之经验至为可贵。尤其老师之衡通法简明捷要，容易掌握，触类旁通，变化无穷。我深信入门并不难，深造也是办得到的。

李洪波：我的儿子咳嗽有一天了，他玩得厉害，出汗多，换衣服不及时，现在有点发烧，早晨看舌苔，比较正常，没出现地图舌，以前一发烧即有炎症，会出现地图舌。发烧是正邪相搏的表现吗？昨晚和今早给他同时服了银翘片和安乃近片，今早4点多咳嗽厉害，症状就是流清鼻涕、咳嗽，是受凉咳嗽，属风寒感冒，服麻杏汤加味应该可以吧。

麻黄5克，杏仁10克，炙甘草10克，山药15克，牛蒡子5克，沙参10克，川贝母10克，瓜蒌皮10克，瓜蒌仁15克。

李静：现在气候湿热，他又为内燥之体，应看其舌苔？脉是否紧？估计是受凉了，流清鼻涕、咳嗽是伤与风寒，邪正相争。此方用麻杏汤加用养阴药尚可，先服一剂以观疗效。

李洪波：滋阴与温散解表是正确选择，只服消炎药就不对症了，所以我体会到这是身体驱邪的表现。然而小家伙喝了中药可惜吐了，麻杏汤不苦呀，为什么会吐呢？头上不发烧了，但胸部有些烧，是不是肠胃也受凉了？

李静：吐药不吐味的嘛，肠胃受凉是有的，头上不热了，胸中热还属病在太阳，中药是用药味来治病的，小柴胡汤治少阳证寒热往来、胸胁苦满、嘿嘿不欲饮食、心烦喜呕，小柴胡汤就是可治吐的，服麻杏汤加味吐出来肯定是药苦，其中瓜蒌皮苦也，应该不是少阳证，应服不太苦的药。现在的气候多是春温病，流清鼻涕即是表寒，清解汤变通用之可也，应考虑素体阴虚内热，可服蝉蜕4克、白茅根30克、知母10、桔梗 10、滑石 18 克、炙甘草 10 克，清凉宣肺可也。现在的气候，麻杏汤一服即可解表寒，本属阴虚内燥之体，其内热肯定是有的了。

李洪波：咳嗽比昨天减轻些，小家伙刚才在电话上给我说是因为他觉得药苦，又有咳嗽，所以吐了，喝奶则没吐。通过我儿子此次的感冒，我明白了有一分表证即当汗解之理，有外寒则可用温散解表，有内燥则需顾护其阴之理。温散风寒药可与滋阴清热药同用之理，中药滋阴清热药与西药发汗解表退热配伍运用之理。而我妈妈之感冒咽痛，我予处方银花、连翘、桑叶、桔梗、白茅根、甘草诸药，自认颇为对症，然连服三日咽痛不效，询问于老师，老师答曰：你妈妈之体质乃气血瘀滞型之体质，你只用清热表散类药，仍是在治标，而未能从整体观念出发，需合用衡通汤或散即可，加用衡通散一日即效。通过我妈妈之感冒咽痛论治，明白了中医整体观念的重要性，只用清热表散类药与服用西药消炎解热药没有多大区别，气滞血瘀之体，不加用疏通气血之法则不效。请教老师，是否是感冒咽痛有气血瘀滞证需合用疏通气血之衡通法，而其他病呢？

李静：中医强调整体观念，辨证论治。感冒也好，其他病也好，有是病用是法，有是证用是方。衡通法本为纠偏，一有所偏，即当纠正之。张锡纯先生曰：素有积热者，复感热其内热愈甚，素有积寒者复感寒其寒也愈甚。于无字句处读书，岂不应该是素有气血瘀滞者，若再感邪，则诸邪均可令气血瘀滞是也。寒邪可令气血瘀滞，温热之邪亦可令气血瘀滞更甚，湿热疫邪更会令气血瘀滞愈甚则明也。

张锡纯先生曰现代人阴虚者多，阳虚者少，我则谓现代人阴虚者固多，然纯阴者不多，多为阴虚且有气血瘀滞者，多为阴虚且有气血瘀滞夹有偏热、偏湿热为多。经验认为，偏阳虚者，用衡通回阳法纠偏，治之亦易，愈之也速。用衡通滋阴清燥汤治偏于阴虚者，治之不易，故愈之也缓。何也？与现代人之生存环境，生活习惯，大量西药的应用不无关系。何者？生存环境来说为大气转暖耗人之阴，生活习惯是煎炒油炸之饮食，工作紧张、情绪变化等皆可耗损阴液，而大量西药抗生素与激素、维生素的滥用，均为耗阴损液之源。此从现代人感冒每需用输液法病方愈之速可看出，大量液体的输入，抗生素、激素的应用与解热表散药才能使体内阴液充足，抗生素方能清其热，发表药方能表其汗。若不用液体疗法，只用感冒药、消炎类药往往出汗而病不能解即是此理，阴液不足也。阴未虚甚者一剂可愈，阴虚若甚者，数日方能愈。此即治一感冒需花费数百元的大有人在之理，此也即一般人感冒不敢去大医院看病之理，也即慢性鼻炎、咽炎、扁桃体炎、支气管炎愈来愈多之理，为何？西药治感冒药消炎药能治感冒之单纯证轻者，不能治证重者，证重者多为阴虚者，故需加用液体疗法。而抗生素与抗病毒药治阴虚内热之热又非其长，故其治阴虚感冒尚属不易，再治其感冒所遗之慢性鼻炎、咽炎、扁桃体炎、气管炎更属不易也。现代人多已明白服用抗生素导致抵抗力减弱，而不知其所以然者何也？阴液耗损，气血瘀滞是也。气通血顺，何患之有？用抗病毒药、抗生素治感冒必耗阴损液，阴液耗损气血必瘀滞。故衡通法，衡通汤、散应用范围愈来愈广泛是也。

故临证需多问其病情、治疗过程，特别是用西医药数日不效者多为有所偏也。所偏者多为阴虚与气血瘀滞者，然也有阳虚气血瘀滞者。此即素有积热者阴未虚者，服西药或可愈之。若素有阴虚积热者则多为西药不能愈之是也。且素有积寒者，服西药之抗生素、抗病毒药则体更寒且虚，其病不能愈之理更明，此亦为现代人感冒有多日不能愈之理也。病所偏之轻者用汗解法与西药之感冒类药解表愈之也速，病所偏之重者，西医用液体疗法与抗病毒、抗生素同用之，中医辨证找出偏差也同可愈之。病所偏气血瘀滞者，湿热痰火瘀结于内者，且遗有慢性鼻、咽及气管炎症者，西医愈之也难，中医衡通法找出偏差，纠而正之方可愈之。只用衡通汤也可愈之，然需稍缓时日。即是说如辨证为气血瘀滞之体征者，用此衡通法即为治之大法。衡通汤、散，通之散之自能愈之是也，再加辨证，视其所偏，加药治之，即有是病用是法，有是证用是方之理也，此也为不能被病名所拘之理。同为感冒，辨病名以外，需用中医之四诊诊察，八纲辨证，找出偏差，纠而正之，而衡通法即是为简捷扼要之法也。

近在网上有人说有一病人患胃肠病久治不效，后经一老中医处一方服之即愈。后数年复发，去找老中医，然老中医已不在世，无奈只好服老中医所处之方，病又愈。后又患他病，服他药不效，亦服此方病又愈之。此即老中医找出其体内偏差所处之方，其病能愈是气血通顺病自愈之。后病复发仍为有所偏，又服之病自又能愈。后又患他病，然其仍为体内有偏，只不过所表现的症状不同而已，故服他药不效，仍服此方而愈。奇乎？老中医此方亦为衡通法也！此即张锡纯先生理冲汤后所论之理，亦即张先生论诸血府逐瘀汤可治百病之理，实亦为从无字句处读书，触类旁通之理，即衡通法可治百病之理，实则是中医之精髓，有是病用是法，有是证用是方之理也。

咳　嗽

师承切要

师承切要者，师承张先生咳嗽论治之精要，以及笔者领悟与运用张师之学说与临床的心得体会，力求切中要点。《医学衷中参西录》中无咳嗽病之专篇，然医方篇之治肺病方中之黄芪膏方论，为治肺有劳病，薄受风寒即喘嗽，冬时益甚者，即现代中医之膏补之方法也。书中方论为预防之药，喘嗽未犯病时，服之月余，能祛除病根也。用治慢性气管炎之遇冬日发作咳嗽痰喘之根治之方，亦即上工治病治本之法也。治阴虚劳热方中之清金益气汤、醴泉饮，治痰饮方中之理饮汤，治阴虚劳热方中之十全育真汤、参麦汤，治喘息方中之滋培汤，治伤寒方中之小青龙汤，治温病方，治伤寒温病同用方，药物篇及医论医案等论中皆有论及，读者宜细读之。与无字句处读书，触类旁通用于治疗现代医学之急慢性支气管炎、部分支气管扩张、慢性咽炎等病证。

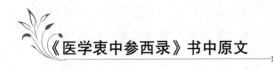

黄芪膏

生黄芪四钱，生石膏（捣细）四钱，鲜茅根四钱，甘草末二钱，生山药末三钱，蜂蜜一两。

上药六味，先将黄芪、石膏、茅根，煎十余沸去渣，取其清药汁二杯，调入甘草、山药末同煎，一沸即成，再调入蜂蜜，将其煮微沸，分三次温服下。一日服完，如此服之，久而自愈。然此乃预防之药，喘嗽未犯时，服之月余，能拔除病根。

李静讲记

咳嗽首辨外感内伤。外感咳嗽，多为新病，起病急，病程短，常伴肺卫表证；内伤咳嗽，多为久病，常反复发作，病程长，可伴他脏见证。次辨证候虚实。外感咳嗽一般均属邪实，以风寒、风热、风燥为主；内伤咳嗽，多为虚实夹杂，本虚标实，其中痰湿、痰热、肝火多为邪实正虚，肺阴亏耗咳嗽则属正虚，或虚中夹实。注意分清标本主次缓急。

《医学衷中参西录》书中治肺病方之黄芪膏，为治肺有劳病，薄受风寒即喘嗽，冬时益甚者，即现代中医之膏补之方法也。书中方论为预防之药，喘嗽未犯病时，服之月余，能祛除病根也。清金益气汤方用治慢性气管炎之遇冬日发作咳嗽痰喘之根治之方，亦即上工治病治本之法也。可惜现代之人不知用矣，此方将埋没于书中也。而现代人之慢性气管炎者多，且都是发作之时求医，治之咳嗽喘止即不复再治，明年再发又治，屡治不愈，久之其病成痼疾也。故李静在此呼吁，凡慢性气管炎之遇冬发作，如欲根治者，可于病未发作之一二月前，预服此黄芪膏方月余，病可根除，则病人之福，先生之功也。且此方改汤可用于外感咳嗽痰喘，此方为先生诸方之组合方，故既可治肺气虚之受寒咳喘，亦可防治受凉则咳喘之慢性气管炎也。

李静按：此法用膏法缓治之，用作预防之用，可为张先生一大创见。此方清肺润肺，利痰宁嗽，甘凉滑润，且又能补肺之阳，滋肺之阴。

此方为治内伤体虚复受外感咳嗽之要方。张锡纯先生书中之治肺病方、治阴虚劳热方、治痰饮方、治喘息方、治伤寒方、治温病方、治伤寒温病同用方、治瘟疫瘟疹方均有治咳嗽之论述，医者读《医学衷中参西录》之书，须明此书之病名与现代之病名有不相联结之处，故需前后参看方明书中治方用药之深意，于临证时用方用药方能得心应手。须明先生之论中精义，从无字句处读书，触类旁通可也。先生治病用方药之贵在精炼，所拟定之方皆为久经实验之方，药简而效宏也。

读书中论治肺病方，须明先生用黄芪膏为防治肺病气管炎之冬季咳喘发作之良方，知其用黄芪补肺之阳气之深意。书中未明之意即诸肺病、肺气虚损皆可加用黄芪以补其肺气。尤其现代之人此病甚多，素有气管慢性炎症之人，每受风寒则发作咳喘，亦可用先生之黄芪膏改汤治之，然则需对症施治，师其法而不泥其方，尤于方药应用方面要变通用之，此方适用于肺有虚劳、受寒则发作咳喘，且冬季加重者。即此方可清肺润肺，利痰宁嗽，甘凉滑润，且又能补肺之阳，滋肺之阴之用也。如遇冬季病发之时，可用此方改作汤用，然须重其量，视其肺虚损之轻重，痰热之多寡而运用之，此即为从无字句处读书之意也。此方既可防肺劳之虚遇寒咳喘，即可治肺气虚受寒而发之咳喘，肺炎之发热咳喘便可用以治之，且又为治本之道也。即是治肺炎之发热咳嗽，此法亦当可用之，先生书中虽未明言此方可治肺炎之发热，然先生治伤寒方、治温病方亦未明言能治肺炎，然众皆知生石膏可治肺炎发热、脑炎发热。既明此理，则肺炎发热之肺阳虚者加黄芪即是白虎加人参汤加人参之意也。则黄芪膏法可防治肺气虚之易受风寒之咳喘，又能治肺气虚肺炎及气管炎之发热咳喘也。

案例一：

罗姓女，鼻塞、咽干、咽痒则咳、痰白黏，咳嗽一周服感冒类药及止咳消炎药发热退而咳嗽未止，且仍头晕。舌淡红紫，苔薄白干，脉弦略紧。此证是支气管炎症，中医说是肺气闭塞。咽部不适是肺燥与风寒束肺而致咳嗽气短，治宜宣肺理气润肺镇咳化痰，方用黄芪膏改汤加减：

黄芪10克，麻黄6克，杏仁10克，知母12克，桔梗12克，浙贝10克，炙甘草10克，生山药12克，牛蒡子6克，蝉蜕6克。水煎服，三剂则咳减，又服三剂愈。

嘱最近少食辛辣刺激性食物。此方用黄芪补益肺气，麻黄、杏仁、炙甘草宣通肺气；知母、桔梗、生山药滋阴润肺化痰；牛蒡子、蝉蜕、浙贝疏风镇咳。

江植成：此证用黄芪膏改汤加减即效，此法治咳嗽的运用要点是什么？

李静：此证头晕者，肺气虚也。鼻塞咽干者，风、燥也。舌淡红紫，苔薄白干者虚热也，脉弦略紧者外寒束肺也。此女曾患乙肝小三阳，经我诊治半年转阴病愈，知其体素虚，故师黄芪膏之意，集补气、宣肺、镇咳、化痰于一方，此即不依成方治病，有是证用是方之理也。此证气虚，如只用麻、杏、草逐寒宣肺与其虚不利，故需加黄芪。有一分表证，即需用一分表散之药。无非是寒者温散，热者凉散是也。咽痒者，风也，鼻塞者亦风也。故需疏风，则牛蒡子、蝉蜕可用。恐其燥，则用桔梗、知母、贝母、山药止咳润燥化痰。此法的应用要点是肺虚风寒束肺，需益气疏风止咳。若风寒实证、外寒内饮、风热燥咳，则非所宜。

案例二：

江植成：老师，此有一病人，咳嗽多日，患者自述：自2006年9月起感冒，扁桃体发炎，之后吃了点药就好了，然后就开始咳嗽，去医院看过，开了一些感冒咳嗽药吃了就好了，不过之后好十天八天就又咳嗽，断断续续的就这样吃药就好，不吃过十天八天就再咳嗽，其中做过X光透视，气道激发试验，也都没有发现其他问题，看过好几个大夫都说我是气管敏感，不过我发现吃消炎药不管用，抗过敏药也不管用，只有咳嗽药水什么的还可以，直到三周以前去看了另外一个呼吸科医生，说我是咽炎，给开了些治咽炎的药，吃了就好了，可是这两天又有咳嗽的趋势，而且一点一点加重。不知道我这是咽炎？还是支气管炎？我平时不咳嗽时一到冬天鼻子也不太好，总是有鼻涕，咳嗽时就感觉有一股气往上顶似的，没有痰，然后咳嗽时鼻子尤其不通气，感觉憋得慌。咳嗽就一阵一阵的，平时也没觉得嗓子疼，不过咳嗽一犯时嗓子会干，不太舒服，对一些气味，比如汽油味、油烟味等刺激性气味都比较敏感。不知道我这是不是咽炎？我怎么觉得是以咳嗽为主的呢？咽炎是这样吗？还是支气管炎？我到医院都不知道该怎么检查了，该查的都查了，也不能总这样好几天坏几天的呀！真是愁死我了。

李静：此证咳嗽病与鼻炎、咽炎是一回事，咽喉乃人之门户，鼻、咽喉与肺及气管相通。肺开窍于鼻，则鼻又为肺之窗户。咽痒则咳，故西医说咽喉炎是上呼吸道感染之炎症，咳嗽为下呼吸道感染之炎症也。脾为生痰之源，肺为储痰之器，则肺与气管之通道至咽部均因气血痰火交结瘀滞而成为慢性炎症也。服镇咳药水有效是治标未治本，药水中有"非那根"等抗过敏镇痉之西药，故一服即效。病之根本在于气血痰火所致之瘀滞，故疏通气血，理气化痰方为治本。治痰须治气，气顺痰自消。祛风先行血，血行风自灭。气通血顺，则痰火易消也，气血痰火消，则局部之瘀滞可散也。所谓的气管痉挛、鼻塞、咽干即是气血痰火瘀滞之明证也。其说咳痰不多者，是镇咳药将痰兜在肺壁与气管壁，所谓的过敏症状的原因即是气血痰火之瘀积阻塞气道也。过敏者，中医认为是风也。为何过敏？肺气虚气道瘀滞不畅通也。因此治本之道在于补益肺气。有火须清，有痰须化，气顺痰消，气行血行。如此气血痰火消之散之则气血通行无阻，何患之有？治用衡通法，方用衡通汤疏通气血，加补肺气清火化痰定风止痉之品可也。方用衡通散每服 10 克，日服两次以疏通气血，化瘀散结。衡通止咳汤宣肺定痉止咳。

衡通散：当归、川芎、桃仁、红花、赤芍、柴胡、川牛膝、枳壳、桔梗、甘草各 10 克，炮山甲、三七粉各 20 克，每服 10 克，每日二次。

衡通止咳汤

牛蒡子（炒捣）10 克，蝉蜕 10 克，桔梗 12 克，麻黄 6 克，杏仁 10 克，炙甘草 10 克，生黄芪 12 克，生山药 18 克，白茅根 18 克，生石膏 18 克，葶苈子 12 克，全蝎 10 克。

此方益气、定风、止痉、镇咳。水煎服，每日一剂，饭后服。服用一周可效，三周愈之。然尚需疏通气血，以散其瘀滞，继服衡通散则病根自除也。

此方即师其意改汤，治风寒、风热、风燥之咳，衡通者，通而求衡是也。现代人多阴虚偏热、偏燥者多，且又以先有燥、热，复受风寒者为多，故用麻、杏、草之三拗汤治其外寒，牛蒡子、蝉蜕、白茅根疏风散热，且此数味皆能宣肺。黄芪、山药补其肺气，与牛蒡子、蝉蜕、白茅根同用且又可润燥。石膏、葶苈子清热，桔梗、炙甘草肃肺化痰。

案例三：

近日诊治一老者，发热咳嗽两月，现发热退而咳嗽不止，病者诉咳嗽白痰多，咳之难出。此病为急性支气管炎。肺气本虚，受寒则发作也，且素有冠心病之心肌缺血，故其气血通行不畅也是主因，加以年高，故心肺气血阴阳俱虚，则易受风寒而病发作也。今外感发热症状已失，然咽中痒则咳嗽，咳吐白痰，且多而不爽。咽痒者，风也。咳嗽者，支气管痉挛也。治法当以疏风祛痰为主，复加镇咳为正治之法。祛痰中医称为宣肺，镇咳称为肃肺。师《医学衷中参西录》治肺病受风寒则咳嗽之黄芪膏法，而不泥其方，以补肺脾之药治其本，疏风祛痰之药治其标。方用牛蒡子、蝉蜕、全蝎以疏风镇痉，桔梗、川贝母、炙甘草以镇咳化痰，白茅根以通肺之窍，生石膏凉以散其余热，黄芪补肺之阳气，生山药以补肺脾之阴。

方用衡通止咳汤

牛蒡子（炒捣）10克，蝉蜕6克，全蝎6克，桔梗12克，川贝母10克，炙甘草10克，生黄芪15克，生山药18克，白茅根18克，生石膏18克。水煎服七剂，每日一剂。

咳嗽止后可服黄芪膏月余，以根治之。

黄芪膏

生黄芪12克，生石膏（捣细）12克，鲜茅根12克，甘草末6克，生山药末10克，蜂蜜30克。

上药6味，先将黄芪、石膏、茅根，煎十余沸去渣，取其清药汁二杯，调入甘草、山药末同煎，一沸即成，再调入蜂蜜，将其煮微沸，分三次温服下。一日服完，如此服之，久而自愈。此法用膏法缓治之，用作预防之用，可为张师一大创见。此方清肺润肺，利痰宁嗽，甘凉滑润，且又能补肺之阳，滋肺之阴。

此方即张先生书中之"黄芪膏"方也。与此老之遇冬受寒咳嗽发作颇为对症也，欲根治者，可于病未发之时一二月前，预服此黄芪膏方月余，病可根除也。后此证只服汤剂十余剂则愈。

案例四：

李姓男，年四十五岁，上海人。咳嗽痰少数月，且咳甚剧，屡服止咳消炎类药不效，重至夜不能眠来诊。自述干咳痰少，口干咽燥，甚则喉痛。视其舌紫赤红，苔薄而干，脉弦硬左关滑大，口苦咽干，面色红。诊毕告知此证为肺燥肝火太盛而致。肺属金，肝属木，五行相克金克木，本该肺克肝，然此证肺燥而阴虚，肝火过盛，反侮肺也，古人云"肝木撞肺"是也。其人说工作紧张，加班熬夜多致此病。曾记书中有载李时珍年轻时发病，肺热如火烧，李父用黄芩一两服之，病即退。此病为肝火撞肺，当清肝火滋肺阴为治，且病又久，虽同为气管炎，然此证非徒用宣肺镇咳所能治之也，不清其肝火，则肺热何以能消？不滋其肺阴，则愈清火则肺岂不愈燥？咳何以能止？当师张师之清金解毒汤与滋培汤法而变通用方药。用衡通滋阴清燥汤之意合用黄连解毒汤加葶苈子以泄肝肺之火，加地龙、蝉蜕镇痉止咳，白茅根、桑叶、生地黄以润燥。

方用：白茅根30克、生山药30克、滑石30克、生白芍30克、炙甘草10克、葶苈子30克、车前子20克、黄连6克、黄芩10克、栀子10克、桑叶片30克、蝉蜕6克、生地黄30克、玄参18克、地龙10克，水煎服。

一周后来诊证大减，视其舌仍红紫，然脉转缓和，仍用此方服一周，共服四周，咳止病愈。

李静按： 此证加羚羊角当其效更速。临证多为肺阴虚有火者，遇此类火热之重者当以此例为最重，方用白茅根、滑石、桑叶、蝉蜕则既可清肝热，其性皆凉而能散，故又可表散风热外出。黄连解毒汤直折肝肺之火，葶苈子、车前子泻肺又泻肝火，生地黄、山药、白芍以滋肝肺之阴，故其效速也。

案例五：

深圳曾姓老者，年七十一岁，咳嗽咽痒多日，服用消炎止咳药效，停仍咽喉痒则咳来诊。询问其治疗用药经过，视其舌淡暗紫，舌尖边有暗瘀斑，脉弦涩滞。辨证当属气滞血瘀，肺燥生风，风胜则咽痒作咳。治法当以活血消风止咳止痉为要，祛风先行血，血行风自灭是也。处以衡通定风汤：

当归、川芎、桃仁、红花、赤芍、柴胡、川牛膝、枳壳、桔梗、炙甘草、生地黄、炮山甲、三七粉各10克，蝉蜕10克，炒僵蚕10克，全蝎6克，蜈蚣2条。

服三剂则效，服药六剂则愈。

一、临证要点

一病有一病之主方，气管炎之外感寒温咳嗽痰喘，张先生书中治肺病方论中之"黄芪膏"方论则为首选。"小青龙汤"后之诸方加减变通及"从龙汤"，用之需明宣肺镇咳之要点，医者能熟读之当可运用自如。若慢性气管炎之治法，"滋培汤"治虚劳喘逆，饮食减少，或兼咳嗽，并治一切阴虚羸弱诸症。我常加入龙骨、牡蛎、山药、山萸肉、核桃。寒湿痰饮咳嗽用治痰饮方论中之"理饮汤"。肝火肺热用清火泻肺之法，黄连、黄芩、葶苈子、车前子。须明治气管炎咳嗽痰喘须分阴阳表里寒热虚实，治肺补脾益肾，攻实补虚之理。现代医学之急性气管炎之咳嗽痰喘、支气管扩张之咳嗽，均可用西医之诊断辨病，中医之辨病又辨证来遣方施治，急则治其标，缓则治其本。师黄芪膏方论之意，上述诸方可随证组方选用之。

医者读《医衷中参西录》之书，须明此书之病名与现代之病名有不相联结之处，故需前后参看方明书中治方用药之深义，于临证时用方用药方能得心应手。先生治病用方药之贵在精炼，所拟定之方皆为久经实验之方，药简而效宏也。

如此分途施治，斟酌咸宜，而于久咳诸药不效者，当考虑久病必瘀之理，选用十全育真汤之意，或直接用衡通定风汤以定风止痉则咳自止，或加用对症之药可也。其瘀证之诊断与舌之紫暗，舌边有紫暗色瘀斑即可看出，脉之涩滞亦可看出。久咳必有瘀，此即用衡通汤疏通之以求体内平衡之理。凡需疏通气血之病均可选用，临证视病情加减变通而已。气虚者可加黄芪、人参，热加芩、连等清热之品，寒加桂枝、附子，有风证可加蝉蜕、地龙、全蝎、蜈蚣等虫类药，随证施治可也。

二、释疑解难

江植成：外感咳嗽和内伤咳嗽的辨证与治疗要点是什么？两者相互

关系如何？老师的经验要点还请讲解详细为盼！

李静： 咳嗽是一个症状，多种病皆可表现为咳，所以中医有五脏六腑皆可令人咳之说。中医抓主症是一方面，但不能像西医那样见咳止咳，为什么临床见到许多病人说服西药止咳药服则咳止，停则又咳，见咳止咳是为庸工。外感咳嗽者，是受外感之致病因素而致，一般多伴有表证，尚有蕴伏之邪，需细辨之方可。舌红紫苔燥，脉弦滑有力者，即须用清郁热之方药，使郁滞体内之邪外出为要，所以需宣肺镇咳。如见咳止咳则是闭门留寇，即是说只用镇咳药与用西药镇咳剂如非那根止咳类药并无区别。宣肺者，是给病邪以出路，将外感之邪逐出体外是也。有许多肺结核病证即是病邪入肺，不得外出，以至于在肺内安营扎寨，久之必致肺络受损，病成也。西医治肺结核是直接用抗结核菌药以杀菌，中医则非也。中医于邪之初入体内则逐之外出，用清解表散法即可。此西医与中医不同之处，实亦中医之长处也，而且中医尚有扶正祛邪法，即祛邪而不伤正者也。西药之镇咳药如非那根服即止咳，停则又咳，实则头痛止痛，是治标也，又称对症治疗，非治本之法也。

凡临证均需多问一个为什么？即为什么咳嗽？是外感？内伤？外感是风寒？风热？风燥？风湿？风温？体是否虚又加外感？如是内伤则需辨是肺、是脾、是肝、是心、是肾？因咳嗽只是一个症状，中医西医都是一样的，所以外感咳嗽宣肺是为要点。此从李洪波之子夏日游泳受寒咳不止，服半片安乃近与热粥咳止即可明白。服此发汗解表之安乃近片即是发表之剂，驱寒邪外出之法。中药当用三拗汤即麻黄、杏仁、甘草，小青龙汤亦可。此为外感寒邪之咳宣肺之法也。

外感风寒需要发表的，需要宣肺的，麻黄用量要大，一般要用10克，风寒重体实者量还需加大，小儿也需五六克，或加三倍量之生石膏以济其热。要点在于发热、恶寒、无汗之咳嗽喘促，有汗则需用小量，用药以胜病为准。麻黄汤的发汗解热、宣肺祛痰、止咳平喘、利水消肿的作用是肯定的，近代药理研究也证明麻黄能通过发汗而迅速解热，麻黄的兴奋中枢、收缩血管、升高血压的作用是明显的，剂量大时尤为突出，故有人畏用之。然现代研究单味中药的作用并不能代表方剂组合后的功效，中医也从来没有不加辨证而用麻黄汤的，中医不传之秘主要在量和配伍方面，不同组方与不同的病则效果亦不同。实验证明，疗治气管炎、肺气肿、肺心病之咳喘，风湿病及水肿病均用麻黄取效。凡此类症状，阴虚者须加滋阴之品，如生地黄、麦冬、沙参、玄参、山药等；血虚者加阿胶、熟地黄、当归、白芍；气虚者加人参、黄芪、山萸肉；热加黄芩、黄连、知母；外感风热加用银花、连翘、薄荷、蝉蜕，贵在于临证变通也。

西药发汗解表类药如安乃近等有发汗解表作用是明显的，但宣肺祛痰、止咳平喘、利水消肿的功效则与麻黄相差甚远，更于麻黄汤的作用不可同日而语。且麻黄剂量大小的作用更为关键，量小则起不到发汗解表之功效，量大则有汗多虚脱之可能。观前人有用大青龙汤重用麻黄一剂汗解病愈，而病家自认为服药有效而又再服一剂以致大汗出亡阳以致死亡的记载，也有大量麻黄一剂而汗出愈病的病例。故麻黄用量应视病人的体质与病情的需要而掌握，岂可孟浪行事，量大时必须慎之又慎，方为万全。

现代药理研究能代表一般剂量之麻黄，不能代表大剂量之麻黄，更不能代表麻黄汤中之麻黄，不能代表射干麻黄汤中之麻黄的功效，也不能代表桂芍知母汤中之麻黄的作用。何况还有麻黄加白术汤，麻黄附子细辛汤，麻黄附子甘草汤之不同呢。所以说中医中药不能用现代医学手段来对待，将中药方剂制成制剂，一概用之，行吗？今天服用行，明天服用还行吗？这个病人服用行，那个病人也行吗？病情是不断变化的，且人与人又不同，岂能像西药制剂一样呢？固然，治慢病用制剂可以，治急症、难病、顽症是绝对不行的。中医传统的整体观念与辨证施治的精神是不可丢弃的，需要我辈继承发扬和光大。

风热风温之病则用蝉蜕、连翘，凉药发汗解表，稍加麻黄，宣通之意。我治气管炎之咳嗽，常以此类方药为主，关键在麻黄用量上，而中医不传之秘也就在用量上。如是风寒则重用麻黄，加全蝎、贝母、炒僵蚕，以加强疏风镇咳化痰之功；风湿则用白术、茯苓、半夏；如是风热、风温、风燥之咳嗽，则重用蝉蜕、牛蒡子、桑叶、连翘、贝母，再加车前子；热重则羚羊角亦可加入；热痰加瓜蒌、天花粉；火重加黄芩、黄连；肺虚加重山药、知母、桔梗，再加黄芪。舌紫者或紫暗者必有气血瘀滞，辨证用药纠偏时合用衡通汤则收效也速。

读《医学衷中参西录》治肺病方，论中黄芪膏治薄受风寒即咳嗽，即含宣肺镇咳补肺气之意也，即治标又治本之法也。小青龙汤后多种变通用法熟读即可用治诸般咳嗽，即是说先生衷中参西之意者，外感咳嗽即可用西药发汗清热解表药与生石膏、滑石、蝉蜕、白茅根等药并用之，先解其表，或加山药、黄芪即合黄芪膏此意，解表与补肺气、清热共用之，此为外感咳嗽之要点也。

内伤咳嗽则更不能见咳止咳，张锡纯老师之论甚为详备，需细读领会方可。书中之清金益气汤、清金解毒汤、安肺宁嗽丸、醴泉饮、资生汤、十全育真汤、参麦汤，皆为治内伤咳嗽之方论（论肺病治法，实合虚劳肺病详细论之也，凡治虚劳及肺病者皆宜参考）。须明先生治内伤咳嗽首先需察有无外感温热之邪伏于体内之论，从其舌脉中可以看出，其脉象洪而微数，右部又实而有力，视其舌红紫苔白腻或黄，此乃伏气化热而为温病，其受病之原因，在冬令被寒，伏于三焦脂膜之中，因春令阳盛化热而发动，窜入各脏腑为温病。亦有迟至夏秋而发者，其证不必有新受之外感，亦间有薄受外感不觉，而伏气即因之发动者，《内经》所谓"冬伤于寒，春必病温"者，即是此证也。治病宜清其源，若将温病之热治愈，则咳嗽不治自愈矣。即须用清郁热表散之方药，使郁滞体内之温邪外出为要。用方则选先生所倡之白虎汤、滋阴清燥汤、甘露清毒饮。

读先生书，须明先生治外感咳嗽与宣肺镇咳时顾护肺之阳气，而用黄芪之论，用清肺润肺之方药是为顾护其肺阴之理。须明外感咳嗽用阿司匹林片发汗宣肺之理，明内伤咳嗽阴虚内热先生用阿司匹林片退热之论，唯其用量则须视病情与体质而异，也应细细推敲用量。肺病内伤咳嗽肾传肺者，以大滋真阴之药为主，以清肺理痰之药为佐，选用醴泉饮是也。肺传肾者，以清肺理痰之药为主，以滋补真阴之药为佐，选用参麦汤是也。其因肺肾俱病，而累及脾胃者，宜肺肾双补，而兼顾其脾胃，选用滋培汤、珠玉二宝粥是也。治寒湿痰饮之咳嗽用理饮汤时，需辨别确是寒饮，且需顾其阴是也。

江植成：治咳之单方与简易方如何运用？还请老师讲述为要。

李静：《医学衷中参西录》书中有治咳嗽之单方数则，可选用之。

一为服食松脂法，治肺病咳吐黄脓痰有特效，是湿热且燥之痰咳之良方也。松脂即是松香，解毒、除湿、消肿、止痛、生肌、化痰，久服轻身延年，辟谷不饥。《万国药方》久咳丸，系松脂、甘草并用。向曾患咳嗽，百药不效，后每服松脂干末一钱，用凉茶送服，月余咳嗽痊愈，至今十年，未曾反复，精神比前更强壮。观此，松脂实有补髓健骨之力。

二为北沙参细末，每日用豆浆送服二钱，上焦发热者送服三钱，善治肺病及肺劳喘嗽。徐灵胎曰："肺主气，故肺家之药气胜者为多。但气胜之品必偏于燥，而能滋肺者又腻滞而不清肃，唯沙参为肺家气分中理血药，色白体轻，疏通而不燥，润泽而不滞，血阻于肺者，非此不能清也。"此方为治肺阴虚内热肺燥咳嗽之单方也。

三为咳嗽百药不效，严冬时，卧不安枕。遇一老医，传授一方，系米壳四两、北五味三钱、杏仁（去皮炒熟）五钱、枯矾二钱，共为细末，炼蜜为丸，梧桐子大，每服二十丸，白糖开水送下。吞服数日，病若失，永不复发。家母生于甲辰，现年八十有六，貌若童颜。以后用此丸疗治咳嗽痊愈者，笔难悉述。此方为治肺气虚且寒而又有痰之咳嗽也。

四为服食生硫黄法，服生硫黄少许，即有效而又无他弊也。十余年间，用生硫黄治愈沉寒锢冷之病不胜计。盖硫黄原无毒，其毒也即其热也，使少服不令觉热，即于人分毫无损，故不用制熟即可服，更可常服也。且自古论硫黄者，莫不谓其功胜桂、附，唯径用生者系愚之创见，而实由自家徐徐尝验，确知其功效甚奇，又甚稳妥，然后敢以之治病。今邑中日服生硫黄者数百人，莫不饮食加多，身体强壮，皆愚为之引导也。如此则此单方又为治沉寒痼冷之咳嗽之效方也。

五为车前子微炒为末，每服 6 克，治虚劳咳嗽有痰者，用车前子者，以其能利水，又能利痰，且性兼滋阴，对阴虚有痰者尤宜。而仍不敢多用者，恐水道过利，亦能伤阴分也。亦可于对症之汤剂中加车前子10克，取效尤捷。

李静按：我之经验则有治肺热肝火之咳，单方一为用葶苈子，微炒，每服6克，日三次。取葶苈大枣泻肺汤之意，用于舌红苔薄黄之火热之咳，葶苈子又有泻水饮之偏热之功效。用于肺热之咳嗽痰喘及肺心病之咳喘面浮足肿，气促心悸有殊效。每治咳嗽，舌红苔白腻，辨证为偏有湿痰者每加车前子10克或更多。舌红紫，舌尖有红斑点者，辨证为偏有火者，每加葶苈子15克或30克，清热祛湿则咳嗽易止矣。

咳嗽病首应辨外感内伤。凡外感之咳嗽，与用成方外，可首选解表药一二味，组方是宣肺为主药，再用镇咳之药一二味为佐使。需发表宣肺者可用西药发汗清热药如阿司匹林片、安乃近片。轻证单用之，重证可与中药合用之。读《医学衷中参西录》须明白张先生治外感咳嗽与宣肺镇咳时顾护肺之阳气，而用黄芪之论，用清肺润肺之方药是为顾护其肺阴之理。内伤咳嗽选用张先生所论之治咳嗽之单方，可对症选用之为主方，或再加对症之药为佐使来组方。内伤咳嗽阴虚内热先生用阿司匹林片发汗退热之论，汗之邪即外出，亦即宣肺之理，唯其用量则须视病情与体质而异也。肺病内伤咳嗽肾传肺者，以大滋真阴之药为主，以清肺理痰之药为佐。肺传肾者，以清肺理痰之药为主，以滋补真阴之药为佐，其因肺肾俱病，而累及脾胃者，宜肺肾双补，而兼顾其脾胃。治寒湿痰饮之咳嗽用理饮汤时，需辨别确是寒饮，且需顾其阴是也。即抓主症，求病因，有是证，用是方。咳嗽是主症，然须求其病因而辨证施治，则是中医之精要所在。

哮 病

师承切要

师承切要者，师承张先生哮病论治之精要，以及笔者领悟与运用张师之学说与临床的心得体会，力求切中要点。《医学衷中参西录》中无哮证之病名，然书中之治伤寒方中之小青龙汤、从龙汤、治温病方、治伤寒温病同用方，医方篇之治阴虚劳热方、治痰饮方、治肺病方、治喘息方，药物篇及医论等论中皆有论及，读者宜细读之。中医之哮病相当于西医学的支气管哮喘、哮喘性支气管炎、嗜酸性细胞增多症（或其他急性肺部过敏性疾患）引起的哮喘。

《医学衷中参西录》书中原文

小青龙汤原方

麻黄（去节）三两，芍药三两，细辛三两，干姜三两，甘草三两，桂枝三两，五味子半升，半夏半升汤洗。

若渴者，去半夏，加瓜蒌根三两。若噎者，去麻黄，加附子一枚炮。若小便不利少腹满，去麻黄，加茯苓四两。若喘者，去麻黄、加杏仁半升，去皮尖。

附录：更定小青龙汤分量

麻黄二钱，生白芍三钱，干姜一钱，甘草一钱半，桂枝二钱，半夏二钱，五味子一钱半，细辛一钱。

从龙汤

生龙骨（捣）一两，生牡蛎（捣）一两，生白芍五钱，半夏四钱，苏子（炒捣）四钱，牛蒡子（炒捣）三钱，热者酌加生石膏数钱或至一两。

治外感痰喘，服小青龙汤，病未痊愈，或愈而复发者，续服此汤。

李静讲记

哮病发时以邪实为主，总属邪实正虚。未发以正虚为主，病久每多虚实错杂。治疗原则为发时当治标顾本，平时当治本顾标。哮病与喘证的鉴别甚为重要，哮指声响言，喉中哮鸣有声，是一种反复发作的独立性疾病；喘指气息言，为呼吸气促困难，是多种肺系急慢性疾病的一个症状。哮病与支饮的鉴别在于支饮亦可表现痰鸣气喘的症状，大多由于慢性咳嗽经久不愈，逐渐加重而成咳喘，病势时轻时重，发作与间歇的界限不清，以咳嗽和气喘为主，与哮病之间歇发作，突然起病，迅速缓解，喉中哮鸣有声，轻度咳嗽或不咳有明显的差别。

案例一：

1981年治高姓男孩，时年十二岁，自幼患哮吼之证。家长诉说有人传单方老母猪尿趁热服治之，断续服数月方愈。今恶寒发热而喘，是不是其病又犯了。诊后告知此是外受风寒，其素有内饮之喘证。当先治其外感证，用小青龙汤加石膏汤一剂：

麻黄6克，生白芍10克，干姜3克，甘草6克，桂枝6克，半夏6克，五味子6克，细辛3克，生石膏30克，水煎服。

服后恶寒发热均退，续服张氏从龙汤二剂，病愈。

生龙骨（捣）20克，生牡蛎（捣）20克，生白芍15克，半夏10克，苏子（炒捣）10克，牛蒡子（炒捣）10克。

第一章 肺系病证

治此证时我刚近而立之年，用小青龙汤时是照葫芦画瓢，读张先生之小青龙汤更定分量之方而用之，并按照先生之论，续服从龙汤。读先生之论小青龙汤之感受，明白医者均有必然之历程，即博览群书，跟师临证。因中医有"只可意会，不可言传"之说也。而张先生也有此经历，故每遍求名医名著以广见闻。张先生论小青龙汤曰：愚初为人诊病时，亦不知用也。犹忆岁在乙酉，邻村李某，三十余，得外感痰喘证，求为延医。其人体丰，素有痰饮，偶因感冒风寒，遂致喘促不休，表里俱无大热，而精神不振，略一合目即昏昏如睡，胸膈又似满闷，不能饮食，舌苔白腻，其脉滑而濡，至数如常。投以散风、清火、利痰之剂，数次无效。继延他医数人延医，皆无效。迁延日久，势渐危险，复商治于愚。愚诒一老医皮某，年近八旬，隐居渤海之滨，为之介绍延至。诊视毕，曰："此易治，小青龙汤证也。"遂开小青龙汤原方，加杏仁三钱，仍用麻黄一钱，一剂喘定。继用苓桂术甘汤加天冬、厚朴，服两剂痊愈。

愚从此知小青龙汤之神妙。自咎看书未到，遂广阅《伤寒论》诸家注疏，至喻嘉言《尚论篇》论小青龙汤处，不觉狂喜起舞，因叹曰："使愚早见此名论，何至不知用小青龙汤也。"从此以后，凡遇外感喘证可治以小青龙汤者，莫不投以小青龙汤。而临证细心品验，知外感痰喘之挟热者，其肺必胀，当仿《金匮要略》用小青龙汤之加石膏，且必重加生石膏方效。迨至癸巳，李某又患外感痰喘，复求愚为延医，其证脉大略如前，而较前热盛。投以小青龙汤去麻黄，加杏仁三钱，因其有热又加生石膏一两。服后，其喘立止，药力歇后，而喘仍如故，连服两剂皆然。此时皮姓老医已没，无人可以质正，愚方竭力筹思，将为变通其方，其岳家沧州为送医至，愚即告退。后经医数人，皆延自远方，服药月余，竟至不起。

愚因反复研究，此证非不可治，特用药未能吻合，是以服药终不见效。徐灵胎谓："龙骨之性，敛正气而不敛邪气。"故《伤寒论》方中，仲景于邪气未尽者，亦用之。外感喘证服小青龙汤愈而仍反复者，正气之不敛也。遂拟一方，用龙骨、牡蛎（皆不）各一两以敛正气，苏子、清半夏各五钱以降气利痰，名之曰从龙汤，谓可用于小青龙汤之后。

平均小青龙汤之药性，当以热论。而外感痰喘之证又有热者十之八九，是以愚用小青龙汤三十余年，未尝一次不加生石膏。即使所遇之证分毫不觉热，亦必加生石膏五六钱，使药性之凉热归于平均。若遇证之觉热，或脉象有热者，则必加生石膏两许或一两强。若因其脉虚用人参于汤中者，即其脉分毫无热，亦必加生石膏两许以辅之，始能受人参温补之力。至其证之或兼烦躁，或表里壮热者，又宜加生石膏至一两半或至二两，方能奏效。盖如此多用石膏，不唯治外感之热且以解方中药性之热也。为有石膏以监制麻黄，若遇脉之实者，仍宜用麻黄一钱，试举一案以证明之。

堂姊丈褚某，体丰气虚，素多痰饮，薄受外感，即大喘不止，医治无效，旬日喘始愈，偶与愚言及，若甚恐惧。愚曰：此甚易治，顾用药何如耳。《金匮要略》小青龙加石膏汤，为治外感痰喘之神方，辅以拙拟从龙汤，则其功愈显，若后再喘时，先服小青龙汤加石膏，若一剂喘定，继服从龙汤一两剂，其喘必不反复。若一剂喘未定，小青龙加石膏汤可服至两三剂，若犹未痊愈，继服从龙汤一两剂必能痊愈。若服小青龙加石膏汤，喘止旋又反复，再服不效者，继服从龙汤一两剂必效。遂录两方赠之，褚某甚欣喜，如获异珍。

后用小青龙汤时，畏石膏不敢多加，虽效实无捷效，偶因外感较重喘剧，连服小青龙两剂，每剂加生石膏三钱，喘不止而转增烦躁。急迎为诊视，其脉浮沉皆有力，遂即原方加生石膏一两，煎汤服后其喘立止，烦躁亦愈，继又服从龙汤两剂以善其后。

按：小青龙汤以驱邪为主，从龙汤以敛正为主。至敛正之药，唯重用龙骨、牡蛎，以其但敛正气而不敛邪气也（观《伤寒论》中仲景用龙骨牡蛎之方可知）。又加半夏、牛蒡子以利痰，苏子以降气，芍药清热兼利小便，以为余邪之出路，故先服小青龙汤病减去十之八九，即可急服从龙汤以收十全之功也。

李静按： 张先生初习医时，治一外感痰喘证，即从一老医皮某治小青龙汤中领悟出小青龙汤治外感痰喘之妙用，后老医辞世，其人咳喘宿疾又受外感，仍用小青龙汤喘仍不止，其人则未能救治得愈。先生读喻嘉言《尚论篇》论小青龙汤处，不觉狂喜起舞，因叹曰："使愚早见此名论，何至不知用小青龙汤也。"然先生从中悟出小青龙汤为治外感痰喘之方，因之狂喜起舞，悟出此证即属肺胀，又从徐灵胎论龙骨、牡蛎中悟出二药可敛正气。悟出肺胀之偏热者需重用生石膏，偏寒之肺胀需用厚朴，虚中夹实之痰喘需用龙、牡敛之，而创"从龙汤"。从龙者，随于小青龙汤之后也。用小青龙汤解外感之寒，加生石膏治内饮之肺胀，再用从龙汤敛之。并论龙骨、牡蛎为化痰之神品，敛正气而不敛邪气，此张先生可谓用龙骨、牡蛎于极至也！

张先生能从皮姓老医处领悟小青龙汤加石膏治外感哮喘之肺胀，从喻嘉言、徐灵胎、陈修园诸前贤论中悟出外感哮喘发作之肺胀用小青龙汤，悟出需用龙骨、牡蛎与半夏、苏子、牛蒡子合用以敛肺胀。则证明中医跟师与悟性是同等重要的。老师也只能令其意会，而不可言传者，即不能令其变，不能令其巧也。若欲变、欲巧则需学者自悟之。只能令其意会者，即可从师处领略如小青龙加石膏汤可治外感痰喘之肺胀，不可言传者是外感之实邪解后，而其虚实夹杂之证之需用变法、巧法也。中医治病用药如烹饪，老师只能授予大法，而病之千变万化如食客之各有所好，如何掌握好火候只是一方面，而食客之口味不同，与病患之病情不同一样。此也是中医无法模式化、格式化的主要原因。

如近治郭姓女，五十八岁，淋巴细胞癌术后扩散，不得已先切除一肾，后又切胆，后又切除部分肝，三个月前症状加重住进医院，给营养、蛋白类维持，数次下病危通知，目前只能服米汤，经人介绍而求出诊。视其重病容，重度黄疸，重度面浮肢肿，胸腔有积液已抽取数次，不数日则又有积液，不能平卧，喘促、心悸，视其舌质赤如猪肝，有裂纹而无苔，脉沉弦紧数。诊毕告知此证虚弱已极，现重度黄疸，胸腔积液已抽取数次，病人之体如黄河断流一样，然其低洼处仍会有水坑存在，即是此理。病已至此，只有背水一战法，当先清其肝胆之热极，用增水行舟法方可。此证肝胆热极而体虚极，可从其舌之赤如猪肝辨出，而阴虚之极又可从舌光无苔可以辨出。故此证之水肿非实证之水肿也。阴虚内燥虚火致瘀积反致面浮肢肿，动则喘促，心悸不能平卧则又为肺胀也。因此告知病家，此证前医只用治癌之药与其体虚极不符，唯应先滋其阴，清其肝胆瘀火，通瘀利水为治。师张先生鸡蛭茅根汤之意，加羚羊角以清肝胆瘀火，葶苈子以强心利尿，生山药补肺脾之虚。服药一剂则肿胀大减，思进饮食，服至二剂，突发哮喘，医院给氧、止喘。以前也曾数次发作，但以此次为重，来询问有何良法。思之再三，此证攻之不可，补之不可，唯有张先生之一味薯蓣饮可用，嘱急用生山药120克，煮汁饮之，服后喘促即得缓解。三日后复诊，肿胀大消，仍黄疸，纳呆。然视其舌，则赤如猪肝者消失也。仍用上方，加人参6克，麦冬18克，山萸肉18克，并嘱生山药仍需服之。服药六剂后肿胀大消，已不需再行抽液，黄疸亦消之其半。生山药重用120克，《医学衷中参西录》中论之其详，然于何证可用之，则非一说即可领悟也。此即师承之只可意会，不可言传之理。临诊辨证时，其从四诊之望诊、闻诊，特别是验舌，只凭言语文字很难表达此复杂重证之"现在进行时"的真实状态。而对每个案例做"精细入微、苦口婆心、知无不言、言无不尽"地讲解，就如同古代中医师承教育，师父"手把手"地传教自己的入室弟子一样，这不仅仅是"事后诸葛亮"式的医案，而是"全面还原"诊断的过程、细节、思考！乃至于犹疑、失误、反复！此则为师承教育，跟师临证之必要。若只看书本知识，即是只可意会，不可言传也。即是说学者不能身临其境，很难领会之意也！

哮喘病之发作期多因外感导致肺胀，用小青龙汤与从龙汤亦只能缓解症状，若欲根治，当寻其本。其本者即哮喘发作之因，而哮喘发作每因外感而发，若体内无瘀滞，气血畅通，病何能发？故体内必有瘀滞是也。而哮喘之发作多为外感而突发，现代医学责之于过敏，因何过敏？风也！而其体素有热与痰者，则多为风热。体内素偏寒与痰者，则多为风寒。体素虚者，则又为虚中夹风寒、风热也，此外尚有风湿、风燥，而风与痰是为主因，久之则均可导致气血瘀滞是也。风行善变，风为百病之长，祛风需先行血，血行风自灭。故疏通气血是为大法，而定风之

第一章 肺系病证

药，当以虫类药为最佳。前人书上有哮吼病人喘吼甚重卧于道旁，遇一道人告知服蜓蚰可治，然需焙干研末吞服，病人哮吼喘急不能耐，捉来几条活的蜓蚰活生生吞服下去而哮吼立止之说。故用衡通汤加虫类药炒僵蚕、全蝎、大蜈蚣、蝉蜕、地龙组方名为衡通定风汤，与哮喘表解后用之。

衡通定风汤：

当归、川芎、桃仁、红花、赤芍、柴胡、川牛膝、枳壳、桔梗、炙甘草、生地黄、炮山甲、三七粉（药汁送服）各10克，炒僵蚕10克，全蝎10克，大蜈蚣3条。证偏热加蝉蜕、地龙各10克。

衡通定风汤，顾名思义，是用于顽固之风也。顽固之风证，有过敏性哮喘、支气管痉挛、头风（即神经性头痛、三叉神经痛）、过敏性鼻炎（即中医之鼻鼽）、过敏性荨麻疹（即中医之隐疹）、坐骨神经痛（即中医痹证之痛痹）、神经性耳鸣（即中医之脑鸣）、癫痫、眩晕、中风偏瘫等，中医辨证即属风证也。而风湿性、类风湿性关节炎、痛风、颈椎、腰椎病，皮肤病之牛皮癣、白癜风、湿疹、面部黄褐斑、粉刺、脱发、神经性皮炎、鱼鳞病、鹅掌风等，无不与风有关而又顽固。故此类顽症之风，非草木之药所能消散之，必用虫类药方能消散，故用此衡通汤合虫类药组方为定风汤。此方用于气血瘀滞因风而燥者，若舌红紫偏热者，重用蝉蜕，再加地龙。如肺癌、食道癌、乳腺癌、乳腺增生、前列腺肥大、妇科宫颈肥大等属风证者，壁虎、蜂房可加用之。

江植成：我未遇老师前，只知对号入座，而且我是先学的西医，虽然对中医颇感兴趣，然只读教科书，只会用对号入座的方法。今观老师之论，方知人外有人，天外有天。明白中医之博大精深，不同于西医之格式化、模式化。明白张仲景博采众方，方著有《伤寒论》《金匮要略》，成为中医之经典。明白叶天士为何要拜师十七位，以致有温病学说流传后世。明白张锡纯衷中参西是顺应历史潮流之必然。明白老师之《名医师承讲记》《中医师承大学堂》著述之良苦用心。师承张锡纯者，衷中参西也。衷中者，仍以中为本也。参西者，跟上时代之潮流也。张锡纯先生之宏论学生很难于现代中医教科书融会贯通，经老师讲解，明白如张锡纯之一代大医，亦是从探索、摸索、求索中过来的，明白了师承的必要性与自悟的必须性，明白了读好基础理论是入门，跟师临证是可领会老师之意，然变、巧虽有师教，还是要自己悟，非尽可言传的道理。老师之衡通法论即是从临证与诸前贤论中悟出，而病证变幻莫测，则需临诊之功方能运用自如。学无止境，老师之衡通法论即论证此理，论证中医整体观念，辨证论治之理；论证人体平衡则无病，失衡则病生，找出偏差，纠而正之方令衡之理。我明白了中医此理是难以格式化、模式化的道理。是以老师之衡通法论为师承中医习医之捷径，明白此理，方明从无字句处读书，触类旁通之理。明白了法无常法与法外之法之理，即是明白中医与西医不同之处，西医炎症可用抗生素，然尚有不效需变换品种之理。明白了中医需辨病名与不究于病名更需辨证之理。明白中医治病如用兵，用方如用将，组方如烹调，而能令食客曰口味恰到好处，即处方用药与病机息息相符之理。明白了西餐"名食"，如"肯德基"虽为名食，可以复制，但属西方食品，与西医一样，虽也有番茄酱、薯条，然与中国之满汉全席、川菜、湘菜、粤菜、淮扬菜之复杂工序不能相比，而如简单的虾米白菜汤尚有清汤煮之而清香无比之时，那是因为众人先饱食诸菜，口中极腻之时。然此清淡无比之虾米白菜汤恰如其分正好对了众食客此时之口味。故老师之衡通法论实亦为虾米白菜汤，老师曰为"馄饨汤""鸡尾酒"，又相当于东北名菜"东北乱炖"，也即相当于武学之无招胜有招。既无招何能复制？中医就是中医，中国菜就是中国菜，中国话就是中国话，西医就如英语、西餐。虽然也有能复制的如"北京烤鸭"，天津"狗不理"包子，然那也只是如张仲景之"大陷胸汤""十枣汤"，非人人可以用得好的。而张锡纯先生之"活络效灵丹""镇肝熄风汤"则为诸多医者所运用，"滋阴清燥汤""荡胸汤"则为老师所活用，而且悟出兼备法、馄饨汤之"衡通法论"，并与张先生之衷中参西发扬光大之，是以张锡纯先生为仲景之功臣，老师则为张锡纯衷中参西之功臣也！

案例二：

同年治许姓男，年三十二岁，自幼患哮吼，但一直未能治愈。常服西药百喘朋片以维持现状。其发作时需用氨茶碱类药及肾上腺素方能控制，其发作均在受寒或气候变化之际。平日服百喘朋片时其痰稠，发作时则痰多如涌，喉中痰鸣，张口抬肩，彻夜不止。此次又因受寒而作，只用小青龙汤恐难以胜任，当师射干麻黄汤之意，处以小青龙汤方加射干15克，一剂，恶寒减，哮吼亦轻，服至五剂，始稳定下来。仿张氏之意用从龙汤嘱其多服。多年之哮吼，治之非易。时我方而立之年，经验不足，故只能嘱其多服从龙汤加射干以求根治。

后于2000年又遇此患者，诉其病仍未能根治，每遇冬季受寒仍有发作，此病已四十余年也。视其舌淡紫苔白滑腻，证属风湿痰夹瘀也。处以衡通汤加虫类药全蝎、蜈蚣、炒僵蚕、地龙、露蜂房，方用衡通定风汤，方用：

当归、川芎、桃仁、红花、赤芍、柴胡、川牛膝、枳壳、桔梗、炙甘草、炮山甲、三七、全蝎、炒僵蚕、地龙、露蜂房各10克，蜈蚣2条。此方以疏通气血、活血化瘀、祛风化痰，气血通顺，痰瘀散，则哮方可止。嘱其制为散剂多服，或可根治，此痼疾之难治愈也。

江植成：老师常说学问与年俱进，二十年前未能治愈之哮喘重症，二十年后又遇之，其病已四十余年，方用衡通定风汤，并嘱制为散剂久服之，是为因证制宜，缓病缓治以求根治之法也。然可看出老师验舌辨病之功，每用衡通法纠偏求衡，诚为可贵也。我辈当认真学习之！

案例三：

2000年冬治一马姓老者，年七十三岁，患老慢支、肺气肿、肺心病多年，来诊时不能行走，喘促异常，喉中哮鸣声可闻，用三轮车载来。察似肥胖状，面目、四肢均肿胀，舌紫苔白腻，脉沉弦有力，痰多而黏，不能平卧，眼脸暗黑，诊为痰饮哮喘重症。处以加味麻杏二三汤，重加葶苈子、大枣，重用炒瓜蒌仁，并将定风平喘镇逆之虫类药地龙、全虫、蜈蚣加入，以求速效。处方为：

麻黄 10 克，杏仁 10 克，半夏 10 克，陈皮 6 克，茯苓 20 克，炙甘草 10 克，苏子 10 克，莱菔子 10 克，白芥子 3 克，葶苈子 30 克，生姜 5 片，大枣（掰开）30 克，炒瓜蒌仁（打碎）60 克，地龙 10 克，全虫 10 克，蜈蚣 3 条，二剂，每日一剂。

患者来诊时已近傍晚，是因近来服用西药已不能控制，方经人介绍来诊。第二天早上上班时患者即来，说是自己走来的，二剂药已服完，求再开二剂，并说此药特有效，昨晚服下即觉喘闷大减，临睡时我把第二剂又煎了，今天早上二剂的二煎放在一起又煎了一次，所以没药了，孩子们都去上班，也不是太远，我自己也能走了，所以我就自己来了，昨天可不行，动都不能动。

视其舌苔腻已大减，嘱病人症状已缓解，每日服一剂，早晚煎二次即可。老者说我服药太多了，耐药性太强，我怕不见效，故大胆一夜服二剂。昨天我就想向先生说药要下重，但苦于说话都喘得说不出。似此病人如此大胆用药，而又取得速效，实是出乎意外。后患者服至二十剂肿消喘止而停服中药。

麻杏二三汤，乃北京近代名医焦树德所倡，临证"抓主症"效方之一，抓主症是针对老年咳喘痰湿明显之证。方中麻黄汤合二陈汤，再加三子养亲汤，故名麻杏二三汤。对老年病咳喘痰湿为主之证，且无明显外感，也无明显虚弱症状者，首选此方。对舌苔白腻，痰涎频吐者，用之多年确有疗效。

我在临证用此方时每细加辨证，一般均加用葶苈子，以加强祛痰平喘之力，痰偏热师法张锡纯之荡胸汤之意，临证凡是痰饮热结之证均加重用量，颇为稳妥，可代大陷胸汤，亦可代承气汤，且有宽肠通便的作用。瓜蒌生用清热化痰，可清热润肺，又可清肝胆燥火，瓜蒌仁炒用气香而有通下之作用，肠燥便秘者用大量瓜蒌可起到增水行舟之功效。用小陷胸汤时，必加枳实，以下其气。经验认为火麻仁通大便是治其肠燥便结，瓜蒌仁通便是治其肠热。或径用一味瓜蒌仁，喘重可再加地龙、全蝎、蜈蚣等虫类定风之药，往往取效很快。待三五剂后痰湿消之大半，再详加辨证，细加推敲。而老年咳喘患者，多为病程久，且发展为老慢支、肺气肿、肺心病。此方应用于痰湿明显之证。如舌光无苔阴虚喘证则非所宜。用滋阴清燥汤加止痉定风之虫类药方为合拍。后治此哮喘证屡用屡效，即名为衡通定喘汤。

一、临证要点

江植成： 一病有一病之主方，老师诊治哮证的要点是什么？寒热虚实分型的首选方是何方？何药为主药？

李静： 哮证俗称哮吼，以发作时喉中有痰鸣声为其特征，痰与瘀血是要点。临床首辨寒、热、虚、实。寒哮首选张先生之更定小青龙汤、从龙汤、射干麻黄汤。热哮首选越婢汤合张师《医学衷中参西录》中之"荡胸汤"。虚者首选取张师之"来复汤"加减治之。实证首选麻杏二三汤合张师之"荡胸汤"之意与定风止痉之虫类药。

历代名医家均认为小青龙汤方中五味子、干姜、细辛三药为主药，缺之不可，而程门雪先生则认为小青龙汤八味药配合精当，无一闲味。其中干姜温肺胃，五味子敛肺气、起温里止咳作用，细辛辛散，半夏化痰，五味子、干姜一温一敛，细辛、半夏一散一降，共用之方能散寒蠲饮。不用此4味就不叫小青龙了。程老论热痰饮甚为精辟，确有无上价值，医者宜细领悟之。射干麻黄汤中射干当为方中主药，越婢汤中主药为石膏，荡胸汤中主药为瓜蒌仁，来复汤中主药为山萸肉。临证时寒哮须师张师加生石膏之意，虚者则生山药、山萸肉。虚中夹实者，痰加瓜蒌仁，瘀血加地龙、全蝎、蜈蚣、三七、山甲，此虫类药且有定风散结之功用。用方不可照搬，有是证用是方可也。

小青龙汤为《伤寒论》方，《金匮要略》中亦用之以治痰饮。《伤寒论》原文第40条："伤寒表不解，心下有水气，干呕发热而咳，或渴、或利、或噫、或小便不利、少腹满、或喘者，小青龙汤主之。"《金匮要略》痰饮咳嗽篇："咳逆倚息不得卧，小青龙汤主之。"

心下有水气，水气者，痰饮也。此病多发于受寒或饮冷，或素患痰饮,因感受风寒而发作。发病时以发热咳喘为主症,发热有轻有重,或不发热但恶寒。所以有是证,用小青龙汤发汗解表、温肺化饮为治。

喻嘉言曰:"桂枝、麻黄法无大小,而青龙汤有大小者,以桂枝、麻黄之变化多,而大青龙之变法,不过于桂麻二汤内施其化裁,或增或去,或饶或减,其中神化莫可端倪。又立小青龙一法,散邪之功兼乎涤饮,取义山泽小龙养成头角,乘雷雨而翻江搅海直奔龙门之意,用以代大青龙,而擅江河行水之力,立法诚大备也……若泥麻桂甘温减去不用,则不成其为龙矣,将恃何物为翻波鼓浪之具乎。"

二、释疑解难

江植成:老师,老年病哮喘重证,用麻杏二三汤合定风类药,名为衡通定喘汤,半天服二剂,而取得速效。据我所知,此病一般不会很容易见效如此之速的。请老师讲一下其中的奥妙好吗?

李静:多年来用此方于老年哮喘患者均效,而以此证效最速。本人经验认为,麻杏二三汤是三个方子组成的,我在临床上用之有效,加用虫类药物镇咳平喘、定风止痉确有速效。虫类药的效用是热痰加地龙、壁虎;风痰加蝉蜕、露蜂房;寒痰加全虫、蜈蚣;虚喘加蛤蚧、虫草。在麻杏二三汤方应用时证属实喘热痰必加葶苈子、炒瓜蒌仁,是取《医学衷中参西录》书中荡胸汤之意。

而此证咳喘病已久,痰多而黏,面目、四肢均肿胀,为风、湿、痰、热并重之痰饮、支饮、溢饮共有之证。只用原方麻杏二三汤亦可有效,然绝不会有如此速效。一般均需三五剂方可有效。我所处之加味麻杏二二汤即衡通定喘汤二剂每日一剂,最快也要服两天可以缓解症状。此次速效是患者自作主张,从晚至第二天早上连服二剂,从而取得半日即能行走来诊之速效。至此思《医学衷中参西录》中,张先生曾说用药以胜病为主不拘分量之多少之论述,书中载有明代李士材治阳极似阴证,时当暑日,病人身盖数层被子,犹冷,诊为热证,用生石膏三斤,煎汤三碗,分作三次服,服完全身出汗病愈。载有一治阳毒方,用大黄十斤，煎汤十斤，放凉陆续饮之，一剂服完而愈，可细阅《医学衷中参西录》自知。

此证速效之要点，在于抓主症。此病主症是喘促憋闷，之所以憋闷是痰气闭塞不通，加用葶苈子是为其气闭而用，且用量为30克，葶苈大枣泻肺汤用其泻肺气可知。其苔腻痰黏是湿热痰结之明证，故加瓜蒌仁60克是治湿热痰结之要药，且瓜蒌仁炒用气香又有开通气闭之功。开其肺气闭则气顺，气顺则湿热痰结诸症自消也。当然，此病例虽然年高，但体胖非虚，故可用之大量。古人说，凡可攻者，便是实证。凡不可攻者，是为虚证。

所以说，加味麻杏二三汤方，即衡通定喘汤是治老年哮喘之效方，是治湿热痰结实证之效方，非通治老年哮喘之必效方也。此是中医的观点，与西医之止喘剂完全不同。西医之止喘剂，化痰剂，有感染加用抗生素，虽可取得止喘化痰之效，然与中医中药之辨证施治，理气化痰，气顺痰自消之理不可同日而语。

况且中医尚有脾为生痰之源，肺为贮痰之器之说。中医讲咳嗽痰喘之病与肺脾肾三脏有关。从中医五行相生相克来说，肺属金、脾属土、肾属水，脾虚则土克水而致肾气亏虚，肾气亏虚则水气泛滥。土生金，脾虚则不能养肺，如此则痰饮成也。

治此病当其发作时，治其肺。缓解时，调其脾肾。见痰治痰是为庸工。也即是说，用止咳化痰是治其标，亦头痛治头，脚痛治脚也。试问，如果不治其脾肾，一边在用药治其痰，一边每天吃饭又在生痰，脾肾的运化不能够改善，岂不是永无治愈之时？

江植成：老师，您说到这里，我明白了，痰饮病是全身的病变。哮喘只是局部症状。见痰休治痰，治痰要治气。气通血顺，痰消风止则哮吼方定。治病要抓主症。总的来说，还是要辨证施治。临证时多问一个为什么哮吼而喘？为什么憋闷？是热痰？寒痰？还是瘀血？先治其主证，是谓急则治其标，缓则治其本。然急者用虫类药定风的首选药物是何药？老师常用何法何方？

李静：哮吼一般多属顽疾，多为自幼发病，痰气交阻，久之形成痰气瘀滞，气滞痰结则血为之瘀。再受外感风寒之束，则气道为之痉挛，则哮吼发作。古书上载有一哮吼患者，病发倒卧于路旁，过一道士，说此病易治也。取蜒蚰晒干研末吞服之可愈。病人发作苦不堪言，捉来活蜒蚰数条不及晒干，立即吞服下去，吼喘大止，后服多日其病竟愈。然此药现在药店不具备，故先取同类药，当以蜈蚣为最效，全蝎亦效，山甲、地龙均可选用之。均有活血化瘀、定风止痉化痰之良效。张先生书中所论之捏结喉法、明矾汤、治痰点天突穴法、麝香香油灌法，均可选用。然捏结喉法、治痰点天突穴法、麝香香油灌法皆适用于风寒之痰滞，白矾法适于热痰，硼砂亦同适用于热痰。我之经验尚有刺血疗法，即在上臂肘弯处之曲泽穴之大静脉血管处刺之出血，用于实证哮喘可立止哮喘，出血量视患者之体质而定。此法为疏通经络气血之法也，与服用活血化瘀定风止痉之虫类药起同样作用，且效速也。为中医者当熟悉此法，以备用之。

江植成： 治咳嗽之单方是否可用于哮喘？可否对症选取用一二味组方，急症急服之，缓则缓服之，学生认为这样容易辨证用药。曾有哮喘患者辨证用药不当哮喘反而加重。哮喘病证外感受寒用小青龙汤，射干麻黄汤与西医药的不同之处是什么？

李静： 有是证用是方，治咳嗽之单方既可治咳嗽亦可治哮喘。用一二味对症之药即是中医之长处。此法与张先生书中随处可见。于无字句处读书，触类旁通是也。小青龙汤用之屡，而后来随着西药的大量运用，则用之渐少。小青龙汤本为治外寒内饮之痰饮咳喘而设，现代之人患此症，大多求西医用发汗解表、抗菌消炎、止咳平喘之剂以求速效，故在临证时觉用小青龙汤之时每需用于诸用西药之后。而发汗解表、止咳平喘、抗菌消炎之药虽效速，但耗阴伤液是必然的。故现代人阴虚内燥之类体质也越见增多。因此在临证时见小青龙之适用证，亦只可暂用之，以免耗气伤阴。或加石膏，或合用张氏之从龙汤、滋阴清燥汤，方适现代人之体质患咳喘痰饮之证。与急症哮喘发作，亦可用西药止喘治标，是西药与治本，即化痰与瘀血不如中药也。西药治此证除用发汗解表药如安乃近片、抗生素外，与急症我常用西药"多虑平"片，与"非那根"之作用相似，再用中医辨证属何证，用中药治本未晚，此即衷中参西，中西结合之意也。

江植成：老师，痰饮为何病？小青龙汤是治外寒内饮的，何为饮？射干麻黄汤是治哮证冷哮之首选方，是不是适用于现代医学所说的老慢支、肺气肿、哮喘病？用衡通定风汤活血化瘀定风止痉法治哮证的诊治要点是什么？

李静：痰饮，中医认为是哮喘病的主因，主要分为四饮，即痰饮、悬饮、溢饮、支饮。包括了现代医学所说的气管炎、哮喘、肺气肿、肺结核、胸膜炎、胸腔积液，甚至包括了肠胃炎、美尼尔氏综合征之眩晕及风湿性关节炎及水肿病与多种积水、肿瘤等多种病证。大小青龙汤同治表里证，同用两解法，而大青龙汤证是表寒内热，以有烦躁为特征之溢饮。故宜发汗解表，兼清里热，而重在解表，故重用麻黄，加用石膏。小青龙汤是表里俱寒，以有咳喘为特征，是为支饮。故宜发汗解表，温肺化饮而重在温化，故麻黄用量小，且有去麻黄加杏仁，热加生石膏，虚加人参之多种变化。小青龙汤之加减法亦即大小青龙汤之变通组合。张氏之从龙汤用于表解喘止正气不足，痰气未尽宜之。

小青龙汤为治支饮之方。服小青龙汤后多口干燥，是为饮邪欲解，病情好转。在临床上治外感咳喘证时，多仿此意先治其外感，表解后用从龙汤时多合用滋阴清燥汤。现代阴虚内燥之人，偶受风寒，小青龙汤一二剂解之可也，合用西药发汗解表药用之亦可。故在临床上所见之阴虚内燥之人患外感咳喘者，可中西合用治之。西药解表药与清燥汤合从龙汤治之其效甚速，且所治患者多已用过西药解表，表证解而咳嗽喘未止，屡用发汗解表则内燥愈甚，用滋阴清燥汤法则表可解，痰饮可化，阴不致伤也。

射干麻黄汤是治哮证冷哮之首选方，适用于现代医学所说的老慢支、肺气肿、哮喘病，特别是哮吼之偏于风寒湿痰之实证顽证，且量需大方可，虚证则非所宜。

用衡通定风汤活血化瘀定风止痉法治哮喘病证的诊治要点是在临证用此方时每细加辨证。凡舌紫暗，或舌淡暗紫，舌苔薄者均属气滞血瘀之久病哮吼咳喘。实证一般均加用葶苈子，以加强祛痰平喘之力，痰偏热再重加瓜蒌仁或合用荡胸汤之意。舌淡暗苔滑腻证偏寒者加用桂、附。哮喘重则重用地龙、全蝎、蜈蚣等虫类定风之药。虚则重加生山药、山萸肉，往往取效很快。待三五剂后痰湿消之大半，再详加辨证，细加推敲。而老年咳喘患者，多为病程久，且发展为老慢支、肺气肿、肺心病。此方应用于痰湿明显者，如舌光无苔阴虚喘证则非所宜，用滋阴清燥汤合来复汤方为合拍。

喘 证

师承切要

师承切要者，师承张先生喘证论治之精要，以及笔者领悟与运用张先生之学说与临床的心得体会，力求切中要点。《医学衷中参西录》中医方篇之治喘息之方、治阴虚劳热方、治痰饮方、治肺病方、治大气下陷方、治伤寒方、治温病方、治伤寒温病同用方，药物篇及医论中总论喘证治法等论中皆有论及，读者宜细读之。读《医学衷中参西录》书，须明张先生将外感咳喘写于治伤寒方论中，主方为"小青龙汤"或小青龙加石膏汤，则可随手奏效。先生之"然寒温之证，兼喘者甚多，而有有痰无痰与痰实轻重之分。又不必定用小青龙也。今将其证，分列数条于下，审证施治，庶几不误，并详说诸般变证用法之方论"，并有自拟之"从龙汤""荡胸汤"。将内伤咳喘写于治喘息方中，并拟有治阴阳两虚之"参赭镇气汤"，治阴虚之"薯蓣纳气汤""滋培汤"，并且提出了喘病治脾之说，诚为可贵。

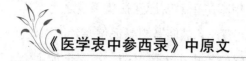

更定小青龙汤分量

麻黄二钱，生白芍三钱，干姜一钱，甘草一钱半，桂枝二钱，半夏二钱，五味子一钱半，细辛一钱。

李静讲记

　　张先生此小青龙汤变通用法之论，医者如能领悟精详，则外感致喘或内素有喘证复受外感者之治法具备也。张先生将小青龙汤原方剂量重新更定，适于现代人应用。原方细辛、干姜、五味子各三钱确有偏温燥之嫌，故岳美中老师有只用经方偏于温补之论，此也为现代人病喘用西药抗生素有效之理。抗生素者，清热消炎，性偏凉是也。然只用凉药又易导致气血凝滞，故又不可只用凉，因此中医有血得温则行之说，此即中医之长处也。西医治喘有炎症者用抗生素，用扩张气管类药如氨茶碱、激素类、抗过敏类药等，服之即效，停之即发者何也？治标未治本也。喘之本为何？中医有五脏皆可令人咳之说，即是五脏也可令人喘之理也。中医有外感、内伤之分，寒热虚实之别，气滞血瘀之因，故需首辨外感内伤。则小青龙汤、从龙汤、小青龙汤变通用法是为治外感之喘之方也。张先生书中有小青龙汤、小青龙汤变通用法、从龙汤，又有诸汤治外感痰喘愈后再复发者，我则主张喘平后，需辨证其所偏，用衡通法令其衡，气通血顺，方为治本之道也！衡通法、衡通汤者，疏通气血，则所偏之瘀滞久必自能散之。而欲令衡之者，贵在灵活运用也！只用小青龙汤、从龙汤、诸小青龙汤变通法是为治外感之喘，是急则治其标，用衡通法辨证，治其所偏是为治本。急则治其标是用小青龙诸汤，缓则治其本是用衡通法、衡通汤加减运用是也！

参赭镇气汤

治阴阳两虚，喘逆迫促，有将脱之势。亦治肾虚不摄，冲气上干，致胃气不降作满闷。

野台参四钱，生赭石（轧细）六钱，生芡实五钱，生山药五钱，萸肉（去净核）六钱，生龙骨（捣细）六钱，生牡蛎（捣细）六钱，生杭芍四钱，苏子（炒捣）二钱。

薯蓣纳气汤

生山药一两，大熟地五钱，萸肉（去净核）五钱，柿霜饼（冲服）四钱，生杭芍四钱，牛蒡子（炒捣）二钱，苏子（炒捣）二钱，甘草（蜜炙）二钱，生龙骨（捣细）五钱。

理饮汤

治因心肺阳虚，致脾湿不升，胃郁不降，饮食不能运化精微，变为饮邪。停于胃口为满闷，溢于膈上为短气，渍满肺窍为喘促，滞腻咽喉为咳吐黏涎。其或阴霾布满上焦，心肺之阳不能畅舒，转郁而作热。或阴气逼阳外出为身热，迫阳气上浮为耳聋。然必诊其脉，确乎弦迟细弱者，方能投以此汤。

于术四钱，干姜五钱，桂枝尖二钱，炙甘草二钱，茯苓片二钱，生杭芍二钱，橘红一钱半，川厚朴一钱半。服数剂后，饮虽开通而气分若不足者，酌加生黄芪数钱。

李静讲记

喘证的主要特征为呼吸困难，不能平卧，或稍动即喘息不已，甚者张口抬肩，鼻翼煽动，临床表现轻重不一。若喘促严重，持续不解，可以发生喘脱。故临证当首辨虚实。

实喘当辨外感内伤，虚喘应辨病变脏器。实喘治肺，当祛邪利气。虚喘治肺肾以培补摄纳。实喘风寒袭肺者，治法为宣肺散寒平喘，方用麻黄汤加减。表寒里热者，治法为宣泄肺热，方用麻杏石甘汤加味。痰热郁肺者，治法为清泄痰热，方用桑白皮汤加减。痰浊阻肺者，治法为化痰降气平喘，方用二陈汤合三子养亲汤加减。肺气郁痹者，治法为开郁降气平喘，方用五磨饮子加减。虚喘肺虚之治法为补肺益气养阴，方用生脉散合补肺汤加减。肾虚治法为补肾纳气，方用金匮肾气丸、参蛤散加减。

读《医学衷中参西录》中论治中医之咳喘，现代病名之肺气肿、肺心病需与书中治痰饮方、治阴虚劳热方、治喘息方、治大气下陷方、治伤寒方、治温病方、治伤寒温病同用方论参看读之。先生之年代，时代所限，故未能与现代医学病名沟通至善至备，致使先生宏论未能与现代病吻合融洽，此亦中医之所以需跟上时代潮流之必然原因，亦我辈中医之重任。然此亦为中医之精髓所在，先生衷中参西之愿也。

读先生书中之"理饮汤"，需明治痰饮之属于寒饮者。读先生之"荡胸汤"则明痰饮之属于热者。且先生此"理饮汤"非专治肺气肿之方，非为治肺心病之专方，然乃治心肺阳虚、脾湿所致之饮邪之短气喘促，则肺气肿病有之，肺心病亦有之，气管炎亦有之，胃肠炎亦有之，眩晕病有之，耳聋病亦有之，则先生此理饮汤为治心肺脾阳虚痰饮之方，治痰饮偏寒之哮喘之方也。

"荡胸汤"为治温邪痰饮结胸，实则为治热饮哮喘也。先生此论可与"程门雪论热饮"参看读之。此二方皆先生苦心所拟之方，以补仲景治热饮诸方之峻令人不敢用，实乃用不好之不足，则先生之功伟矣！肺气肿、肺心病多为痰饮致病，故明此理即为善读《医学衷中参西录》者，是为善读医书者。

按：外感咳喘之属寒者，常用《医学衷中参西录》书中治伤寒方中之"更定小青龙汤"与方后之变通方与"从龙汤"方，为先生治外感咳喘偏外寒内饮之效方。越婢汤合"荡胸汤"为治热痰饮哮喘之效方。小青龙汤本为治外寒内饮之痰饮咳喘而设，现代之人患此证，大多求西医用发汗解表、抗菌消炎、止咳平喘之剂以求速效，故在临证时觉用小青龙汤之时每需用于诸用西药之后。而发汗解表、止咳平喘、抗菌消炎之药虽效速，但耗阴伤液是必然的，故现代人阴虚内燥之类体质也越见增多。因此在临证时见小青龙之适用证，亦只可暂用之，以免耗气伤阴。或合用张氏之从龙汤、滋阴清燥汤，方适现代人之体质患咳喘痰饮之证。

先生参赭镇气汤方论中说生赭石压力最胜，能镇压胃气、冲气上逆、开胸膈、坠痰涎、止呕吐、通燥结，用之得当，诚有捷效。虚者可于人参同用。我读先生之论生赭石，每用治咳喘痰气上逆、食道癌之冲气上逆便结、呕吐之胃火上逆、便秘之内火燥结者、呃逆之胃气上逆、高血压病血与气之上冲、咳血吐血、癫痫之痰气交阻、脱发之因血虚风火上逆者，确有殊效，用之得当，立见功效。

张先生于方后论曰："赭石诚为救颠扶危之大药也。乃如此良药，今人罕用，间有用者，不过二三钱，药不胜病，用与不用同也。且愚放胆用至数两者，非鲁莽也。诚以临证既久，凡药之性情能力及宜轻宜重之际，研究数十年，心中皆有定见，而后敢如此放胆，百用不致一失。且赭石能镇逆气，能下有形瘀滞者，以其饶有重坠之力，于气分实分毫无损。况气虚者又佐以人参，尤为万全之策也。"

先生于书中论及喻嘉言《寓意草》中有重用赭石治险证之验案数则，则先生是于《寓意草》中悟出赭石之功效，先生又屡用之于冲气上逆诸症，写之于书，则我辈可放胆用之可也。

此方为治气管炎咳喘证内伤咳喘阴阳两虚之主方，赭石则又为此方之主药也。

"薯蓣纳气汤"乃专治阴虚作喘者也。方论为肝肾虚不能纳气，肝主疏泄，肾主闭藏。因肾虚肝遂不能疏泄肾气下行，更迫肾气上逆，其逆气由肝气迫肺气故上逆而作喘也。方用地黄、山药以补肾，山萸肉、龙骨补肝即以敛肾，芍药、甘草甘苦化阴，合柿霜之凉润多液，均为养阴之妙品。苏子、牛蒡子又能清痰降逆，使逆气转而下行，即能引药力速于下达也。此方治肝肾阴虚之喘之主方也。方中山药补肾且又补肺，又有收敛之力，是为此方之主药。

衷中参西者，此"理饮汤"证之脉为弦迟细弱，然其舌质多为淡暗紫，苔多白滑腻厚方为对症之方。我在临证时遇此证屡，每师先生此意，对寒湿痰饮重之咳喘重证，每用理饮汤之法，合用西药654-2注射液于背部"定喘""大椎"等穴施用穴位局部注射，654-2用5～10mg，立见止喘之速效，故此乃治寒湿痰喘之验方，然若是热饮咳喘则不宜用之。书中有论治痰点天突穴之法颇为简捷，治热痰之白矾方、硼砂方更为灵验。治寒痰用干姜亦甚稳便，读者宜详记之，可为急救之用。我于喘闷之重症属实者，每用"尺泽穴"刺血疗法，每可立止喘促，之所以效者，疏通气滞血脉通畅也。金元时代名医张子和曾用刺胸部穴位使一眉上额部长一大肉瘤血出立消之说，乃疏通经络之效也。我辈中医如能达此境界，则为医道大成也。

读此书论咳喘病即气管炎哮喘之内伤虚证之方论，主治为阴虚、阴阳两虚之喘。参赭镇气汤以生赭石为主药，治冲气上逆作喘。薯蓣纳气汤以山药为主药，治肾虚肝气上逆作喘。此类内伤咳喘均为逆气作喘，突出一个"逆"字，虚固虚也，然逆则为虚中有实也。故治气管炎哮喘病须与前之治肺病方，后治伤寒方之"小青龙汤""从龙汤"，治大气下陷之诸"升陷汤"互参，方明先生治咳喘之法，实则为先生治标也治本之法也。

案例一：

曾治一王姓老者，年近六十，不能行步，动则心悸气促，食少乏力，察其舌淡，苔薄白润，脉弱无力。细询其症状，说不走动不干活则不喘也不心慌气促，已多年不能任重。曾服过许多药物均不见效。得知其痰清稀，其为阳虚气虚无疑。陈修园治喘神剂当为治此喘对症之方。方为：

党参10克，白术10克，白茯苓30克，炙甘草10克，半夏10克，陈皮6克，辽五味10克，干姜3克，细辛3克，又加生山药30克，山萸肉30克，生龙骨30克，生牡蛎30克，核桃（打碎）5枚。

嘱其先服十剂，如有效可多服至三五十剂。后其先服十剂效果很好，连服九十剂症状缓解。处以生山药、核桃方令其常服，以求痊愈。

按： 此证加人参、蛤蚧当效更佳。

此方治阳气虚喘确有其效，但如是阴虚作喘则非所宜，我加用生山药即是此意。六君子汤为健脾补虚之名方，五味子、干姜、细辛为治喘之神品，仲景治咳喘方用小青龙汤、苓甘五味姜辛半夏汤中均用此三味。加生山药亦为仲景治虚劳之薯蓣丸即今之山药。张锡纯更倡用之，认为山药色白入肺，味甘归脾，液浓益肾，能滋润血脉，固摄气化，宁嗽定喘，强志育神，性平可以常服多服，宜用生者煮汁饮之，不可炒用，以其含蛋白质甚多，炒之则其蛋白质焦枯，服之无效。核桃仁又名胡桃仁，吴仪洛《本草从新》一书甚赞其治喘神效，其性温肾收敛，故加用于此方内甚为合宜。

按： 治喘神剂治气虚阳衰之喘固效，非治诸喘均效之方也。前人取之方名治喘神剂者，是一偏之见也，观前人方书均有许多名曰神方神效之说，用之要辨证方可，不可照搬即用，要有针对性地选择应用方可。经验认为哮喘病最为难治，俗云外治不治癣，内治不治喘，治喘便丢脸。临证辨其阴虚上逆作喘，则用张师之薯蓣纳气汤、滋培汤；阴阳两虚用参赭镇气汤；阳虚动则作喘者可用治喘神剂加味方。

江植成： 老师屡用衡通定喘汤辨证施治，灵活运用，每收佳效。此方治气虚喘与老师常用之衡通定喘汤的不同运用要点是什么？此证若用衡通汤加温阳益气之药是否可用？

李静： 此证为我早年所治，患者为一西医师，故我记忆犹新。其退休后来求中医，诉说其为西医师，服了西药多年，全仗药物来维持。其听人说我中医功夫很好，还请将其多年顽疾祛除之，免其长年累月服药之苦。故告知其病中医辨证属阳气虚，当属肺脾肾之阳气虚，与其服西药多年不无关系。其证属阳虚，当治其阳气虚。衡通定喘汤适用于气血瘀滞、实热痰结之哮喘。此证辨证阳气虚，当用此神剂加味治之。阳气偏虚寒，肺脾肾阳虚且寒者，温之补之益其气亦为衡法也。此证用衡通回阳汤法可用，然衡通汤之动药需轻，温阳益气之药需重是也。

案例二：

1981年治一吕姓男子，年四十余，患支气管哮喘十多年，每呈突发性发作，经人介绍来诊。来诊时由其子用板车拉来，诉说病情也不能连续表达，数分钟即吐白沫状痰，说每每发作，用任何药皆不见效，每天发作无数次，每发则持续数天或十多天，痛苦难忍。诊其舌苔白腻，脉弦无力，疲倦乏力，思此证颇似岳老所论之延年半夏汤证。再加患者说屡治不效，此方既如此神妙，何不试之。乃处以原方一剂予服。方为：

清半夏9克，炙鳖甲12克，前胡6克，桔梗5克，人参6克，炒枳实3克，吴茱萸9克，槟榔5克，生姜片9克，水煎温服。

第二天患者一人步行来诊，高兴万分，说此药真神，我已好矣，再予我开二剂。次年带其子胆道蛔虫来诊知其愈后年余未发，方知岳老之言确有效验。且强调吴茱萸治咽头部至胃部之黏液样白沫痰壅盛有殊效。后遇哮喘病只要是吐白沫痰及阵发性咳喘辨证属虚寒之证，用之屡效。

偏寒之哮喘，可选用"延年半夏汤"，此方为《古今录验方》，载于《外台秘要》，岳美中老师倡治支气管痉挛之喘息有殊效。辨证准确往往一剂见效，两剂即愈。我在临证时曾遇此病证，处以延年半夏汤原方，确有效验。岳老经验认为延年半夏汤治突发性阵咳作喘，痰带白沫，舌苔白腻，证属偏寒者有效，此证我曾验之多例确实有效。

江植成：老师所列案例均属典型病证，以证中医辨证论治之必要。虽为比葫芦画瓢，然画对则是良方。此证之支气管痉挛、过敏性哮喘，一剂药之效即达喘止病安的效果实属不易。医之病病道少，还请老师多多讲解其中精妙，以广学生见闻。

李静：书到用时方恨少！治喘神剂是从陈修园书中领悟，因方名奇特，故熟记之。遇证就在脑中思索一遍，故能记住此方为治阳气虚且寒之效方，至于神与不神，有效即是神方。延年半夏汤治过敏性哮喘偏于寒者是从岳美中老师论中领悟的，岳老论之甚详，故可用于对症画瓢。巴豆治寒喘是书上记载，后遇一邻居老太太，讲述自用巴豆蒸苹果服之，逐渐加量至十余粒，每日加一粒，一粒一粒加上来的，从中悟出其方为治寒实痰气之哮喘，并自服巴豆，且证实巴豆整粒吞服也可，若研末去油也万万不可用至十余粒之多。喘之偏热之实者，曾用葶苈子研末日服 10～30 克，可达喘止肿消之效，与肺气肿、肺心病之哮喘肿胀有效。痰热偏虚之哮喘每用张先生之生山药 120 克为主药，加用对症之葶苈子粉每收佳效。

案例三：

江植成：老师，有位刘姓女哮喘的病人，已经反复发作有二十多年的时间了。每次都是受寒感冒或是吸入刺激性气体而诱发，绝大多数发病都是咳嗽、流涕、流泪伴气促的病证，学生曾为其诊治多次，每次都用"氨茶碱、地塞米松、息喘灵"等西药症状就可以得到很好的控制，但是过不了多久就又看到她复发而来诊，让学生头痛不已。心想，她的病用中医辨证是虚喘？实喘？寒喘？热喘？难道就没有一个更好的方法来治疗这种病吗？由于长时间反复发病，致饮食减少，睡眠不佳。见其皮肤口唇晦暗，毛发干枯，胸廓间隙增大，四肢指节肿大……此是中医上说的"肌肤甲错"吗？问其知长时间以来都难以入眠，而且多梦易醒，月经提前量少且色暗黑，怕冷，喜热饮。诊其脉，寸浮尺沉，细弱无力兼带涩象，舌瘦小边瘀有齿痕，苔薄白腻。此证病程长，变证多，除了注意活血化瘀之外，还需要注重什么？这个病的病因主要是什么？其发展过程又是怎么样的呢？此证病程如此之长，应该也有脾肾阴阳两虚吧？治之当用何法何方为要？

李静：非也，四肢指节肿大即鼓槌指，乃支气管扩张也，非单纯的肌肤甲错，但有瘀乃是肯定的。病已反复发作二十年，此病如不认真治疗，其咳喘将会累及终身。西医说是呼吸系疾病累及循环系统，也即是中医说的心肺脾肾俱病也。此病主因是肺脾肾俱虚，感受风寒而致痰生。痰生则阻气道，痰气交阻则气道瘀塞。气道为痰气瘀塞则风生，咳喘作也。复再受风寒致肺气闭，肺气闭则气道愈加堵塞。如此反复发作，恶性循环，久之则致气管扩张也。西药用氨茶碱、地塞米松等气管扩张类药与激素类药是治其标，是头痛治头，久用之医生如何不头痛。为何不多问一个为什么呢？治用补脾益肺，疏通气血，调和营卫之兼备法。方用桂芍知母汤调其营卫，强心散风止咳化痰，则咳喘可止。然后用衡通定风汤疏通气血，促进血液循环。生山药、山萸肉补其脾肺以杜其生痰之源，生鸡内金以化其瘀。如此则脾肺健，痰自不生，咳喘消，气血通，病自能愈也。若在发作期，辨证当为过敏性哮喘之偏寒者，可用"延年半夏汤"控制发作，衡通定风汤疏风散瘀，加补脾肺之生山药、山萸肉，随证施治方可根治也。

案例四：

邓姓男，年五十五岁，患老慢支、肺气肿、肺心病多年，平日动则气促心悸。夏日感冒，喘咳吐黄稠痰来诊。视其舌暗紫，苔白腻略干燥，脉弦滑且大。咳喘胸闷，气短，动则气促心悸，痰稠色黄，寒热往来，虚汗淋漓。方用衡通滋阴清燥汤加味：

当归、川芎、桃仁、红花、赤芍、柴胡、川牛膝、枳壳、桔梗、炙甘草、生地黄、炮山甲、三七粉（药汁送服）各10克，滑石（布包煎）、白茅根各30克，生山药45克，生白芍18克，生鸡内金、炙甘草各12克，葶苈子10克，知母12克。三剂。

学生曾泽林问：此证哮喘，苔腻偏燥，为何不用定喘汤？用衡通汤合滋阴清燥汤道理何在？

李静：定喘汤为治喘之偏热之实者，此证病久非实，乃气血瘀滞复感温邪且体又偏虚。现仍发热用西药退之，动则喘促虚象明显，且有痰稠色黄。据其舌脉，其非实证之喘，故定喘汤非其治也。据其咳喘胸闷当用张锡纯之镇摄汤，其气短喘促又当用来复汤。"镇摄汤"治胸膈满闷，其脉大而弦，按之似有力，非真有力，此脾胃真气外泄，冲脉逆气上干之证，慎勿作实证治之。若用开通之药，凶危立见。服此汤数剂后脉见柔和，即病有转机，多服自愈。"来复汤"治寒温外感诸症，大病瘥后不能自复，寒热往来，虚汗淋漓；或但热不寒，汗出而热解，须臾又热又汗，目睛上窜，势危欲脱；或喘逆，或怔忡，或气虚不足以息，诸症若见一端，即宜急服。"从龙汤"治外感痰喘，或服小青龙汤病未痊愈，或愈而复发者，续服此汤。

思之其病已久，现外感而发，痰稠脉大当属外感温邪致真气虚极，镇摄汤与其外感证非完全对症，来复汤又用治寒温外感诸症后极虚之证。此例为素有喘促，外感未愈，则镇摄汤证有之，来复汤证亦有之，从龙汤证亦有之，而其病久之气血瘀滞有之，寒温之邪尚有之。故师三方之意，用衡通汤疏通气血治其瘀滞之本，滋阴清燥汤治其外感之温热余邪。外感余邪尽祛，可用衡通汤原方需加参、芪、山药、山萸肉类，即符三方之意，且又疏通其气血之瘀滞而不伤正气，方为治本之道也。

一、临证要点

临证需注意喘脱的危重证候。喘促不解，汗出肢冷，面青肢肿，烦躁昏昧，心阳欲脱者为危候，需及时抢救处理。实喘上气，身热不得卧，脉急数者重。虚喘见足冷头汗，如油如珠，喘急鼻煽，摇身撷肚，张口抬肩，胸前高起，面赤躁扰，直视便溏，脉浮大急促无根者，为下虚上盛，阴阳离决，孤阳浮越，冲气上逆之危脱证候，必须及时救治，慎加处理。

一病有一病之首选方，肺气肿之咳喘证须分阴阳表里寒热虚实。外感当首选小青龙汤加减变通方，从龙汤为首选方。肺心病重症之面肿四肢肿胀者首选用"桂芍知母汤"为主方，汗利兼施，调和营卫，每用必效。内伤之喘病之实者，我多首用"加味麻杏二三汤方"，加味者，即变通再加葶苈子、炒瓜蒌仁及虫类药以定风止喘之"衡通定喘汤"。痰饮为寒者用张师之"理饮汤"。热饮用《医学衷中参西录》中之"荡胸汤"法。肺气肿之偏虚者，则用张师之"既济汤""来复汤"。虚中夹实者用书中之"镇摄汤"。

肺心病面肿、四肢肿胀者，每用"桂芍知母汤"汗利兼施，屡用屡效。曾治一段姓老妇年六十余岁，患风湿病、老慢支、肺气肿而致肺源性心脏病，面与上下肢肿胀，诊其风寒湿痰并重，当汗利兼施，故用桂芍知母汤服之数剂即效，服至二十余剂肿消。桂芍知母汤乃张仲景《金匮要略》历节病篇之名方，经方也。原文："诸肢节疼痛，身体尪羸，脚肿如脱，头眩短气，温温欲吐，桂枝芍药知母汤主之。"方中桂枝温通血脉，麻黄、附子、防风、白术、生姜祛风散寒除湿，知母、芍芍清热养阴，用量可随证加减。偏寒加重桂附麻黄，热重知母、白芍重之，热重甚者非用桂枝羚羊角法不可，施今墨先生治热痹用"紫雪丹"可谓独出心裁也，病久入络者则须虫类药方可胜任。临床上遇风湿病及风湿水肿通身肿胀患者均首选用之，辨证施治，每收佳效，而我治肺心病之肿胀者亦每首选用之。桂芍知母汤近代四川成都名中医刘梓衡擅用之，其所著"临床经验回忆录"一书载其治风心病水臌、肾脏型水臌、小儿肾炎通身肿胀、寒湿性关节炎、坐骨神经痛、类风湿性关节炎等通身肿胀者均用此方取效。其论曰："以我家传经验，对于水肿病情严重，属于心脏型肿者，采用真武汤，加木通、防己、椒目，以助其利水消胀之功，往往有效。如已发展至通身肿胀者，必须先采汗利兼施法。继而视其上肿甚者，以发汗为主。中肿甚者，以利水消胀为主。下肿甚者，以利水为主。有时综合运用，贵在按四诊八纲，辨证施治，决不能拘泥古方，不自化裁，致误人命，可不慎哉？"

二、释疑解难

江植成：哮喘有内伤外感之分，又有阴虚阳虚之别，阴阳两虚上逆之异，《医学衷中参西录》中有治外感寒温诸方之小青龙汤、从龙汤，治内伤阴虚，阴阳两虚之方法，然内伤阳虚者治当用何方为首选？何药为主药？热痰饮之哮喘首选何方？偏寒之哮喘何方最效？还请老师一并赐教。

李静：治阳虚者用张氏书中之"敦复汤"，阳气虚之喘常用前人陈修园之"治喘神剂"；热痰饮用张氏书中之"白虎加人参汤""荡胸汤""滋阴清燥汤"；偏寒之哮喘可用张氏之"理饮汤"；过敏性寒性哮喘我常用岳美中老师所倡之"延年半夏汤"。

先生书中治阳虚敦复汤方：野台参四钱、乌附子三钱、生山药五钱、补骨脂（炒捣）四钱、核桃仁三钱、山萸肉四钱、茯苓一钱半、生鸡内金一钱半。方中以人参为君，与茯苓、山萸肉并用，借其收敛下行之力，能大补肾中元气，元气既旺相火自生。附子、补骨脂大热纯阳，直达下焦，以助相火之热力，核桃仁温润多脂峻补肾脏，生山药滋下焦之阴，生鸡内金以流通补药之滞，又可收涩膀胱之力，逗留热药之性。此方可治阳虚诸症，主药为人参、附子。

前人陈修园有"治喘神剂"，为治内伤阳气虚哮喘之方，变通用之实为心肺脾肾阳气虚哮喘之方。其方名"治喘神剂"，为六君子汤加五味子、干姜、细辛，我常加入龙骨、牡蛎、山药、山萸肉、核桃。而龙骨、牡蛎陈修园称之为化痰之神品。山萸肉为补肝肾收敛正气之良药，与龙骨、牡蛎三药，张锡纯先生盛赞之，亦喜常用之。个人经验认为心肺脾肾阳气虚之喘者甚为相宜，此方可为首选方，方中主药为五味子、干姜、细辛，并可再加核桃仁，则肾阳虚者更佳，用时连皮壳（打碎）。此药治喘为《本草从新》的作者吴仪洛所倡，用之确有效验。

江植成：刘姓病人之哮喘为什么屡次为其治愈后又反复发作呢？而且会累及饮食、月经，以致毛发干枯、失眠及营养不良何也？也就是您刚才所说的病已累及心肺脾肾乎？那如果通过祛风定喘之后，应该怎么样用药来改善这些问题呢？可以通过用药把这个病的发作得到很好的控制以及根治吗？

李静：治法在人，成否也在于人。此病肺脾心肾俱虚是本，然痰气瘀阻则又为实。只用止咳平喘治其标，痰气瘀阻暂时缓解，遇风受寒仍会复发。调其脾肾，疏通气血，化其瘀滞，方可令痰气不致瘀结，方为治本之道。见喘治喘，见咳止咳乃庸工也。如果我们给她想好了治法，她能否配合还未可知，还需要与她沟通，讲清她的病因病理病变与如何治才能根治之理。其本在于脾肾两虚累及于肺心，气血上不能供于脑，则失眠梦多易醒，且毛发干枯，经来量少甚则可致闭经。所以说肌肤甲错虽不是单纯的肌肤甲错，但瘀是事实，既可以说是肌肤甲错，亦可以说是虚劳之证，中医所说之虚劳即虚中夹瘀是也。

治用补脾益肺，疏通气血，调和营卫之兼备法。方用桂芍知母汤调其营卫，强心散风止咳化痰，则咳喘可止。衡通汤疏通气血，促进血液循环。生山药、山萸肉补其脾肺以杜其生痰之源，用生鸡内金以化其瘀。如此则脾肺健，痰自不生，咳喘消，气血通，病自能愈也。

江植成：书到用时方恨少，您老确实是看的医书多啊。延年半夏汤对症了有这么好的效果，一剂见效，二剂愈病。中医之神妙真是令人不可思议。敢问老师用此方治此病也是比葫芦画瓢吗？只是您画对了，画得好而已？中医有那么多方剂，您老是如何运用的呢？我何时也能达您此种境界啊。

李静：阅历久了，经验多了，画瓢画好的时候自然也就多了。这也是中医抓主症，对号入座的具体表现。中医方剂何止万千？中医方剂大辞典上记载有九万多个方剂。我是搞临床的，常用的也就是我所喜用的，用之有效的。前人用之有效的，我就用来画瓢。我用之有效的，证明我画对了。用之不效的，那就是没有画对，要找原因。画对了的，还要在无字句中思考之，触类旁通。没有画对的，找出原因以改正之。"延年半夏汤"之神妙我是在《岳美中医案》一书中领悟到的。岳老师在论中讲得清楚明白，治支气管痉挛之喘息，舌苔白腻，且偏于寒者，特点是突发性阵咳作喘，痰带白沫，还强调了吴茱萸这味中药治从胃部至咽头部吐黏液样白沫痰壅盛有殊效。而我所治一例患者，到我处喘息不止，说话也不能顺利表达，不到数分钟地上就吐一大片白沫痰，这个症状被我抓住了，所以就画瓢画对了。此方能治支气管痉挛，用过数次之后，就能掌握此方的特点，在临证时见到因痰滞偏于寒之喘证均可用之。支气管痉挛者，因痰因寒因气生风壅滞也。壅滞者，堵塞也。风者，过敏也。过敏者，阵发也，时作时止也。有是证，用是方，对号入座可也。有志者，事竟成。只要你肯下苦工夫，一定能达到的。

江植成： 老师常用单方、验方、偏方，您认为有实效的有哪些？如何具体运用呢？

李静： 下列单方可对症选用：

1. 巴豆治哮喘，用之为泥绵包塞鼻日 1 次，放 1～2 小时，7 次一疗程，风寒者疗效最好，鼻中有热感即效。巴豆苹果蒸服。早年有一开饭店的邻居老太太，偶尔谈及哮喘病时，老太太说自己曾患过哮喘病，经人传方，将巴豆放入苹果内蒸服而治愈，至今已十多年未发作，并问我知不知道此方。我回说此方书中有载，每日服 1 粒。她说开始她也是如此服，但服好久效并不显，后乃逐渐加量，每日增加 1 粒，后服至每日 10 余粒其效方显，直至病愈。受此启发后遇寒喘患者每用之，发作时仍服用应症汤药，缓解后服此单方屡用有效。笔者曾把生巴豆仁装胶囊中吞服，从小量开始服至每日 12 粒巴豆仁并无腹泻，但不可打碎服之。

2. 蚯蚓粉 3 克，日 3 次，治偏热型之哮喘。

3. 白矾粉少入面粉加醋，为饼分贴两足心。

4. 吴茱萸粉贴足心。

5. 葶苈子粉内服，2～3 克，日 3 次。善泻肺中痰饮而平喘，对于痰饮壅肺，喘咳不得卧，一身面目浮肿者尤为适宜。

6. 壁虎粉内服日 1～3 条。以祛风见长，宜于风邪外干之喘咳。

7. 海螵蛸粉每服 10～15 克，日 3 次，加红砂糖混合服之。此方适用于偏寒及血瘀证之哮喘。

8. 轻粉饼。轻粉饼治小儿哮喘有效，用于咳喘痰多、张口抬肩、不能平卧发作严重者。用轻粉烙饼，1～4 岁轻粉 1～2 克，面粉二两；5～10 岁轻粉 2～4 克，面粉 4 两；11～16 岁轻粉 3～6 克，面粉 6 两；16 岁以上轻粉 4～5 克，面粉 8 两。以上为一疗程用量，二份均分 8 等份，以一份合一份，烙饼 8 个，每日清晨服一个，8 个服完，哮喘消失。我曾用治一例老年矽肺病哮喘患者有效。此方论中说得很清楚，治实证哮喘，虚证不可轻试。

9. 654-2 "定喘" 穴位注射，治疗顽固性哮喘。

10. 甜瓜蒂7枚，研细末，冷水半杯调之，澄取清汁，呷一小口，少少服之，可服三剂，服后即吐痰涎，治顽痰宿食之哮喘。

11. 椒目煎服10～12克，此方用于实喘偏热者，有劫喘之功。

12. 皂荚散，皂荚辛散走窜，咸能软坚，药性强烈，服之能豁痰导滞，祛湿除垢，通利二便，对于顽痰壅盛，胶固难咯的痰结实证，非此不能除。每服0.5克，用枣泥2.5～3克送服。

13. 六神丸治哮喘发作，每服10～15粒，缓解后随证调理。此方用于强心，治喘之偏湿热者。

肺　痈

师承切要

师承切要者，师承张先生肺痈论治之精要，以及笔者领悟与运用张师之学说与临床的心得体会，力求切中要点。《医学衷中参西录》中医方篇之治阴虚劳热方中之清金解毒汤、清凉华盖饮，治疮科方内托生肌散，治肺痈方之林屋山人犀黄丸，服食松脂法。治痰饮方、治肺病方、治喘息方，药物篇、医案篇及医论等论中皆有论及，读者宜细读之。然而须明先生之论中精义，从无字句处读书，触类旁通可也。先生治病用方药之贵在精炼，所拟定之方皆为久经实验之方，药简而效宏也。西医学所称肺脓肿、化脓性肺炎、肺坏疽及支气管扩张、支气管囊肿、肺结核空洞等伴化脓性感染而表现肺痈证候者，皆相当于中医所称之肺痈。

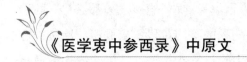

清金解毒汤

治肺脏损烂，或将成肺痈，或咳嗽吐脓血者，又兼治肺结核。

生明乳香三钱，生明没药三钱，粉甘草三钱，生黄芪三钱，玄参三钱，沙参三钱，牛蒡子（炒捣）三钱，贝母三钱，知母三钱，三七（捣细药汁送服）二钱。将成肺痈者去黄芪，加金银花三钱。

李静讲记

读《医学衷中参西录》书中之治阴虚劳热诸方论，先生论肺痈者，肺中生痈疮也。然此证肺中成疮者，十之一二；肺中腐烂者，十之八九。书中治肺病方等均感觉与现代医学之病名有难以相符之处。此即西医辨病，中医辨证之不同之处。想张先生当时所处之年代，西医学说尚未成熟，故先生能将劳瘵认作肺结核来论治，并能用西药之结核菌学说用于临证，用阿司匹林片治阴虚劳热病证之发热，是为先生衷中参西之伟功也！然而由于时代关系，于现代医学之肺炎、肺脓疡、肺癌诸病未能衷中参西汇通详论，故未能将肺痈与现代医学病名汇通之，我辈将继其志，将肺病之现代医学之论与中医辨证论治相互汇通之，将先生治阴虚劳热方与治肺病诸方论，并将先生书中之治阴虚劳热方中之清金解毒汤、清凉华盖饮，治肺痈方之林屋山人犀黄丸、服食松脂法、治伤寒方、治温病方、治伤寒温病同用方、治疮科方等互相参照施用之，运用于现代医学之论治肺炎、肺脓疡、肺癌诸病，方为善读《医学衷中参西录》书者，方为善读医书者。至于肺痈的中医辨证论治则需参照书中治肺病方之"清金解毒汤""清凉化盖饮""犀黄丸"而辨证汇通用之。

治疗原则应以清热散结，解毒排脓为主。在未成脓前应予大剂清肺消痈之品，以力求消散，已成脓者当解毒排脓。按照"有脓必排"的要求，尤以排脓为首要措施。根据病程的不同阶段，采取相应治法，特别是清热解毒法，应贯穿在整个治疗过程的始终。常用的清热解毒药有：银花、连翘、鱼腥草、大青叶、紫花地丁、蒲公英、败酱草、金荞麦等。

张锡纯先生曰："肺痈者，肺中生痈疮也。然此证肺中成疮者，十之一二，肺中腐烂者，十之八九。故治此等证，若葶苈、皂荚诸猛烈之药，古人虽各有专方，实不可造次轻用，而清火解毒化腐生肌之品，在所必需也。"

先生所用之"清金解毒汤""清凉华盖饮"与"犀黄丸"为治肺痈已成者之效方。书中有服食松脂法，患肺痈者，服林屋山人犀黄丸不效，而服松脂辄效者，难以枚举矣。

案例一：

冯姓男，年六十岁，患肺病咳吐黄脓痰。诊之知舌红紫，苔薄，脉大有力。处以张先生之清金解毒汤不效，后改服先生论中之服食松脂法用凉茶送服方效。后让其自购松脂服用，然药店中老药师说此松香哪能久服，久服会伤人的，病人不敢再服，不久死去。

后接受教训，每需用此方时，与甘草加入，研制成散，只是嘱咐服时需用凉茶送下，并交代清楚服时不可用热水，因松脂与热水混合则结成块状，以致无法服下。此亦是无可奈何之举，因现代人尤其是一般文化层次之人，很难接受。此与文化层次偏高之人，医生让其服马粪水治黄疸高热不一样。文化层次高的人明白可用，用马粪煎水消毒过滤后服之即效。文化层次低的，一听说松香久服伤人即拒绝服用。我也曾治肺结核低热吐血病人，服药令其用童便煎药，初服效特佳，后说村人说他用小孩小便煎药，于小孩发育成长不利，而不敢再用。考童便又名"还元水"，伤寒论中"白通汤"组成：附子15克、干姜6克、葱白（四根）或：葱白4茎、干姜3克。功用为破阴回阳，宣通上下。主治少阴病阴盛戴阳证，见手足厥逆，下利，脉微，面赤者。用法为：上三味，以水三升，煮取一升，去滓，分温再服。白通汤即四逆汤去甘草，减少干姜用量，再加葱白而成。主治阴寒盛于下焦，急需通阳破阴，以防阴盛逼阳，所以用辛温通阳之葱白，合姜、附以通阳复脉。因下利甚者，阴液必伤，所以减干姜之燥热，寓有护阴之意。

若利不止，厥逆无脉，干呕烦者，是阴寒盛于里，阳气欲上脱，阴气欲下脱之危象，所以急当用大辛大热之剂通阳复脉，并加胆汁、人尿滋阴以和阳，是反佐之法。原文有"服汤，脉暴出者死，微续者生"，方后还有"若无胆，亦可用"，可知重在人尿。这些都是"白通加猪胆汁汤"证治精细之处，与通脉四逆汤之"无猪胆，以羊胆代之"之反佐法，皆有深意，须详加领悟。化裁若"利不止，厥逆无脉，干呕，烦者"，加猪胆汁一合（5毫升），人尿五合（25毫升），名"白通加猪胆汁汤"。主治少阴病，下利，四肢厥逆，面赤脉微之戴阳证。

《内经》更有鸡矢白散，为公鸡食玉米排出之便，用治膨胀。吴仪洛《本草从新》书中有载白马尿可治食道癌之文。五谷虫入药，人中白、人中黄等均属中药，然这些均被某些人认为不卫生、不科学。不错，这些中药入药，现代无法改进，然不能因此就否定中医也。药无难代之品，现代不是能将鹿胎制成成药名为"鹿胎膏"了吗？有人说中药马兜铃、青木香有毒，西药有毒的还少吗？西医将有毒之药用于人是科学，西药制剂"杜冷丁"不是剧毒吗？不是一直在作药用吗？西药癌症用化疗药不是毒性更大？中医说人参用得不对时也是毒药，所以才有是药三分毒之说。西药制剂说明上表明了毒性，中药药典上也是标明了的。因此说中医是应当先继承，再图改进，发展，方为正路。继承都继承不了，何谈改进？何谈发展呢？

案例二：

孔姓男，年五十岁，其弟患乙肝经我治愈，其患肺病多年，消瘦，不能劳作。后至1982年病情突然加重，发热，咳嗽，吐脓痰。其弟请予诊治，因一直在用西药，予服张先生之清金解毒汤，病情稍有缓解。然仍饮食不佳，欲予服犀黄丸，无奈病家经济困难，后发展至吐脓血而死。

肺痈者，肺部疮疡也。与现代之肺脓肿、肺结核空洞感染相似。西医认为是致病菌侵入肺内，中医则属毒邪入内，故病之初者，用张先生之清金解毒汤、清凉华盖饮，结合阿司匹林与中药清散之，不令毒邪蕴肺中，愈之当速。病之久者用张先生治肺痈方之林屋山人犀黄丸、服食松脂法。用清凉之药以清其火，滋肺之药以养其血，滑降之药以祛其痰，芳香之药以通其气，更以珠黄之药解其毒，金石之药填其空，兼数法而行之，屡试必效。

一、临证要点

江植成：一病有一病之主方，此病西医当以抗生素为主。中医内科学教材中论述肺痈既详且备，然读之反觉无所适从，茫茫然无措也。还请老师讲述肺痈之初痈脓未成者治法方药，肺痈已成之治法方药。抓主症，何证为主？治用何法？首选方当用何方？中西医结合的要点是什么？

李静：既知肺痈为疮疡，则需从中医西医内科外科之角度来分析。中医论治疮疡首分阴阳。张师之清金解毒汤为肺痈未成之效方。清凉华盖饮、犀黄丸为肺痈已成之首选方，然亦不可照搬应用。清金解毒汤主药为生甘草，然于高热之证则非生甘草所能胜任。当加用羚羊角，重用金银花、地丁以清热解毒，并可合用西药退热之阿司匹林。张先生之石膏阿司匹林汤法亦可运用之。湿热并重者，则滑石、白茅根亦可重用之。肺痈已成者则首选张师之清凉化盖饮、犀黄丸为主方，方中主药为乳香、没药。抓主症者，肺痈未成者，高热致痈为主症，清热解毒法是要点。清其热则毒解，毒解则不致成脓。肺痈已成脓者，则咳吐脓血、胸痛为主症，则乳香、没药为主药。而先生之用天花粉、生甘草则肺痈痈成已否均可重用之，未成者可清热生津，已成者则又有排脓之功效。山甲、三七之用亦是如此，未成痈脓者可消散之，化瘀解毒是也，已成者则可托毒外出，此先生所论之屡试屡验者也。此论与先生书中多处见之，医者宜领会之，触类旁通是也。又先生用犀黄丸治肺痈已成之论可信，用松脂治肺痈吐脓亦可信。此皆屡经试验之是有效，此所以可信者也。

中西医结合的要点是发病急，突然寒战高热，咳嗽胸痛，咯吐黏浊痰之病证，可用现代医学检验血常规，如白细胞计数及中性粒细胞均显著增高；痰涂片、痰培养及血培养可发现致病菌；胸部 X 片可见肺野大片浓密阴影，其中有脓腔及液平面者。则现代医学称之肺脓肿，与肺痈则基本相同也。现代西医学之辨病论治，而中医尚需辨病后又辨证，有是证，用是方。师张先生衷中参西法，西药之抗生素亦可用之，用量当视其体虚者用少量，时时须顾护其肺阴与肺气，攻邪不忘扶正。

至慢性者，更须化瘀与扶正解毒为要。犀黄丸、内托生肌散亦可改汤用之，可加用服食松脂法。松脂即是松香，功效祛风、燥湿、排脓、拔毒、生肌、止痛，用之肺痈、肝痈脓肿，久服轻身延年。《本草经疏》云："松脂，味苦而兼甘，性燥，燥则除湿散风寒；苦而燥，则能杀虫；甘能除热，胃中伏热散，则咽干消渴自止；湿热之邪散，则血不瘀败，荣气通调而无壅滞，故主疽恶疮。"笔者多用于咳喘吐黄痰如脓者多效，且不局限于气管炎、哮喘、肺结核；凡风寒湿杂至之痹证及皮肤外科诸般均效。

二、释疑解难

江植成：老师，观医学论著中论治愈之病例较多，而不效之病例则少，失败之病例更少。您老常为早年未治愈之病证深以为憾，令学生敬服。然失败是成功之母，老师之风格，反让学生对中医建立信心，还请老师不吝赐教为盼！

李静：读书难，读医书尤难！读医书得真诠则难之又难！知之为知之，不知为不知。坦诚自己失败病例，以便吸取经验教训，未尝不是好事。观前人诸多名医，均有记载不效和失败之案例。张锡纯前辈之书中多见之，曹颖甫之经方实验录中亦附有失败之案例。

我在 1981 年治一许姓男，自幼患哮吼，每日服西药"百喘朋"片，仍然咳逆吼喘不已，不能劳作，每于受寒后发作，每发则用氨茶碱片、副肾上腺素类方可控制。我予服小青龙汤效不佳，改加用射干麻黄汤，重用射干至 15 克，数剂方效，后服从龙汤。然于 2000 年见此患者，宿病仍然未愈，处以衡通定风汤予之，嘱其多服，以求根治。此顽疾之难愈者也，故益信前人内治不治喘，治喘便丢脸之说也。

同年治冯姓男，患肺病咳吐黄脓痰，舌红紫，苔薄，脉大有力。处以张先生之清金解毒汤不效，后改服先生论中之服食松脂法用凉茶送服方效。后让其自购松脂服用，然药店老药师说此松香哪能久服，久服会伤人的，病人不敢再服，不久死去。思此证实乃肺痈也。古人云，脓成则死此之谓也。

1985 年治邻居女二十余岁，肺病咳嗽痰中带血、面颊红、低热、食少、盗汗、消瘦、闭经、乏力，舌红紫、苔薄、脉细数，一派阴虚内热之象。予服先生之十全育真汤、参麦汤颇为对症，服十多日，仍不见效，后病人家亲友传单方，用黄鼠狼肉煮汤服，导致子宫大出血，住院抢救始止血。后年余死去。

此皆为我功底不够，处方用药有不尽意之处也。许姓男之哮吼是未看出其久病必瘀之理，未早用虫类定风药，此二十年后又见之，方处以衡通定风汤，是学问与年俱进也。冯姓老者肺病咳吐黄脓痰，予服清金解毒汤不效，后服松脂始效，然未能坚持服下去，殊为可惜。此证与孔姓男之病如用犀黄丸或用数法并用之兼备法或可挽救。邻居女肺病咳血也是未用兼备法组方，照方搬，未能与病机息息相符，故效不显，病家欲求速效，乱服单方以致病不可救。病本可救，然因医之道浅，而致病不救者，医之疚也。是以为医者，当以图进取，求上进为要。

肺 痨

师承切要者，师承张先生肺痨论治之精要，以及笔者领悟与运用张先生之学说与临床的心得体会，力求切中要点。《医学衷中参西录》中医方篇之治阴虚劳热方中之资生汤、十全育真汤、参麦汤，治痰饮方，治肺病方，治喘息方，治伤寒方，治温病方，治伤寒温病同用方，药物篇及医论医案等论中皆有论及，读者宜细读之。《医学衷中参西录》中"资生汤"为治肺痨之大法。"资生汤""十全育真汤"即为治虚劳病之主方。治虚劳病劳瘵之主方，为治虚劳病之有瘵者之主方也。且先生辅以西药阿司匹林治阴虚劳热与内伤发热，阿司匹林，其性凉而能散，善退外感之热，初得外感风热，服之出凉汗即愈，兼能退内伤之热。肺结核者，借之以消除其热，诚有奇效。治肺结核之热则用少量分数次服之，再与对症之中药汤剂同服之论可为要点。

《医学衷中参西录》中原文

资生汤

治劳瘵羸弱已甚，饮食减少，喘促咳嗽，身热脉虚数者。亦治女子血枯不月。

生山药一两，玄参五钱，白术三钱，生鸡内金（捣碎）二钱，牛蒡子（炒捣）三钱，热甚者加生地黄五六钱。

十全育真汤

治虚劳，脉弦数细微，肌肤甲错，形体羸瘦，饮食不壮筋力，自汗，或咳逆，或喘促，或寒热不时，或多梦纷纭，精气不固。

野台参四钱，生黄芪四钱，生山药四钱，知母四钱，玄参四钱，生龙骨（捣细）四钱，生牡蛎（捣细）四钱，丹参二钱，三棱一钱半，莪术一钱半。

李静讲记

肺痨病变脏器主要在肺，以肺阴虚为主，久则损及脾肾两脏，肺损及脾，以气阴两伤为主；肺肾两伤，元阴受损，则现阴虚火旺之象；甚则由气虚而致阳虚，表现阴阳两虚之候。同时注意四大主症的主次轻重及其病理特点，结合其他兼证，辨其证候所属。治疗当以补虚培元和治痨杀虫为原则。

根据体质强弱分别主次，但尤需重视补虚培元，增强正气，以提高抗病能力。调补脏器重点在肺，并应注意脏腑整体关系，同时补益脾肾。治疗大法应根据"主乎阴虚"的病理特点，以滋阴为主，火旺的兼以降火，如合并气虚、阳虚见证者，则当同时兼顾。杀虫主要是针对病因治疗。如《医学正传·劳瘵》即指出"一则杀其虫，以绝其根本，一则补其虚，以复其真元"的两大治则。

张先生每用林屋山人犀黄丸治肺结核，实亦为博采众方也。《医学衷中参西录》中之"资生汤"为治肺痨之大法。"资生汤""十全育真汤"即为治虚劳病之主方。治虚劳病劳瘵之主方，为治虚劳病之有瘀者之主方也。与仲景《金匮要略》中之"大黄䗪虫丸"之治虚劳之理相通。大黄䗪虫丸补中有通，主治干血痨。大虚治实，先治其实之法。然而现代人有误区，认为干血痨，只是妇人才有之病，实则男女均有，虚极则成干血。近代医家有用其治肝硬化之瘀血证，有用治血管栓塞证，皆是以通为补之用也。

而先生所创之"资生汤""十全育真汤",实乃可治虚劳劳瘵诸证,亦即是兼备之方也。"资生汤"治劳瘵羸弱已甚,饮食减少,喘促咳嗽,身热,脉虚数者。"十全育真汤"方中用黄芪以补气,用人参以培元气之根本,用知母以滋阴,用山药、元参以壮真阴之渊源,用三棱、莪术以消瘀血,丹参化瘀血之渣滓,龙骨、牡蛎取其收涩之性,能助黄芪以固元气,其凉润之性又能助知母以滋真阴,其开通之性,又能助三棱、莪术以消融瘀血。至于疗肺虚之咳逆,肾虚之喘促,山药最良。治多梦之纷纭,虚汗之淋漓,龙骨、牡蛎尤胜。此十味组方,能补助人身之真阴阳、真气血、真精神,故曰十全育真汤。

此所以读《医学衷中参西录》需明此理,张师能明此理,方有"资生汤""十全育真汤""参麦汤"之论述。此三方看似平淡,然平淡中见奇功,方为医者之真功夫。张先生与那个年代能参照西医理论,认定劳瘵相当于西医之肺结核,而拟定此二方以治肺结核即劳瘵病之不能饮食者,对我辈医于现代医学之检测诊病辨病当更为有利也,既已断病,则可用中医来辨证,病已至饮食减少者,必不能耐受西药之抗菌药是为理甚明也。每观现代人肺结核脾胃不甚虚者尚可用抗生素,脾胃虚者则不能耐受之。服药不能耐受,则药何以能服下去,药服不下去,西药何以能治愈其病呢?且又有脾胃本不甚虚者,屡用西药久之则脾胃致败,饮食减少,渐渐地体质越来越差,病情越来越重。然如遇西医名家高手,于治肺结核病用抗菌药之外加以扶正之药品,使脾胃不至于伤,则其病岂不愈之也速?

尤为可贵的是,先生在书中详论用西药阿司匹林片治阴虚劳热与内伤发热的经验。认为该西药退热最速,治外感风热,服之出凉汗即愈,兼能退内伤之热。用治急性关节肿痛、发表痘毒、麻疹等证,用量当视病情之需要与人体之强弱,因时、因地、因人制宜也。用治肺结核之热则用少量,分数次服之,再与对症之中药汤剂同服之。肺结核又有肾传肺与肺传肾之分。肾传肺者多因色欲过度及女子经漏带下;肺传肾者,出现阴虚内热之证。然此二证均累及于脾,故均可致饮食减少。肾传肺者，以大滋真阴为主，清肺理痰之药为佐，用醴泉饮。肺传肾者，以清肺理痰为主，以滋补真阴之药为佐，参麦汤是也。又当顾其脾胃，兼服阿司匹林。于治劳瘵阴虚之证，其脉之急数者，无论肺有无结核，于服滋补剂时，皆服西药阿司匹林，然少少服之，不令大汗伤阴也。

案例一：

2005年冬治一田姓女，年三十五岁，医院拍片透视均诊为肺结核，而她服用治肺结核之西药则不能忍受，以致不能饮食、午后发热，无奈停服西药。经人介绍来求诊，并问中医能否治愈肺结核。答曰可以治愈，试服一周即可有效。并宽慰患者病刚初得，现在只用西药也可治愈。患者说医院说要服半年为一疗程，哪能行啊，才服十多天就已受不了。问其症状则咳嗽有痰而干，午后潮热，咳白痰，时有头痛鼻塞，食欲减少，乏力。察舌质红紫边尖有红斑点，苔薄黄腻略为干燥，脉弦而左关有力。据此症状，既非肺痈，亦非肺痿。其舌紫苔黄腻乃外感湿热之明征，舌尖边紫红斑，脉左关弦而有力是为肝经之火偏盛。肺属金，肝属木，金病不能镇木，前人所谓肝木撞肺是也。其人服用西药胃肠不能耐受足以证明肺脾阴虚，西药抗生素、结核菌药即清火解毒消炎尚且不能忍受，如用中药清热解毒恐亦不能耐受。观其午后潮热则阴虚内燥之证明显可知也。

此病为素体阴虚内燥，肝火偏盛，复感温热所致。徒用养阴，则湿热火毒何以清之，专用清热解毒阴虚内燥之体何能忍受。处以张锡纯之滋阴清燥汤，因其有外感风热，故加蝉蜕、白茅根、金银花，又加黄芩、黄连、羚羊角以清其火，瓜蒌、天花粉、桔梗以化其痰。

方为：生山药30克，滑石30克，生白芍30克，炙甘草10克，蝉蜕6克，白茅根30克，金银花12克，黄芩10克，黄连3克，羚羊角3克，瓜蒌皮10克，瓜蒌仁（打碎）12克，水煎服。

一周诸症均减，舌苔黄已祛，阴虚火燥之证更为明显。乃将清火解毒之芩、连减去，加沙参、生地黄、麦冬以滋阴。加减服用二月余，医院拍片示结核已愈而停服中药。

然此治法为治肺结核初期兼有外感素体阴虚之方，非通治肺结核之方也。此证本可用张师发表之西药以表散风热，然病家以为西药不能服，副作用太大而拒绝服用西药，则师其法用凉而能散之中药如滑石、白茅根、蝉蜕、金银花，其效则同也。

病愈后处方为冬虫夏草60克、藏红花20克，研粉装胶囊服之以益气、滋阴、活血善后巩固之。并嘱饮食宜清淡，宜多食梨及水果，不食辛辣刺激性食物为要。并告知前人书上有记载患肺结核久治不愈绝望之人，后遇一道士让其恣意食梨数月而愈之典故。众人听后皆以为奇，然此即饮食疗法治愈大病之法也。

江植成：老师治此田小姐之肺结核病是那位陈大姐介绍，陈大姐之丈夫患心动过速，在内科多方治疗两天症状不能缓解，请老师会诊，老师诊为寒温结胸证，用《医学衷中参西录》之荡胸汤合镇逆白虎汤意，重加炒瓜蒌仁，一剂则腹泻数次，症状得解，真的是病与方名相同，用荡胸汤荡去其胸中寒温湿热痰与气血之结，病家惊其药力之重，又惊其药效之速。故陈大姐介绍田小姐来诊。老师辨出其肺结核为素体肝火瘀结阴虚之体，复与外感湿热之邪蕴藏搏结于肺内，认为只服西药抗结核菌药是为闭门逐寇，而用表散湿热之滑石、蝉蜕、羚羊角、白茅根、金银花是为开门驱盗。再用清热解毒之芩、连，润肺化痰之瓜蒌皮、瓜蒌仁，山药补肺，白芍养阴活血。在此基础上随证加减，三月治愈此肺结核。足证老师与张锡纯先生学术领悟、发挥、运用已达相当境界。也提示中医辨证论治的重要性，既辨病又辨证论治的必要性。

案例二：

林姓男，年三十二岁，患肺结核年余，服用西药日久，出现乏力、失眠、多梦、食少、记忆力大减。其原在西安工作，因病休养在深圳。其从西安将衣物寄于深圳妹妹家，其妹将其衣物用洗衣机洗涤后亦被传染，可见其病之传染程度是相当严重的。来诊询问为何服用西药日久，病未能愈，且又出现如此多的症状。为其诊，视其舌紫暗，苔白薄，脉弦涩。告知服用西药日久，其肺脾肾俱虚，气血循环不畅所致。思之

"林屋山人"之"犀黄丸"当为最效，即《外科证治全生集》（王洪绪著）犀黄丸（现有成品药出售）。然此药价昂，患者似有难处，说西药不用花钱的。师其法而不泥其方，仍用西药解其毒，中药用衡通散疏通气血，以改善其气血运行，方中三七有托毒外出之功，山甲之无处不到。服一月感觉诸症减，嘱服至愈。

方为：当归、川芎、桃仁、红花、赤芍、柴胡、川牛膝、枳壳、桔梗、甘草、炮山甲、三七各 10 克，制为散，每服 10 克，日三次。

一、临证要点

读《医学衷中参西录》，首先要明白先生衷中参西之意，即先生接受西医理论，应用西药于临床。劳瘵相当于西医之肺结核，肺结核之结核菌先生采纳之，肺结核发热用阿司匹林片先生用之，然对于虚弱之人则慎之又慎，少量分数次，少少服之。是先生意识到阿司匹林发汗之作用，恐汗多伤其阴液。用治风湿病之关节红肿热痛视病情需要而酌量用之，每于中药对症之方同用。创石膏阿司匹林汤治温热感冒发热，每用 1～1.5 克，以服后出汗为度。而对周身壮热则用寒解汤，是知阿司匹林发汗之力有余，清热之力不足也。此与现代医生治高热需用抗生素之理相同。治脑炎与伤寒温病高热需用羚羊角时，创一方名"甘露清毒饮"以代之，称其药力不亚于羚羊角，且有时胜于羚羊角。方为白茅根 180 克切碎，生石膏 45 克轧细，西药阿司匹林片 0.5 克，二味煎汤送服阿司匹林片。治感冒中风之桂枝汤证用简易方，阿司匹林与生山药粥同用之。

先生创十全育真汤用治虚劳病之阴虚劳热，以补仲景治虚劳病阴虚诸方之不足，则先生之功伟矣。先生认识到虚劳久则必有瘀之理，认识到《金匮要略》治虚劳及劳瘵攻实补虚之"大黄䗪虫丸"先攻其实之理，认识到王清任《医林改错》诸逐瘀汤治瘀血统治百病之理，认识到《金匮要略》血痹虚劳门之治虚劳必先治血痹之理。

而我辈读先生书，如用"十全育真汤"时需认识到先生此方用治劳瘵即治肺结核之理。需认识此方治虚劳病之理。认识此方治虚劳先治脾胃之理。认识到无论何病，服药后饮食渐增则病易治，饮食渐少则难治之理。认识到此方补益之参芪多于理气药之理。认识到此方治虚劳能补助人身真阴阳，真气血，真精神之理。认识到用此方治瘀在脏腑之重者需加用活血化瘀药如当归、生水蛭之理。认识到此方可治自汗多梦、精气不固之理。细读此论方能认识到现代人治自汗、盗汗、多汗，为何用"虚汗停"效时少不效时多之理。认识到经常感冒，反复感冒用"玉屏风"冲剂有效有不效之理。认识到临证需随寒热虚实用药且能参变汇通，使之与病机息息相符之理。认识到此方治虚劳诸病之法是"兼备"之法。我辈中医如能与张先生衷中参西之论中悟出中西医结合之理岂不更妙！即其体不虚者加用"资生汤""参麦汤"之类方药以扶正治其脾胃，用西药抗结核菌之药来杀灭结核菌，其病岂不愈之也速。如脾胃虚之病则视其病之虚弱轻重程度，虚甚者先治其脾胃，待其脾胃健则加用抗结核菌之类药，脾胃虚不甚者则可用小量之抗生素，与中医中药之治脾胃之方药息息相符，则当愈之也速。脾胃虚西药抗结核菌药不能耐受者，也不可读张师之"资生汤""参麦汤"照搬来治肺结核病，当临证时西医辨病，中医辨病又再辨证施治，随证变通用方用药，方为明张先生衷中参西之意，是为善读《内经》者，是为善读《医学衷中参西录》者，张先生当亦欣慰也。

二、释疑解难

江植成：此田姓女病肺结核为我所亲见。感觉此患者身体虚极，服用西药不能耐受，而来求诊与中医。老师慨然允诺可以治愈，并许以三月为期。观老师之论治，此证并未再用西药，是因病人说服西药不能耐受，若与服西药如阿司匹林片亦恐病家疑虑，故只用中药为之治愈。从此证明白老师学用张锡纯方论之功，明白衷中参西之妙，明白用西药解毒，中药疏通气血，衷中参西之贵在衷中。西药解毒者，治其标也。中药疏通气血，清散湿热是治其本也。气血得通，脾胃得健，肺自得养，病自能愈。明白治肺痨发热可用西药退热之理，用西药解毒，临证组方，中西结合之理，明白此亦为兼备法，立于不败之地理。明白肺痨病多阴虚，阴阳两虚，肺脾肾俱病之理。然则老师，此病是否有阳虚？治疗是否还有单方、验方、简易方？

李静：中医之精要，有是证用是方也。肺痨病阴虚劳热者多，阴阳两虚者众，阳虚者亦有之。时病重苔，杂病重脉。初病验舌苔，久病验舌质。如肺痨病见腻苔，并不妨碍用清养肺金的方法来治疗，但在用药时要清灵一些，避免过于滋腻，或在清养剂中，稍加滑石、竹茹、天花粉等药。如见腻苔而用白术、厚朴之类苦温燥温就不妥了，非肺痨之阴虚多者所宜，温燥之药易伤其阴是也。肺痨病之阳虚岳美中老前辈书中曾论及，其在初习医时，其老师治一肺结核脾阳虚证，方用香砂六君子汤，服了一年治好了肺结核。此即亦为治二阳之理也。我早年也曾治过数例，此即中医与西医之不同之处，亦即中医之长处也。试论西医治肺结核均用抗结核菌药，而中医治脾阳虚之肺结核用香砂六君子汤也同样治愈。我治田姓女是你所亲见，未用西药，用中药辨证施治，三月治愈，时间不是太长。曾治过阴非甚虚，热毒非甚重之初得之肺结核数例，均未用西药，每师张先生之意，即使其温热郁伏之邪外出，愈之也速是也。西医只用抗结核药是闭门逐寇，用张先生之阿司匹林法，或师其意用其汗解之法，用中药滋阴表散，是为开门逐盗也。使病邪有出路，邪去则正安。唯辨证时需辨明何为阴虚？何为阳虚？何为阴阳两虚？何为气滞血瘀？然后随证治之。

治肺结核单方

1. 童便：我在 1985 年治一老者肺结核低热、咳吐痰血用对症方效不速，患者问有否速效之方法？思之此证阴虚内热甚重，古人云，童便降火最速。故向其说方法是有，但怕你不愿用。老者说，只要能治好病，让我喝尿也行。坦白告知若用童便煎药其效当速，嘱其加用童便煎药其效特佳。服三剂后患者即感觉病大好了。高兴地说，我的病好了一大半了。用清凉之药以清其火，滋肺之药以养其血，滑降之药以祛其痰，芳香之药以通其气，珠黄之药以解其毒，则童便一味即兼此数种功效也。

2. 食梨：从前有一病人，得了肺痨病，相当于现在的肺结核，且已病久，求诊当地一名医。名医诊后说此病势已重，力难挽回，嘱其准备后事。病人想既然名医如此断证，当为愈之无望，况且也确实久治不效，因此失去信心。此病人想趁有生之时，出去游玩一下。然他遇一道人，与其交谈诊视后，说此病尚可为之，你且在我处住下，适逢秋日，梨正是成熟季节，道人嘱其咨意食之，即是说能吃多少就吃多少，数月后病象全无。病人回家去见原来那位名医，名医视其气色大惊，问其遇到何方高人，能愈此病。病人向其如实诉说，名医说我已断为不治之症了，此人只用平常服食之物能愈如此大症，医术实在是高过我甚多也，人外有人，天外有天也，我当去向此道人拜师学艺去也。

肺属娇脏，宜润恶燥。梨性凉润可清肺润燥人皆知之，然咨意服之，恐人不能为之。况且病人也未必能接受。想是此病人认为反正是愈之无望了，既有治之之方，不妨一试。试想病人如果不是被名医断为绝症，医生如让其恣意食梨其未必能听。与我治之肺结核病人田小姐如若不是服用西药抗结核药不能耐受，方始想来求中医中药诊治的道理一样。

3. 食松脂法：治肺痈、肺结核之内有湿热浊痰之有形者效佳，其证以咳吐黄痰如脓为指征。此即有是证用是方之要点也。

《医学衷中参西录》中载：松脂即松香。解毒、除湿、消肿、止痛、生肌、化痰，久服轻身延年，辟谷不饥。《万国药方》久咳丸，系松脂、甘草并用。向曾患咳嗽，百药不效，后每服松脂干末一钱，用凉茶送服，月余咳嗽痊愈，至今十年，未尝反复，身体比前更强壮。又有患肺痈者，服林屋山人犀黄丸不效，而服松脂辄效者，难以枚举矣。

肺 胀

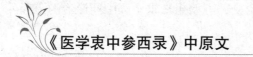

师承切要

师承切要者，师承张先生肺胀辨证论治之精要，以及笔者领悟与运用张师之学说与临床的心得体会，力求切中要点。《医学衷中参西录》中无肺胀之病名，然医方篇中治喘息方之镇摄汤、治伤寒方中之加味越婢加半夏汤，为内伤外感肺胀兼治之方也。治阴虚劳热方、治痰饮方、治肺病方、治温病方、治伤寒温病同用方中之荡胸汤，药物篇及医论等论中皆有论及，读者宜细读之。与现代西医学中的慢性支气管炎合并肺气肿、肺源性心脏病相类似，肺性脑病则常见于肺胀的危重变证。故衷中参西者，融会贯通之是也。

《医学衷中参西录》中原文

加味越婢加半夏汤

治素患劳嗽，因外感袭肺，而劳嗽益甚，或兼喘逆，痰涎壅滞者。

麻黄二钱，石膏（捣）三钱，生山药五钱，寸麦冬（带心）四钱，清半夏三钱，牛蒡子（炒捣）三钱，玄参三钱，甘草（一钱五分），大枣（擘开）三枚，生姜三片。

《伤寒论》有桂枝二越婢一汤，治太阳病发热恶寒，热多寒少。《金匮要略》有越婢汤，治受风水肿。有越婢加半夏汤，治外感袭肺，致肺中痰火壅滞，胀而作喘。今因其人素患劳嗽，外感之邪与肺中蕴蓄之痰，互相胶漆，壅滞肺窍而劳嗽益甚。故用越婢加半夏汤，以祛外袭之邪，而复加山药、玄参、麦冬、牛蒡子，以治其劳嗽。此内伤外感兼治之方也。

李静讲记

先生之加味越婢加半夏汤，治素患劳嗽，因外感袭肺而劳嗽益甚，或兼喘逆，痰涎壅滞者。为内伤外感肺胀兼治之方也。《伤寒论》有桂枝二越婢一汤，治太阳病发热恶寒，热多寒少。《金匮要略》有越婢汤，治受风水肿。有越婢加半夏汤，治外感袭肺致肺中痰火壅滞，胀而作喘。今因其人素患劳嗽，外感之邪与肺中蕴蓄之痰，互相胶漆，壅滞肺窍而劳嗽益甚，故用越婢加半夏汤，以祛外袭之邪，而复加山药、玄参、麦冬、牛蒡子，以治其劳嗽。从龙汤治外感痰喘之外寒内饮，服小青龙汤病未痊愈，或愈而复发者，续服此汤。先生论治外感痰喘者，遵《伤寒论》小青龙汤加减法，去麻黄加杏仁，热者更加生石膏，莫不随手而愈。然间有愈而复发，再服原方不效者，自拟此汤后，凡遇此等证，服小青龙汤一二剂即愈者，续服从龙汤一二剂，必不再发。未痊愈者，服从龙汤一剂或两剂，必然痊愈。名曰从龙汤者，为其最宜用于小青龙汤之后也。荡胸汤治寒温结胸，其证胸膈痰饮，与外感之邪互相凝结，上塞咽喉，下滞胃口，呼吸不利，满闷短气，饮水不能下行，或转吐出，兼治疫证结胸。参赭镇气汤治阴阳两虚，喘逆迫促，有将脱之势，亦治肾虚不摄，冲气上干，致胃气不降作满闷。薯蓣纳气汤治阴虚不纳气作喘逆。

案例一：

刘姓女，六十六岁，患肺气肿、肺心病多年。近日受寒，咳喘、胸闷、面浮、下肢肿胀不能平卧来诊。视其体胖，舌红紫尖红斑，苔薄，脉弦。询之咳痰不爽，动则喘促心悸。此为气血瘀滞，阴虚内热内燥之肺胀，然其又有风寒外感，治当用宣肺止咳平喘、滋阴清热理气化痰、活血化瘀为主。

张锡纯先生论曰：喘而结胸者，宜酌其轻重，用《伤寒论》中诸陷胸汤、丸，或拙拟荡胸汤以开其结，其喘自愈。喘而烦躁，胸中满闷，不至结胸者，宜越婢加半夏汤，再加瓜蒌仁。若在暑热之时，宜以薄荷叶代方中麻黄。至于麻黄汤证恒兼有微喘者，服麻黄汤原方即愈。业医者大抵皆知，似毋庸愚之赘言。然服药后喘虽能愈，不能必其不传阳明。唯于方中加知母数钱，则喘愈而病亦必愈。若遇脉象虚者，用小青龙汤及从龙汤时，皆宜加参，又宜酌加天冬，以调解参性之热，然如此佐以人参、天冬，仍有不足恃之时。曾治一人年近六旬，痰喘甚剧，脉则浮弱不堪重按，其心中则颇觉烦躁，投以小青龙汤去麻黄加杏仁，又加生石膏一两，野台参四钱，天冬六钱，俾煎汤一次服下，然仍恐其脉虚不能胜药，预购生杭萸肉（药局中之山萸肉多用酒拌蒸熟令色黑，其酸敛之性大减，殊非所宜）三两，以备不时之需。乃将药煎服后，气息顿平，约三点钟，忽肢体颤动，遍身出汗，又似作喘，实则无气以息，心怔忡莫支，诊其脉如水上浮麻，莫辨至数，急将所备之山萸肉急火煎数沸服下，汗止精神稍定，又添水煮透，取浓汤一大盅服下，脉遂复常，怔忡喘息皆愈。继于从龙汤中加山萸肉一两，野台参三钱，天冬六钱，煎服两剂，痰喘不再反复。

按：此证为元气将脱，有危在顷刻之势，重用山萸肉即可随手奏效者，因人之脏腑唯肝主疏泄，人之元气将脱者，恒因肝脏疏泄太过，重用山萸肉以收敛之，则其疏泄之机关可使之顿停，即元气可以不脱，此愚从临证实验而得，知山萸肉救脱之力十倍于参、芪也。因屡次重用之，以挽回人命于顷刻之间，故名之为"回生山茱萸汤"。

喘而结胸者，肺胀也，宜酌其轻重。《伤寒论》中诸陷胸汤、丸，或拙拟荡胸汤以开其结，其喘自愈。喘而烦躁，胸中满闷，不至结胸者，宜越婢加半夏汤，再加瓜蒌仁。若在暑热之时，宜以薄荷叶代方中麻黄。此数法皆为治其实者。越婢汤组成为麻黄、石膏、生姜、甘草、大枣。这个方子基本上是大青龙汤的变方，是在大青龙方的基础上减掉了桂枝和杏仁。若越婢汤证兼见呕可加入半夏，成为越婢半夏汤；如果越婢汤证兼见湿重可加入白术，成为越婢加术汤；如果越婢加术汤方证兼见恶风可加入附子，附子与白术合力可增去湿的作用。

而此证咳喘肿胀是阴虚内热复感外寒，越婢汤方中石膏主用治烦躁，似与此证不合。予服越婢汤合滋阴清燥汤，再用张师之荡胸汤之意，加用瓜蒌皮、瓜蒌仁、葶苈子，方用衡通滋阴清燥汤加味：

滑石（布包煎）、生山药、白茅根各30克，生白芍18克，生鸡内金、炙甘草各12克，瓜蒌皮12克，炒瓜蒌仁（打碎）18克，葶苈子30克。

服二剂，稍见减轻，仍有咳痰不爽，上方又加桑叶30克、地龙12克、蝉蜕10克，又服四剂方始大效，又继服至十剂方始咳止喘憋消。处方用衡通理冲散以巩固之。

我在临证治此证时每用衡通法、衡通汤，临证细加辨证，一般均加用葶苈子，以加强祛痰平喘之力。痰偏热再加瓜蒌仁，喘重可再加地龙、全蝎、蜈蚣等虫类定风之药，往往取效很快。待三五剂后痰湿消之大半，再详加辨证，细加推敲。而老年咳喘患者，多为病程久，且发展为老慢支、肺气肿、肺心病。此方痰瘀明显即可应用，如舌光无苔阴虚喘证则非所宜，用衡通法与滋阴清燥汤方为合拍。

案例二：

2003年治一王姓老年矿工干部，年轻时是煤矿工人。来诊时六十五岁，其患矽肺哮喘病多年，每年冬季发作则需住院。来诊时诉说喘憋痰稠且多，动则气促心悸，行走困难，晚间不能平睡，常需药物维持。并问中医中药有无好的办法，一般西药我在门诊与住院都可报销的，但就是解决不了问题。视其舌紫苔白厚腻燥，脉弦滑硬，面似肿胀。辨证应为实痰，此为肺胀之实证也。思之轻粉饼治小儿哮喘有效，治成人虽没说效果如何，然此证矽肺病，正须消石软坚之药，轻粉有此功能，且此证为实喘无疑。如再合用理气化痰软坚之药应该有效。故用轻粉饼方成人量一疗程，嘱每早服一次。另用海浮石3克、硼砂3克、葶苈子6克、车前子6克为一日量，研细粉，分三次服，八天为一疗程。患者说，这些方和中药我都没有用过，可以试一下。但我现在喘憋难忍，你还有没有办法让我见效再快一点？我说那我只有给你采用外治的方法了，用穴位贴药与穴位注射的方法。病人说好，这些我也没有用过，以前看病都是中药西药，输液打针。予其用654-2注射液、利多卡因注射液各1毫升，定喘穴局部注射，斑蝥粉外贴肺腧双穴、大椎穴。次日又来穴位注射一次，八天后来诊诉说有效，又予其穴位注射与贴药，而轻粉饼则停用一周，其他药散仍服。三诊时说喘憋减轻，效果稳定，又予其用轻粉饼一疗程，下次又停一疗程，如此用至三个疗程，病情稳定下来，予其用理气化痰之药善后。

案例三：

孙姓男，年六十一岁，贵阳市人，患肺气肿、肺心病多年，冬日来深圳女儿处，以图缓解喘闷症状。然仍受寒即发喘憋，动则气促心悸。视其面浮，舌淡紫，苔白腻垢，脉弦滑大。询其痰少，告知其为脾肾两虚，痰湿瘀滞，阻塞气道。病为风湿痰与气血瘀滞为患，为本虚标实。治当先祛其痰湿，后健脾益肾，疏通气血方可愈之。先处以桂芍知母汤重加半夏、炒瓜蒌仁，服六剂，苔腻减，喘促稍减，加全蝎、蜈蚣，又服六剂，喘闷大减，疏方用衡通定风汤：

当归、川芎、桃仁、红花、赤芍、柴胡、川牛膝、枳壳、桔梗、炙甘草、生地黄、炮山甲、三七粉（药汁送服）各10克，蝉蜕10克，炒僵蚕10克，全蝎10克，大蜈蚣3条，再服六剂。喘闷稳定下来。然久病之肺胀，绝非短期可根治之。用衡通散加生山药、生鸡内金以健脾益肾，又服六剂。后服加生龙、牡黑附子、山萸肉治其前列腺增生之尿频。又令煎药时加核桃数枚打碎入煎，用其补肾收敛之功效，则为师用张先生"镇摄汤"之意也。

一、临证要点

肺胀之病临床常见痰浊壅肺，痰热郁肺，痰蒙神窍，肺肾气虚，阳虚水泛等五个证候。各证常可互相兼夹转化，夹杂出现。临证既需掌握其辨证常规，又要根据其错杂表现灵活施治，其中以痰蒙神窍、肺肾气虚、阳虚水泛尤为危重，如不及时控制则预后不良。老年、久病体虚的后期患者，每因感邪使病情恶化，因正气衰竭，无力抗邪，正邪交争之象可不显著，故凡近期内咳喘突然加剧，痰色变黄，舌质变红，虽无发热恶寒表证，亦要考虑有外邪的存在，应注意痰的色、质、量等变化，结合全身情况，综合判断。

临证久之，渐渐体会到治疗疾病，既要不离于法，又要不拘于法，因为医理很难，而用法每可变，要懂得"法无常法"和"常法非法"这个深刻的道理。作为现代中医，应该知道人体内和自然界的未知数还很多，现代医学与中医理论融会贯通，为现代中医之方向也。

二、释疑解难

江植成： 肺胀病包括的太多了，学生有茫然无措之感，还请老师讲解辨治要点为好？

李静： 肺胀是多种慢性肺系疾病后期转归而成。临床以喘咳上气，胸闷胀满，心慌等为主症。病久可见面唇紫绀，身肿，甚或昏迷、抽搐以至喘脱等危重证候。根据其症状表现与咳喘、痰饮、心悸、水肿、喘厥等证有关。

病因以久病肺虚为主，由于反复感邪，使病情进行性加重。病位在肺，继则影响脾、肾，后期及心。病理性质多由气虚、气阴两虚发展为阳虚，在病程中且可形成痰、饮、瘀等病理产物，标本虚实常相兼夹或互为影响。最后因邪盛正虚而致气不摄血，痰蒙神窍，或喘脱等严重变端。治疗当根据感邪时偏于邪实，平时偏于正虚的不同，有侧重地选用扶正与祛邪的不同治法。

凡可攻者，便非虚证。不可攻者，便是虚证。故当首辨其虚实为要，次辨其为外感内伤，再辨其为寒热与兼证，有是证用是方，抓主症是也。关键要辨清其为真实肺胀还是假实肺胀。案例一之刘姓女是阴虚内热复感风寒之肺胀，故治用越婢汤合滋阴清燥汤加葶苈子等清宣泄肺。案例二之王姓是为肺胀之偏实者，其舌紫苔白厚腻燥、脉弦滑硬、面似肿胀，辨证应为实痰，是为可攻之证。案例三之孙姓肺胀是本虚标实之偏阳虚之证，为风湿痰与气血瘀滞为患，故用桂芍知母汤调和营卫，复加清化痰湿之半夏、瓜蒌仁，痰湿祛后，复用健脾益肾与衡通汤疏通气血法以治其本。实则此数证皆为用衡通法也。衡者，纠其偏是也。案例一之偏是阴虚内热复又感风寒。案例二之痰浊是其偏，祛之亦是为衡法。案例三之风湿痰与脾肾两虚亦是其偏，故用"桂芍知母汤"加清化痰湿之半夏、瓜蒌仁，实亦乃是纠其偏也。等其所偏正之，则疏通气血、健脾益肾，乃为治本之法也。

肺 痿

师承切要

师承切要者，师承张先生肺痿论治之精要，以及笔者领悟与运用张师之学说与临床的心得体会，力求切中要点。《医学衷中参西录》中医方篇之治阴虚劳热方之资生汤、十全育真汤、既济汤、来复汤，治痰饮方，治肺病方，治喘息方，药物篇，治伤寒方，治温病方，治伤寒温病同用方及医论等论中皆有论及，读者宜细读之。也就是需将书中论点在临床上正确地运用于现代医学之慢性肺实质性病变如肺纤维化、肺硬变、肺不张等病。

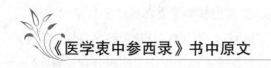

既济汤

治大病后阴阳不相维系。阳欲上脱，或喘逆，或自汗，或目睛上窜，或心中摇摇如悬旌；阴欲下脱，或失精，或小便不禁，或大便滑泻。一切阴阳两虚，上热下凉之证。

大熟地一两，萸肉（去净核）一两，生山药六钱，生龙骨（捣细）六钱，生牡蛎（捣细）六钱，茯苓三钱，生杭芍三钱，乌附子一钱。

李静讲记

肺痿，顾名思义，痿者，肺叶萎缩、枯萎也，属虚劳范畴。虚劳病的治法，《难经》分为上、中、下三损。上损包括心肺。具体为一损损于皮毛，皮聚皱缩而毛落，即是肺损。二损损于血脉，血脉虚少，不能营于五脏六腑，即是损其心。三损损于肌肉，肌肉消瘦，饮食不为肌肤，即是损其脾，是为中损。所谓下损，包括肝肾之损。即四损损于筋，筋脉不能自收持，即是损其肝。五损损于骨，骨痿不能起于床，即是损其肾。究之，肺痿之轻者尚可治，肺痿之重者，难治也。

肺痿的辨证要点为辨虚热虚寒。虚热易火逆上气，常伴咳逆喘息；虚寒常见上不制下，小便频数或遗尿。虚热主症为咳吐浊唾涎沫，其质较黏稠，或咳痰带血，咳声不扬，甚则音嘎；兼证为气急喘促，口渴咽燥，午后潮热，形体消瘦，皮毛干枯。治法当滋阴清热、润肺生津，主方为麦门冬汤合清燥救肺汤加减。前方润肺生津、降逆下气，用于咳嗽气逆、咽喉干燥不利、咯痰黏浊不爽；后方养阴润燥、清金降火，用于阴虚燥火内盛、干咳痰少、咽痒气逆。虚寒主症为咯吐涎沫，其质清稀量多，不渴，短气不足以息。兼证为头眩、神疲乏力、食少、形寒、小便数或遗尿。治法当温肺益气，主方为甘草干姜汤或生姜甘草汤加减。前方甘辛合用，甘以滋液，辛以散寒；后方则以补脾助肺，益气生津为主。脾胃为后天之本，肺金之母，培土有助于生金。阴虚者宜补胃津以润燥，使胃津能上输以养肺；气虚者宜补脾气以温养肺体，使脾能转输精气以上承。肾为气之根，司摄纳，补肾可以助肺纳气。肺痿病属津枯，故应时刻注意保护其津，无论寒热，皆不宜妄用温燥之药消灼肺津，即使虚寒肺痿，亦必须掌握辛甘合用的原则，慎用祛痰峻剂攻逐痰涎，犯虚虚实实之戒，宜缓图取效。

肺痿的治疗原则是：虚者补之，损者益之，劳者温之（温是温养之意，非是用温热药温之）。即损其肺者益其气；损其心者调其营卫；损其脾者调其饮食，运其寒温；损其肝者缓其中；损其肾者益其精。

治虚劳肺痿首分阴阳虚实。《金匮要略》治虚劳用桂枝加龙骨牡蛎汤，治失精梦交、心悸怔忡、阳痿早泄、自汗盗汗之阳虚虚劳，则可用于治肺痿之阳虚。小建中汤、黄芪建中汤治阴阳两虚之虚劳，亦可治阴阳两虚之虚劳肺痿。炙甘草汤治心动悸、脉结代之心气阴阳两虚之劳，亦可治肺痿之心动悸。肾气丸治腰痛、少腹拘急、小便不利、痰饮、消渴、妇人转胞之肾阳虚之劳。薯蓣丸治虚劳诸不足之免疫功能减退，抵抗力差，补虚祛风，补脾胃，方用山药为主药。酸枣仁汤治虚劳失眠。大黄䗪虫丸治五劳虚极羸瘦，腹满不能饮食致内有干血之因虚致瘀之虚劳。先生之十全育真汤即为治虚劳病之主方，治虚劳病劳瘵之主方，随证变通，亦当为治虚劳肺痿之主方，治虚劳病之有瘀者之主方也。

案例一：

江植成：有郁姓患者，女，六十岁，为浸润性肺结核，西医治疗三年无效，转服中医治疗也未效，现在服中成药。每天咳嗽咳痰，偶尔咳血，饮食一般，便秘，舌苔黄。肺结核合并支气管扩张已五六年了，人很瘦，只有35公斤，现不吃西药了，在服中成药"优福宁"，还有多年的胃、十二指肠球部溃疡，请老师给予论治。

李静：此病属中医的虚劳病，又叫劳瘵、肺痨、干血痨，实则为肺痿也。

治病辨证首分阴阳，此证则阴阳两虚，然而肺之本喜润滑恶燥，故首当顾护其肺阴。病久之肺结核，必因虚致瘀致痿也。张先生主张此病需治其二阳，即是治脾胃，治脾胃即是治肺也，脾胃属土，肺属金，土生金也，脾胃好肺病才能好。辨证处方，肺病和别的不一样，不能见有火就清火，单纯消炎解毒只会耗阴损气，肺脾越虚病情会越来越重。虚劳与劳瘵是有区别的。劳瘵相当于现代之肺结核，只是虚劳病中的一种，治虚劳阳虚诸方不可混用以治肺结核之劳瘵。

《医学衷中参西录》中之"十全育真汤"为治虚劳病之主方，治虚劳病劳瘵之主方，治虚劳病之有瘀者之主方。与仲景《金匮要略》中之"大黄䗪虫丸"之治虚劳之理相通。大黄䗪虫丸补中有通，主治干血痨。大虚治实，先治其实之法。然而现代人有误区，认为干血痨，只是妇人才有之病，实则男女均有，虚极则成干血。近代医家有用其治肝硬化之瘀血证，有用治血管栓塞证，皆是以通为补之用也。滋阴润肺健脾，要慢慢调治，欲速则不达。要让患者多食山药粥，多食梨，古书上有此病恣意吃梨而治好的病例。特别是肺病结核伴有支气管扩张的，一般都会持续终生的，用药对了可减少发作，保养得宜亦可减少发作，认真治疗才有痊愈的希望。

此病人的咳痰血与支气管扩张有关，如果没有支气管扩张单纯咳痰带血反而不是好现象，肺结核空洞型的亦会有痰中带血。病人阴虚内热，肺病损于脾，累及于肾，其病已五六年，用西药就用了三年，现在身体太虚，只有35公斤了，所以不能一味用中医中药清热解毒，中医治疗此病的长处在于可扶正以祛邪。不食辛辣的食物，包括辣椒、花椒、胡椒等热性的调料，也包括牛、羊、狗肉等，此等食物燥也。肺为娇脏，喜润恶燥，最怕燥火，吃辛辣刺激性食物会刺激气管，令咳嗽加重的。可多吃梨和山药及清淡滋补类食物，鱼类可食，鳗鱼最好，清蒸清炖服食之。

此病人西医诊断是浸润型肺结核，中医分肺痈、肺痨、肺萎，也要分阴虚阳虚。病人苔黄便秘，均为肺脾阴虚有火之明显症状。痰中有结核菌，有浸润型的，也有空洞型的。但中医主要说与肺脾肾有关。《素问·阴阳别论》曰："二阳之病发心脾，有不得隐曲，在女子为不月，其传为风消，其传为息贲者，死不治。"二阳者，脾胃也。脾胃之虚以至不能饮食，用西药抗生素药则愈加伤其胃，之所以不能见效治愈之道理所在也。而中医中药如置脾胃与不顾，欲求速效则往往也是适得其反。根据病情，治肺结核，我的经验是要先补其肺脾。

方用：北沙参20克，麦冬30克，生鸡内金10克，生山药30克，山萸肉20克，枸杞20克，知母10克，桔梗10克，天花粉10克，瓜蒌皮10克，炒瓜蒌仁（打碎）10克，酒炒大黄2克，三七粉（药汁送服）6克，分二次，水煎服，每日一剂，忌吃辛辣的东西，多吃梨。

注：大黄要用酒炒至黄黑色方可，所以先要调脾胃即是此意。此病例服上方月余，咳血止，然此证当属肺痿，患者服上方月余，咳嗽、吐血止，但绝非短期可痊愈也。

李静按：此例肺结核，是用张锡纯先生治阴虚劳热之参麦汤、十全育真汤、理冲汤之法，又师仲景"大黄䗪虫丸"之意，诸方变通而成。方意为滋阴润肺，健脾理气化痰祛瘀。用酒炒大黄2克，即是针对其支气管扩张和久病必有瘀而用的。其体瘦、便秘、苔黄，有胃十二指肠球部溃疡、支气管扩张之证，为阴虚劳瘵。

治病首分阴阳，虚劳病分为三损。此证为上损于肺而累及于中，即累及于脾胃，上损及于中即为难治也。咳嗽痰血是为上损于肺，肺与大肠相表里，肺燥故便秘。脾为阴土，喜燥，胃为阳土，喜润，此证饮食尚可，但便秘消瘦，且有胃十二指肠溃疡，所以需清养肺胃之阴，即清其肺，养其胃也。

方用沙参、麦冬以润其肺；知母、天花粉、桔梗、瓜蒌以清其热化其痰；山药、生鸡内金以健其脾；山萸肉、枸杞以滋其肝肾之阴；用酒炒大黄与三七是化瘀止血，通也。张锡纯先生曾说一味三七可代"下瘀血汤"，故用酒大黄与三七祛其瘀，又可治其支气管扩张与胃十二指肠溃疡。

前人经验与本人经验均认为支气管扩张用药需慎。《章次公医案》中曾论及支气管扩张之咳可累及终身，清热药宜重之，实为经验之谈。今治此证之法与方药，与我初行医时治此病证见咳止咳、见血止血之时不可同日而语也，实是读《医学衷中参西录》与诸名医大家之论，再加多年临证应用经验之心得也。

学生李想：此有一病例：我的表嫂是家族遗传性肺萎缩，今年五十七岁，左肺已萎缩至一根食指大，右肺还剩1/3并继续萎缩，平时坐着都会气喘，睡觉只能坐在板凳上迷糊，非常痛苦。她们家族的这种怪病传女不传男，我表嫂的妹妹在三十几岁发病，由于当时在农村条件差只活三十七岁，我表嫂的妈妈也是这个病活到五十六岁，她们发病的年龄一般在30～50岁，发病前身体非常健康，在农村都是壮劳力。我想咨询一下专家，我表嫂的这种病有无好的治疗方法？

李静：此家族病，传女不传男，颇为罕见。久病必有瘀，且有家族遗传基因，则气血瘀滞、大气下陷更为明显。此病即肺痿，即张锡纯先生所论之大气下陷也！当用张先生之升陷汤合用衡通汤，组方名为衡通升陷汤。

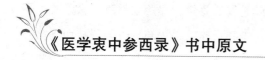

《医学衷中参西录》书中原文

升陷汤

治胸中大气下陷，气短不足以息。或努力呼吸，有似乎喘。或气息将停，危在顷刻。其兼证，或寒热往来，或咽干作渴，或满闷怔忡，或神昏健忘，种种病状，诚难悉数。其脉象沉迟微弱，关前尤甚。其剧者，或六脉不全，或参伍不调。

生箭芪六钱，知母三钱，柴胡一钱五分，桔梗一钱五分，升麻一钱。

气分虚极下陷者，酌加人参数钱，或再加山萸肉（去净核）数钱，以收敛气分之耗散，使升者不至复陷更佳。若大气下陷过甚，至少腹下坠，或更作疼者，宜将升麻改用一钱半或倍作二钱。

李静按：此升陷汤治大气下陷之证可，治大气下陷之因气血瘀滞则不可。治大气下陷之肺痿、家族遗传，当与衡通汤疏通气血，用十全育真汤之意，衡通法汇通用之方可。其肺痿如此之重，绝非短期所能愈，用衡通升陷法与十全育真汤汇通用之，视其何处偏异，纠而正之。现气喘明显，乃气陷也，首用升陷汤，有瘀滞征象者，合用衡通汤法，静药宜重，动药宜轻。脾胃虚即虚劳病，治其二阳，则衡通汤加人参、黄芪、山萸肉、生山药之意也。故衡通汤可为治此证之方，然需注意动药静药之配伍，与张先生之回阳、理郁、醒脾诸升陷汤寓其中，唯视其所偏，加药纠正可也。阳虚者加桂枝、附子即为回阳升陷汤，方中有四逆散即可治其郁，山药、人参可补脾益气，与理冲汤合用即衡通理冲汤，总与病机息息相符为要。升陷汤方中升麻少用可升提其气，多用则为清热凉血，不可以其名为升麻，而只误认为其有升提作用。

学生李想：患者女，年五十岁，最近一个多月总是觉得胃里憋得慌，全身没气，总是长出口气，没有精神，肚子觉得饿，但是不想吃东西，吃了饭又没有什么不良反应。做了胃镜，化验了血液，做了心电图皆为正常。有医生说是气亏虚，但打点滴，吃中药，一点好转的迹象都没有，年轻的时候也有过这种现象，没在意。此例是否亦为大气下陷？

李静：是心肺脾俱虚，而且是气虚导致血循环慢，即气血因虚而无力运行畅通也。病人可能会感觉长出一口气会舒服，此证是大气下陷，当主要属肺气虚。气虚、气陷、气滞均是无形之气，故西医查不出来。然气行则血行，气滞则血滞，气陷则短气，故总想长出气，实际上是气不够用，当速补其大气。曾有一女在深圳数家大医院，查不出病来，想吃饭就是吃不下去，最后是饿死的，而且还花去五万元。家属说病人不甘心，说得了癌症是该死了，我的病什么也查不出来，怎么就是吃不下饭呢？此病乃属大气下陷，西医看不见，摸不着，没有器质性病变，故查不出来，然中医根据症状即可分析出来。但具体还需辨别脾胃是否也有虚？血瘀的程度如何？有无虚火？气虚、气陷的原因不同，有因气郁致瘀血结于胸肺之中，有因寒气闭塞胸肺，有因用力导致瘀血阻塞气化而气陷不能上升的。总之是虚多，瘀有，然到底何多何少，是该多补少化瘀，还是多化瘀少补气？因为瘀血、郁气也可导致气不能上下通顺也！

一、临证要点

虚劳与劳瘵是有区别的。劳瘵相当于现代之肺结核，是虚劳病中的一种，上述治虚劳诸方不可混用以治肺结核之劳瘵，然肺痿是劳瘵之后期所致，故亦当为虚劳之肺劳也。

先生论说劳瘵多兼瘀血，有因劳瘵而致瘀血者，有因瘀血而致劳瘵者。因劳瘵而致瘀血者，多因调养失宜，纵欲过度，气血亏损而瘀，其瘀则多在经络。因有跌伤碰伤，或力小任重，或素有吐血等出血证，服药失宜，以致先有瘀血而致劳瘵者，其瘀血多在脏腑，此二者皆可用十全育真汤治愈。又论脏腑瘀血之重者，可用理冲汤、丸，此数方参变汇通，则既可治虚劳诸证，即可治劳瘵，亦可用于肺痿之证是也。贵在临证制宜也，此即中西医不同之处也。西医论则肺结核为有菌之说，则肺痿为肺结核之后期，亦当为有菌也。而中医之治虚劳阴虚劳热方，既可辨证用治肺结核，亦可治肺痿，更可治虚劳，此即有是证用是方是也，中医之长尚可对症组方，随病机变化而施治，中医之最高境界当亦与武学之无招胜有招相似，论此则更感张师之论中哲理。

比如肺结核肺痿之低热盗汗，西医辨病认为是肺结核而用抗结核菌之药对症治疗，中医则需既辨病又辨证，辨病为虚劳，辨证当辨阴阳气血，是阴虚劳热还是阳虚虚劳。如果证见寒热夹杂，便当分其主次，辨其真假。次证应当服从主证，假证更应当弃之。因阴虚可发热，阳虚也有发热。阴虚可盗汗，阳虚也有盗汗。阴虚内热有手足烦热，阳虚虚劳虚阳浮溢于外也可见手足烦热。阴虚津液不足有口干咽燥，阳虚津液不升也有口干咽燥。须辨其真假寒热，方能明其阴虚阳虚，这才是真正的辨证施治，真正的中医精髓，才是中西医结合，衷中参西之意也。如辨证为虚劳，证见食少便溏，肌肤甲错，虚极羸瘦之干血劳，此为阴阳两虚夹瘀，重症难治，则需用十全育真汤。细心斟酌，随时体验，用药灵活增减，使之与病机息息相符。症状病情复杂时，辨证用方需考虑抓主症，即用"广络原野"之兼备法也。

仲景治虚劳之阳虚虚劳、阴阳两虚虚劳、血痹虚劳诸方皆为完备，治虚劳之阴阳两虚者则为炙甘草汤，又称复脉汤，且后世医家常将虚劳与肺结核之劳瘵混在一起。固然，肺结核之劳瘵亦包括在虚劳之内，则肺痿亦当包括在内也。然治虚劳诸方不可照搬用治劳瘵，即亦不可照搬用以治肺痿，即治虚劳诸方不可不加辨证地用于治疗肺结核之劳瘵与肺痿，因为古人所谓劳病与近人之阴虚有火是不同的。然而后人又有将阴虚有火之虚劳都看成阴虚，重用苦寒药，伤其阳气，认为阳虚者则大用温热药，而大伤其阴精津液，此皆是一偏之见也。要知人身气化，不外阴阳两气，阴平阳秘，精神乃治。故先生此治阴虚劳热方是补古人虚劳病阴虚之治法，且详论其加减法及其所拟诸方之运用，则可用于治肺痿也，并认为虚劳病之瘀血可阻塞经络之气化。论王清任《医林改错》之活血逐瘀诸汤，按上中下部位，分消瘀血，统治百病，瘀血去则诸病自愈，虽有所偏，然确有主见。而先生喜用三棱、莪术，认为二药既善破血，且又有流通之力，以行补药之滞，可为佐使，而使补药之力愈大矣。认为二药与参、术、芪诸药并用，大能开胃进食，与虚劳病大为有益。

先生论虚劳病之阴虚劳热者，用诸方药热不退者，于方中重用黄芪、知母，莫不随手奏效。用黄芪温升补气，且知母又可济黄芪之热。黄芪能大补肺气，以益肾水之源，热甚可再加生地黄一两。强调临证务须细心斟酌，随时体验，使所处之方药与病机息息相符，而后方能百用不至一失也。气虚者参、芪重用之，气不甚虚且郁者，则少用参、芪。治脏腑一切癥瘕积聚，服数十剂，病去而气分不伤。若气分虚甚者，则用生鸡内金代三棱、莪术，使药性之补、破、寒、热与病机相符为要也。

先生创十全育真汤用治虚劳病之阴虚劳热，以补仲景治虚劳病阴虚诸方之不足，则先生之功伟矣。先生认识到虚劳久则必有瘀之理，认识到《金匮要略》治虚劳及劳瘵攻实补虚之"大黄䗪虫丸"先攻其实之理，意识到王清任《医林改错》诸逐瘀汤治瘀血统治百病之理，意识到《金匮要略》血痹虚劳门之治虚劳必先治血痹之理。

而我辈读用先生书，如用十全育真汤时需认识到先生此方用治劳瘵即治肺结核之理，需认识此方治虚劳病肺痿之理，认识此方治虚劳与肺痿须先治脾胃之理。认识到凡无论何病，服药后饮食渐增则病易治，饮食渐少则难治之理。认识到此方补益之参芪多于理气药之理，认识到此方治虚劳及肺痿能补助人身真阴阳，真气血，真精神之理。认识到用此方治瘀在脏腑之重者需加用活血化瘀药如当归，生水蛭之理。认识到此方可治自汗、多梦、精气不固之理。细读此论方能认识到现代人治自汗、盗汗、多汗，为何用"虚汗停"有效时少不效时多之理，方能认识到经常感冒，反复感冒用"玉屏风"冲剂有效有不效之理。认识到临证需随寒热虚实用药且能参变汇通，使之与病机息息相符之理，认识到此方治虚劳诸病之法是"兼备"之法，方为善用此方者，方为善读《医学衷中参西录者》者。

二、释疑解难

江植成：老师，学生读《医学衷中参西录》与中医内科学之肺痿对不上号，与现代医学则更对不上。历代医家均认识到肺痿是多种肺系疾病的慢性转归，常与相关疾病合并叙述。提示肺痈、肺痨、久嗽、喘哮等伤肺，均有转化成为肺痿的可能。凡某些慢性肺实质性病变如肺纤维化、肺硬变、肺不张等，临床表现肺痿特征者，均可照肺痿论治。然则老师讲肺痿为虚劳之肺劳，肺结核属劳瘵，亦属虚劳，而肺痿当属中医之何病呢？老师是如何认识的呢？

李静：《金匮要略心典·肺痿肺痈咳嗽上气病》说："痿者萎也，如草木之萎而不荣。"用形象比喻的方法以释其义。肺痿以咳吐浊唾涎沫为主症，而肺痈以咳则胸痛、吐痰腥臭，甚则咳吐脓血为主症。虽然多为肺中有热，但肺痈属实，肺痿属虚。肺痈失治久延，可以转为肺痿。肺痨主症为咳嗽、咳血、潮热、盗汗等与肺痿有别，肺痨后期可以转为肺痿重证。故张先生之治阴虚劳热方论则为治肺痿之虚热之方论也。讲肺痿则须先明虚劳，明虚劳，方能明先生之治阴虚劳热方论。

　　行医之始，未明《内经》论虚劳病治二阳之理，于张前辈之论阴虚劳热诸方未能领悟，在肺病之治疗上因病家急于之心切，我也急于见功，故用治标之法即见咳止咳，见热退热，咳血止血，故处方用药量虽大效却不显。然学问与日俱增，与病之虚实寒热，该补该攻，与早年初学医时已不可同日而语。想我辈处于这个时代，西医诊病已经很准确了，肺结核完全可以确诊。用西药不见效者，一是体虚不能耐受，二是未明治二阳即是治脾胃之理。二阳者，脾胃也。脾胃之虚以至不能饮食，用西药抗生素药则愈加伤其胃，是之所以不能见效治愈之道理所在也。而中医中药如置脾胃与不顾，欲求速效则往往也是适得其反。肺痿肺痨阴虚者多，阳虚者有之，阴阳两虚者亦有之，久病必瘀，则虚中夹瘀者更有之。

　　此所以读《医学衷中参西录》需明此理，张师能明此理，方有治阴虚劳热诸方之论述。此数方看似平淡，然平淡中见奇功，方为医者之真功夫。张师与那个年代能参照西医理论，认定劳瘵即相当于西医之肺结核，而拟定此数方以治肺结核即劳瘵与肺痿之不能饮食者，我辈医者于现代医学之检测诊病辨病当更为有利，既已断病，则可用中医来辨证。病已至饮食减少者，必不能耐受西药之抗菌药。每观现代人肺结核脾胃不甚虚者尚可用抗生素，脾胃虚者则不能耐受之。服药不能耐受，则药何以能服下去，药服不下去，则其西医药何以能治愈其病呢？且又有脾胃本不甚虚者，屡用西药久之则脾胃致败，饮食减少，渐渐地体质越来越差，病情则越来越重也。然如用衷中参西之法，于治肺结核病用抗菌药之外加以扶正之十全育真汤，使脾胃不至于伤，则病岂不愈之也速？此即衷中参西之义，取长补短，我辈医者何苦非要争中医西医之辨呢？如脾胃虚之病则视其病之虚弱轻重程度，虚甚者先治其脾胃，待其脾胃健则加用抗结核菌之类药，脾胃虚不甚者则可用小量之抗生素，与中医中药之治脾胃之方药息息相符合，则当愈之也速也。脾胃虚西药抗结核菌药不能耐受者，也不可读张师之资生汤、参麦汤照搬来治肺结核病，当临证时西医辨病，中医辨病又再辨证施治，随证变通用方用药，方为明张师衷中参西之意，为善读《内经》者，为善读医书者，为善读《医学衷中参西录》者。

第二章　心系病证

心　悸

　　师承切要者，师承张先生心悸论治之精要，以及笔者领悟与运用张师之学说与临床的心得体会，力求切中要点。《医学衷中参西录》中医方篇之治心病方之定心汤、安魂汤、治痰饮方，治大气下陷方，治伤寒方，治温病方，治伤寒温病同用方，药物篇及医论等论中皆有论及，读者宜细读之。现代医学之各种原因引起的心律失常，如心动过速、心动过缓、早搏、心房颤动或扑动、房室传导阻滞、神经官能症、预激综合征等均可运用心悸论治之法。

《医学衷中参西录》中原文

定心汤

治心虚怔忡。

龙眼肉一两，酸枣仁（炒捣）五钱，萸肉（去净核）五钱，柏子仁（炒捣）四钱，生龙骨（捣细）四钱，生牡蛎（捣细）四钱，生明乳香一钱，生明没药一钱。

心因热怔忡者，酌加生地黄数钱，若脉沉迟无力者，其怔忡多因胸中大气下陷，详观拙拟升陷汤后跋语及诸案自明治法。

🌸 李静讲记

临床辨证要点：一是看病人是否有"心跳""心慌"而不能自主的自觉症状；其次要根据证情区别心悸的性质，是实证还是虚证，是心阳虚还是心阴虚，是夹痰还是夹瘀；第三要掌握惊悸与怔忡的区别。

心悸的辨证应分虚实，虚者指脏腑气血阴阳亏虚，实者多指痰饮、瘀血、火邪上扰。心悸的病位在心，心脏病变可以导致其他脏腑功能失调或亏损，"心动则五脏六腑皆摇"（《灵枢·口问》）；同样，其他脏腑病变亦可直接或间接影响及心。故临床应分清心脏与他脏的病变情况，有利于决定治疗的先后缓急。

心悸的治疗应分虚实。虚证分别予以补气、养血、滋阴、温阳；实证则以祛痰、化饮、清火、行瘀。但本病以虚实错杂为多见，且虚实的主次、缓急各有不同，故治当相应兼顾。同时，由于心悸以心神不宁为其病理特点，故应酌情配合安神镇心之法。

案例一：

王姓老者，年六十余岁，主诉心悸、头晕、眠差。夙患有糖尿病，现服药维持。诊其舌淡苔薄白，脉弱无力，处以炙甘草汤原方：

炙甘草 12 克，生地黄 48 克，麦冬 30 克，红参 10 克，桂枝 10 克，麻仁 30 克，阿胶 20 克（另包化服），大枣 10 枚，生姜 3 片。七剂。

一周后患者来诊，诉说自己是一退休干部，长期服药对药性稍懂，治糖尿病服了许多中药，但从未见过医生开炙甘草的。他说："我当时想说医生我是糖尿病，已给您讲过了，为什么还给我开蜂蜜炙的甘草，我现在血糖本来就偏高，会不会再升高呢？但又考虑到或许医生开此药有开此药的道理，故大着胆子服了一周此方，不意服后我查了一下血糖，非但没高反而下降了，现来请您再给我开一周好了。"

听后告知患者，中医是从整体出发，不是头痛医头，脚痛医脚，有是证用是方，您现在的表现是气血阴阳两虚所致的心悸、失眠、头晕，炙甘草汤是经方，为最对症之方，不是治糖尿病的专方，服后气血两虚有所改变，故血糖下降也是正常之事也，患者取方欣然而去也。

江植成： 此主症为心悸，主用炙甘草汤。中医说有是证用是方，此证为炙甘草汤证，即用炙甘草汤，故能得效。是不是说，此证有糖尿病可用此方，没有糖尿病也须用此方？道理何在？

李静： 此主症为心悸、头晕、眠差，何也？心之气血阴阳俱不足也。糖尿病至此为心悸、头晕、眠差，为心之气血阴阳俱虚之故，这即是中医之精髓所在，即有是证用是方也。即是说需辨出何为病因，何为主症。抓主症，主症要抓准方可。此糖尿病患者如果脾胃有湿热，则其湿热是为主症，此方即不可用也。其如是脾胃湿热，血糖也会高，而心悸诸症也会出现，清其湿热方为对症，然其舌则不会是舌淡苔薄白也。故中医首需先辨病，辨病为糖尿病，也不能像西医那样，给服降血糖药即可。中医除用西医辨病外，辨证就显得极为重要。中医无法像西医那样模式化、格式化，同是一病，病因不同，表现不同，用药也不相同。西医是对症治疗，糖高则降糖，而不去问糖为何高。此证辨为心之气血阴阳两虚，用炙甘草汤补益心之气血，心之气血充，则症减，症减则血糖亦自降。如果只用降糖药，置心之气血阴阳于不顾，则气血愈为之虚，症状愈为之重，只会导致体质更虚，气血运行更加不畅通，则血糖必然会更高也，此即中医治病求本之理。因热致血糖高者，清其热血糖自降。因气血两虚者，补益气血，炙甘草汤为对症之方。辨证用药对症，则血糖亦自降，何者？气血阴阳得以平衡也，气血阴阳平衡则无病也。

案例二：

香港男，患心悸、失眠四年，久治不效，服药多为安神补心之类。视其症状舌红苔白腻而干燥，脉弦数无力。询之则纳呆乏力，心慌，眠差，其为心阴阳两虚兼夹痰火，处方炙甘草汤合温胆汤，一周后来诊诉症状大减，连服月余痊愈。

炙甘草汤乃治心动悸、脉结代之名方，早年初习医时，遇心悸患者，每以炙甘草汤治之，有效有不效者，甚则有服药后心慌加重者。后随阅历的增长，方悟其中之妙。其适应证为心悸、失眠、头晕之心阴心阳两虚，舌淡少苔，脉结或代者方为对症。但如是阴虚内热、血瘀、痰火阻滞者，当不可照方而用，须临证加减化裁，方为对症也。

多年来用衡通汤治愈无数例失眠、头痛、胸闷患者，唯临证加减运用而已。有合温胆汤用之者，有合小陷胸汤用之者，有合黄连解毒汤用之者，一俟所偏之火毒湿热已祛，即用衡通散以治之。古人云，气通血顺，何患之有，至理名言也。

江植成：此证亦为心悸、失眠，用衡通汤合温胆汤即效。老师屡用衡通法治此类证，辨病辨证，随证治之，然需临诊经验丰富，还请老师教以捷径，如衡通汤为大法，如何具体辨证施治？其要点如何掌握呢？

李静：捷径者，求衡是也。求衡，先找出其偏。人如果气血阴阳平衡，则病从何来？既有病，必有证。既有证，即有偏差。偏差者，病之所在也。治病首辨阴阳，阴虚则热，阳虚则寒。次辨表里，病在表为外感所致，解其表可也。病在里者需辨寒热虚实，寒者为阳虚，舌淡苔白润滑，脉紧为实，无力为虚。热者舌红紫苔白腻或黄，脉数为实热，脉细数为阴虚。寒实者，疏风散寒，治之亦易，用麻黄汤。虚寒者，用桂枝加附子汤，治之亦不难。热者用温胆汤，湿热痰重者用小陷胸汤。心气、心阴、心阳虚者舌多紫或紫淡，苔多薄，脉多结代或无力，则炙甘草汤为主方。若诸法用之不效者为有瘀也，则衡通汤主之，再与诸所偏者合而用之，其效方速是也。衡通汤适用于慢性气血瘀滞之病，舌淡或淡紫，舌尖边有瘀斑，苔薄，脉弦涩或弦滞之癌症、心脏病、胸痹、高血压、低血压、脑出血、脑贫血、头痛、头晕、失眠、鼻炎、咽炎、眼病、耳病、肺病咳喘、精神病、癫痫、肝胆胃肠病、泌尿生殖系病、男性病阳痿早泄、前列腺炎、妇科月经不调、痛经闭经、风湿、类风湿病、糖尿病等。久病必有瘀，此即用衡通汤疏通之以求体内平衡之理。衡通汤为血府逐瘀汤，方中有桃红四物汤、四逆散。柴胡之理气，桔梗之升提，川牛膝之下引之力，是为疏通气血之佳方。再加无处不到之山甲，化瘀血之三七，方名衡通汤者，即以通求衡之法也。故我屡用治久病之气血瘀滞诸病有效，而名为衡通汤。

衡通汤治慢性病之气血瘀滞之证，其效亦佳，究其原理亦为纠正体内偏差。在血府逐瘀汤基础上加山甲、三七疏通气血，其药性当为平和，不寒不热，活血化瘀力量更为增强。山甲有内通脏腑，外通经络，无微不至，凡内外诸证加用之则其效更速。三七性平，化瘀血，止血妄行，可托毒外出，并治瘀血所致之疼痛有殊效。治脏腑疮毒，腹中血积癥瘕，可代《金匮要略》下瘀血汤，且较下瘀血汤更稳妥也。张锡纯先生甚赞之，我在临证亦擅用之，凡需疏通气血之病均可选用，临证视病情加减变通而已。气虚者可加黄芪、人参；热加芩、连等清热之品；寒加桂枝、附子；有风证可加蝉蜕、地龙、全蝎、蜈蚣等虫类药。故遇复杂病证，首先想到用兼备法。用兼备法，便首先想到衡法，想到衡法，便想到血府逐瘀汤。想到血府逐瘀汤，则联想到张锡纯先生论王清任之诸逐瘀汤分消瘀血统治百病之论。岳美中老师论此汤升降有常，血自下行之说。颜德馨老前辈说活血化瘀是为衡法。我思之此方具有通气化之功能，气滞血瘀方为失衡，通之则阴阳平衡，然欲使之衡，便当用通。因我多年喜用三七、山甲，三七有化瘀血之良能，山甲作向导有无处不到之异功。故在血府逐瘀汤方上每加三七、山甲，屡用屡效，其疏通气血之力更胜，平衡阴阳之效更速，名之曰衡通汤。虚加山萸肉、生山药各30克，人参12克，黄芪12克。原方若去生地黄，制散服用更便，名为衡通散。

衡通法用治慢性久病为首用之法。治高血压者，服之即降；低血压者，服之即升，道理何在？贵在加减运用也！心跳缓者，服之可加速；心跳速者，服之可减缓，何故？疏通气血，气血阴阳得衡故也。其偏热者服之可将其热疏散之，其偏寒者服之亦可将寒疏散之。因气血瘀滞致虚者，服之气血得通则虚自缓和。因虚致瘀者加人参、黄芪、山萸肉、生山药则虚得补，又可推动疏通气血药流通之，此立于不败之地之法！贵在灵活运用！衡通汤方药属动药，因瘀致虚者，动药量轻之，补益之参、芪、山萸肉、山药属静药须重用之。体未虚者动药即衡通汤、散原方可也。然衡通法衡通汤或散服后不外为三种反应，一是服后平平，即病情无改变；二是服后效果明显，症状明显好转；三是服后有异常反应，有的会疼痛加重，有的会更加乏力，有的服后会有瞑眩反应，如喝醉酒样的，如痴如醉的头晕现象。第一种反应，服后平平者，当是病重药轻之故，当在原方基础上或加重药量，或再辨证加针对病证主攻药物，其效方速。第二种反应虽有效不更方之说，然也需视其主要病证的改变，而做相应的调整。再者需辨其病情的好转程度，来确定病何时能痊愈，告知病人何时是为病因祛除，不可见效则停药，以免病又复作，前功尽弃。第三种反应，是药力的作用，病邪与药力相争，瞑眩反应是药力发挥淋漓尽致的表现，即药与病旗鼓相当，坚持服下去，病情自然会缓解。我常于慢性病气血瘀滞需用衡通汤或散时，预先告知病家，如服药后有反应是正常药力，不必担心，是药与病在搏斗，若是药战胜病，病即会缓解，如一有反应则停药，则病何能愈之？洪波你是知道的，你的朋友赵先生与其母同患糖尿病，同服衡通散，其母服原方，赵则加花粉。赵先生服第一月反而乏力加重，服至一月以后则愈服愈觉有力。而其母服与其子同量则心慌加重，衡通散本为治心病的，其服反而加重者，是体虚不胜药力之重之故，嘱减量则安。近治张姓老者脑出血，服衡通散一日即感觉胸痛，来电话询问告知是服药后气血在通散，但服无妨，后续服则不再胸痛。胡姓男服一次衡通散，即说服后头晕如酒醉，亦有患者初服则有大便增多，此均为药力对症，药力在发挥作用之表现，此即古人所说："药不瞑眩，厥疾何瘳？"唯最好预先告知病人，不致服药后有反应而惧怕则为最好。

衡通汤组成为：

当归、川芎、桃仁、红花、赤芍、柴胡、川牛膝、枳壳、桔梗、炙甘草、生地黄、炮山甲、三七粉（药汁送服）各10克，虚加人参、黄芪各12克，山萸肉、生山药各30克。

然而，从中医角度来说，心气虚是西医检测不出来的，心阴虚、心阳虚也是查不出来的，所以张锡纯先生才有西医能验出贫血，不能验出贫气之说。提出大气下陷论点，并创诸升陷汤，此论现在虽不为众多医家所重视，然作者认为张先生此功甚伟，书中大气下陷方中论之甚详。临证时与查不出病因之短气、乏力、胸闷、心悸均需思考是否气虚或大气下陷。因为心脏气血瘀滞程度不重时亦是查不出的。比如冠状动脉血管梗死，一般等到查出来时即需要做搭桥手术了。而中医之长处即从中医之四诊辨证，从其舌、脉之异常即可看出，所以有上工治未病之说。中医名方炙甘草汤治心阴阳气血虚之心悸、头晕，服之心动缓者可速，心动速者可缓。还有不寐、多寐以及癫狂、痫病、痴呆、厥证等证西医也不是均能明显检测出来的。当然，现代医学检测病情明察秋毫，如能早期诊断明确，中西医结合诊断、治疗岂不是更好，此实为中华医学之方向，中医之方向。

案例三：

阳姓女，年四十九岁，心悸、头晕，双手发麻年余治之不效来诊。视其舌淡苔薄，舌尖有小红斑，舌中有裂纹，脉弦细。辨证为心悸，阴血虚郁火，郁火则耗阴，心血亏虚则头晕，肝气郁滞血燥生风，血不荣筋则手麻。治当疏通气血，滋养阴血，方用衡通益气汤加通络之品：

当归、川芎、桃仁、红花、赤芍、柴胡、川牛膝、枳壳、桔梗、炙甘草、炮山甲、三七粉（药汁送服）各10克，生地黄、生黄芪各30克，人参12克，山萸肉30克。加桑寄生30克，地龙10克。六剂。

二诊：服药六剂，心悸头晕大减，手麻如故，上方加鹿角胶12克。六剂。

三诊：心悸、头晕止，唯双手麻木依在。此为气血两虚，血行无力之故，嘱服衡通散有望治愈。

案例四：

蒋姓女，年四十六岁，心悸、头晕、胸闷、面浮足肿、脘痞、便秘数月。视其舌淡暗，舌尖有暗紫瘀斑，苔薄白，脉弦濡。辨证为气血瘀滞偏寒，心脾阳虚气陷，治以衡通回阳汤加味：

当归、川芎、桃仁、红花、赤芍、柴胡、川牛膝、枳壳、桔梗、炙甘草、生地、炮山甲、三七粉（药汁送服）各10克，桂枝、黑附片、红人参、生姜各12克。

加皂角刺12克，白芍18克，三剂则效，服至六剂诸症消。

嘱服衡通散二月巩固之：

当归、川芎、桃仁、红花、赤芍、柴胡、川牛膝、枳壳、桔梗、甘草各10克，炮山甲、三七粉各20克，每服10克，每日二次，重证日服三次。

学生曾泽林问：此二证皆为心悸，老师均处以衡通汤，一为衡通益气汤加通络之桑寄生、地龙，一为衡通回阳汤加皂刺、白芍，案例三为气血两虚经络瘀滞，案例四为阳虚气血瘀滞经络。案例三之气血两虚重用生地黄养血，参、芪、山萸肉补气，稍加疏通经络之桑寄生、地龙。案例四为气血瘀滞偏寒，加用桂枝、附子、皂角刺、白芍以温通经络。杨姓女因虚致经络瘀滞不通故服衡通散愈之也缓，蒋姓女因寒而致经络瘀滞不通故愈之速。案例一之心悸头晕是属气血阴阳两虚，故用炙甘草汤即效。案例二属湿热痰火上扰，故疏通气血与清散湿热痰郁结，则心悸自止。如此论之则心悸证用老师之衡通法是为中医之捷径也，然此诸症皆为慢性病，与急性发作之心悸当如何运用？

李静：此仍从病例来论之。2005年春治一北京男，年五十岁，突发心悸、烦躁不安，西医诊为心动过速，在西医内科输液治疗两日，心悸如故。其夫人陈大姐恐惧，请内科没法，内科请中医会诊。视其舌苔厚腻，脉紧数，急性病容，告知此为寒温之邪结于胸中之结胸证。用张锡纯"荡胸汤""镇逆白虎汤"之意，方用炒瓜蒌仁（打碎）60克、滑石（布包煎）30克、土茯苓30克、半夏18克、竹茹18克、白茅根30克、炙甘草10克。陈大姐之先生服此方一剂，腹泻达五六次，疲惫不堪，然心悸、心动过速则默消于无形矣。后陈大姐介绍田小姐前来求治肺结核，曾再三表示中医治心脏病快，一剂即可愈病也。

江植成：此证老师会诊时我曾在场，老师诊其舌脉即说此证易治，结胸证也。断为先受温邪复又感寒，现寒温之邪与湿热痰火结于胸中，故心悸躁扰，用荡胸汤可也。然老师是用荡胸汤与镇逆白虎汤之意而未泥其方，服药后日泻数次，胸中郁积荡然无存，一剂药解决了西医住院治疗二日不见缓解之证，既坚定了陈大姐对中医的看法，也坚定了我对中医的认识。

李静：此即中医之精髓也。有是病用是法，有是证用是方，从整体出发，辨证论治。此证为寒温邪结胸中，导致心律失常，只治其心律不齐，不治其为何心律不齐，病何能速愈？张锡纯先生之论用对症之药一二味为主药，组方治其主症，再用佐使药以散余邪即是此意也。此证结胸即用荡胸汤之意，而未用其药者，因恐其虚不堪受也。然炒瓜蒌仁60克，合用滑石、半夏、土茯苓、竹茹、白茅根诸药，荡散之力颇为不弱，胸中之积荡去则心自安是也。

此证为寒温结胸所致，故用荡胸汤荡其胸中邪结则心自安。然现代屡有心脏病患者突发性死亡，张先生曾论及有相当一部分是大气下陷所致，医者宜细读先生大气下陷方中所论及医案病例。临证遇脉涩滞无力，短气症状为主者，均当心内存一大气下陷之设想，详细辨证，如能从张先生大气下陷之论中领悟其精要，当是中医论治气虚用补中益气汤之一大发挥，且张先生论治气虚发热重用黄芪、知母之论屡试不爽，此即是内伤气虚发热用补中益气汤之另一效方。先生每用黄芪，必加知母以济黄芪之热，则先生用药精、细、简、便、验，堪称医学之最高境界也，我辈当终生努力之。

一、临证要点

心悸不可以一方概治之：证有虚实，以心气、心阴、心阳虚衰为本，以痰瘀痹阻为标。

初起表现心气不足者常选用补气之品，以炙甘草汤为基本方，可稍佐温阳之剂，如桂枝或附子，取其"少火生气"之意，同时加用健脾渗湿之品，以资后天气血生化之源，增加益气药的效力。气虚血瘀者用补阳还五汤加生脉散为基本方，气滞血瘀者用血府逐瘀汤加生脉散为基本方，心阳不振者用真武汤加黄芪、桂枝、菖蒲、远志为基本方，再随证加减。心阴虚者滋补阴血为主，如甘麦大枣汤、天王补心丹、黄连阿胶汤等，应于养阴药中酌加温通心阳之品，如桂枝、瓜蒌皮、薤白等，补而不腻，滋阴通阳。同时注意在辨证论治的基础上加用养血安神或重镇安神之品，以保护心神。

二、释疑解难

江植成：老师用衡通汤、衡通散，治心悸、怔忡患者，每收良效。衡通汤为治心悸与心脏诸症之主方，然心悸等症老师的辨证要点是什么？有何变通用法，炙甘草汤用治心悸的要点是什么？

李静：心悸首辨虚实，次辨寒热，主方是衡通汤或散。病急则用汤，病缓则用散。心悸、怔忡之阴阳气血两虚的主方是炙甘草汤；《医学衷中参西录》中之定心汤治怔忡之心阴虚有瘀偏热者之主方；安魂汤为治气血两虚兼有痰饮之主方；升陷汤为治心悸怔忡之大气下陷之主方；如有虚中夹实，虚中夹热，虚中夹寒者，皆可用衡通汤，夹热再加温胆汤，实热合用黄连解毒汤，或金银花、蒲公英、地丁等清热解毒类药。辨证要点是验舌脉，舌红苔黄或白腻者，湿热也。舌紫尖红斑点者瘀与热也，苔厚腻者，湿痰也。舌红紫，薄光者阴虚也。舌淡或苔白润者，虚寒也。舌边有暗瘀斑者，瘀血也。脉有力者实也，滑者痰也，涩滞者瘀血也，无力者虚也。衡通者，通之求衡是也。热加清热之黄连、黄芩类，寒加桂枝、附子类，气虚加人参、黄芪类，血虚加生地黄、阿胶类。肝虚加山萸肉，脾虚加生山药，心脾两虚加龙眼肉。有是病用是方，有是证用是药，随证施治，不可一见心悸则用炙甘草汤。我的经验是衡通法，衡通汤，求衡是也。虚则补之，实则泻之，热则清之，寒则温之。有痰则化之，虚多者多补少通，实多者多通少补。总以求衡为原则，此乃永立不败之地之法也。心悸之属虚者，用炙甘草汤为主，加用衡通汤之法，心悸之属虚中夹实者，用衡通汤合炙甘草汤之法。方药与病机息息相符，随证制宜也。

我读《医学衷中参西录》多年，经验认为张先生之论心病治法，与"定心汤""活络效灵丹"治心之本病。用定心汤，乳香、没药、丹参皆加为三钱之论，悟出先生此论实乃治心体自病，若心房门户变大小窄阔之类，即心脏血管梗死不通之类心体实质性病变可用之法。如心病之无实质性瘀血指征，则非乳香、没药之用武之地也。先生论心自不病，因身弱而累心致跳，当用治劳瘵诸方治之。此论实则为论治心脏功能性病变治法，即如炙甘草汤可用于心之阴阳两虚之心悸、心律不齐诸症，有是证用是法，有是瘀滞则用乳香、没药，此即于无字句处读书，触类旁通是也。将先生宏论与现代中医、现代医学理论融会贯通之，乃我辈中医之任也。先生论生乳香、没药之功用与药物篇与"活络效灵丹"方中甚详，读者当领悟此二药之功效，此二药一为治血中之气滞，一为治气中之血滞，二药合用有理气血瘀滞不通之功效，此与先生用"活络效灵丹"治诸病中可以悟出。然此二药有异味，久服每致败胃，故近代多有报道，有主张用桃仁、红花代替之，然桃仁、红花实不能代替之，观先生每用此二药治有形之癥瘕、积聚及疼痛量至各用五钱可知。既能治癥瘕、积聚，则心体本病之梗死当能化之散之，畏其异味者，嘱加红砂糖护胃可也。此从张先生之"定心汤"乳香、没药各用一钱，而论治心体自病时则用至三钱，可知先生用此二药之功用，在于化体内有形之瘀滞。先生时代医学检测尚未有如此先进之科学方法，故先生未能指出认定此"定心汤"重用此二药能治心肌梗死，先生只能认定此方药可治心体自病，如心房门户变大小窄阔之类。故我在临证用衡通法衡通汤时，与气血瘀滞之轻者每用衡通汤、散之原方，对瘀滞之重者，尤其认定其病为有形之瘀滞者，必加用乳香、没药，且必最少用至 10 克，而其有形之瘀滞如卵巢囊肿及各部位之肿瘤，唯其体虚食少胃纳不佳者，先从小量开始，且每注意顾护其脾胃，体不虚胃纳佳者每重用之，以求佳效。此即张锡纯先生论治心病用"定心汤"与用乳香、没药之功矣！先生与乳香、没药发前人所未发，且用二药之不同病证用不同剂量和煎服主张生用，制散方用制去油之法，则为先生所独创也！

　　血府逐瘀汤可治心脏自体本病之气血瘀滞证，与非心自病之功能性病，即气化不通导致其他脏腑之病证均可用之，关键要点是有是证方可用是法，即此衡通法为治气血瘀滞所致诸症可用。临证需辨其气血瘀滞之指征，特别是西医诊断不明的病，更需多考虑此衡通法、衡通汤。衡通汤的应用要点是舌质淡暗或淡紫，舌尖边有瘀血斑是为应用指征，而且舌淡或淡紫者其病为轻，其舌质越紫暗，瘀斑越重则病也愈重。此即瘀轻者用衡通汤足可胜任，瘀重者则需加用乳香、没药、生水蛭等药之道理，用药总以与病机息息相符为宜。

　　炙甘草汤乃治心动悸脉结代之名方，早年初习医时，遇心悸患者，每以炙甘草汤治之，有效有不效者，甚则有服药后心慌加重者，后随阅历的增长，方悟其中之妙。其适应证为心悸、失眠、头晕之心阴心阳两虚，舌淡少苔，脉结或代者方为对症。但如是阴虚内热患者、血瘀患者、痰火阻滞患者，当不可照方而用，须临证加减化裁，方为对症也。

　　名老中医岳美中说过，炙甘草汤中以炙甘草为名，当以炙甘草为主药，按现代用药计量当用 12 克方可有效，方中生地黄现代用量当为 48 克。

　　近代经方大家曹颖甫在《经方实验录》中论炙甘草汤曰："余用此方，无虑百数十次，未有不效者，其证以心动悸为主。若见脉结代，则其证为重，宜加重药量。否则，但觉头眩者为轻，投之更效。推其所以心动悸之理，血液不足也，故其脉必细小异常。妇女患此证甚者，且常影响于经事……及服本汤，则心血渐足，动悸小安，头眩除，经事调，虚汗止，脉象复，其功无穷。盖本方有七分阴药，三分阳药，阴药为体，阳药为用。生地至少当用六钱，桂枝至少也须一钱半，方有效力。若疑生地为厚腻，桂枝为大热，因而不敢重用，斯不足与谈经方也。"

又说："按本汤证脉象数者居多，甚在百至以上，迟者较少，甚在六十至以下，服本汤之后，其数者将减缓，其缓者将增速，悉渐近于标准之数。盖过犹不及，本汤能削其过而益其不及，药力伟矣……"又曰："按古方治病，在《伤寒论》《金匮要略》中，仲师原示人加减之法，而加减之药味，要不必出经方之外，如阴亏加人参而去芍药，腹痛加芍药而去黄芩，成例俱在，不可诬也。余用此方下利者去麻仁；大便不畅者重用麻仁，或竟加大黄；遇寒湿利则合用附子理中汤；卧寐不安者，加枣仁、朱砂。随证用药，绝无异人之处。仲景之法，固当如此也。"

李静按：此论可为用炙甘草汤之大法，亦可为用经方之大法也，更可为衡通汤衡通气血之大法，为医者临证用方之大法也。思之以前用此方治心动悸无怪有效有不效，乃阅历未到，功力未至也。后治心动悸，必详察其证，随证加减。此即前人云行医五十年，方知四十九年之非也。

胸　痹

师承切要

师承切要者，师承张先生胸痹论治之精要，以及笔者领悟与运用张师之学说与临床的心得体会，力求切中要点。《医学衷中参西录》中医方篇之治心病方、治阴虚劳热方、治痰饮方、治肺病方、治喘息方、治大气下陷方、治伤寒方、治温病方、治伤寒温病同用方、活络效灵丹方论，药物篇及医论等论中皆有论及，强调虚劳为虚中夹瘀之论，而创十全育真汤之方论，读者宜细读之。胸痹相当于冠状动脉粥样硬化性心脏病，也可见于心包炎，二尖瓣脱垂综合征，病毒性心肌炎，心肌病，慢性肺系等疾病出现胸闷、心痛彻背、短气、喘不得卧等症状者，各种原因引起的心律失常，如心动过速、心动过缓、早搏、心房颤动或扑动、房室传导阻滞、神经官能症、预激综合征等均可灵活运用。

《医学衷中参西录》中原文

"玉田王清任著《医林改错》一书，立活血逐瘀诸汤，按上中下部位，分消瘀血，统治百病，谓瘀血去而诸病自愈。其立言不无偏处，然其大旨则确有主见，是以用其方者，亦多效验。今愚因治劳瘵，故拟十全育真汤，于补药剂中，加三棱、莪术以通活气血，窃师仲景之大黄䗪虫丸、百劳丸之意也。且仲景于《金匮要略》列虚劳一门，特以血痹虚劳四字标为提纲。益知虚劳者必血痹，而血痹之甚，又未有不虚劳者。并知治虚劳必先治血痹，治血痹亦即所以治虚劳也。"

李静讲记

胸痹总属本虚标实之证，辨证首先辨虚实，分清标本。标实应区别气滞、痰浊、血瘀、寒凝的不同，本虚又应区别阴阳气血亏虚的不同。标实者：闷重而痛轻，兼见胸胁胀满、善太息、憋气、苔薄白、脉弦，多属气滞；胸部窒闷而痛，伴唾吐痰涎、苔腻、脉弦滑或弦数，多属痰浊；胸痛如绞，遇寒则发或得冷加剧，伴畏寒肢冷、舌淡苔白、脉细、为寒凝心脉所致；刺痛固定不移、痛有定处、夜间多发、舌紫暗或有瘀斑、脉结代或涩，由心脉瘀滞所致。本虚者：心胸隐痛而闷，因劳累而发，伴心慌、气短、乏力、舌淡胖嫩边有齿痕、脉沉细或结代者，多属心气不足；若绞痛兼见胸闷气短、四肢厥冷、神倦自汗、脉沉细，则为心阳不振；隐痛时作时止、缠绵不休、动则多发，伴口干、舌淡红而少苔、脉沉细而数，则属气阴两虚表现。

案例一：

患者刘某，男，年二十二，在西安数家大医院均诊为病毒性心肌炎，服用中西药物，经治年余未效。症状为心前区疼痛、胸闷、心慌、乏力、烦躁、眠差。察其舌红紫尖有红紫斑点密布，苔薄黄，舌中有一条长裂纹，辨证当为气血瘀滞、火毒瘀结，治以衡通散毒汤加升麻30克、公英30克、连翘12克、生地黄50克。

衡通散毒汤加减：当归、川芎、桃仁、红花、赤芍、柴胡、川牛膝、枳壳、桔梗、炙甘草、炮山甲、三七粉（药汁送服）各10克，生地黄50克，瓜蒌皮12克，瓜蒌仁（打碎）18克，天花粉18克，升麻30克，公英30克，连翘12克。

二诊：服一周诸症大减，改服衡通陷胸汤：

当归、川芎、桃仁、红花、赤芍、柴胡、川牛膝、枳壳、桔梗、炙甘草、炮山甲、三七粉（药汁送服）各10克，生地黄50克，黄连3克，瓜蒌皮12克，瓜蒌仁（打碎）18克，半夏10克。

三诊：上方服一周，胸闷、心慌、乏力、烦躁、眠差均减，视其舌仍偏燥热，改用衡通汤加滋阴清燥汤：

当归、川芎、桃仁、红花、赤芍、柴胡、川牛膝、枳壳、桔梗、炙甘草、炮山甲、三七粉（药汁送服）各10克，生地黄50克，滑石（布包煎）、生山药、白茅根各30克，生白芍18克，生鸡内金、炙甘草各12克。

四诊：上方加减服至一月，诸症均大减，舌尖红紫斑亦少，舌中裂纹已变小，仍偶有隐痛。乃处以衡通解毒汤：

当归、川芎、桃仁、红花、赤芍、柴胡、川牛膝、枳壳、桔梗、炙甘草、炮山甲、三七粉（药汁送服）各10克，生地50克，黄连3克，黄芩6克，黄柏6克，栀子6克，大黄3克。

五诊：此方加减又服一月，诸症又减，然劳累则仍有胸隐痛。患者外出打工，屡服煎药颇为不便，改用衡通散合用五味解毒汤制散装入胶囊服之。方为：黄连、黄芩、黄柏、栀子、大黄各等份。患者坚持服用半年，数次复诊，疼痛消除，舌尖红紫斑失，始告治愈。

江植成： 此证为我所亲见，老师据其舌，辨为气血瘀滞、湿热毒积，先用衡通散毒汤以荡散其毒热，而不忘顾护其阴，用生地黄50克，一周后毒减即用衡通陷胸汤以散其胸中瘀结之痰火与气滞，三诊又用衡通汤加滋阴清燥汤是为滋阴活血，四诊阴虚得以纠正则用衡通解毒汤是解其瘀积之热毒。而疏通气血始终是为大法，衡而通之，将所瘀已久之热通散，故病得愈。请教此证为何在多家医药诊为心肌炎，而久治不愈的症结何在？老师当时的思路是什么？

李静： 此证为我所治之心肌炎最重，疗程最长之一病例。曾治过许多病例，清其热，理其气，化其痰，活其血，数日即效，十余日即愈之。此证之病久瘀血重是为一，火热之瘀积重是二，瘀久之火热耗损其阴液导致气血更加燥结是为三。打工族需体力工作，导致用力耗气致瘀血加重，劳累则病情明显变化是为四。大医院用西药，火热与气血瘀结未能消之而导致更为瘀结是为五。血得温则行，然此证又偏内燥，清其热则愈燥，散其火则药性偏凉则血为之凝结是为六。然瘀热与火需清散，血需活，气阴需滋补，燥须润，故用衡通汤疏通气血与不温不燥、散毒之味荡散之，清热化痰非燥性之如天花粉、瓜蒌、升麻、公英、连翘，且又重用生地。二诊用衡通陷胸汤主要针对心上即胸中之小结胸证，痰热气血结于胸中之意。三诊则疏通气血与滋阴清热于一方。四诊服用一月，阴虚得以纠正，故需解瘀结之毒，而五味黄连解毒汤用量则偏轻，是病久之瘀结热毒，用药苦寒则易伤阴败胃也。五诊改用散剂是因患者服用不便，且为治其余热与疏通气血，缓治之可也。

此证病已久必有瘀，而其瘀则需辨，舌红紫舌尖红斑高出舌面且多，苔薄黄是为热郁，其苔薄黄即为燥，关键上舌尖红斑密布是瘀热之明证。其舌若非紫，则为郁热也暂，清之散之亦易，舌紫者为血瘀且热之象也。热郁之久必耗其阴，舌中有一条长裂纹，为肝气郁滞、阴虚液燥所致，故其内燥是必然的。只清其热则愈燥，愈燥则热愈为之瘀结，故须在疏通气血，清热解毒时顾护其阴为要点。若舌中无裂纹，舌质淡，舌尖有红斑则为瘀热未久，体内未燥，故曰治之易。复杂之久病，则需用复杂之方，即为兼备法也。病毒性心肌炎，只用清热解毒药，是一位医生均会用之法，岂不知体有瘀结之病，非徒用清热解毒药所能清散，且毒热耗阴损液致燥久之瘀结更甚，故养阴滋阴清热与疏通气血法同用方为对症，即有是证用是法也。此证有热瘀积则需清之散之，有阴虚液燥则需滋之润之，有气血瘀滞则疏通散之，诸症所致是为衡已失衡，滋其阴，润其燥，疏其气，活其血则气血得通，气血得通则瘀热方易散之复衡，此即为各得其所治是也，然此数法于一法仍为衡通法是也！

案例二：

王姓女年六十，胸闷、心悸，自述心慌、动则气促，不能劳作。诊其舌淡紫暗，苔白润，脉弦，并有四肢疼痛，气候变化加重。验血为风湿病。辨证属胸痹，风湿痹证。

处方衡通散方：

当归、川芎、桃仁、红花、赤芍、柴胡、川牛膝、枳壳、桔梗、甘草、炮山甲、三七粉各10克，每日三次，每次10克，温水送下。服至一月，诸症均减，服至半年，诸症消失，验血风湿转为阴性，又服三月而愈。多年来用此方治气滞血瘀诸证寒热不著者每收佳效，可谓屡用屡验者也。若风偏重者，多有疼痛无定处；偏风湿者，多有四肢肿胀；偏风湿热重者，多为舌红紫苔腻而燥。只用衡通散者，气血瘀滞重，风、湿、热、虚均不著也。衡通散疏通气血之际，可将风、湿、热疏通散之。虚者需加补益之人参、黄芪、山萸肉。

李洪波：此证与我妈妈之病相似，但症轻。我妈妈胸闷、心悸，老师验舌为舌质紫淡，辨证为风湿导致气血瘀滞，建议拍片并验血查风湿。2005年初时我学医时短，并不认为妈妈的病有如此之重，结果拍片诊为心脏扩大。老师主用衡通散，服三月感觉胸闷、心悸好转，拍片有好转，后查血抗"O"为阳性，我方知确有风湿。然老师仍主张服用衡通散疏通气血，为何不用治风湿痹症之药？

李静：治病需辨其主症，抓其主症。主症是气血瘀滞，则用衡通散疏通其气血瘀滞。虚加补虚之品，风加祛风之药，湿加祛湿之药，热加清热通络之药，有是病用是方，有是证用是药。此衡通汤、散非只治心之瘀滞，亦可治风湿之瘀滞，脏腑之瘀滞，经络之瘀滞。风湿热瘀滞经络是为风湿痹证，风湿热痹瘀滞心脏是为胸痹。痹者，瘀塞不通也。风湿热痹瘀滞之轻者，为时短者，用祛风湿热之药治之，用桂芍知母汤，愈之也速。风湿热痹瘀滞之重者，衡通汤、散疏通气血，疏风祛湿清热通络为药合用之，愈之也速。风湿热痹导致气血瘀积之实质性变者愈之则缓，风湿热痹导致气血瘀积极重者愈之则难，诸多心脏病突然发作导致不救者是也。现代医学诊断此证，手法科学，手段高明，结果明察秋毫。然其与气血痹塞之轻者，往往不能明确诊断，致心脏之气血瘀塞日渐加重，而突然发作，来不及抢救。若能用中医之诊断方法来辨证论治，防患于未然，岂不是于病人有利，于医学是进步吗？故中医有上工治未病之说。

西医诊断心脏病梗死需有准确的数据是为科学，然不能将未至瘀塞之证诊断明确也是科学，诊断明确也没有好的办法将其瘀塞消除也是科学，只给服用丹参片、救心丸也是科学。岂不知丹参片、救心丸只适用于某病某时，病有千变，药仍如此，这样的模式虽然可以复制，虽然科学，然而现代人越来越多的死于心脏病，而且多为突发是为何故？为何会导致突发？气血瘀滞也！张锡纯先生早已指出大气下陷每致此病，人多不察。上工治未病即包括防患于未然。中医早在几千年前即有扁鹊与齐桓侯望诊断病之说，然仍有人说其没有科学数据，无法复制，看不见，摸不着，怎么就忘记了邓小平先生不管黑猫白猫，抓住老鼠就是好猫的千古名言了呢？

一个好的中医师能够凭据四诊结合即能诊断出人的气血运行情况，根据中医阴阳五行、脏腑经络即可作出判断其病情发展程度，虽然是经验医学，看不见，摸不着，但其中含有相当的哲理，不明中医精髓的人根本不可能理解。不能理解它，就去责难它，对吗？为什么不让理解它的人运用发挥呢？日本医家、韩国医家在想方设法理解它，研究它，证明它的价值所在。日本医家甚至说让中国人十年以后向日本人学中医，难道真的是外国的月亮比中国圆？外来的和尚好念经？观许多名医名著上有治心脏病服药一年多方可治愈的案例即是此理，而现代人之心脏病服西药、中成药丹参片数年、十多年的不是大有人在吗？何者？模式化也。如何能从西医这种模式中将中医解放出来，那才是病人之福，中华医学之幸也。让心脏病久服丹参片、速效救心丸之病人早日得以康复，则非用中医整体观念，辨证论治，因人制宜，随证施治不可。那些异想天开的想法，将丹参片制成丹参滴丸，速效救心丸制成救心丹，只是另一种模式化的翻版而已。其与中医之整体观念，辨证论治相差甚远，与原来的中成药冲剂直接冲服，改换成颗粒化服没有什么两样，还是执死方以治活人，胶柱鼓瑟也！

案例三：

谢姓女，年五十六岁。胸闷、胸痛年余，每至后半夜则憋闷至醒，再难入睡。至医院多次，做心电图等检查均正常。其诉胸痛彻背，憋闷每晚必有发作，而西医均因查不出病因只给对症治疗，毫无效果，故来诊。自述病已数年，初不在意，后至每晚发作始去医院诊治，然至今年余不效。视其舌紫，舌尖红斑点高出舌面且多，苔白腻，舌底则有多条深裂纹，脉弦滑大。此证为胸痹，乃风、湿、热瘀之痹证也。久之痰热瘀积，导致阴分耗损，瘀积愈甚。治当疏通气血，而其湿、热、风、痰为致瘀积于胸中之结胸证也。此痹证日久，患者自述已经数年，其瘀乃必然。小陷胸可治结胸于心上心下，且此证又为风湿热痰瘀并重，其气血两虚与瘀为本，风湿热痰致痹证结胸为标。故用衡通陷胸汤为主方，加用桑寄生、土茯苓、桑枝、天花粉以增强祛风散热祛湿化痰之功效，方用衡通陷胸汤加味：

当归、川芎、桃仁、红花、赤芍、柴胡、川牛膝、枳壳、桔梗、炙

甘草、生地黄、炮山甲、三七粉（药汁送服）各10克，黄连3克，瓜蒌皮12克，瓜蒌仁（打碎）18克，半夏10克。桑寄生、土茯苓、桑枝各30克，天花粉18克。

上方服三剂则效，服至一月胸闷大减，舌尖红斑减少，苔腻减，舌底裂纹仍有，故仍用上方加山萸肉、天冬。又服一月，每晚发作之胸中憋闷至醒的时间极短，不到一分钟即过，患者信心大增，坚持服至三月病愈。

李洪波：此证每至后半夜憋闷至醒年余，而西医仍不能诊断明确，只给对症处理，故不能收效，此即西医之短，难道非等到心肌梗死才能明确诊断吗？而中医之四诊八纲、脏腑经络辨证即可辨为风、湿、热瘀之痹证，疏通气血与祛风湿、清热化痰散结而兼顾养阴于一方，则痹证得治，憋闷症状消失，是为气血畅通，体内平衡得复，实为找出偏差，纠正偏差，通之散之是为衡之衡通法也，此实亦为中医之长处也。

案例四：

李姓女，年五十三岁，胸闷、气憋年余，自述脘痞、下腹胀、下肢凉，视其舌质暗紫，舌尖边有暗瘀斑，苔白腻润滑，脉弦涩。腹诊脘痞微胀，下腹并不胀。思古人云，病人自述腹胀，而无实胀者为瘀血。此证舌质暗紫尖边瘀斑明显，且有苔腻滑，下肢凉，主诉腹胀，正为瘀血之指征。病人诉经医多用疏肝理气，屡服顺气药，反而越感腹胀。告知其证为瘀血且偏寒，血得温则行，得凉则凝，故需用温通之剂。下腹胀当用桃仁承气汤，但此证偏寒，少腹逐瘀汤本属对症，然此证之胸痹、胸闷、脘痞又不符。病人诉下腹胀，但下腹无可攻之征象，而胸闷脘痞屡用理气顺气药不效是为瘀血屡用理气药反伤其气也。气滞则血滞，故感觉下腹胀，下肢凉，且有肛门下坠感。治病求本，其本为瘀且偏寒，所幸体质尚健，然也不可再行顺气。治用衡通法，方用衡通温通汤：

当归、川芎、桃仁、红花、赤芍、柴胡、川牛膝、枳壳、桔梗、炙甘草、生地黄、炮山甲、三七粉（药汁送服）各10克，桂枝10克，黑附片 10 克，生姜 12 克，皂角刺 12 克，六剂，水煎服。

二诊：服药后腹胀大减，上方续服十二剂。

三诊：自述家人说其肚子变小，但自己感觉仍有腹胀。视其舌脉仍然，上方加乳香、没药各 10 克，以增强化瘀之功。十二剂。

四诊：舌之瘀斑松散之，上方续服十二剂，后腹胀消失，嘱服衡通散二月以通散余邪。

一、临证要点

1. 胸痹治疗应以通为补，通补结合

胸痹患者临床以胸闷、心痛、气短为其特征，兼有心悸、眩晕、肢麻、疲乏等证，其病机为本虚标实。临床治疗应以通为补，其"通"法包括芳香温通法，如苏合香丸、冠心苏合丸、速效救心丸、心痛丸、宽胸丸、麝香保心丸等，但不宜过用久服，以免耗伤心气和心阴；宣痹通阳法，如瓜蒌薤白半夏汤、枳实薤白桂枝汤、瓜蒌片等；活血化瘀法，如血府逐瘀汤、失笑散、三七粉、复方丹参滴丸、心可舒、地奥心血康及川芎嗪、香丹、葛根素、脉络宁、冠心Ⅱ号等注射液。临证可加养血活血药，如鸡血藤、益母草、当归等，活血而不伤正。"补"法包括补气血，选用八珍汤、当归补血汤等；温肾阳选加仙灵脾、仙茅、补骨脂；补肾阴选加首乌延寿丹、左归丸等，有助于疗效的巩固。临床证明，通法与补法是治疗胸痹的不可分割的两大原则，应通补结合，交替应用为妥。

2. 活血化瘀法的应用

活血化瘀法治疗胸痹不失为一个重要途径，但切不可不辨证施治，一味地活血化瘀，若将胸痹的治疗思路，仅仅局限于活血化瘀治法，势必影响疗效的提高和巩固。胸痹的基本病机是本虚标实，其瘀血的形成，多由正气亏损、气虚阳虚或气阴两虚而致，亦可因寒凝、痰浊、气滞而诱发。加之本病具有反复发作，病程日久的特点，所以单纯属血瘀实证者甚微，多表现为气虚血瘀或痰瘀交阻、气滞血瘀等夹杂证候，故

临床治疗应注意在活血化瘀中伍以益气、养阴、理气之品，辨证用药，加强祛瘀疗效。活血化瘀药物临床上主要选用养血活血之品，如丹参、鸡血藤、当归、赤芍、郁金、川芎、红花、泽兰、牛膝、桃仁、三七、水蛭、地龙、益母草、山楂、琥珀粉等，但破血攻伐之品，虽有止痛作用，但易伤及正气，应慎用。若必用，切不可久用、多用，痛止后须扶正养阴，方可巩固疗效。同时必须注意有无出血倾向或征象，一旦发现，立即停用，并予相应处理。

3. 芳香温通药的应用

寒邪内闭是导致胸痹发作的重要病机之一，临床以芳香走窜、温通行气类中药治疗胸痹源远流长，如桂心、干姜、吴茱萸、麝香、细辛、蜀椒、丁香、木香、安息香、苏合香油等芳香温通之品。近几年来，在此基础上各地研制的心痛舒喷雾剂、苏合香丸、麝香保心丸、麝香苏合丸、速效救心丸等速效、高效、无毒、无副作用的芳香温通制剂，显示出良好的效果较好地满足于临床需要。实验研究证实，芳香温通类药大多含有挥发油，具有解除冠脉痉挛、增加冠脉流量、减少心肌耗氧量、改善心肌供血，同时对血液流变性，心肌收缩力均有良好的影响。

然而，寒邪容易侵袭阳虚之人，同时耗伤阳气，而阳虚又易感受外寒，产生阴寒之邪，导致阴寒凝滞心脉而发胸痹，临床常伴有阳虚之象，芳香温通药物宜配合温补阳气之剂，以取温阳散寒之功。但芳香温通药物具有辛散走窜之弊，不可一味辛散寒邪，中病即止，以防耗伤阳气。

4. 注意益气化痰

痰浊不仅与胸痹的发病直接有关，而且与肥胖、高脂血症等相关，痰阻心胸证多见于肥胖患者，每因过食肥甘、贪杯好饮，伤及脾胃，脾运失司，痰湿郁滞，留踞心胸，痰性黏腻，易滞阳气，阻滞血运，造成气虚湿浊痰阻为患。治疗应着重从健脾胃入手，在祛痰的同时，适时应用健脾益气，以取脾健生痰乏源，痰化气行则血亦行。临床选温胆汤为基本方，痰浊阻滞明显者可酌加全瓜蒌、胆南星、石菖蒲、郁金等；气虚明显可酌加党参、黄芪、黄精或西洋参另蒸兑服，注意补气之品用量不宜太大，多用反而补滞，不利于豁痰通脉。

5. 治本以补肾为主

胸痹属本虚标实之病证，本虚指心、肝、脾、肾等脏腑功能失调，气血阴阳亏虚。然脏腑亏虚，根本在于肾虚。肾为先天之本，水火之宅，内藏真阴，"五脏之阴，非此不能滋"，心血依赖肾精而化生，肾又内寄元阳，为一身阳气之源，"五脏之阳，非此不能发"。肾阳旺盛，则心阳振奋，鼓动有力，血行畅通。临床胸痹好发于中老年人，此时人体肾气逐渐衰退，可见该病的发生与肾虚有着必然的内在关系。年老肾亏，肾阳不能蒸腾，可致心阳虚衰，行血无力，久而致气滞血瘀。亦可致脾土失温、气血化源不足，营亏血少，脉道不充，血行不畅，皆可发为胸痹。因此在临证治疗中，应重视补肾固本，尤其在胸痹缓解期的治疗中尤为重要。常以何首乌、枸杞子、女贞子、旱莲草、生地黄、当归、白芍等滋肾阴；用黄精、菟丝子、山萸肉、杜仲、桑寄生等补肾气；桂枝、仙灵脾、仙茅、补骨脂等温肾阳。

二、释疑解难

李洪波：观老师治胸痹有用桂芍知母汤有效的，有用桂芍知母汤合衡通汤有效的，有加用羚羊角、桑枝、忍冬藤、丝瓜络方效的，有用衡通汤加温通药收效的，有只用衡通汤而收功的，其中的道理何在？

李静：此即中医辨证施治的精要所在，实亦中医有是证用是方之理，求衡之理也。用桂芍知母汤者，必为胸痹之风湿热夹杂者。加用衡通汤者，是有气血瘀滞也。用羚羊角等是胸痹之偏热者。用衡通温通汤，是证偏寒需用温通回阳方可衡者。只用衡通者，是其病本气血瘀滞也。舌紫暗，边尖有瘀斑者，是为气血瘀滞之明证。舌红紫尖边有红紫斑点者，热瘀也。舌紫暗苔白腻或燥者，风湿也。舌淡暗苔白润滑者，偏寒也。此论与用伤寒经方之有麻黄汤证用麻黄汤，有桂枝汤证用桂枝汤同一道理。衡通者，找出所偏，纠正之。纠正之法，或通、或散、或清、或泄、或温、或补、或滋其阴是也。衡通法是以通求衡之法，实亦为兼备法。

李洪波：明白了，我妈的病一直用衡通散，既治其胸痹之心脏扩大，又治其风湿痹证，而其风湿痹证先愈之，胸痹证则缓。老师治其骨刺即骨质增生又加皂刺即效，是其证均为气血瘀滞，衡通法治气血瘀滞之不论何证，只要辨证为气血瘀滞即可用之，视其所偏正之即可。即衡通汤是疏通气血，有瘀滞者可加散之之药，有热者加清热之药，需泄者加宣泄之品，虚寒者加温药，气血虚者加用补药，阴虚者加用滋阴之药。如此论点我感觉学之易懂易明，易掌握，您老此论实为学用中医之一大捷径也！

曾泽林：观老师治胸痹，所用之方药皆与教科书上所用之药大相径庭，很少用芳香类温通药者为何？

李静：此即现代人体质改变之必然。现代人养尊处优的人为多，且与生活习惯、生存环境均有关系。上饭店去看即知，煎炒油炸美味多偏于燥热，滥用抗生素又多耗阴损液，气血瘀滞者越来越多。古人云，气有余便是火。故临证需找其偏差，找出偏差，纠正之，故衡通法是为捷径。临证偶然有偏寒之证，每用衡通回阳、温通之法即可纠正之。用时尚需注意顾护其阴，无需再用香燥类药再耗损其气血。因此抓主症，选用首选方为要点。关键要辨明何证为主症？当用何法？何方？何药？衡通法是法，找出偏差，纠而正之之法也。

周凤梧曰："把金元四大家归纳为：张子和的攻破，是祛邪以安正；李东垣的重脾胃，是扶正以祛邪。当正虚为主时，采用东垣法，邪实为主时，采用子和法，二者并不矛盾。刘河间之寒凉，是泻阳盛之火；朱丹溪之补阴，宜于治阴虚之火，两家都能治火，只是虚实有别。东垣诸方之所以补而不壅，全在于补中有行。河间之所以寒不伤中，全在于寒而不滞，使苦寒之药，只能清火，不至于留中败胃。有时也纯用守而不走的苦寒剂，如黄连解毒汤等，但究是少数。子和之主攻破，毕竟是施于经络湮瘀，或肠胃瘀滞之实证，如果不实而虚，即非所宜。"

衡通汤是治气血瘀滞，阴阳失衡之方，对风湿热偏重之痹证，或是胸痹证，当首选桂芍知母汤，风寒湿热用之各当，然有瘀滞者则用衡通

149

汤少量，或径用衡通散可也。气虚重者重用黄芪、山萸肉，衡通方则减其量，此即动药静药结合之理也。阴虚者重用滋阴类药，轻用衡通方，亦为动药静药结合也。偏于寒者温通之即可回阳，须知动药、温药量过重亦会耗阴损气之理，欲通反而不通是也。通散药与滋补、温补之静药，与苦寒清解药配伍可使药力流通，不至于攻补太过，是用药与病息息相符之理也。

不 寐

● 师承切要

师承切要者，师承张先生不寐论治之精要，以及笔者领悟与运用张师之学说与临床的心得体会，力求切中要点。《医学衷中参西录》中医方篇之治心病用安魂汤，并借用西药安神药以治其标。治阴虚劳热方中之十全育真汤，治痰饮方，治大气下陷方，药物篇，治伤寒方，治温病方，治伤寒温病同用方及医论等论中皆有论及，读者宜细读之。也就是需将书中论点衷中参西运用于西医学的神经官能症、围绝经期综合征、慢性消化不良、贫血、动脉粥样硬化症等。

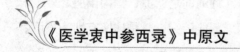

《医学衷中参西录》中原文

安魂汤

龙眼肉六钱，酸枣仁（炒捣）四钱，生龙骨（捣末）五钱，生牡蛎（捣末）五钱，清半夏三钱，茯苓片三钱，生赭石（轧细）四钱。

若服一二剂后无效者，可于服汤药之外，临睡时服西药"臭剥"

1克，相当于现代之安眠类药。借其麻痹神经之力，以收一时之效，使汤药易于为力也。方书谓：痰饮停于心下，其人多惊悸不寐。盖心火也，痰饮、水也，火畏水刑，故惊悸至于不寐也。然痰饮停滞于心下者，多由思虑过度，其人心脏气血，恒因思虑而有所伤损。故方中用龙眼肉以补心血，酸枣仁以敛心气，龙骨、牡蛎以安魂魄，半夏、茯苓以清痰饮，赭石以导引心阳下潜，使之归藏于阴，以成瞌睡之功也。

李静讲记

张先生衷中参西之意为用西药治其标，中药治其本也。张先生此意，我在临床上亦常用之，多于病人焦虑不安时用之，用西药"多虑平"片，每晚睡时服之。如是阳虚失眠之证，则用西药维生素 B_1 片，每天三次，每次服五片。以调整其自主神经功能紊乱，并以对症中药服之，以治其本，每收佳效。

一病必有一主方，安魂汤为张先生论治失眠病之主方也。一方必有一主药，则半夏为此方之主药也。此方之治失眠，是心中气血亏损，兼心下痰饮而致惊悸不寐，故半夏为治痰饮之主药可知。

我在临床时常用生半夏，加等量之生姜，化痰安眠之功更胜。唯半夏化痰而安神为功，用量多在18克或更多，方中其他药亦相应增其量。是因现代之中药药性不如以前地道野生之药物，多为人工栽培而成，其力小之故也。痰火重者常加竹茹18克，再加枳实10克，合温胆汤之意每收佳效。心火重者每加黄连、淡竹叶；心阴虚者每加生地黄，肝火重者每加羚羊角可也。

心脾两虚的失眠，多见面色不华、体倦神疲、头眩目重、舌淡脉细弱，治法为滋养心脾，方用归脾汤。血虚失眠多见心火偏旺，烦躁、多汗、口舌干燥，治用天王补心丹、朱砂安神丸。心肾不交的失眠为肾阴亏损、心火独亢，治用黄连阿胶汤、交泰丸。肝虚的失眠是肝血不藏而致，治用酸枣仁汤。脏躁所致的失眠用甘麦大枣汤。肝阳偏旺的失眠，治用琥珀丸。饮食积滞和痰火中阻的失眠，治用温胆汤、半夏秫米汤。

案例一：

陈姓女，年三十二岁，失眠已久，屡服安神补脑液，数日不服则不能睡眠来诊。自述急躁，心慌，心烦，失眠多梦，经来提前数天且量多。视其舌质紫红，舌尖红斑点甚多，苔白薄腻且干，脉弦。证属肝火盛、木火扰心，方用安魂汤、衡通散加清肝散郁之品。

方用：龙眼肉18克，酸枣仁（炒捣）12克，生龙骨（捣末）30克，生牡蛎（捣末）30克，清半夏18克，茯苓片10克，生赭石（轧细）30克，生地黄30克，白茅根30克，羚羊角丝5克，连翘12克，白芍18克，黄连5克，竹茹18克，水煎服，每日一剂，水煎服，七剂。

当归、川芎、桃仁、红花、赤芍、柴胡、川牛膝、枳壳、桔梗、甘草、炮山甲各10克，三七粉6克。制成散，每次服10克，日二至三次。

一周后来诊，诉心烦失眠诸症有所减，诊其舌尖紫斑渐消。仍用上方，黄连、羚羊角减为各3克。后服至四周，舌尖紫斑方消尽，自述心烦大大好转，睡眠亦佳，唯偶有头晕。嘱服上方七剂，隔日服一剂，以巩固疗效。

案例二：

靳姓女，年四十三岁，失眠数年久治不愈。主诉肝区隐痛，纳呆食少，腿酸无力，视其舌淡紫，舌边有齿痕，苔薄白，脉弦细。辨证属肝脾两虚，气血瘀滞。肝区隐痛者肝虚，纳呆食少者脾虚也。病久必有瘀，故此证为肝脾两虚。气血既虚则无力运行，上不能供于脑则失眠，治用衡通汤原方加生鸡内金合理冲汤之意。方用：

当归、川芎、桃仁、红花、赤芍、柴胡、川牛膝、枳壳、桔梗、炙甘草、生地黄、炮山甲、三七粉（药汁送服）各10克，白芍、山萸肉、生山药各30克，白芍、人参各10克，黄芪10克，生鸡内金10克。七剂。

服药后诸症均减，又服七剂诸症缓解，后服衡通散一月巩固之。

案例三：

王姓女，年四十六岁，患失眠十年，久治无效。屡用安定类药来维持，而且变换了数种品种。患者自述十年多来服中西药从未间断，然从未治愈。后服西药胖了许多，但力气却无，腹胀腹泻。服西药少则不能眠，故每需加大剂量，久之不效，则又需更换。视其舌质淡，苔白腻润滑垢，舌边有齿痕，舌尖有少量小红斑，脉弦细硬尺弱。证属肝郁脾肾阳虚，气滞血瘀。脾虚则湿滞，故有腹胀腹泻，肝郁则木克土。自述求医无数，服药若用汽车拉一车也拉不完。然其服之药多为枣仁、远志、夜交藤等。服过朱砂等安神类，滋阴、镇静类然均不效，痛苦万分。

此证病久有瘀，故首用衡通散疏通气血。舌淡苔腻垢是为脾虚湿滞，湿滞则气化瘀滞，气化瘀滞则不能供血于脑而失眠，而气机瘀滞则湿更瘀结。故疏通气血之衡通汤合温通之桂枝、附片、人参、山萸肉、鹿角胶，温补通散于一方，方用衡通温通汤加鹿角胶：

当归、川芎、桃仁、红花、赤芍、柴胡、川牛膝、枳壳、桔梗、炙甘草、生地黄、炮山甲、三七粉（药汁送服）各10克，桂枝10克，黑附片10克，人参12克，山萸肉30克，生姜12克，皂角刺12克，鹿角胶10克，七剂。每日一剂，水煎服。另嘱服维生素B_1片，每天三次，每次五片。

服药后大便每日五六次且量多，睡眠有好转。患者来询问，告知是药力在疏通气血，将瘀滞于胃肠之湿痰秽浊排出，服之无妨。

学生曾泽林：此证十年失眠，久治不效，用安眠药来维持。而老师辨证为脾虚导致气血瘀滞，用衡通温通汤加鹿角胶，服后大便通，日泻五六次。视此方药并无可致腹泻之药而腹泻者为何？而且腹泻二日后渐止，而久不能眠之证得以迅速缓解之道理何在？

李静：失眠的病因较多，故辨证施治甚为重要。此即网上记者所论四十多个中医治同一失眠证而开四十多个不同的处方的道理所在。此例之失眠证十年久治不愈，服中药西药无数，一直在用西药安眠镇静药变换品种来维持，此即说明西医治此证虽有规范用药，然不能治其病因，只能针对性地用药，服则有效，停则不效，久用亦不效。其服用中成药较多，且多为镇静安神类方药，是未能治病求本也。久病必有瘀，此证十年之久，瘀则明也。初病验舌态，久病验舌质，此证舌质淡苔腻垢，舌边有齿痕是为脾虚湿滞，腹胀腹泻乏力均属脾虚湿困之证。气血瘀滞则湿更难化，气化瘀滞则更加剧气滞血瘀。故用衡通温通法温通之后大便增多，瘀滞之湿祛之则腹泻自止，故三日后即减为日二次，气血得通，血供于脑则失眠自效也。

案例四：

学生李想问：某女，三十三岁，视其眼圈黑，舌淡，苔白腻，舌尖有红斑，脉弦细。自述一直梦多，睡醒后比不睡还累，整天犯困，走着就感觉眼睛睁不动了。无法集中思想，头晕乎乎的，有时过马路感觉被车子撞死就好了，睡觉时想要是睡着了再也别醒就好了。从不知精力充沛是什么滋味，从来也没有一觉睡到天亮的感觉，每天早上起来头晕没精神，真的有种生不如死的感觉。中医西医看过不少，只要改善睡眠的药啊保健品啊基本都尝试过，真的感觉生不如死，好累。

李静：此病主要是睡时多梦，然病因复杂。一直在服药，但为何无效呢？答案很简单，不对症也。失眠多梦的原因很多，但总的是血不能上供于大脑所致。而不能供血于脑的原因一是心肾失调，肾水虚极则心火偏亢，心火上扰于脑则脑为之失常，故梦多也。二是胆火扰心，此二因是严重失眠多梦的主要原因。还有是心脾两虚也可致多梦，但不会如此之重。心肾失调心火偏胜之症状为心烦意乱，心慌头晕。肝胆之火上扰之多梦为口苦，急躁易怒，或心惊胆怯，以致多梦纷纭。心脾两虚之多梦为头晕心悸，舌边齿痕是脾虚，大便日二三次，能吃饭与服药有关。西医开镇静安神之药服之可效，久服则晕晕乎乎的，中成药多为滋补安神的，而此病属心脾两亏、阴阳俱虚、气血瘀滞。阴者血也，气者阳也。因虚而致瘀滞不畅，血不能上供于脑，可服衡通汤合滋阴清燥汤：

当归、川芎、桃仁、红花、赤芍、柴胡、川牛膝、枳壳、桔梗、炙甘草、生地黄、炮山甲、三七粉（药汁送服）各10克，山萸肉、生山药各30克，羚羊角丝6克，滑石（布包煎）18克。

此证与肝胆、心脾、肾俱有关。肝属木，肝藏血。心属火，心主血。肾属水，肾主气。此病为气血阴阳俱虚，因虚而导致气血无力运行于脑所致。而且肝胆虚火上升，扰乱于心则心悸，虚火上扰于脑则不能眠。肾属水，水生木，故当先滋其肾阴，肾阴得充，则肝火木得养，水生木故也。肝得养则心火得平，心血得养，木生火故也。肾肝心之阴血得养，阴平则阳秘，阴阳平衡方能无病。然只补阴不行，需用疏通气血之药以助药力之流通，故滋补养阴之药属静药，用量宜大，疏通气血之药属动药，用量宜轻。病人体内如冬季之黄河，阴虚则干燥，干燥则火生，干燥则血流慢。故心悸乃气血阴阳俱虚也。只用安神、养心之药，不能令气血流通所以无效也！

一、临证要点

《医学衷中参西录》中，张先生自拟"安魂汤"治心中气血虚损，兼心下停有痰饮，致惊悸不寐。先生制此方，实从《内经》半夏秫米汤方悟出。书中论半夏能通阴阳，秫米能和脾胃。阴阳通，脾胃和，其人即可安睡。故《内经》有饮药后，"复杯即瞑"，是说其效之神速也。先生书中有用鲜莱菔四两切丝，煎汤两茶杯，再用其汤煎清半夏四钱服之，当夜即能安睡之例。又有用苦瓜蒂十枚焙焦轧细，空心时开水送服，吐出胶痰数碗，顿觉心中舒畅，又送服炒熟之枣仁细末二钱，其夜遂能安睡之例。善用龙骨、牡蛎镇静安神，于现代医学之神经衰弱治法相符合，异曲同工也。

二、释疑解难

江植成：老师，学生常见您老诊治失眠多梦、精神不佳、困倦乏力之患者，每用"衡通汤、散"，治之有效者为何？

李静：我常用衡通汤治失眠多梦、精神不佳、神疲乏力之证，是因为现代人的生活节奏导致的亚健康状态，还有自购成品药如安神补心胶囊、安神补脑液等药久服无大效之患者较为多见。失眠病者往往自购成药久服，或经医治之，虽有效但不太理想。所治的失眠为肝胆痰结火郁而致气血瘀滞者为多。故疏通气血，清其肝胆痰火，则气通血顺痰消火散，一般一周即效。肝胆郁火痰消后，用衡通散疏导之，则为治本之道也。

我常向病人说，人是一个整体，人的大脑超负荷的运作，必然导致气血不足，心肾失调。痰火湿热阻塞经络，气血运行不畅，很像汽车油路不畅一样。汽车供油管道不畅通，汽车必然跑不快了，人的经络血脉被有形之痰，无形之火瘀滞，则气血不能正常供应于大脑，恶性循环久之，则失眠乏力成也。

治法当清火化痰，疏通气血为要。服用西药安神镇静之药是头痛治头，中医中药也是一概用安神补心，镇静补脑之药，岂不也是扬汤止沸吗？清其火，化其痰，疏其气，通其血，病去则自安矣。用衡通汤疏通之，阴虚合用补阴，阳虚合用补阳，气虚补气，血虚补血，有痰化之，有热清之，辅以镇静安神之品，收效也速，标本兼治也。

（附）多　寐

多寐指不分昼夜，时时欲睡，呼之即醒，醒后复睡的病证，亦称"嗜睡""多卧""嗜眠""多眠"等。本病的病位在心，与脾肾关系密切，多属本虚标实。治疗在健脾的基础上，用香砂六君子汤加生麦芽以醒脾，有瘀滞则通散之。

1985 年与友人宁医生同诊一人，年四十岁，体颇丰，患多寐多年。嗜睡症状每至吃饭时将饭碗扔掉了，走路亦可睡着，与人讲话时即可睡着。诊其舌质淡，舌体胖大，苔白腻，脉滑大。诊为痰湿困脾，用大剂香砂六君子汤加生麦芽 30 克、白术 30 克、生半夏 30 克，加等量生姜。方为：党参、白术、云茯苓、生半夏、生麦芽、生姜各 30 克，陈皮、炙甘草各 10 克，木香、砂仁各 6 克。

服一月始效，守方三月方愈。此方用香砂六君子汤健脾除湿，生麦芽醒脾，半夏生用燥湿化痰之力甚强，然需加生姜以解生半夏之毒也，用于寒湿风痰效佳。

癫　狂

师承切要

师承切要者，师承张先生癫狂论治之精要，以及笔者领悟与运用张师之学说与临床的心得体会，力求切中要点。《医学衷中参西录》中医方篇之治癫狂方、治痫风方、治心病方、治阴虚劳热方、治痰饮方、治大气下陷方、药物篇及医论等论中皆有论及，读者宜细读之。且需将书中论癫证之实者可用荡痰汤之攻法，虚者用调气养神汤之理，在临床上正确地运用于西医学精神分裂症、躁狂抑郁症等病证。

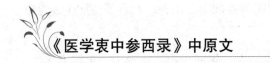

《医学衷中参西录》中原文

荡痰汤

治癫狂失心，脉滑实者。

生赭石（轧细）二两，大黄一两，朴硝六钱，清半夏三钱，郁金三钱。

荡痰加甘遂汤

治前证，顽痰凝结之甚者，非其证大实不可轻投。其方，即前方加甘遂末二钱，将他药煎好，调药汤中服。凡用甘遂，宜为末，水送服。或用其末，调药汤中服。若入汤剂煎服，必然吐出。又凡药中有甘遂，不可连日服之，必隔两三日方可再服，不然亦多吐出。又其性与甘草相犯，用者须切记。

李静讲记

张先生《医学衷中参西录》书中所论甚为精辟，其初微露癫意者，痰火犹不甚剧也。迨痰火积而益盛，则发狂矣。是以狂之甚者，用药下其痰，恒作红色，痰而至于红，其热可知。迨病久，则所瘀之痰，皆变为顽痰。其神明淆乱已极，又渐至无所知觉，而变为癫证。且其知觉欲无，从前之忧思必减，其内热亦即渐消，无火以助其狂，此又所以变为癫也。在其初由癫而狂易治，其后由狂而癫难治。故此证，若患三四年者，治愈者甚少。

癫证属阴，以静而多喜为主，表现为沉静独处，言语支离，畏见生人，或哭或笑，声低气怯，抑郁性精神失常为特征；狂证属阳，以动而多怒为主，表现躁动狂乱，气力倍常，呼号詈骂，声音多亢，兴奋性精神失常为特性。

初病属实，久病则多虚实夹杂。癫为气郁、痰阻、血瘀，久延则脾气心血亏耗。狂为火郁、痰壅、热瘀，久延心肾阴伤，水不济火，而致阴虚火旺。本病特点为标实本虚，虚实夹杂。癫证初起为痰气郁结，治以理气解郁化痰开窍。病久心脾两虚者，治以补养心脾、安神。

狂证初起因痰火上扰治以涤痰清火、镇心。病久火盛伤阴，治以滋阴降火、宁神。同时，移情易性，加强护理，不但是防病治病的需要，也是防止病情反复与发生意外不可忽视的措施。

案例一：

1989年曾治一李姓女，年三十五岁，发高热后遗留癫狂证，已二十余年，由癫而狂，由狂复癫，性情颠倒，是非不明。有时面壁或对空怒骂，有时衣衫不整，甚至赤身裸体于大庭广众面前，全靠父母照料，每出门则需母亲跟随。狂证发作时家也不知，数日不归。父母亦明白其病已无治愈之望。然其近年来又增痫证，每发作则倒地抽搐，数分钟或数十分钟始苏醒。父母倍加忧虑而来求医。然其极不配合，诊断不成，服药更不可能。询其吃饭尚可，思之用张师之法，书中"荡痰加甘遂汤"方后有论及此证癫狂证，用朴硝一药，放入饮食中之法，于其父母说明之，只有此法可一试。方用中药一味"朴硝"每日6克，放入饮菜中与其服之，其不知有药，服二月，父母来述癫痫发作大为减少，服至半年痫证发作消失。其癫狂证成痼疾，非药物所能治愈矣。其父母也明白，说只要不发痫证，暂时往外跑出可安全一些了，尽人事而已。

案例二：

樊姓男，年二十五岁，患精神病数年，其父患牛皮癣经我治愈。其病一直用西药控制，表现为中医所说的癫证。然极不配合，不服药，西药亦需加入饮食中。其父母请为设法，视其舌红紫，苔薄白腻，脉弦硬有力，是痰火瘀结之癫证无疑。然其拒不服药，屡求医治，均不能效。其证为实痰郁火，本可用张先生之荡痰汤之意，然其服药极难，父

第二章 心系病证

母亦无奈，只有用张师之朴硝法治之，后因来深圳行医，其病况不得而知也。

一、临证要点

治本病需掌握吐下逐痰法的应用：癫狂的基本病理因素为痰，或痰凝气滞，或痰郁化火。故初病体实，饮食不衰者，可于吐下劫夺，荡涤痰浊，加大黄、礞石、芒硝、芫花之类。若痰浊壅盛，胸膈瞀闷，日多痰涎，脉滑大有力，形体壮实者，可先用三圣散取吐，劫夺痰涎，倘吐后形神俱乏，宜及时饮食调养。必要时可用验方龙虎丸（牛黄、巴豆霜、辰砂、白矾、米粉），使痰涎吐下而出，临床有经吐下而神清志定者。此法现虽罕用，但不可不知。

活血化瘀法在癫狂病中的应用：癫狂的病因病机为气郁痰火，阴阳失调，这为历代医家所重视。血瘀在癫狂中的作用，清·王清任《医林改错·脑髓说》中方明确指出："哭笑不休，骂詈歌唱，不避亲疏，许多恶态，乃气血凝滞脑气，与脏腑气不接，如同做梦一样。"并运用癫狂梦醒汤治疗。近代对癫狂的病理比较重视痰火和血瘀的理论。

二、释疑解难

江植成：癫狂证用衡通法是否可行？西药只能控制狂证发作，中药服药又难，中医对癫狂证有无好的疗法？老师的看法是什么？

李静：此也是多年困惑我的问题。经常见到此类病证，沦为不治之症，殊为可惜！我的看法是病家对此病的认识不同，国人与前人对中医的认识大不相同。一旦有此病，每先求治西医，屡屡住院服药不能根治，最终还是疯癫终生。如能当此病初得之，即用中医找出病因，祛除病因，愈之亦易。然多数均是由癫至狂，复又至癫，以至成为痼疾，此所谓积重难返也。如何能让人明白何病需早治，何病适合西医，何病适合于中医，是为当务之急也。西药之抑制神经让其病不发作，其非治本也。其证风痰、风火、气血痰火之瘀滞则为多见，风寒湿痰之证亦有，然则易治者也。是为重阴则癫，重阳则狂是也。阳者，热也，实也。阴者，虚也，寒也。找出病因，祛除病因，方能治本是也。

衡通法与王清任之活血化瘀并无二致，王清任之"癫狂梦醒汤"已为大多数医家所用。实亦为求出病因之偏，纠而正之之法也。

痫　病

师承切要

师承切要者，师承张先生痫病论治之精要，以及笔者领悟与运用张师之学说与临床的心得体会，力求切中要点。《医学衷中参西录》中医方篇之治痫风方、治癫狂方、治心病方、治阴虚劳热方、治痰饮方、治大气下陷方、药物篇及医论等论中皆有论及。张先生倡用生赭石治痫证，我屡用之有殊效，特别是小儿，读者宜细读之。也需将书中论点与西医的癫痫，无论原发性或继发性，均可参照本病辨证论治。

《医学衷中参西录》中原文

加味磁朱丸

治痫风。

磁石（能吸铁者，研极细水飞出，切忌火）二两，赭石二两，清半夏二两，朱砂一两。

上药各制为细末，再加酒曲半斤，轧细过罗，可得细曲四两。炒熟二两，与生者二两，共和药为丸，桐子大。铁锈水煎汤，送服二钱，日再服。

通变黑锡丹

治痫风。

铅灰（研细）二两，硫化铅（研细）一两，麦曲（炒熟）两半。

上三味，水和为丸，桐子大。每服五六丸，多至十丸。用净芒硝四五分冲水送服。若服药后，大便不利者（铅灰、硫化铅皆能涩大便），芒硝又宜多用。

一味铁养汤

治痫风及肝胆之火暴动，或胁疼，或头疼目眩，或气逆喘吐，上焦烦热，至一切上盛下虚之证皆可。用其汤煎药，又兼能补养血分。

方用长锈生铁，和水磨取其锈，磨至水皆红色，煎汤服之。

化学家名铁锈为铁养，以铁与氧气化合而成锈也。其善于镇肝胆者，以其为金之余气，借金以制木也。其善治上盛下虚之证者，因其性重坠，善引逆上之相火下行。相火为阴中之火，与电气为同类，此即铁能引电之理也。其能补养血分者，因人血中原有铁锈，且取铁锈嗅之，又有血腥之气，此乃以质补质，以气补气之理。且人身之血，得氧气则赤，铁锈原铁与氧气化合，故能补养血分也。西人补血之药，所以有铁酒。

李静讲记

痫证，顽证也。为痰浊与气血瘀滞所致，聚散无常，发无定时。治法当以祛痰为要，常用化痰理气息风镇痉之法。

多方验证，当以柴胡加龙骨牡蛎汤加味用之比较顺手，随证加减。发作控制以后，逐渐减量。如常服西药之患者，用中药之时，切不可立即停药。常见病家服用某某医家之丸散丹药，停服原来所服西药招至频繁大发作，诚为痛心。若久病瘀血指征明显者，则主以血府逐瘀汤加味，以调理气血，平衡阴阳，守方常服可达治愈。

临证多年经验，本病急性期发作当以治痰消风为要，标本兼治，常用西药者，仍继续服之，加中药以治本为主，健脾、利痰、活血化瘀、祛风通络、镇静安神、调其阴阳、平衡气血，因证制宜，自能祛除病根。

我治此证，每配合单方，以化痰锐利之品治其标，汤药丸散缓治其本。早年读先贤张锡纯之《医学衷中参西录》一书，其中论治痰诸法颇为可取，效法用之，每收奇效。其论简而效，大约痰易辨，而寒热难辨，急症当辨其脉，寒痰其脉沉迟，兼有闭塞之象，吐痰白而清稀。简易方为点天突穴，手掐结喉令痰活动，喉痒作嗽，其痰出即苏醒。或配以干姜汤、生姜自然汁、或胡椒三钱煎汤灌之。热痰必气粗面红，主以生白矾二钱化水服之，或用硼砂四钱化水服之，较白矾更为稳妥。

案例一：

1984 年治一程姓女患者，年十八岁，因患精神病久服西药镇静剂，而致突发癫痫持续状态八天未止，高热抽搐，目瞪牙紧，气粗面红。在当地县医院住院治疗七天仍未苏醒，持续发作不止，县医院嘱其转上级精神病院治疗。患者经亲友介绍求我前往出诊。至其家视其面红气粗，诊为热痰生风，其高热乃数日发作抽搐所致。先给予补液，高热即退，但仍抽搐不止，目瞪牙紧不能苏醒。处方以柴胡加龙骨牡蛎汤：

柴胡 12 克，生龙骨 30 克，生牡蛎 30 克，党参 30 克，黄芩 10 克，桂枝 10 克，半夏 10 克，生姜 5 片，大枣 6 枚擘开，白茯苓 30 克，大黄 6 克，丹参 30 克，代赭石 30 克，另加硼砂 12 克药汁化入，嘱其撬开牙灌之，一夜方止，天明即苏醒，邻里传为佳话。

案例二：

1988 年治一孟姓女，年十六岁，癫痫大发作日发数次，病已数年，经好友老方介绍来诊。其舌紫苔白，发作后无所苦，给服柴胡加龙骨牡蛎汤以丹参代铅丹，方为：

柴胡 12 克，生龙骨 30 克，生牡蛎 30 克，党参 30 克，黄芩 10 克，桂枝 10 克，半夏 10 克，生姜 5 片，大枣 6 枚擘开，白茯苓 30 克，大黄 6 克，丹参 30 克，代赭石 30 克。

服一周发作即大减，共服二十八剂，随访多年未再发作。

案例三：

1995 年春治王姓男孩，十二岁，家长诉自一岁多即患此病，但发作均为小发作，每日十余次，少则五六次不等，每次均是数秒即止，一直用中医治疗，单方、偏方、秘方、验方均用过不少，但一直未能治愈。因知西药不能根治，再说发作时间也不是太长，故从未用过西药。今听人介绍而来求治。告知家长从未用过西药是好事，如用过西药再治时也要续用西药，不能一下子停下来的，如用西药时间久了，一旦停药病即会发作的。诊其舌淡紫，苔薄白无热象，当为久病必瘀，需疏通气血，平衡阴阳。告知此病风痰寒热均不明显，为气血通行不畅而致。此病主要因素是受寒发高热惊风，其次为受惊吓而成，再者为外伤。家长答曰，此子是小时受惊吓而成的。告知此证病程已久，治需活血化瘀、疏通经络，约需半年时间方可，家长表示理解。故处血府逐瘀汤以疏通气血，加生龙牡以镇静安神，山萸肉以补肝益气，生山药以补其脾虚，皂刺以化其风痰，方为：

当归、川芎、桃仁、红花、赤芍、柴胡、川牛膝、枳壳、桔梗、炙甘草、生地黄、炮山甲、三七粉（药汁送服）各 10 克，山萸肉、生山药、生龙骨、生牡蛎各 30 克，皂角刺 12 克。

服二十剂后来诊说，服药后数日未再发作。照方服至三个月未来诊。

次年春节后不久，其母又带子来诊，说去年服了三个月后，因到麦收季节，没有时间带他来看，再说认为他病已好，已几个月未发病了，故而一直未来。不料今年春节时，邻居打架，他在旁又受了惊吓，所以病又犯了，又和去年差不多了，只是发作次数少一些。嘱其此次一定要坚持给他服三个月，后仍用上方，还是一服则效，服至三月，始终未发作后停药。一年后送来匾一块表示感谢。

案例四：

曾治一患者徐某，年八岁，病已二年，久服西药，仍不断发作，经其姑妈介绍来诊，其姑妈也是医生。来诊时因换了西药品种，服后引起大发作，日发十余次，每次约十多分钟，呕吐痰涎不止。家人及其姑妈恐其呕吐服中药难以服下，询问有无办法止其呕吐。告知用伏龙肝煮水煎药即可止呕吐。视其舌极淡，苔白润，脉弦。方用柴胡加龙骨牡蛎汤去铅丹、大黄，加丹参、代赭石，并因其虚寒加山萸肉、黑附片、干姜、生姜并用之，再加全蝎、蜈蚣，服后吐止发作亦止，后服月余病未再发作而停药。

方中生龙牡被陈修园称为化痰之神品，加生赭石，以镇逆降痰。张锡纯在其《医学衷中参西录》中盛赞之。曾多有报道用生赭石与建神曲配伍，治小儿及初病之人多效，成人及久病之人其效则差。曾用此方治数例痫证患儿三月即愈。化痰之药如巴豆、甘遂、皂角，其性太烈，现代人惧怕吐泻，而皂角刺、琥珀、铁锈水等均可应用。如病久者可用血府逐瘀汤加味，必加生赭石、生龙牡、丹参；虚加黄芪、山萸肉。唯半夏最好生用，加等量生姜，虫类药最好研末吞服。忌食辛辣、酒类，坚持服药方能根治。

一、临证要点

江植成： 您老的论点就是不论何病证，只要有气血瘀滞，就用衡通之法吗？还有您老运用柴胡加龙骨牡蛎汤治癫痫病的要点是什么？何时适用？

李静： 柴胡加龙骨牡蛎汤适用于癫痫病发作频繁之时，即发作期。可祛风通络，止痉化痰，安神宁志。所以一般病情复杂，风痰寒热虚实错杂者当为首选。辨为热痰者重用黄芩、大黄。寒者半夏、桂枝重用，可再加附子。虚则参重用之，使其寒热虚实各当，其效当速。

若发作不重，气血瘀滞明显者，则适于用衡通汤或散剂服之，方便效亦佳。凡舌紫苔薄，痰湿寒热不明显者，多为气血瘀滞，气顺痰消血自通，而且对失眠、多梦、遗精、滑精、女子梦交、心神不宁及诸精神因素之证，均可对症加减用之。

二、释疑解难

江植成：一病有一病之首选方，柴胡加龙骨牡蛎汤当为痫证治风痰寒热虚实错杂者的首选方。久病气血瘀滞则老师常用衡通汤、散为首选方。然则此病多为久病顽证，用衡通散时是否还有加减变通之法，还请老师一并讲述其变通要点，以便学生临证组方应用。

李静：读张师之书多年，明其用药之精要处，每用对症之药一二味来组方。气血瘀滞证显者，每用衡通汤、散。偏热痰加白矾、硼砂，此从其舌红紫，痰白稠可看出。偏寒之痰，加姜半夏，其舌淡苔白润滑可看出。舌红紫苔薄，脉有力者，多为气滞痰结，每加生赭石以降痰涎。尤其是小儿初得之，单用赭石治愈过许多患儿，单服此药反而小儿容易服下。此即小儿无明显气血瘀滞之证，用赭石降其痰涎即可，实亦张师之铁氧汤之意也。用柴胡加龙骨牡蛎汤，是师张先生之论龙骨牡蛎为化痰之神品之意，敛正而不敛邪之说。半夏治风寒之痰是张先生论常用自制半夏之意，实则掌握好剂量，用生半夏姜汤送下其效亦佳。沉寒痼疾之痰曾用自制巴豆霜，或径用生巴豆装入胶囊，每服一粒，慢慢加量，以大便变软为度。此中医与西医之不同处，也是中医之长处，即中医治此证当找出病因，祛除病因是也。

痴　呆

师承切要

　　师承切要者，师承张先生痴呆论治之精要，以及笔者领悟与运用张师之学说与临床的心得体会，力求切中要点。《医学衷中参西录》中无痴呆之病论，然书中医方篇之加味补血汤方论中论之甚详，治心病方、治痛风方、治癫狂方、治内外中风方、治阴虚劳热方、治痰饮方、治大气下陷方、药物篇及医论等论中皆有论及，读者宜细读之。西医学中老年性痴呆、脑血管性痴呆及混合性痴呆、脑叶萎缩症、正压性脑积水、脑淀粉样血管病、代谢性脑病、中毒性脑病等疾病可参本节内容辨证治疗。

《医学衷中参西录》中原文

调气养神汤

　　治其人思虑过度，伤其神明。或更因思虑过度，暗生内热，其心肝之血，消耗日甚，以致心火肝气，上冲头部，扰乱神经，致神经失其所司，知觉错乱，以是为非，以非为是，而不至于疯狂过甚者。

　　龙眼肉八钱、柏子仁五钱、生龙骨（捣碎）五钱、生牡蛎（捣碎）五钱、远志（不炙）二钱、生地黄六钱、天门冬四钱、甘松二钱、生麦芽三钱、菖蒲二钱、甘草钱半、镜面朱砂（研细用头次煎药汤两次送服）三分，磨取铁锈浓水煎药。

李静讲记

本病乃本虚标实之证，临床上以虚实夹杂者多见。无论为虚为实，都能导致髓减脑消，脏腑功能失调，因而辨证时需分清虚实。痴呆属虚者多以神气不足，面色失荣，形体消瘦，言行迟弱为特征，可分为髓海不足、肝肾亏虚、脾肾两虚等证。

案例一：

2000年曾治一王姓男，七十余岁，患老年痴呆症年余，能吃饭，需有人喂，但不识人，有时胡言乱语似癫，不癫时喉中痰声如锯，亦不能与常人一样思维，头脑已无意识，询问不知回答，生活与二便不能自理，需有人照料。视其面红，体丰，舌红紫，苔腻厚，脉弦滑硬有力。此证当属老年痴呆证之痰实证，浊痰湿热瘀滞，用张师之荡胸汤攻其痰浊，服十余剂后，腻苔已祛，嘱服衡通散缓治之，久病之经络瘀滞，非短时可治愈也。

案例二：

2005年治一女，四十余岁，车祸致痴呆住院，同行曾医生介绍来诊。视病人意识不清，不能识人，吃饭需喂，二便不知，言语人不能辨之，喃喃自语。视其舌红紫，苔光，脉弦细。此为脑外伤手术后，经络瘀滞，窍络不通。其喝水颇难，服药亦当不易服下，现在只服一些西药，无能再治。中医辨证当为气血瘀滞，然其素体阴虚内燥，又需滋阴养血，活血通络，思之再三，处以西洋参、羚羊角、土鳖虫、大蜈蚣、三七各等份，制为散剂，放入饭食中与服之，病人亦不知药苦与否，嘱服一月后再诊。一月后视其言语似稍有好转，似能识人。又服一月，病又好转，病家欲回四川老家，带此方回老家。嘱多服，或可能愈。

江植成： 此证为我所知，病家无力支付高昂药费，急于回老家，是为憾事。因其车祸所致，故用中药之化瘀通络确有其效，此证如能坚持服，当在可愈之列。老师给阴虚内热之人用活血化瘀法且加用羚羊角、西洋参，是辨证施治之要点，确可效法也。

案例三：

学生周进友医生说： 师傅，我姐姐的病请您给看一下，她因晕倒好几次，现在已不能上班了。还有她每天睡觉不是很好，梦太多了，而且起床后就头晕得厉害。以前得过一次脑血栓好了。听说这个病在西医上是很难治的，只能吃一点对脑有营养的药，所以我想用中药来解决她的问题，但是只有您能帮她了。已经做了核磁共振，结果是：① 颅内白质变性，脑室增宽。② 梗死的脑组织液化。③ 慢性副鼻窦炎。

李静： 她的神经有问题，我去年见过她几次，我第一次见她就有一种感觉。你也没说她有病，我以为她从小就是那样子的。从她的眼神和反应能看出，反应迟钝。

周医生： 是嘛，那我还没有注意，是比以前差了，这也许是先兆吧？她颅内的白质变性，以后会变神经病的，太可怕了。我以为是在那边上班生活差所致的，还没有在意呢？应该早治疗的。好的，师傅这个事全靠您了，我姐对我有很大的恩，我要好好报答她。不知以前我有没有与您说过我和我姐的事，我欠我姐的太多了。我刚才告诉过您的结果了，您多想一想最好开最经典的方。我后天带她过来一下。

隔日后周医生带其姐来，三十二岁，名叫周银春，主诉头晕，曾晕倒数次，故已不能上班了。现在头晕、失眠、梦多。视其面色灰暗，精神不振，反应缓慢，舌质淡紫，尖有少许红紫斑，苔白略燥，脉弦细缓。借助西医之诊断，告知小周医生，此病中医只能诊断为眩晕、脑漏。眩晕者，风证也。其原患过脑血栓，脑血栓者，中风也。脑漏，中医名称，相当于西医之鼻窦炎、副鼻窦炎。证属气血瘀滞风痰为患。因其患过脑血栓，是久病必瘀。治用衡通汤加托毒外出、扶正、消散、定风之药，即可治之，十剂为一疗程。方用衡通托毒定风汤加味：

当归、川芎、桃仁、红花、枳壳、桔梗、赤芍、柴胡、川牛膝、生地、炮山甲、炙甘草各10克，生白芍、皂角刺、山萸肉各30克，天花粉18克，三七粉（药汁送服）10克。水煎服。

此方是我常用之衡通汤，即血府逐瘀汤加炮山甲、三七而成。此方又加白芍是活血止痛；加天花粉可排脓；三七有托毒外出之功；加皂刺以增强山甲之无处不到，且有消散作用；加山萸肉以扶正治肝风眩晕。全方共奏疏通气血，祛风散结，化痰通络之功。先服十剂以观其效，如效不佳，全蝎、蜈蚣尚可加之。

服药三日周医生来电话，说其姐姐服药后鼻腔排出脓液，早晨吐出黑色血块一口。告知此为药力将脓液及瘀血排出，是好事。

十日后来诊，诉说服药一天，即感鼻腔流出许多脓状鼻涕，后有五六日每日早上必吐出一口紫黑色血块。观其面色大为好转，诉头晕已大减，睡眠亦有好转，仍有前额部胀感，微晕。近日鼻涕少，晨起已无血块吐出，今日拍片示鼻窦处液状物已消失。周医生惊其效，说中医有如此速效，真不可思议。效不更方，上方减天花粉为12克。仍嘱服十剂。服后，头已不晕，神清气爽，已经上班。

一、临证要点

痴呆属临床常见病。其病因以情志所伤、年迈体虚为主。病位在脑，与心、肝、脾、肾相关，基本病机为髓减脑消，神机失用。病性则以虚为本，以实为标，临床多见虚实夹杂证。因而痴呆的治疗首当分清虚实。实证：①痰浊蒙窍及瘀血内阻为多，治疗当化痰开窍，活血祛瘀；②痰瘀内结日久，生热化火者，又当清热泻火。虚证：以精、气、血、阴、阳亏虚为多，当根据不同病情分别采用补肾填精、滋阴温阳、补益气血等法。由于肾与髓密切相关，因而补肾是治疗虚证痴呆不可忽视的一面。虚实夹杂证：当分清主次，或先祛邪，后扶正，或标本同治，虚实兼顾。在用药治疗的同时，又当重视精神调摄与智能训练。

故而《医学衷中参西录》张锡纯先生用山甲是经验之谈，验之临床，方知确有效验。前人屡用屡效之方，岂不也是经验之方，实亦经方也。我辈演绎用之，是为实验也。加减变通用之者，是谓发挥也。我在临证时遇有山甲适应证，无不放胆用之，或在组方中加之为向导，或单用之，可谓屡用屡效。如治风湿性类风湿性关节炎、痛风、前列腺炎、输卵管不通、子宫肌瘤、卵巢囊肿、痛经、闭经、便秘、心腹疼痛、各种结石病、痔疮和各种疮疡肿痛、肝硬化等，加用之以为向导，确有殊效。

二、释疑解难

江植成：周医生姐姐之颅内白质变性、脑室增宽、梗死的脑组织液化、慢性副鼻窦炎。其反应迟钝，神情呆滞是我所亲见，后至晕厥数次不能上班而求诊。老师用衡通托毒定风汤一剂后鼻中出脓液，口中吐黑血块状，二十剂药后复查拍片子鼻窦处液状物消失。中药对症之奇效颇可玩味。请问老师当时的思路是什么？是如何想到用此衡通托毒外出定风止晕的方药呢？

李静：此乃近四十年临诊之功也。其舌质淡暗紫一看便知是气血瘀滞，舌苔白腻是为风湿痰浊。再有曾患过脑中风，再结合现代之科学检测，断为气滞血瘀而致风湿痰浊瘀结是很容易的。至于辨证用药方面，有是证用是方，其久病之瘀，则衡通汤必用之，加皂刺是加强山甲之攻散、之无处不到，三七化瘀托毒外出，天花粉排脓液，山萸肉固脱、止肝风之眩晕。此方如加用全蝎、蜈蚣其效当更速。

厥　证

师承讲记

师承切要者，师承张先生厥证论治之精要，以及笔者领悟与运用张师之学说与临床的心得体会，力求切中要点。《医学衷中参西录》中医方篇之治内外中风方中之镇肝熄风汤、加味补血汤，治心病方、治痫风方、治癫狂方、治阴虚劳热方、治痰饮方、治大气下陷方，药物篇及医论等论中皆有论及，读者宜细读之。且需将书中论点在临床上正确地运用于西医学中多种原因所致之晕厥，如癔病、高血压脑病、脑血管痉挛、低血糖、出血性或心源性休克等。《医学衷中参西录》书中之治内中风症（亦名类中风，即西人所谓脑充血症），其脉弦长有力（即西医所谓血压过高），口眼渐形歪斜，或面色如醉、甚或眩晕、至于颠仆、昏不知人、移时始醒精神短少，或肢体痿废、或成偏枯，甚或昏仆移时苏醒致成偏枯，或全身痿废，即相当于此病也。

《医学衷中参西录》中原文

镇肝熄风汤

怀牛膝一两，生赭石（轧细）一两，生龙骨（捣碎）五钱，生牡蛎（捣碎）五钱，生龟板（捣碎）五钱，生杭芍五钱，玄参五钱，天冬五钱，川楝子（捣碎）二钱，生麦芽二钱，茵陈二钱，甘草一钱半。

心中热甚者，加生石膏一两。痰多者，加胆星二钱。尺脉重按虚者，加熟地黄八钱、净萸肉五钱。大便不实者，去龟板、赭石，加赤石脂（喻嘉言谓石脂可代赭石）一两。风名内中，言风自内生，非风自外来也。

李静讲记

厥证是内科常见危急重症。由于厥证常易进而并发脱证，故有时也厥脱并称。近十多年来，中医加强了对本证的研究与探索，治疗本证的药物剂型，已从传统的口服丸、散、片、汤剂型发展为多种剂型，尤其是注射剂型，给药途径也从单一口服发展为多途径的给药，从而提高了中医治疗厥脱证的疗效。回阳救逆的参附注射液以及益气养阴的生脉注射液，可根据临床情况，于急用时采用。

张锡纯先生论曰：治内中风症（亦名类中风，即西人所谓脑充血症），其脉弦长有力（即西医所谓血压过高），或上盛下虚，头目时常眩晕，或脑中时常作疼发热，或目胀耳鸣，或心中烦热，或时常噫气，或肢体渐觉不利，或口眼渐形歪斜，或面色如醉，甚或眩晕，至于颠仆，昏不知人，移时始醒，精神短少，或肢体痿废，或成偏枯。

案例一：

魏姓女，年四十岁，经来量多八年，曾经因出血昏厥休克四次，每次昏厥均因出血过多而致。屡经医治终未能愈，每于经来即慌恐无比，需注射止血针以防不测。近因经来量多伴大量如鸽蛋大血块半日甚惧，经朋友为其姐姐介绍来诊，来时因出血量多故先至医院注射止血针。走路不便，故打车来。视其舌质淡暗，舌尖边有紫瘀斑与齿痕，苔薄白，舌中有多条细裂纹，舌底静脉青紫充血，脉弦细而紧。腹诊脘痞胁胀，腹有按压痛。诊毕告知此证为肝虚瘀滞，脾虚是为肝郁之故。肝藏血，脾统血。脾虚则血失所摄，肝所藏之血丢失则每可至厥也。厥即西医之休克也。告知先需止血。然此证为肝脾两虚，血失统摄，当用傅青主老妇血崩汤之变方，即衡通止血汤加人参、内金：

当归30克，黄芪30克，桑叶30克，生地黄30克，白芍30克，生山药30克，山萸肉30克，人参12克，生鸡内金12克，三七粉（药汁送服）10克，三剂，嘱血止后来诊。

二诊：自述服药一剂，经量即大减，血块亦少，表示感谢，说多年来从未服过如此有效之方药，一剂大效，三剂血止，询问何法能根治之。告知其证为肝郁脾虚，故当治其本。嘱服衡通理冲散：

当归、川芎、桃仁、红花、赤芍、柴胡、川牛膝、枳壳、桔梗、甘草、生鸡内金各10克，炮山甲、三七粉各20克，每次10克，每日三次。

下次月经来第一日即加服衡通止血汤三剂，如此三月或可根治之，病人欣然取药而去。

曾泽林： 此证为我所亲见，患者打的士来求诊，来诊自述恐惧之，已先注射止血针，然还是大块大块出血不止。老师慨然允诺说服一剂可效，三剂可止，再来复诊再论治其本。三日后患者欣喜而来，诉服一剂血块即止，三剂服血止，老师治此妇科经血过多证可谓驾轻就熟也！

案例二：

我的女儿于2006年春（十九岁）在家乡学校读书时突然发病，晕倒在地，全身无力，不能站立走路，但头脑清醒。至医院做各项检查均查不出问题，拟诊为"癔病"，给予营养剂、能量合剂，住院数日，病好转。回学校之当日又发作，又至医院，医生说是标准的癔病，仍用上述治法，治疗一月，屡发作，无奈只好停学。时我在深圳，让女儿来深圳，于火车上仍发作一次。来后视其舌红紫，苔薄白，舌尖红斑甚多，脉弦略数，食少纳呆。询知其因个人问题与学业问题而致思虑过度，暗生内热，其心肝之血，消耗日甚，以致心火肝气，上冲头部，扰乱神经，使血之供脑严重不足，一时性脑缺血，故发作均为脑暂时性缺血反应，头脑清醒，但无力气，故不能动，稍用营养类药，加以休息即可恢复。然心肝之火未清，故仍不断发作。此为阴血不足，肝心之火上扰于脑证明之也。治当滋养心血，清其肝火，张师之调气养神汤之法，此证之用其法则可，用其药则有当有别。仿滋阴清燥汤之意组方，变通用之，方用：

生地黄 24 克、麦冬 24 克、玄参 24 克、枸杞 20 克、山萸肉 18 克、桑叶 30 克、桑椹 30 克、金银花 18 克、白茅根 30 克、生山药 30 克、生白芍 18 克、黄连 4 克、怀牛膝 20 克、丹参 15 克。水煎服。

服之一周，病未发，小女惧服药，嫌中药味苦。无奈苦思，与其改用中成药"脉络宁"注射液静脉滴注之。取其药中金银花清火、丹参活血、怀牛膝引火下行之义也。然恐其滋阴增液有余，清火之力不足，又用黄连研末装入空心胶囊服之，此亦符增液清火之义也。用之二十余日，中间只有一二次小的发作，一会儿即过，未至于晕倒。小女急于回家上学，故让其回学校上学，然输液之法则不方便用矣。故鼓励女儿仍服中药，因其自己也看出中药之功效，故回学校后又坚持服前中药方月余，病未再发作。而后仍嘱其少食辣椒等易上火之类食物，多食水果，间断服用黄连清火之药。后上大学至今未再发病。

一、临证要点

厥证除见突然仆倒，昏不知人外，还有面色苍白，四肢厥冷，而无口吐涎沫，两目上视，四肢抽搐和病作怪叫之证。

痫病与中风病均有突然仆倒，昏不知人等主症，但痫病无半身不遂、口舌歪斜等证，而中风病无口吐涎沫、两目上视、病作怪叫等证。

厥证与痉证都有时发时止，四肢抽搐等症状，但痫病兼有口吐涎沫，病作怪叫，且醒后如常人。而痉证发作，伴角弓反张，身体强直，经治疗恢复后，往往仍有原发疾病的存在。

二、释疑解难

江植成： 请老师讲述一下厥证具体是如何辨证用药的，要点是什么？

李静：张锡纯先生长于救治危急大证，屡重用山萸肉救脱。脱证在西医称为休克，至今常见且难治。中医古方救脱以人参为主，但有禁忌，张锡纯先生以山萸肉为主基本无禁忌。张氏认为，中风有内外、真中、类中之别。"然真中风症极少，类中风者极多，中风症百人之中真中风不过一二人"。外中风是因正虚，邪入直透膜原而达脏腑所致，有表证，即所谓真中；内中风是指风从内生，内风煽动，无表证，即所谓类中，就是《内经》薄厥、煎厥、大厥之类。结合西医学来看，煎厥乃愤怒激发肝中相火暴动夹气血而上冲脑部，并非肝风内动；大厥乃气血并走于上，必至脑中充血，血管破裂；薄厥乃脑中所瘀之血，激薄其脑部。我之女儿是愤怒激发肝中相火暴动夹气血而上冲脑部，是阴虚之体，然火则为实火，气亦为实滞，则又为虚中夹实也。魏姓女为肝脾气血俱虚，血失统摄而厥至休克数次。而我女之火需滋阴以清散之，魏姓女则需双补气血、滋养肝脾兼疏通其气血瘀滞。此二证之厥同，虚中夹实之同，而偏热偏虚与瘀滞则不同也。我女之滋其阴，清其火则气血通畅；魏女之滋养肝脾疏通气血始终用之，而有先峻补其气通其瘀，后疏通气血经络之不同，然使其气血畅通则相同也。

江植成：见老师此论，明白厥脱之证，辨之不易，治之颇难之理。老师所用皆张先生之理论，然又灵活变通用方用药，实乃经验之谈。治癥病愈之速，要辨证准，用药精，于滋阴益气清火养血生血于一方，亦是平衡体内之偏差，实亦是治病求因，找出病因，祛除病因之理。我亲见您的女儿恢复之快，尤其用"脉络宁"之意，用于癥病之厥证，实在是有是证用是方的具体运用，且又恰到好处。魏姓之证亦我亲见，效果快，而且恢复得也是那么好，那么厥证需首辨虚实寒热吗？

李洪波：以前认为中医之秘方、验方、专用方极其神秘，深不可测。读张先生《医学衷中参西录》与老师讲记，方知中医之精髓在于辨证论治，有是病用是方，有是证用是药。对症即是良方。只用成方者，守株待兔也！张锡纯先生论："治一溺血证，自用当归一两酒煮饮之而愈。后病又反复，再用原方不效，求为延医，愚俾单用去皮鸦胆子五十粒，冰糖化水送下而愈。后其病又反复，再服鸦胆子方两次无效，仍用酒煮当归饮之而愈。夫人犹其人，证犹其证，从前治愈之方，后用之有效有不效者，或因血证之前后凉热不同也，然即此亦可知当归之能止下血矣。"众皆知当归能活血生血，其能止血是为能行血也。故前人有治出血宜行血不宜止血之说。许多验方书上与教科书上有众多止血方药，然其应用起来或是凉血止血，或是用炭药止血，或是用补涩药止血，然其均非行血止血通而止之之法也。而老师尚论此方可治妇科病之宫颈病、不孕症，我也确有同感，曾数见老师用此方灵活运用治妇科诸证，真的是用药如用兵，治病如打仗，无招胜有招。无招者，临证胸中先要有定见，知己知彼，方能百战不殆。有招者，先议病，后议药也。治病有法又不拘一法，法无常法，法外之法，即衡而能通，通而使衡之法也。

第三章　脾胃系病证

胃　痛

师承切要

师承切要者，师承张锡纯老师胃痛辨证施治之论点，以及笔者领悟与运用张师之学说与临床的心得体会，力求切中要点。《医学衷中参西录》中与胃痛论治似有不足，多见于其他篇幅，与现代医学之病名不相符合，读者需领会之。张先生之论治散见于治气血瘀滞肢体疼痛方、治痰饮方、治吐衄方、治呕吐方、治妇科方中，与现代西医学指的急性胃炎、慢性胃炎、胃溃疡、十二指肠溃疡、功能性消化不良、胃黏膜脱垂等，以上腹部疼痛为主要症状者，均可与中医之胃痛相对应。学者当汇通之，用现代医学辨病，谨守中医辨病又辨证之法，灵活运用方可。以张先生"理冲汤"方论为指导，即可从诸多病证中抓主症，师其法而不必泥其病名、方名之约束，当用经方即用经方，当用时方即用时方，当用验方则用验方，即可用张师之论点组方，此即古人所说尽信书不如无书，从无字句处读书，触类旁通是也。

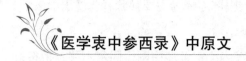
活络效灵丹

治气血凝滞，疲癖癥瘕，心腹疼痛，腿疼臂疼，内外疮疡，一切脏腑积聚，经络湮淤。

当归五钱，丹参五钱，生明乳香五钱，生明没药五钱。

上药四味作汤服。若为散，一剂分作四次服，温酒送下。腿疼加牛膝。臂疼加连翘。妇女瘀血腹疼，加生桃仁（带皮尖，作散服炒用）、生五灵脂。疮红肿属阳者，加金银花、知母、连翘。白硬属阴者，加肉桂、鹿角胶（若恐其伪可代以鹿角霜）。疮破后生肌不速者，加生黄芪、知母（但加黄芪恐失于热）、甘草。脏腑内痈，加三七（研细冲服）、牛蒡子。

理冲汤

治妇女经闭不行或产后恶露不尽，结为癥瘕，以致阴虚作热，阳虚作冷，食少劳嗽，虚证沓来。服此汤十余剂后，虚证自退，三十剂后，瘀血可尽消。亦治室女月闭血枯。并治男子劳瘵、一切脏腑癥瘕、积聚、气郁、脾弱、满闷、痞胀、不能饮食。

生黄芪三钱，党参二钱，于术二钱，生山药五钱，天花粉四钱，知母四钱，三棱三钱，莪术三钱，生鸡内金（黄者）三钱。

李静讲记

胃痛，又称胃脘痛，是指以上腹胃脘部近心窝处疼痛为主症的病证。

现代西医学的急性胃炎、慢性胃炎、胃溃疡、十二指肠溃疡、功能性消化不良、胃黏膜脱垂等病以上腹部疼痛为主要症状者，属于中医学胃痛范畴，均可参考本篇进行辨证论治。

胃痛的辨证要点应首辨虚实寒热：实者多痛剧，固定不移，拒按，脉盛；虚者多痛势徐缓，痛处不定，喜按，脉虚；胃痛遇寒则痛甚，得温则痛减，为寒证；胃脘灼痛，痛势急近，遇热则痛甚，得寒则痛减，为热证。

辨在气在血：一般初病在气，久病在血。在气者，有气滞、气虚之分。气滞者，多见胀痛，或涉及两胁，或兼见恶心呕吐，嗳气频频，疼痛与情志因素显著相关；气虚者，指脾胃气虚，除见胃脘疼痛外，兼见饮食减少，食后腹胀，大便溏薄，面色少华舌淡脉弱等。在血者，疼痛部位固定不移，痛如针刺，舌质紫暗或有瘀斑，脉涩，或兼见呕血、便血。

辨兼夹症：胃痛见寒凝、气滞、食停、湿热、血瘀、气虚、阳虚、阴虚等证，但各证往往不是单独出现或一成不变的，而是互相转化和兼杂，如寒热错杂、虚中夹实、气血同病等。

治疗以理气和胃止痛为主，再须审证求因，辨证施治。

邪盛以祛邪为急，正虚以扶正为先，虚实夹杂者，则当祛邪扶正并举。虽有"通则不痛"之说，但决不能局限于狭义的"通"法。要从广义的角度去理解和运用"通"法，正如叶天士所谓"通字须究气血阴阳"。属于胃寒者，散寒即所谓通；属于食停者，消食即所谓通；属于气滞者，理气即所谓通；属于热郁者，泄热即所谓通；属于血瘀者，化瘀即所谓通；属于阴虚者，益胃养阴即所谓通；属于阳虚者，温运脾阳即所谓通。根据不同病机而采取相应治法，才能善用"通"法。

李静按： 张师之胃痛论治似有不足，多见于其他篇幅。读者需领会之。

江植成： 一病有一病之主方，现代西医学之急性胃炎、慢性胃炎、胃溃疡、十二指肠溃疡、功能性消化不良、胃黏膜脱垂等以上腹部疼痛为主要症状者，都属于中医学胃痛范畴，范围甚广，老师之论点是抓主症，此病主症为胃痛，老师主张用衡通汤为主方，则何药当为主药？

寒、热、虚、实具体如何运用？溃疡性疼痛何药为主？张锡纯先生与胃痛病证用活络效灵丹，其疼痛不明显之胃肠炎是否用张先生之理冲汤为主方？理冲汤运用于胃肠诸病学生还是未能领悟，还请老师详加讲述为盼！

李静： 活络效灵丹用治心腹疼痛之属气血凝滞者，实证也。辨证准，服之即效。我每畏乳香、没药之异苦之味，每用他药先代之，如效不佳再诊必用之，每嘱加糖可也。然与其他胃痛病有局限，须与其他章节汇通之。如大气下陷诸方论，理冲汤，治吐、衄诸方论。然则胃痛之主方，张先生则用活络效灵丹加减运用，主药当为乳香、没药。我则每以衡通汤为主方，主药为山甲、三七。通则不痛，山甲、三七有通瘀化瘀之特效。且又为胃溃疡，十二指肠溃疡最效之药。凡急证胃痛重用芍药、炙甘草，寒热夹杂者，合用半夏泻心汤；偏寒加桂枝、附子、良姜、吴萸；偏热加芩、连、公英；虚加人参、山萸肉、白术；实合调胃承气汤；痰热瘀滞合张师之荡胸汤，或小陷胸汤；阴虚加沙参、麦冬、玉竹、山药；阴虚偏热合用张先生之滋阴清燥汤。溃疡性疼痛主药首选三七、白及、海螵蛸。

理冲汤用治胃痛虚实寒热夹杂者。读者需细细体会"理冲汤"方论自明。

案例一：

学生李洪波之表兄，年近四十，患胃病多年，客车司机。近数月来胃痛，纳呆，食后胃胀满，大便亦不成形，由李洪波带来求治。诊视其舌淡暗，苔白腻滑润，脉弦涩。面黄消瘦，腹诊脘痞腹胀，饮食不多，食热的凉的均不可，必当胀痛难忍。服西药数月效不显。

李洪波： 此证是寒？热？虚？实？为何服多种西药与成药不效？当用何法何方？

李静： 此病已久，舌淡暗，脉弦涩，苔白腻滑润，气滞血瘀夹痰湿。初病验舌苔，久病验舌质，此病已久，舌质当是瘀也。且久病必瘀，故当以疏通气血为要。主症为胃痛与胀，皆气血瘀滞之明证，气血瘀滞则痰湿亦为之瘀。故治之之法，当以衡通法疏通气血，散其痰湿。气血通散，则痰湿自散。处以衡通散原方，嘱服一月再诊。一月后诸症大减，仍嘱服衡通散原方：

当归、川芎、桃仁、红花、赤芍、柴胡、川牛膝、枳壳、桔梗、甘草各 10 克，炮山甲、三七粉各 20 克，每服 10 克，每日服三次，服至三月，病愈。

案例二：

李洪波于 2006 年 12 月问：老师，我姨妈病已痊愈，表兄之胃病也已大好，我仍嘱其继服多服衡通散，以求根治。现在我姨父胃肠病发，胃痛、食少、纳呆、大便不规律，时有每日三次，2005 年您见过的，似此病当用何法何方？请老师先处一方，服一疗程，不行再让他来深圳面诊。

李静： 此证虽未见其面，然其必气血瘀滞，肝脾失调，服衡通汤原方可也。

一、临证要点

活络效灵丹治气血凝滞，疬癖癥瘕，心腹疼痛，腿疼臂疼，内外疮疡，一切脏腑积聚，经络湮瘀之实证之主方。理冲汤用于胃痛之虚证之主方也。生鸡内金为本方之主药。现代西医学之急性胃炎、慢性胃炎、胃溃疡、十二指肠溃疡、功能性消化不良、胃黏膜脱垂等病以上腹部疼痛为主要症状者，属于中医学胃痛范畴，张先生之论需细细领会之，胃痛是中医之病名，先生制此方即能治上述诸症，即胃痛当亦包括在内者也，医者当需明之。此方治胃痛之虚者，即现代医学诸般胃病均可用为主方。即此方为治因气虚而致气血瘀滞之诸证，临证辨证施治，加减运用。对急性胃炎，若痛明显者，可加芍药、炙甘草，以缓急止痛。偏热者加用芩、连、公英；偏寒加桂枝、附子、良姜、吴萸；寒热夹杂者，合用半夏泻心汤；痰热瘀滞合张师之荡胸汤，或小陷胸汤；阴虚加沙参、麦冬、玉竹、山药；阴虚偏热合用张先生之滋阴清燥汤。溃疡性疼痛主药首选三七、白及、海螵蛸。偏瘀滞重者加山甲，凡慢性胃病均可用原方加用三七、山甲，其效甚速！

二、释疑解难

李洪波：我姨父服衡通汤三剂有效，停服后又发。后服当地中医方亦有效，后继服则又不效。我让他来深圳找您老面诊，他说过了春节再来，然后又服您处之衡通理冲汤，现已一月，病又大好，说不用再来了，仍在服，并问能否制成散剂服用？此病是慢性胃肠炎，需服多久？

李静：衡通法用治慢性久病之胃痛用之屡收佳效。然衡通法衡通汤或散服后不外三种反应，一是服后平平，即是病情无改变；二是服后效果明显，病状明显好转；三是服后有异常反应，有的会疼痛加重，有的会更加乏力，有的服后会有瞑眩反应，即如喝醉酒样的，如痴如醉的头晕现象。第一种反应，服后平平者，当是病重药轻之故。当在原方基础上或加重药量，或再辨证加针对病证主攻药物，其效方速。第二种反应虽有效不更方之说，然也需视其主要病证的改变，而做相应的调整。再者需辨其病情的好转程度，来确定病情何时能痊愈，告知病人何时是为病因祛除，不可见效则停药，以免病又复作，前功尽弃。第三种反应，是药力的作用，病邪与药力相争，瞑眩反应是药力发挥得淋漓尽致的表现，即是药与病旗鼓相当，坚持服下去，病情自然会缓解。我常于慢性病气血瘀滞需用衡通汤或散时，预先告知病家，如服药后有反应是正常药力，不必担心，是药与病在搏斗，是药战胜病，病即会好，如一有反应则停药，病何能愈之？小李你知道的，你的朋友赵先生与其母同患糖尿病，同服衡通散，其母服原方，赵则加天花粉。赵先生服第一月反而乏力加重，服至一月以后则愈服愈觉有力。而其母服与其子同量则心慌加重，衡通散本为治心病的，其服反而加重者，是体虚不胜药力之重之故，嘱减量则安。近治张姓老者脑充血，服衡通散一日即感觉胸痛，来电话询问告知是气血在通散，但服无妨，后续服则不再胸痛。胡姓男服一次衡通散，即说服后头晕如酒醉，此均为药力对症，药力在发挥作用之表现，此即古人所说"药不瞑眩，厥疾何瘳？"唯最好预先告知病人，不致服药后有反应而惧怕则为最好。

至于你姨父之胃病，愈之是需要一个过程的，衡通汤、散愈服愈好转是正常的，病久之气血瘀滞初服效不显也是正常的，这就是常说的治病用药如烹调，用药要与病机息息相符，即是掌握好火候才行。辨证偏热者，加黄芩、黄连，寒加桂枝、附子，虚加人参、黄芪，贵在临证灵活运用也。治病如打仗，用药如用兵。衡通法是治气血瘀滞之慢性病之良法，单用此方则只是一衡通汤而已，非衡通法也。衡通法是重在纠其偏，找出病因，祛除病因，则衡，衡则病愈也。

李洪波：2005年我姨妈之胃病，您用血府逐瘀汤加用半夏泻心汤，后又加附子而愈，而此表兄，只用衡通散原方，道理何在？

李静：一病有一病之主方，此二病皆为慢性胃病。中医均属胃痛范畴。主方均为衡通汤、散。你姨妈体虚已极，且寒热虚实错杂。有是病用是方，有是证用是药。故半夏泻心汤为治寒热错杂之证，方中人参即可鼓舞胃气。然其久病之瘀，为虚中夹实，则非半夏泻心汤所能胜任也，且其本有心脏病，故必用衡通法之血府逐瘀汤。后病情大好，回汉中老家是因气候不同，故加附子，则当在情理之中也。而你表兄之胃痛且胀，其寒热均不明显，虽有湿，然当辨其湿之轻重。他之湿是因气血瘀滞而至湿滞于体内，则当治其气血瘀滞，气化通则湿自当散也。衡通散原方为血府逐瘀汤去生地黄，加山甲、三七，则疏通气血、化瘀散结之力更强。三七参者，即三七有人参之补益功能也。你姨妈之病乃脾胃虚，寒热错杂而致气血瘀滞，未用山甲、三七，用之恐通散太过，方用血府逐瘀汤原方即可胜任，且半夏泻心汤中有人参，如不顾其虚与寒热夹杂，只疏通气血恐犯虚虚之诫。而你之表兄体非虚甚，故当用衡通法，通之散之可也。有因虚致瘀者，虚多，则需多补少通；有因瘀致虚者，则攻瘀与补益并重之。此即用药与病机需相符之理也，总为求衡是也。

李洪波：我妈妈之心脏扩大、风湿病，经您用衡通法，服衡通散近年治愈。后又脚跟骨质增生，痛不能行，您仍用衡通散加皂刺30克煎服，服用二十余天大效，现已基本不痛，仍在服之巩固。我夫人妇科病也是用衡通散重用三七治愈。我哥哥肩周炎左手臂疼不能抬亦用衡通汤重加皂刺、桑枝、白芍、炙甘草，十剂治愈。我之同事喻女士之母糖尿病五年，您也诊为气血失衡，用衡通散原方服四月愈之。其父胆囊炎、胆结石，也是用衡通散，重加生鸡内金，稍加黄连、黄芩、大黄，服用四月二病皆愈。我朋友赵先生夫人之脑癌也是用衡通法，衡通汤与温阳益气之桂、附等加虫类药，病情得以缓和，现仍在服药治疗中。我之子扁桃体炎是经您老用单方山甲配合滋阴滋燥之桑叶、生山药、生鸡内金治愈，则此亦当属衡通法之变通用法，因小儿服药不易也。我同事吴先生之岳母患眩晕是用衡通散，加用生地黄、麦冬、山萸肉、枸杞、桑叶、桑椹，一服即晕止，此法当亦为衡通法，而其气血两虚故加补益之数味，其效甚速。真的令人有不可思议之感！

　　读教科书，辨证论治甚为详备，然而临证则茫茫然，不知如何入手。今经您老屡屡讲解，真的是明白了许多。衡通法与初学中医者，不失为一大捷径也！您用张先生之"用药攻病，宜确审病根结聚之处，用对症之药一二味，专攻其处。即其处气血偶有伤损，他脏腑气血犹可为之输将贯注。亦犹相连营垒之相救应也。又加补药以为之使，是以邪去正气无伤损"为指导，找出病因，然后用衡通法，祛除病因。是读张先生书，用张先生论之精华所在。又用先生此论点教导学生，是以纲带目，纲举目张也。张先生论王清任之诸逐瘀汤可统治百病，而老师您从中悟出，又用张先生之屡用有效之方药一二味即山甲、三七加入其中，组方衡通汤，去生地黄组方为衡通散，统治百病，则王清任当不会想到其血府逐瘀汤经过增损组方而成衡通法，系列衡通汤、衡通散，理冲散，用来辨证论治，加减运用，统治百病。张锡纯先生亦当不会想到，此即您师承张锡纯先生并活用之，岳美中老师论血府逐瘀汤之论，颜德馨老师之论衡法，均为您老所用，则如此论，将诸位前贤之方论发扬光大之，为后学者铺就一条学用中医之捷径，实为可师可法之实效方论。

　　江植成：老师，今天有个女病人，三十岁，反复胃痛一周，都是以饭后半小时到一个小时疼痛为主，一般持续两个小时左右可自行缓解，很少反酸和腹胀，查体有上腹部轻压痛。按其发病症状来看，应该是胃溃疡无疑。我按西医常规开了一些治疗胃溃疡的药给她。但细问其经期一般延后几天，而且经来量比较少，经色暗淡，难入睡，多梦。脉细、滑、弦，重压有力。舌中心有裂缝，质润，苔薄白、点状剥脱。按中医的看法，应该是脾胃阴虚，心肾不交吧？如果用张锡纯的理冲汤对这个证吗？此证经来量少色暗是有瘀血证吗？

李静： 从症状来分析，胃溃疡的诊断思路是对的，但只是对了一部分，胃溃疡还有待检测证实。况且胃溃疡为何最近一周才发作？说用张锡纯的理冲汤方是对的，然而诊断为脾胃阴虚、心肾不交却不太正确。说有瘀血也对，但还是不完全。

江植成： 那她应该也属于阴虚血虚之类的吧？她舌头中心裂缝和经血较少、血色暗淡，失眠多梦，又是什么原因？

李静： 从舌脉来看，舌中间有裂纹是为肝气瘀滞之特征。舌质润苔薄白点状剥脱，其脉弦细滑，重按有力，则更是肝气瘀结、气血瘀滞证，而其胃痛正是典型的肝气犯胃，木克土也。再加上经血量少，血色暗淡也是气血瘀滞的表现。失眠多梦是气血不能上供于脑所致。理冲汤用于此证之肝脾失调，可加山萸肉以养肝、敛肝气之横侮，加生山药以补脾虚抑肝木，加芍药、炙甘草各30克以缓急止痛，加炮山甲以为向导，方为合拍。

在临证处方时，往往先存一念，即此兼备法是也。凡病情复杂的慢性疑难病证，现代讲需用综合疗法的。用张先生之理冲汤，加山萸肉、白芍、山甲、三七即为衡通理冲汤，此即为兼备之法。方用参、芪、萸肉之补肝益气，生鸡内金、三棱、莪术、山甲之理气散结，白术、山药健脾，芍药、甘草缓急止痛，知母、天花粉滋阴清热。集补益气血、理气散结、健脾益胃、滋阴清热、缓急止痛于一方，是衡通法之衡通理冲汤，是立于不败之地之兼备法，多年来的大量临床经验证明，馄饨汤、"鸡尾酒"的兼备法与"反，激，逆，从"、"广络原野"的综合疗法是可用的，往往可收到意想不到的效果。

江植成：胃痛之气血瘀滞者用衡通汤重用芍药、甘草，重证加用乳香、没药，根据寒热虚实加减运用可统治胃痛，慢性胃痛偏虚之气血瘀滞证用理冲汤加减运用。然胃痛之偏于虚寒之疼痛何方最效？有何案例？

李静：1985年治一友人宋孝礼之妻，凤患胃痛，友人懂医在经营中药店，其妻屡求名医诊治终未见效。有一宁姓老中医亦为宋之好友，宋说今天我请您二位会诊一下，我据其在大医院诊断为胃痉挛之特点，主张服延年半夏汤。宁医说，为何一听说胃痉挛就主用延年半夏汤。答曰，既然大医院诊为胃痉挛，察其舌脉均无明显热象，此方一剂即可止痛收效。宁医主用四逆散合芍药甘草汤，说病人是肝气瘀滞之胃痛。我说病人是有肝胃气滞之征，用四逆散加大芍药甘草虽对症，然其绝无速效，其数年来经医诊治均按肝胃气滞来治未效可知，延年半夏汤一剂可效。宋友人说您二人之方均试服之，以观其效。先服四逆散方三剂，如不效，过三日再服延年半夏汤。

数日后病情依然如故，服延年半夏汤一剂即止痛，后其子随我习医，此是后话。方为：

清半夏9克，炙鳖甲12克，前胡6克，桔梗5克，人参6克，炒枳实3克，吴茱萸9克，槟榔5克，生姜片9克，水煎温服。

后与宁医相见，谈及此方何以速效，患者明是胃痛属肝郁气滞之证，用四逆散疏肝理气，重用芍药、炙甘草各30克缓急止痛甚为对症为何无效？告知此证此汤岳美中老师论之甚详。患者胃痛多年，经医治疗多认为是肝胃气滞，屡服理气疏肝止痛之药不效，则四逆散亦难以见效乃意料中事，且屡用疏肝理气之药必致气虚且寒。延年半夏汤用人参补肝气，吴茱萸、半夏、生姜治肝寒降胃气，鳖甲镇肝，槟榔破气舒肝，枳实、桔梗一升一降，肝胃气机得调，所以此方效速也。我说您可看岳老此论论之甚详，宁医看后说，书到用时方恨少，诚不我欺也。

江植成：书到用时方恨少，您老确实是看的医书多啊，延年半夏汤对症了有这么好的效果，一剂痛止，中医之神妙真是令人不可思议。敢问老师您老用此方治此病不也是比葫芦画瓢吗？只是您画对了，画得好而已。中医有那么多方剂，您老是如何运用的呢？我何时也能达您此种境界啊。

李静：阅历久了，经验多了，画瓢画好的时候自然也就多了。这也是中医抓主症，对号入座的具体表现。中医方剂何止万千？中医方剂大辞典上记载有九万多个方剂。我是搞临床的，常用的也就是我所喜用的、用之有效的。前人用之有效的，我就用来画瓢。我用之有效的，证明我画对了。用之不效的，那就是没有画对，要找原因。画对了的，还要在无字句中思考之，触类旁通。没有画对的，找出原因以改正之。延年半夏汤之神妙我是在《岳美中医案》一书中领悟到的。岳老师在论中讲得清楚明白，治支气管痉挛之喘息，舌苔白腻，偏于寒者，特点是突发性阵咳作喘，痰带白沫，还强调了吴茱萸这味中药治从胃部至咽头部吐黏液样白沫痰壅盛有殊效。而我所治一例是患者到我处，喘息不止，说话也不能顺利表达，不到数分钟就吐到地上一大片白沫痰，这个症状被我抓住了，所以就画瓢画对了。而我的朋友宋先生夫人之胃痛，也是根据西医诊断胃痉挛来画瓢的。此方既能治支气管痉挛，当也能治胃痉挛。何况又将方中之前胡换成柴胡呢。岳老说此方治胃痉挛还是日本医家野津猛男所倡。用过数次之后，就在于能掌握此方的特点。在临证时见到类似肝胃气机失调，因痰滞偏于寒之证均可用之。痉挛者，非炎症可知，因痰因寒因气生风壅滞也。壅滞者，堵塞也。风者，过敏也。过敏者，阵发也，时作时止也。曾用治肝寒胁痛有效。用治肝气犯胃偏胃寒之脘痞，病人主诉胃胀不痛，用之亦同样有效。有是证，用是方，对号入座可也。有志者，事竟成，只要你肯下苦工夫，一定能达到的。

（附）吐　酸

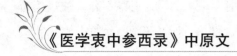

镇逆汤

治呕吐，因胃气上逆，胆火上冲者。

生赭石（细轧）六钱，青黛二钱，清半夏三钱，生杭芍四钱，龙胆草三钱，吴茱萸一钱，生姜二钱，野台参二钱。

李静讲记

吐酸是指胃中酸水上泛，又称反酸。若随即咽下称为吞酸，若随即吐出者称为吐酸，可单独出现，常与胃痛兼见。《素问·至真要大论》曰"诸呕吐酸，暴注下迫，皆属于热"，认为本病证多属于热。《证治汇补·吞酸》曰："大凡积滞中焦，久郁成热，则本从火化，因而作酸者，酸之热也；若客寒犯胃，顷刻成酸，本无郁热，因寒所化者，酸之寒也"，说明吐酸不仅有热而且亦有寒，并与胃有关。《寿世保元·吞酸》曰"夫酸者肝木之味也，由火盛制金，不能平木，则肝木自甚，故为酸也"，又说明与肝有关。

本证有寒热之分，以热证多见，属热者，多由肝郁化热犯胃所致；因寒者，多因脾胃虚弱，肝气强凌犯胃而成。但总以肝气犯胃、胃失和降为基本病机。

属热者治法：清泄肝火，和胃降逆。用左金丸加味。常用药为黄连、吴茱萸、黄芩、栀子清肝泄热；乌贼骨、煅瓦楞子制酸。主治吞酸时作，嗳腐气秽，胃脘闷胀，两胁胀满，心烦易怒，口干口苦，咽干口渴，舌红苔黄，脉弦数。

属寒者治法：温中散寒，和胃制酸。用香砂六君子汤加味。常用药：党参、白术、云苓健脾益气，木香、砂仁行气和胃，法夏、陈皮和胃降逆，干姜、吴茱萸温中散寒，甘草调和诸药。吐酸时作，兼证为嗳气酸腐，胸脘胀闷，喜唾涎沫，饮食喜热，四肢不温，大便溏泄，舌淡苔白，脉沉迟。

（附）嘈 杂

李静讲记

嘈杂是指胃中空虚，似饥非饥，似辣非辣，似痛非痛，莫可名状，时作时止的病证。可单独出现，常与胃痛、吞酸兼见。本证始于《丹溪心法·嘈杂》，其曰："嘈杂，是痰因火动，治痰为先。"又说："食郁有热。"《景岳全书·嘈杂》："嘈杂一证，或作或止，其为病也，则腹中空空，若无一物，似饥非饥，似辣非辣，似痛非痛，而胸膈懊恼，莫可名状，或得食而暂止，或食已而复嘈，或兼恶心，而渐见胃脘作痛。"其病因常有胃热、胃虚之不同。

胃热者常用温胆汤加味。方中半夏燥湿化痰降逆，陈皮理气燥湿，竹茹清热化痰降逆，枳实行气导滞，生姜和胃降逆，甘草调和诸药，加黄连、栀子清泄胃热。胃虚寒常用四君子汤加味。若胃阴不足，饥不欲食，大便干结，脉细者，可用益胃汤益胃养阴。

案例：

近治金某，男，二十五岁，江苏苏州人。数年来一直打嗝严重，胃部嘈杂不适，一直按照胃炎来治，惜毫无效果。自述其全身症状主要表现为：

心悸，失眠多梦，食少乏力，尿痛等证。记忆力减退，反应迟钝，注意力不集中，脑子里总在想事情，易疲劳，晚上睡眠不好，多梦，噩梦，极易惊醒。早上四五点就醒，醒后不易睡。思想不能集中，一会儿就开小差，意志力薄弱，不能持之以恒。明显感觉气短，上楼双腿酸软而无力，气喘。职业为设计师，长期用电脑。身高172厘米，体重51公斤。一直诊为慢性浅表性胃炎，做过三次胃镜，消化道钡透报告：心肺透视未见异常，食道吞钡通畅，未见异常狭窄梗阻，食管壁舒张收缩蠕动均匀，贲门胃底形态结构正常，胃鱼钩形，张力中等，胃黏膜皱襞整齐，连续，胃壁柔软，大小弯蠕动波对称，未见龛影及充盈缺损。十二指肠球体充盈良好，形态无改变，其2、3段通过顺利，十二指肠曲无扩大。印象：胃、十二指肠未见器质性病变。

后一次是去年5月1日做的，也是浅表性胃炎，第一次是2002年做的，是浅表性胃炎。此期间在2004年的时候有过好转，那大半年基本上胃没有什么不舒服。在2005年初由于一些变故，精神紧张，胃病又复发，到现在这一年多来就没有一天真正好过，中间一直断断续续，好的时候稍微松一点，难受的时候就很难受，可以说每天都在受它折磨。

我的胃病都是由于精神紧张刺激引起的，一不舒服我就疑病，就会出现全身无力，然后胃就跟着不舒服了。我的症状是从2005年开始不舒服后就一直打嗝不断，越不舒服越打的厉害，容易疲劳，乏力。胃部说不出的不舒服，胃疼不多。有时会隐痛，胃不舒服的时候哈欠不断，打哈欠的时候会有眼泪，打嗝厉害的时候感觉吞吐不畅，每次吃东西都很不舒服，都是急着匆匆吃一点点。食欲在胃好一些的时候就一般，差时就没什么食欲了。我人很清瘦，172厘米高的个子，只有51公斤。还很虚弱，四肢一直没什么力气，胃不舒服的时候会有时候有点眩晕，晚上多梦，记忆力也有减退。晚上有时候出冷汗，有时会感觉一阵手脚发凉，晚上虚汗，怕冷。最近晚上睡眠不好，一不舒服睡眠就更不好。晚上四五点就会醒一下，已成习惯，醒来睡眠不佳，晚上乱梦连篇，白天想一点，晚上就会梦，长期这样。平时有口干、口苦的感觉，舌苔泛白，大便一直还可以，基本每天都会有一次，但是灰黑、偏硬。胸部及两胁处胀满，有时隐痛。

最近做了生化全套检查，就是胆固醇有点偏低，HP（–）。发病经过：手淫 10 余年，从中学开始手淫至今。因为以前听说手淫无害，一直没有戒掉，而且基本每天都会有，更有甚者一天两次。偶尔会小便浑白，尿道刺痛，可能因为手淫过度，很少出现遗精的现象，自感伤精厉害，恳求先生救助。西医诊断慢性浅表性胃炎，三年来中西医不断诊治无效。

李静：此病即虚劳证也。其失眠多梦、记忆力减、心悸气短为上损，食少纳呆、脘痞嘈杂、胁痛为中损。下肢无力、短气、小便浑白、尿道刺痛为下损。经云："气化则精生，味化则形长。故地产养形，形不足者温之以气，天产养精，精不足者补之以味。"

气化则精生，是说人身之气化正常，肾精才能生长。味化则形长，味者饮食也，脾胃消化功能好肾精才能生长。温之以气者，不是只用温药，是当先治其脾胃。精不足者补之以味即是要治好脾胃，脾胃不好者需治其气血也。此虚劳证为阴阳两虚，久病必有瘀。治用衡通法，方用衡通汤合理冲汤加减：

当归、川芎、桃仁、红花、枳壳、桔梗、柴胡、赤芍、川牛膝、生地、炙甘草、炮山甲、红人参、三七粉各 10 克，黄连 3 克，生鸡内金 12 克，黄芪 15 克，白芍 18 克。水煎服，每日一剂，七剂。

金：我曾服过有苏梗、制香附、乌首、煅瓦楞子、川楝子、佛手、绿萼梅、砂仁、内金、枳实、枳壳，以前吃过三月无效。打嗝严重，胃部嘈杂不适，晚上睡眠不行，我服一西药，增强胃动力的，服了症状能缓解，但我知道治标不治本的。此类药不也是治气的吗？

李洪波：老师用此二方加减方义为何？观金某服三月之方皆为理气

治胃之药为何不效？

李静：这类药都是顺气的，越顺气气越虚也。是未顾及阴阳两虚之虚劳之本病，只是针对胃炎呃逆等症状而用理气之方药。久病必有瘀，此即用衡通汤疏通之以求体内平衡之理。衡通汤为血府逐瘀汤，方中有四物汤、四逆散，加柴胡之理气，桔梗之升提，川牛膝之下引之力，是为疏通气血之佳方。再加无处不到之山甲，化瘀血之三七，方名衡通汤，即以通求衡之法也。我屡用治久病之气血瘀滞诸病有效，虚者加山药、山萸肉各30克。

衡通汤治慢性疑难病之气血瘀滞证，其效屡佳。究其原理亦为纠正体内偏差。在血府逐瘀汤基础上加山甲、三七，活血化瘀力量更为增强。山甲有内通脏腑，外通经络，无微不至，凡内外诸证加用之则其效更速。三七性平，化瘀血，止血妄行，可托毒外出，并治瘀血所致之疼痛有殊效，治脏腑疮毒，腹中血积癥瘕，可代《金匮要略》下瘀血汤，且较下瘀血汤更稳妥也。张锡纯甚赞之，我在临证亦擅用之。用之时，凡需疏通气血之病均可选用，临证视病情加减变通而已。气虚者可加黄芪、人参，热加芩、连等清热之品，寒加桂枝、附子，有风证可加蝉蜕、地龙、全蝎、蜈蚣等虫类药，随证施治可也。王清任所创之血府逐瘀汤治胸痹、胸膈间瘀血效果很好。岳美中老师论曰："血府逐瘀汤是个有名的方子。方中以桃红四物汤合四逆散，动药与静药配合得好。再加牛膝往下一引，柴胡、桔梗往上一提，升降有常，血自下行。用于治疗胸膈间瘀血和妇女逆经证，多可数剂而愈。"

受岳老师此论启发，我认为此方并非只治胸膈间瘀血及妇女逆经也。既然此方动静药物配合得好，有升有降，则当能疏通气血，故可广泛应用于诸多气血瘀滞之证。后又读上海名医颜德馨之《活血化瘀疗法实践》，书中论及此方，倡此方为活血化瘀之要方，认为久病怪病必有瘀血，称活血化瘀疗法为衡法，谓之曰八法之外之衡法。我深有感触，再加我特别欣赏与喜用兼备法，可谓有理、有法、有方也，故遇复杂病证，首先想到用兼备法。用兼备法，便首先想到衡法，想到衡法，便想到血府逐瘀汤，想到血府逐瘀汤，则联想到张锡纯先生说诸血瘀汤可统治百病，岳美中老师论此汤，说此方升降有常，血自下行，颜老前辈说活血化瘀是为衡法。我思此方必具有通气化瘀之功能，气滞血瘀为失衡，通之则阴阳平衡，故欲使之衡，便当用通。因我多年喜用三七、山甲，三七有化瘀血之良能，山甲作向导有无处不到之异功。故在血府逐瘀汤方上每加三七、山甲，屡用屡效。其疏通气血之力更胜，平衡阴阳之效更速，故名之曰衡通汤。若去生地黄，制散服用更便，名为衡通散。

此证用理冲汤之意，因其肝脾失调，木克土，脾胃为之虚，久病之瘀且又为虚中有瘀，不可一味疏通，方中参芪扶助正气，久服不致耗气，愈服愈感有力，且又能助理气化瘀之药力更胜也。此中之理细阅《医学衷中参西录》理冲汤方论自知。用理冲汤未用全方而减去三棱、莪术、白术、知母、天花粉是随其病之所需，且衡通汤中已有四逆散之组成，理气之药足以胜任，而据其证加小量黄连是取其清热与苦味开胃也。加用白芍用其养阴血、缓急止痛，且四逆散方中本应有之药也。

此证其服理气治胃之方药三月不效乃意料中事，其病治已三年未愈，虽说一直在治胃，但其未明其虚中有瘀，且有肝气肝火，只用理气药犯虚虚之戒也。屡用理气药伤津耗液故不效，此也是我用理冲汤之原因也，方中用参芪即无此弊。

江植成：老师用药讲究循序渐进，治标还治本，治标为治本，治本亦治标。然则老师，是不是大部分久病都是气滞血瘀造成的呢？

李静：非也，此证是为伤精，肾阴亏损而成瘀。肾水亏虚则肝失所养，肝气肝火为之失衡，则肝气犯胃，肝火犯胃之证成也。观其每于精神紧张时胃病即发作可以明白是木克土。肝属木，脾属土，然而气滞血瘀的原因很多。有因虚致瘀者，有因瘀致虚者，气、血、风、痰、湿、寒、热、虚、实、燥，皆可致瘀。病久者多为气滞血瘀，或兼风，或兼虚，或兼痰湿，或兼寒热错杂，或兼阴虚内燥。人是一个整体，治疗应从整体出发，治标与治本结合，攻补兼施。初病体不虚者，攻邪为主，扶正次之，邪去则正安，用多攻少补法，衰其大半而止。久病体虚气滞血瘀者，补虚为主，攻邪次之，养正则积自除。中医治病，与高手下棋一样，要考虑下一步、下二步的走法一样，只想到此次治病治好为止，不考虑下一步，病根何以能除。

金：先生，西医所说的浅表性胃炎中医如何解释，有一中医说我一直打嗝可能是反流性胃炎。我胃很少疼的，只有嘈杂和隐痛的感觉，现在就有隐痛。我觉得我这个和伤精也有很大关系，与记忆力、睡眠、体力都有很大关系。

李静：中医不叫胃炎，叫胃气痛，又叫脘痞、嘈杂。你是典型的木克土，土即脾胃也。肝虚累脾，肝旺侮脾，肝主疏泄，主气化，西医看不到气化，就说没有气化，所以叫虚劳是对的。必须先治胃，但又不能只治胃，要整体一起治，脾属土，土克水，胃不好肾又受损，肾虚又不能养肝，水生木，肝虚则胆火扰心，木生火，心属火，故大脑问题出也，续服衡通清燥汤加味：

当归、川芎、桃仁、红花、枳壳、桔梗、柴胡、赤芍、川牛膝、炙甘草、炮山甲、生地黄、三七粉各10克，山药30克，滑石15克，白茅根30克，白芍20克，生鸡内金12，黄连3克，北沙参30克，十五剂。

方用衡通汤疏通气血以求衡之，山药为补脾润肺之要药，白茅根清热有开气之功，沙参补肝肺之阴，黄连清火之最胜，滑石祛湿热之虚热可用，然你之证为肝胆郁火，偏于阴虚，故用量小，恐其苦寒败胃也。白芍平肝养阴血而止痛，生鸡内金有化瘀血之良能，郁火散、气血通则自能食也，且苦味黄连又可开胃也。你的神经官能症即是瘀血导致气血瘀滞不通，突然发作的全身症状即是也。我是根据你所说的这些，再加上病久必有瘀，用凉药不行则为阳虚，用热药也不行则为阴虚，故说你阴阳两虚，兼瘀偏阴虚有火也。衡者，平衡也，平衡者，纠偏也，纠偏者，热则清之，阴虚则润之，瘀则化之，方能衡也。舌苔白腻已祛，舌尖边小红点仍在，此舌为偏阴虚有火瘀滞也。你可去做一个肝胆B超检查，即可证明肝胆有无炎症也。

金：李老师，后来我细看舌苔，确实在舌尖边缘有些很细小的红点，此当为老师说的阴虚郁火，老师看舌断病果然厉害。

李静： 按中医理论，情志过度损伤五脏，但机会不是均等的。其中，肝郁、气滞最常见。故常见西医所谓慢性胃炎。按西医理论，凡精神刺激较为严重，首先是造成中枢神经紊乱，大多会影响睡眠，故凡心理性疾病，多半从影响睡眠引起。换言之，生气之后，睡眠基本正常，一般不会发病，发病也很轻，这种情况，或者因为患者的脾气不容易真生气，或者已经得到宣泄。总之，严重心理疾病，首先造成大脑皮层功能紊乱，睡眠是判断有无此种紊乱的主要依据。正常人严重睡眠不足，必有各种严重不适。心理病患者的不适，最初与常人偶尔因故严重睡眠不足没有大区别，只是由于时间较长，后来会表现为某一系统或脏器紊乱为主。其中最常见的就是消化系统，特别是"胃"。

金： 检查报告单，腹部超声所见：肝脏形态正常，大小范围正常，表面光滑，包膜完整，实质回声分布均匀，肝内管道走向自然清楚。胆囊形态尚正常，体积正常，囊壁毛糙，不厚，其内透声好，肝内外胆管未见明显扩张。胰腺大小正常，内部回声均匀，胰管未见明显扩张。脾脏形态分布大小正常，包膜光整，脾区回声均匀。超声提示：胆囊壁毛，肝脏形态测值在正常范围，余无病理改变。印象：胆囊炎。

李静： 经云："气化则精生，味化则形长。故地产养形，形不足者温之以气，天产养精，精不足者补之以味。"此论是说人身人气化正常，肾精才能生长，能饮食才能有好身体。身体不好者需治其气血，温之者，不是只用温药也。精不足者补之以味即是要治好脾胃。胆为决断之官，所以你往往在心情紧张时发病。

生山药30克，白茅根30克，白芍20克，黄连2克，北沙参30克，生地黄24克，炙甘草10克，山萸肉30克，知母12克，蒲公英30克，枸杞30克，附片10克，水煎服。衡通散每日服30克。

衡通散是久病必瘀，故需疏通气血，山药、茅根、白芍、炙甘草为滋阴清燥汤，以增液治你之阴虚。有肝胆之火则蒲公英、知母清之，黄连小量为开胃，枸杞、沙参补肝之阴，山萸肉补肝之虚也。大方向还是不变的，力量大了一些而已。加附片以治形寒，阳生阴长，亦为衡法也。阴药宜重，静药亦宜重，动药宜轻，阳药亦不宜重，重则伤阳耗阴损气伤精。你之病表现是胆火上则扰心，中则犯胃，下则犯前列腺也。火升则气滞，气滞则火郁，气滞火郁则血为之瘀也。肝主疏泄，脾主运化，肝胆侮脾胃，则胃病作也。

此法此方治肝胆即是治胃，治胃即是为治肝胆也。洞庭湖涨水，只治理它不行，需治理湘江方可，湘江得治，则洞庭自安，此理甚明也。河南开封地区屡被洪水淹为何？蒋介石决郑州花园口大堤，水向低处流，则开封最低是也，现在黄河水面高于开封最高之铁塔也。同理你的胃是最薄弱之处，肝胆郁火，木克土，故胃最易受累发病也。

金：服药两周，这两天感觉食欲比前几天好，想吃东西了。昨天渴了甚至还想喝点凉的东西，胃内不适感也稍有缓解，打嗝只在刚吃饱后打的多点，隐痛感减低，嘈杂还有点，大便早已不干燥了，精力也感觉稍微有一点起色，但总的来说还是疲惫。晚上睡眠能睡，但还是要醒来和多梦。总的来说已大有好转，再次感谢老师。这两周来多蒙老师辨证施治。学生真的感谢您！老师，现在舌苔变化不明显了，第一次服衡通汤的时候最为明显，三天就不白厚了。刚开始两天晚上有燥热，现在晚上已无燥热现象。

李静：现在是瘀消郁火去所以胃才会好些的。舌苔的变化那是有形之湿，去之也速，现在余无形之郁火，散之也缓也。而且我还认为你久病必有瘀，舌底静脉瘀滞明显是也。所以需治其阴火，然你尚有瘀，故需化瘀清火并用，清火恐伤其阴，故滋其阴，如此之法方谓衡通法也。脏腑处处相关，牵一发动全身，实者多责肝胆，虚者多责脾胃。然肝胆脾胃本互为体用，不可割裂，虽治则或有偏重，辨证原不可偏执，此之谓也，下方与衡通散同服可也，方为：

生山药 30 克，白茅根 30，白芍 20 克，黄连 2 克，北沙参 30 克，生地黄 24 克，炙甘草 10 克，山萸肉 30 克，知母 12 克，公英 30 克，枸杞 30 克，附片 10 克，服之一月诸症缓解，嘱服衡通散二月以求根治之。

痞 满

师承切要

师承切要者，师承张锡纯老师痞满辨证施治之论点，以及笔者领悟与运用张先生之学说与临床的心得体会，力求切中要点。《医学衷中参西录》中太阳病附子泻心汤证（附：自拟变通方）、医方篇之治气血瘀滞肢体疼痛方、治伤寒方、治呕吐方、治泄泻方、治痢方、治妇科之理冲汤方，药物篇及医论等论中皆有论及，读者宜细读之。且需将书中论点在临床上正确地运用治疗西医内科学的慢性胃炎（包括浅表性胃炎和萎缩性胃炎）、功能性消化不良、胃下垂等。

《医学衷中参西录》中原文

太阳病附子泻心汤证（附：自拟变通方）

心下痞病，有宜并凉、热之药为一方，而后能治愈者，《伤寒论》附子泻心汤所主之病是也。试再详论之。

《伤寒论》原文：心下痞，而复恶寒汗出者，附子泻心汤主之。

【附子泻心汤方】 大黄二两，黄连、黄芩各一两，附子一枚炮去皮破（别煮取汁）。

上四味，切前三味以麻沸汤二升渍之，须臾绞去滓，纳附子汁，分温再服。

🌸 李静讲记

痞满是指自觉心下痞塞，胸膈胀满，触之无形，按之柔软，压之无痛为主要症状的病证。按部位痞满可分为胸痞、心下痞等，心下即胃脘部。

本节主要讨论以胃脘部出现上述症状的痞满，又可称胃痞。在《伤寒论》中明晰："满而不痛者，此为痞"，"若心下满而硬痛者，此为结胸也，大陷胸汤主之。但满而不痛者，此为痞，柴胡不中与也，半夏泻心汤主之。"这既作出类证鉴别，也创诸泻心汤，一直为后世医家所效法。

痞满之首选方当为半夏泻心汤。痞满之因热者，用大黄黄连泻心汤，寒加附子。先生主张用黄芪代附子，我意可再加人参。痞满之因热与痰饮者，小陷胸汤亦可用，痞满而不痛者也可用，加枳实。痰饮痞结于心下，而脉无滑热之象者，可治以荡胸汤，唯其药剂宜斟酌减轻耳。伤寒、温病邪传胃腑，燥渴身热，白虎证俱。其人胃气上逆，心下满闷者用镇逆白虎汤，而以半夏、竹茹代之粳米、甘草，取二药之降逆，以参赞石膏、知母成功也。

张先生论曰：痞满之因热者，用大黄黄连泻心汤，附子泻心汤所主之病，其心下之痞与大黄黄连泻心汤所主之病同，因其复恶寒，且汗出，知其外卫之阳不能固摄，且知其阳分虚弱不能抗御外寒也。夫太阳之根底在于下焦水府，故于前方中加附子以补助水府之元阳，且以大黄、黄连治上，但渍以麻沸汤，取其清轻之气易于上行也。以附子治下，则煎取浓汤，欲其重浊之汁易于下降也。是以如此寒热殊异之药，混合为剂，而服下热不妨寒，寒不妨热，分途施治，同时奏功，此不但用药之妙具其精心，即制方之妙亦几令人不可思议也。此证若但痰饮痞结于心下，而脉无滑热之象者，可治以拙拟荡胸汤，唯其药剂宜斟酌减轻耳。荡胸汤治寒温结胸，其证胸膈痰饮，与外感之邪互相凝结，上塞咽喉，下滞胃口，呼吸不利，满闷短气，饮水不能下行，或转吐出，兼治疫证结胸。

辨证舌质淡，苔白润滑，脉弦迟者为寒。舌质红紫尖边有红紫斑点，脉弦数者为热，舌质红紫尖边有红紫斑点苔白腻燥，脉弦者为湿热并重。舌质红紫苔薄者为气滞血瘀偏热。舌质淡，舌尖有红紫斑点者为寒热夹杂。舌质淡紫，苔薄白，脉弦硬为肝郁脾虚。舌质紫暗脉弦涩者为气血瘀滞，为用衡通汤、衡通法之指征。

痞满病久之每用衡通法，疏通气血其效则速，用衡通汤通之则衡；偏寒加桂枝、附子；气虚寒加人参、黄芪；脾虚寒加白术、砂仁；偏热加芩、连；实加瓜蒌仁、大黄。偏湿加黄连、茯苓、滑石；寒热夹杂者合半夏泻心汤，寒甚再加桂、附。肝郁脾虚者用理冲汤随证施治，有是病用是法，有是证用是方。

案例一：

学生李洪波之姨妈，年五十八岁，身高有170厘米，因患慢性萎缩性胃炎伴结肠炎，现体重只有35公斤了。每日吃饭不多，但腹痛，大便日七八次，有时泻为完谷不化，有时则稀便，且心脏也有问题，心慌气短，不能劳作。在汉中及西安经医无数，治了数年，终未收效。而且越来越重，现在什么也不能做了，在家休养。病人远在数千里之外，与其电话交谈后，知其为半夏泻心汤证，但其病程日久且又有心脏病，故处以半夏泻心汤方合用血府逐瘀汤嘱服一月。

方用：红人参10克，黄连3克，黄芩6克，干姜6克，炙甘草10克，半夏10克，生地黄10克，当归10克，川芎10克，桃仁10克，红花10克，枳壳10克，柴胡10克，川牛膝10克，赤芍10克，桔梗10克。

每日一剂，连服一个月。嘱其可经常电话联系，如果有效最好能来诊。

一月后患者来深圳，诉服药有效，食欲稍增多，现大便日仍三四次，时有腹痛。视其极消瘦，面黄，气色晦暗，舌质淡暗，苔黄白略干燥，脉弦硬，仍以上方加生山药30克、生鸡内金10克，加减服至一个月，每日大便改为一次，方始带方回汉中。

三天后患者来电说，到家第二天又开始每日大便三四次。思之汉中与深圳气候不同，嘱其加黑附片10克，三日后即恢复正常至每日一次。患者坚持又服三月，感觉越来越好，食欲增多，又过半年后来电表示感谢，说自己体重增加了十几斤，已和好的人一样了，说大家都看不出我是有病的人了，药还在间断服呢。嘱其药还需服，可取药十剂打成粉，用水送下，每服6～10克，日服三次以巩固疗效。因地不同，一味黑附片的增加其效则完全不同，是半夏泻心汤合用附子泻心汤。一年后患者能操持家务，带外孙，与没病的人一样了，托人送来锦旗一面，上书"名医风范"。

案例二：

2000年在深圳曾治一张姓老者，年六十岁，肠出血住院，每日大便数次，十余天症状缓解，仍胃脘痞满，夜不能眠而来求诊，说您给我开一剂中药，如服后感觉舒服，明天我就出院，住院每天花钱太多。察其舌脉均为半夏泻心汤证，为开一剂并嘱煎药一定要去渣再煎。方为：

红人参10克，黄连3克，黄芩10克，炙甘草10克，干姜3克，半夏10克。

第二天病人带着住院的用物来说，我昨晚服药后即能安睡，真是对症一口汤啊。我住了十几天院，花了两千多元，还是难受，不能好好吃饭，睡觉也不好，中药真是神奇啊！早上我就办了出院。后又服半夏泻心汤原方九剂痊愈。

一、临证要点

泻心汤为治痞满之首选方，寒热温清、辛开苦降并用，加用衡通汤的要点是病久气血瘀滞。如此用法则气血通，寒热得通散之则衡，其偏实者可削之，偏虚者寒热得祛则为邪去正安亦为衡也，此法实亦馄饨汤之兼备法也。

二、释疑解难

李洪波：泻心汤治痞的要点是什么？加用衡通汤的要点是什么？

李静：仲景五个泻心汤，即半夏泻心汤、生姜泻心汤、甘草泻心汤、大黄黄连泻心汤、附子泻心汤。广泛用于急慢性胃肠病，慢性胃炎、胃痉挛、胃出血、肠炎、上消化道出血、胃癌等证。半夏泻心汤主治脾胃升降失常，寒热夹杂致心下痞闷、干呕、肠鸣下利、舌质湿润、苔黄白滑腻而不干燥；生姜泻心汤治水热互结胃脘痞满，主症为腹中雷鸣、干噫食臭；甘草泻心汤主治痞利俱重，心下痞满而硬，下利频作，完谷不化；大黄黄连泻心汤治心下痞满并见心胸烦热，热毒较重，其舌质紫尖边有红斑，苔黄白腻干燥；附子泻心汤治邪热壅滞心下痞满，而兼阳虚恶寒肢冷。

早年在临床上用诸泻心汤时，对煎服法并未在意，以致时有患者服药后反而有胃脘不适疼痛之感。后读岳美中老师强调去渣再煎之义，是用以协调药味，达到和解胃气之目的，也就是说去渣再煎可令药性绵和，使胃肠免去刺激易于接受。煎服法是水八杯，煎至四杯，去渣再煎至二杯，一日分两次服，岳老认为去渣再煎是仲景和解剂独具匠心的创作。试论胃肠病患者本来胃脘不适，如再服用大量之中药汤剂，难免不能承受。后再用诸泻心汤时，必交代病人务须去渣再煎，且不可服多，每次一茶杯即可，此后即很少有患者反映服后不适。

在临证处方时，往往先存一念，即此兼备法是也。凡病情复杂的慢性疑难病证，现代讲需用综合疗法的，即为兼备之法。佐以活血化瘀，采用综合疗法就比单一的消炎治疗要好得多。有是病用是法，有是证用是方是也。有寒热夹杂者即用半夏泻心汤，有气血瘀滞者即用衡通汤，实热之痞证用大黄黄连泻心汤。我用馄饨汤之意亦即是兼备法，多年来的大量临床经验证明复杂的病证运用馄饨汤，往往可收到意想不到的效果。用衡通汤的要点是久病必有瘀之理，再者辨其舌紫暗，或边尖有暗瘀斑者，均属气血瘀滞之证，如再加脉之涩滞，则气血瘀滞病无疑也。

呕　吐

师承切要者，师承张锡纯老师呕吐辨证施治之论点，以及笔者领悟与运用张先生之学说与临床的心得体会，力求切中要点。《医学衷中参西录》中医方篇之治呕吐方中之镇逆汤、薯蓣半夏粥，治吐衄方，治膈食方，治霍乱方，治泄泻方，治痢方，治妇科之理冲汤方，药物篇及医论等论中皆有论及，读者宜细读之。须明治疗呕吐，当以和胃降逆为原则。

《医学衷中参西录》中原文

镇逆汤

治呕吐，因胃气上逆，胆火上冲者。

生赭石（细轧）六钱，青黛二钱，清半夏三钱，生杭芍四钱，龙胆草三钱，吴茱萸一钱，生姜二钱，野台参二钱。

薯蓣半夏粥

治胃气上逆，冲气上逆，以致呕吐不止，闻药气则呕吐益甚，诸药皆不能下咽。

生山药（轧细）一两，清半夏一两。

理冲汤（略）

李静讲记

治疗呕吐，当以和胃降逆为原则，但须根据虚实不同情况分别处理。一般暴病呕吐多属邪实，治宜祛邪为主。久病呕吐多属正虚，治宜扶正为主。一般来说，实证易治，虚证及虚实夹杂者，病程长，且易反复发作，较为难治。对于顽固性呕吐，若配合钡餐透视或腹部透视诊断为肠不全梗阻者，应注意查明原因。临床上呕吐还可因脑病引起，如脑肿瘤、脑水肿等，须做脑部 CT 检查。心脏功能衰竭的病人，以呕吐表现为主症，须做心功能检查明确诊断。尿毒症病人，可因毒素在体内蓄积而致呕吐，可做肾功能检测、尿常规、尿放免以明确诊断。急性胆囊炎的病人，若以呕吐为主症，须做 B 超、血常规检查。急性病毒性肝炎早期以呕吐为主症，须做肝功能及相关病毒学检查来明确诊断。故临床上见到呕吐的病人，须结合其他症状做相关检查明确诊断，不可见呕只止呕，贻误病情，造成不良后果。

顽固性呕吐日久，多伤津损液耗气，引起气随津脱，或脑失濡养等变证。结合临床实际，可进行补充液体，或静脉注射生脉注射液，口服淡盐水等治疗，必要时结合西药进行救治。

案例一：

1997 年治同事李医生之侄女，年八岁，患癫痫年余，在专科医院治疗，服用中西成药，控制病情一直未发作，然来诊前因换了方药，服后大吐不止，发作频繁。李医生询问中医有无好的办法。诊其舌淡，苔白滑腻润，脉紧。断为胃虚且寒。处方用柴胡加龙骨牡蛎汤，去苦寒之黄芩、大黄。用生半夏 18 克，加等量生姜，又嘱其用"伏龙肝"煎水后，再用清汁煎药。"伏龙肝"，即灶心土也。果然服后即吐止，后服药月余，癫痫病亦未再犯。

案例二:

学生李洪波之朋友赵先生夫人患脑癌术后复发住院,医院诊为脑积水,人呈半昏迷状态。喝水吐水,服药吐药。视其舌淡极,苔白润滑,脉弱无力,证属脾胃虚寒已极。处方以大剂回阳救急汤,即香砂六君子汤重加附片30克,生姜等量,又加半夏、生赭石,服后二小时即吐止,并能服粥。赵先生与李洪波均说此方一没有治脑癌之药,二没有治脑积水之药,何以能有如此速效?此即中医有是证用是方之理也。证为虚寒,便当用温补之法,气血得温,则体内平衡,自然吐止也。中医乃是从整体来考虑的,现在病人身体虚寒过重,如果不顾其命,只治其病,当和西医化疗手术无何区别,中医现在如果一味攻伐逐水,化瘀散结抗癌是加速其死也。首用回阳救急之方,急以保其元气,止其呕吐,一服即效,即证明其病是气血虚寒,虚极生风也。补其气血,治其虚寒,气血旺则风自熄也。

案例三:

上海张先生夫人患白血病,住院经大量化疗后人极虚,心悸、不能饮食、咳则吐,请前往诊治。至其上海家中视其舌淡极,脉紧,眼睛视物不清。此病已至危。嘱其需中西结合,西医给用营养类药,补充能量。处方以炙甘草汤加附子、生山药、半夏、生姜。服后咳则仍吐,乃用张锡纯之山药半夏粥法。方为半夏30克,生山药研粉。用煎好之半夏汤加入山药末,煮熟即可服之,以止其吐。

一、临证要点

一病有一病之主方,呕吐病主方为大小半夏汤。呕吐之病因是胃气上逆,主药半夏之功是降胃气。然则冲气上逆,张先生用薯蓣半夏粥治胃气上逆、冲气上冲以致呕吐不止、闻药气则呕吐益甚、诸药皆不能下咽者则屡效。胆火上冲者,常用镇逆汤,方中用赭石以镇逆止呕吐,屡收佳效。张师善用代赭石,认为治吐衄诸症,皆当以降胃之品为主,而

第三章　脾胃系病证

205

降胃之最有力者，莫代赭石也。故治吐衄之证，方中皆重用代赭石，再审其胃气不降之所以然，而各以相当之药品辅之。如因热者，佐以瓜蒌仁、白芍诸药；热而兼虚者，兼佐人参；因凉者，佐以干姜、白芍诸药；凉而兼虚者，兼用白术；因下焦虚损，冲气不摄上冲，胃气不降者，佐以生山药、生芡实诸药；因胃气不降，致胃中血管破裂，其证久不愈者，佐以龙骨、牡蛎、三七诸药。又"生代赭石压力最胜"，故诸方均用生者。张锡纯还认为重用代赭石，可代大黄降逆之力，还进一步指出，吐血、衄血者因阴血亏损，维系无力，原有孤阳浮越之虞，而复用独参汤助其浮越，不但其气易于上奔，血亦将随之上奔而复吐血，故所"拟治吐诸方中，凡用参者，必重用代赭石辅之，使其力下达也"。但临证亦有变通，如大便不实者，则用赤石脂代之，既能降胃，又可固肠，两全其美。

张先生又善用半夏。张锡纯不受"血证忌用半夏"的拘束，提出"血证须有甄别，若虚劳咳嗽，痰中带血，半夏诚为所忌。若大口吐血，或衄血不止，虽虚劳证，亦可暂用半夏以收一时之功，血止以后，再徐图他治"。其理亦在于"治吐、衄者，原当以降阳明厥逆为主，而降阳明胃气之逆者，莫半夏若也"。并认为半夏与代赭石同用，更能增强降胃气之功力。

二、释疑解难

李洪波：半夏为止呕之主药，山药半夏粥适用于何证？如是实热当用何法？

李静：《金匮要略》治呕吐，有大小半夏汤。半夏传统的加工方法，先用清水浸泡十数日，先后加白矾、石灰、甘草再泡，不唯费时费功，而且久经浸泡，其镇吐之有效成分大量散失，药效大减。半夏生用，久煮，则生者变熟，所以，生半夏入汤剂需注意单味先煎30分钟，至口尝无辣麻感后，再下余药。若与生姜同捣，然后入药煎效果更好。同时也可配合山药作粥，借其稠黏留滞之力，药存胃腑。因山药在上能补肺生津，与半夏相伍，不虑其燥，在下能补肾敛冲，则冲气得养，自安其位。故用于呕吐剧烈者尤宜也。

实热证之吐当用大黄甘草汤。《金匮要略·呕吐哕下利病脉证治篇》云："食入即吐者，大黄甘草汤主之。"原文只 12 字，药仅大黄 9 克、甘草 6 克两味，每能收到很好的疗效。临床应用根据"食入即吐"为主，不必拘于热象有无。因大黄气味苦寒，能推陈致新，通利水谷，调中化食，安和五脏，故以为君，臣以甘草浸其中，使清升浊降，胃气顺而不逆，不治吐而吐自止。临证此方用尿毒证所致呕吐，必立见其效。

噎 膈

师承切要

师承切要者，师承张锡纯老师噎膈辨证施治之论点，以及笔者领悟与运用张师之学说与临床的心得体会，力求切中要点。《医学衷中参西录》中医方篇之治膈食方中之"参赭培气汤"与"论胃病噎膈治法及反胃治法"与用蜈蚣治此证之理。治呕吐方、治吐衄方、治泄泻方、治痢方、治妇科之理冲汤方论、药物篇及医论医案等论中皆有论及，读者宜细读之。且需明张先生论贲门有瘀血与痰气瘀滞，治当注意顾护津液及胃气之理。用于治疗西医学中的食道癌、贲门癌、贲门痉挛、食管憩室、食道炎、食道狭窄等证。

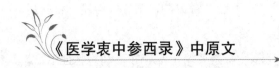

《医学衷中参西录》中原文

参赭培气汤

治膈食（"论胃病噎膈治法及反胃治法"宜参看）。

潞党参六钱，天门冬四钱，生赭石（轧细）八钱，清半夏三钱，淡苁蓉四钱，知母五钱，当归身三钱，柿霜饼（服药后含化徐徐咽之）五钱。

李静讲记

食道癌中医称为噎膈，从古到今，有谓气滞血瘀者，有谓冲气上逆者，有谓贲门干枯者，有谓痰瘀虫膈者，不一而足。治疗方法很多，有效有不效者，临床多年验证，张锡纯先生之书中论治甚详，认为瘀血、顽痰阻膈胃气，有形之瘀是为瘤赘。所拟参赭培气汤、变质化瘀丸及其加减法、中西药结合诸法临证验之多效。

然此病易早治为要，如年高体弱，手术亦不适应之时，临证应细询患者大便如何，如为干结似羊屎状黑色而硬结者，或观其面色土灰暗青，或大肉尽脱者，多为末期不治之症。并有心疑是此症或其已知医院确诊之患者，往往精神崩溃，多致不救。向治此证以西医辨病，而以中医辨证施治，以化瘀散结为主，从整体出发，随证施治，方为合拍。初病体实者，西医放疗化疗均可，加用中药扶正。湿热者清热解毒，化痰散瘀是为得法。气阴两虚痰瘀并重者，用参赭培气汤加生鸡内金、桃仁、红花、三七粉，瘀血坚甚加土鳖虫、壁虎、全虫、蜈蚣、生水蛭类，最好研末送服。

鉴于此病人皆畏之，故患者情绪最为重要，当与其家属配合心理疗法，只要不是大便干结如羊屎者，安慰患者告知其仅为食道与咽喉发炎而已，宽慰说能够治愈，每嘱病人服药时徐徐咽下，让药在咽中慢慢下咽，病人认为是咽炎为好。观之临床本病以津枯液燥毒结为主，均有不同程度的气滞血瘀征象。当视其偏热结、寒结、痰湿，本虚标实，确定先补后攻，或先攻后补，或攻补并用，纠其所偏，破结不可太过伤正，时时念其气虚津枯液燥为要。

临床所见，患者多为年高体弱，不任攻伐或不适合西医手术和放疗化疗者，更有畏惧手术者，当用中西结合之法，中药扶正为主，西医疗法为辅；不任攻伐者多为年高体弱，正虚邪实。如果正气尚能支持，方可用大剂清热解毒之剂；若正气已伤，补之尚恐不及，何能再与破瘀散结。用五虎散治疗此证取诸药破瘀散结且均有化痰通窍之功，湿热重加用五味消毒饮，甚加六神丸、醒消丸、小金丹类；寒结用下瘀血汤、抵当汤类加桂附。治则紧抓瘀血、毒结之病机，从整体出发，单用西医抗癌法与中医抗癌药而忽视整体，往往会造成不良后果。

案例一：

张姓患者，患此病数月，察其面色已现土灰色，只能少食流质，大便干结，舌紫苔薄，诊为气阴两虚夹瘀，处参赭培气汤合五虎散十余天少效。患者一则经济困难，再则心情郁结灰心，认为生期无多，故收效甚微。一日翻阅清·吴仪洛所著《本草从新》一书，驴溺条下载为：泻、杀虫、性辛寒，治反胃噎膈，须热饮之极效云云。遂与患者商议，患者听后甚为高兴，认为生机有望，说自家即养有驴一头，只要能治病，饮之何妨，数日后欣然来告已能食馒头。无奈有人说此方不科学，不卫生，让其去大医院开刀手术。其去大医院后，医生说病已晚期，开刀不行了。后过了二月又来求治，视其面色黑暗，已不能进食，只能进流食，便结如羊屎，告知已无能力矣。患者痛哭流涕，悔不该听他人之言误己之性命也。

案例二：

2005年3月，聂华平夫妻前来询其岳父之贲门癌之治法，诉其年已七十，在四川南充确诊已数月，因年高而不适手术，体虚现已只能进流食，胃脘痛胀，虚汗淋漓，多方寻医不效。细询病情及身体情况后，用化瘀散结解毒之鸦胆子胶囊以解毒散结，加味理冲汤每日一剂。

方为：红参10克，黄芪30克，生鸡内金18克，三棱10克，莪术10克，知母12克，天花粉12克，山萸肉30克，生山药30克，皂刺30克，炮山甲10克，三七粉10克。水煎服每日一剂。

西药用胸腺肽注射液、维生素C片，嘱服用十五天，如有效可让患者来深圳诊治。二十天后自感有效后，患者来深圳，视其面色灰暗，动则汗出，脘痛腹胀，食少纳呆，精神萎靡。患者识字不多，对其病并不知情，只是有所怀疑，故安慰病者说你得的是胃溃疡，是可以治好的，不过要好好地治，不能再拖延下去了。向其说再有半月即可大好，使其看到希望，认为能治愈。仍用上方，视其舌淡紫苔白腻，加大蜈蚣3条、半夏10克、生姜3片。半月后来诊，饮食增加，汗出渐止，精神好转，患者信心大增。上方出入又服用三月，诸症均减。带方药回四川，已能食能劳动。一年后又来深圳探亲，并求为之换方，其方已破碎不能看清楚了。视其精神气色均佳，嘱其服理冲汤方三日一剂，以期带病延年。

按： 此例与2007年春节又来深圳探亲，特来诊视，诉说此二年来，三日服一剂中药，能吃能干活，唯近来腹痛。视其舌脉仍属紫暗，苔薄白，脉弦缓。面色甚佳。与上方加生白芍、炙甘草各30克，服十剂痛止，又仍处原方，嘱可五日一剂，每煎可服二天。老者与家人感激而去。至6月份，家人又来诉老父疝气下腹痛，感觉胃部也有疼痛，嘱其仍用上方，加乳香、没药各10克，嘱每日一剂服至一月，疼痛止后再三日一剂。

一、临证要点

衡通汤治气血瘀滞者其效甚佳，治气血瘀滞之体尚未甚虚者效佳，治气血经络瘀滞者效佳。若体虚者加用参、芪，其效更佳。理冲汤治气血虚而脏腑瘀滞者效佳。况且用理冲汤亦可加用山甲、三七、蜈蚣，则其力更强，其效更佳。实则为气血瘀滞偏重者用衡通汤，气血虚偏重者用理冲汤。而且我还常用二方合用之，名为"衡通理冲汤，"此二方皆衡通法也。实则为立于不败之地之法也。

二、释疑解难

江植成： 此例贲门癌患者为我所亲见，现已两年，病情稳定至此，实属不易。请问老师此证病亦久矣，为何不用衡通汤，而用理冲汤，且又用鸦胆子，其中道理何在？服用四月后，停服鸦胆子，道理为何？

李静： 张锡纯先生于"理冲汤"论曰：治妇女经闭不行或产后恶露不尽，结为癥瘕，以致阴虚作热，阳虚作冷，食少劳嗽，虚证沓来。服此汤十余剂后，虚证自退，三十剂后，瘀血可尽消。亦治室女月闭血枯。并治男子劳瘵，一切脏腑癥瘕、积聚、气郁、脾弱、满闷、痞胀、不能饮食。

此即为治此类证之大法也。读张先生书，需明此理，即触类旁通是也。先生书中未明言此方可治贲门癌，此方论用于一切脏腑癥瘕、积聚、气郁、脾弱、满闷、痞胀、不能饮食。而我领悟癥瘕、积聚者，癌症是也。即此方此论可治食道癌，当亦可治胃癌，可治肠癌及各种癌，随证施治。我每用先生论，遵先生之意，随寒热虚实加减运用之。取先生理冲汤、丸之意，用生鸡内金、山甲、三七，组方名为理冲散，或径用其理冲汤加味，治男女虚劳，脏腑癥瘕、积聚、气郁、脾弱、满闷、痞胀不能饮食。加鸦胆子者，攻其有毒也，况又加用西药"胸腺肽"注射液以助之。此皆得益于先生书，先生衷中参西之论，先生之方法也。服用四月停服者，病情大减也，恐久服伤正也。古人有大毒治病，十去其六之说。衰其大半而止，养正则积自除，此之谓也。祛邪以安正是用于邪盛毒重之时，扶正以祛邪是用于正邪相争之时。此论可为我辈治医用方之规范。

衡通法是找出病因，祛除病因，纠而正之之法。则理冲汤亦为衡通法也。衡通汤治气血瘀滞之久病必瘀者，瘀者有有形之瘀滞，有无形之瘀滞，是疏通气血经络之瘀滞之方也。理冲汤是治脏腑气血有形之积聚、癥瘕之方。其气郁、脾弱、满闷、痞胀、不能饮食皆为癥瘕、积聚之证也。则此贲门癌当为有形之积聚无疑也，故首选用理冲汤为主治之方，加用山甲、三七消散有形之积，方中参、芪之扶正，久服不致伤正，永立不败之地之法也。

（附）反　胃

师承切要

师承切要者，师承张锡纯老师噎膈辨证施治之论点，以及笔者领悟与运用张师之学说与临床的心得体会，力求切中要点。《医学衷中参西录》中医方篇之治膈食方中之"参赭培气汤"与"论胃病噎膈治法及反胃治法"与用蜈蚣治此证之理。治呕吐方、治吐衄方、治泄泻方、治痢方、治妇科之理冲汤方论，药物篇及医论医案等论中皆有论及，读者宜细读之。也就是需明张先生论贲门有瘀血与痰气瘀滞，治当注意顾护津液及胃气之理。用于治疗西医学中的消化性溃疡，胃、十二指肠憩室，急、慢性胃炎，胃黏膜脱垂，十二指肠壅滞症，胃肿瘤，胃神经官能症等，凡并发胃幽门部痉挛、水肿、狭窄，引起胃排空障碍，有反胃症状者，均可参考此病的内容辨证论治。

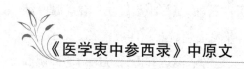

论胃病噎膈（即胃癌）治法及反胃治法（附：变质化瘀丸）

噎膈之证，方书有谓贲门枯干者，有谓冲气上冲者，有谓痰瘀者，有谓血瘀者。愚向谓此证系中气衰弱，不能撑悬贲门，以致贲门缩如藕孔（贲门与大小肠一气贯通，视其大便若羊屎，其贲门大小肠皆缩小可知），痰涎遂易于壅滞，因痰涎壅滞冲气更易于上冲，所以不能受食。向曾拟参赭培气汤一方，仿仲景旋覆代赭石汤之义，重用赭石至八钱，以开胃镇冲，即以下通大便（此证大便多艰），而即用人参以驾驭之，脾气化旺而流通，自能撑悬贲门使之宽展，又佐以半夏、知母、当归、天冬诸药，以降胃、利痰、润燥、生津，用之屡见效验。迨用其方既久，效者与不效者参半，又有初用其方治愈，及病又反复再服其方不效者。再三踌躇，不得其解，亦以为千古难治之证，原不能必其痊愈也。后治一叟，年近七旬，住院月余，已能饮食，而终觉不脱然。迨其回家年余，仍以旧证病故，濒危时吐出脓血若干，乃恍悟从前之不能脱然者，系贲门有瘀血肿胀也，当时若方中加破血之药，或能痊愈。盖愚于瘀血致噎之证，素日未有经验，遂至忽不留心。后读吴鞠通、杨素园论噎膈，亦皆注重瘀血之说，似可为从前所治之叟亦有瘀血之确征。而愚于此案，或从前原有瘀血，或以后变为瘀血，心中仍有游移。何者？以其隔年余而后反复也。

李静讲记

反胃的辨治，可概括为寒、热、痰、瘀四类。

1. 脾胃虚寒

证见食后脘腹胀满，朝食暮吐，暮食朝吐，吐出宿食不化，吐后即觉舒适，神疲乏力，面色少华，舌淡苔薄，脉细缓无力。治宜温中健脾、和胃降逆，用丁香透膈散。若兼见面色㿠白，四肢清冷，舌淡白，脉沉细，为久吐累及肾阳。治宜益火之源、温运脾阳，方用衡通回阳温通汤。

2. 胃中积热

证见食后脘腹胀满，朝食暮吐，暮食朝吐，吐出宿食不化及酸腐稠液，面红，心烦口渴，便秘尿赤，舌干红，苔黄厚腻，脉滑数。治宜清胃泄热，方用竹茹汤。若兼见唇干口燥、大便干结、舌红、脉转细，为久吐伤津耗气，气阴两虚。治宜益气生津、降逆止吐，方用衡通解毒汤。

3. 痰浊阻胃

证见经常脘腹胀满，食后尤甚，上腹或有积块，朝食暮吐，暮食朝吐，吐出宿食不化，或为痰涎水饮，眩晕、心悸、苔白滑、脉滑数。治宜涤痰化浊、和胃降逆，用衡通荡胸汤主方。

4. 血瘀内结

证见经常脘腹胀满，食后尤甚，上腹有积块，坚硬且推之不移，朝食暮吐，暮食朝吐，吐出宿食不化，或吐血便血，或上腹胀满刺痛拒按，舌质暗红或有瘀点，脉弦涩。治宜活血化瘀、和胃降逆，方用衡通汤加减。

《金匮要略》记载反胃的临床特征是"朝食暮吐，暮食朝吐，宿谷不化"，故此证为中医反胃之特征。因此张锡纯先生有胃中虚寒兼气机冲逆者，非投以温补胃府兼降逆镇冲之药不可。且认定贲门有瘀血即癌。故认定反胃有此二种，并认为胃癌可与噎膈同治。认为生水蛭治瘀血坚甚者，即可治癌也。

然现代人之噎膈、反胃多为瘀血，且非止虚寒证也。胃中积热，痰浊阴虚者反较为多，脾胃虚寒朝食暮吐，暮食朝吐，宿谷不化反而见少。民间称噎膈食不能下为噎食，反胃为倒食，数十年前多见。俗语云：紧三个月，慢八个月，不紧不慢十三个月。即是指反胃噎膈而言。随着时代之发展，医学之进步，人的生活环境的改善，饥寒交迫之人已极少见。我一好友素嗜烟酒，于前年诊为食道癌，做手术、化疗后人极消瘦，观其舌质极淡，舌苔薄，丝毫无胃气，仿佛一下子老了二三十岁，像八十多岁之老翁。此为手术耗损精血，化疗药荡其脾胃与脏腑积滞，其痰浊瘀血积滞与精气神俱为其"扫荡"而去矣。现已二年，数次见之均主张其服用中药以养其气血，调其脾胃，师张先生参赭培气汤之意，每疏益气养血，双补阴阳，顾护脾阴之药与之，此公心情爽朗，早期手术，适当化疗，中药护阴养正，是为中西结合，手术后用中医调理之最佳方法。

一、临证要点

反胃起病缓慢，病初多表现为脾胃虚寒或胃中积热，适当调理，较易治疗。如久病形体日渐衰弱，发展为真阴枯竭或真阳衰微之危候，预后不佳。

注意调节饮食，戒烟酒辛辣等刺激之品，保持心情舒畅，房事有节，有助于反胃的预防与治疗。

二、释疑解难

李洪波：反胃为噎膈与癌症的症状，为实质性病变的症状。止吐只能治标，不能治本。还请老师讲述噎膈、反胃之治法为要。

李静：噎膈者，病初多为体内干燥，痰气交阻为患，张锡纯先生之参赭培气汤可缓解之。无形之痰气瘀滞用中药培其气，润其燥，化其痰，气化得通，则瘀滞自散。噎膈之重者，即为有形之痰气瘀积，实质性病变也。滋阴润燥、培气镇逆之治中需加消瘀散结之药，当以生水蛭、蜈蚣、三七为首选。故衡通法合润燥散结之品是为要点。而此时，早期诊断明确，用中药化之散之，攻补兼施，治之尚非难事。西医手术之，再用中药培气润燥化痰散瘀结当为最佳方法。如此论之则噎膈之重证与反胃均属实质性病变。如果只用西医手术化疗，而不用中药益气滋阴润燥散瘀，其损耗气血阴液是必然的，故其复发在所难免，是以说西医手术只能治其然，而不能治其所以然，即不能治其为何产生实质性病变即噎膈反胃癌症之病因。因此中西结合，对病人有利，是医学进步。人之食管与胃好似大道，大道畅通则噎膈、反胃何来？食管与贲门等处之癌是为局部瘀塞，然局部瘀塞只是标，整体气化瘀滞方是本也。上工治未病，如能早期辨出其体内有所偏，因热偏者纠而正之是为衡，因寒偏者治其寒亦为衡，因痰浊偏者散之亦可衡。然此数证皆可致瘀，皆可致燥。故每需顾护其阴至为重要。瘀结之轻者，服通散之药可散之，瘀结之重者需用手术切除之。因此，如何能令体内平衡至为关键，故曰衡通诸法可为治噎膈、反胃之大法。手术化疗无非是手法先进，武器精良，如能结合中医之整体观念、辨证论治方为医学之高境界，中华医学即中医之大成也！

呃 逆

师承切要

师承切要者，师承张锡纯老师呃逆辨证施治之论点，以及笔者领悟与运用张师之学说与临床的心得体会，力求切中要点。《医学衷中参西录》中之论胃气不降治法，医方篇之治痰饮方、治膈食方、治呕吐方、治吐衄方、治霍乱方、治泄泻方、治痢方、治妇科之理冲汤方，药物篇及医论等论中皆有论及，读者宜细读之。且需将书中论胃气不降治法与重用赭石之论点在临床上正确地运用于西医内科中的单纯性膈肌痉挛、胃肠神经官能症、胃炎、胃扩张、胸腹腔肿瘤、肝硬化晚期、脑血管病、尿毒症以及胸腹手术后等所引起的膈肌痉挛之呃逆。

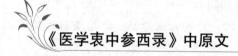
赭石：色赤，性微凉。能生血兼能凉血，而其质重坠，又善镇逆气，降痰涎，止呕吐，通燥结，用之得当，能建奇效。其原质为铁氧化合而成，其结体虽坚而层层如铁锈（铁锈亦铁氧化合），生研服之不伤肠胃，即服其稍粗之末亦与肠胃无损。

李静讲记

呃逆当首辨虚、实、寒、热。实：病属初起，呃声响亮有力，连续发作；虚：呃逆时断时续，气怯声低乏力；寒：得寒则甚，得热则减，脘冷苔白；热：口臭、烦渴、便秘、舌红苔黄。辨病深临危，老年正虚、重证后期、急危患者之呃逆持续不继，呃声低微，气不得续，饮食难进，脉细沉伏，多为病情恶化，胃气将绝，元气欲脱的危候。

案例一：

许姓男，年四十二岁，自述呃逆证二年余，屡治不效。每天打呃感觉比上班干活都累。视其舌紫，苔白腻，脉弦滑。辨证为气血瘀滞湿浊阻碍胃气下行，处以衡通汤：

当归、川芎、桃仁、红花、赤芍、柴胡、川牛膝、枳壳、桔梗、炙甘草、生地黄、炮山甲、三七粉（药汁送服）各10克，重加生赭石为60克，又加炒瓜蒌仁（打碎）60克，三剂则愈。

案例二：

2005年治一广东深圳男，二十八岁，患呃逆近年，久治不效。视其舌红紫，苔黄腻燥，脉弦滑有力。每日约需打呃数十个。其证当为湿热郁于心下胃肠，以致胃气上逆。治当清其湿热，气血自通顺也。处以小陷胸汤加枳实、重用生赭石。其问何时可愈，告知湿热祛、胃气顺、呃逆自愈也。患者取三剂，不复来诊。后其母来诊病，诉其服药后病即大减，现已愈也。

一、临证要点

顽固性呃逆的治疗注重理气活血。气行则血行，气滞则血瘀。久患呃逆不愈，当属气机不畅日久，久病入络，血行瘀阻，气滞血瘀之证。故治疗除理气和胃、降逆止呃之外，当结合应用活血化瘀之法，调理气血，使血行气顺，膈间快利，呃逆自止，临证以衡通汤加减，即用衡通法，通之散之。虚加人参、山萸肉；实加大黄；寒加桂、附；热加芩、连；湿痰加半夏、瓜蒌仁。

二、释疑解难

江植成：张锡纯先生论治呃逆多用赭石取效，其中道理何在？运用要点是什么？

李静：胃气以息息下行为顺。呃逆者，胃气下降不顺也。赭石：色赤，性微凉。能生血兼能凉血，而其质重坠，又善镇逆气、降痰涎、止呕吐、通燥结，用之得当，能建奇效，运用要点是虚加人参。

张先生曰："历观以上诸治验案，赭石诚为救颠扶危之大药也。乃如此良药，今人罕用，间有用者，不过二三钱，药不胜病，用与不用同也。且愚放胆用至数两者，非鲁莽也。诚以临证既久，凡药之性情能力及宜轻宜重之际，研究数十年，心中皆有定见，而后敢如此放胆，百用不致一失。且赭石所以能镇逆气，能下有形瘀滞者，以其饶有重坠之力，于气分实丝毫无损。况气虚者又佐以人参，尤为万全之策也。参、赭并用，能纳气归原也，设于逆气上干，填塞胸臆，或兼呕吐，其证之上盛下虚者，皆可参、赭并用以治之。"

李静按：先生此论甚为精到，每用于临床，屡奏奇功。唯须重用生赭石方可。

腹　痛

师承切要

师承切要者，师承张锡纯老师腹痛辨证施治之论点，以及笔者领悟与运用张师之学说与临床的心得体会，力求切中要点。《医学衷中参西录》中医方篇之治气血瘀滞肢体疼痛方中之活络效灵丹，治痰饮方、治霍乱方、治泄泻方、治痢方、治妇科之理冲汤方、治大气下陷方论，药物篇及医论等论中皆有论及，读者宜细读之。且需将书中论点在临床上正确地运用于西医学的肠易激综合征、消化不良、胃肠痉挛、不完全性肠梗阻、肠粘连、肠系膜血管病变、腹型癫痫、腹型过敏性紫癜、血紫质病（血卟啉病）、泌尿系结石、内疝、急慢性胰腺炎、肠道寄生虫等腹痛诸症。

《医学衷中参西录》中原文

活络效灵丹

治气血凝滞，疯癖癥瘕，心腹疼痛，腿疼臂疼，内外疮疡，一切脏腑积聚，经络湮淤。

当归五钱，丹参五钱，生明乳香五钱，生明没药五钱。

上药四味作汤服。若为散，一剂分作四次服，温酒送下。腿疼加牛膝。臂疼加连翘。妇女瘀血腹疼，加生桃仁（带皮尖作散服炒用）、生五灵脂。疮红肿属阳者，加金银花、知母、连翘。白硬属阴者，加肉桂、鹿角胶（若恐其伪可代以鹿角霜）。疮破后生肌不速者，加生黄芪、知母（但加黄芪恐失于热）、甘草。脏腑内痈，加三七（研细冲服）、牛蒡子。

🐾 李静讲记

凡是以胃脘以下，耻骨毛际以上部位的疼痛为主要表现者，即为腹痛。其疼痛性质各异，但一般不甚剧烈，按之柔软，压痛较轻，无拒按。有与腹痛相关病因、脏腑经络相关的症状，如涉及肠腑，可伴有腹泻或便秘；疝气之少腹痛可引及睾丸；膀胱湿热可见腹痛牵引前阴，小便淋漓，尿道灼痛；蛔虫作痛多伴嘈杂吐涎，时作时止；瘀血腹痛常有外伤或手术史；少阳病表里同病腹痛可见痛连腰背，伴恶寒发热、恶心呕吐。腹痛发作或加重常与饮食、情志、受凉等因素有关。

案例一：

1988 年治一青年女性，年近三十岁，来诊时诉胃痛，每年大约均要发作一二次，痛则数日，时痛时止，痛时剧不可忍，止则一如常人。每次发作则上医院，数日方止，今又发作。详视细询之下，告知患者此乃蛔虫证也。患者半信半疑，当时有区卫生局郝姓与另一位工作人员在场闲坐，问："你的依据是什么？"答之曰："观其偶有发作，发则痛不可忍，止则一如常人，不时又发，时痛时止，均为虫病的特征也。"患者允之，处以乌梅丸改汤三剂。药未取齐，患者突发呕吐，并吐出蛔虫二条。在场诸人均为惊讶，说此为虫病无疑也，病家亦始信服。后服乌梅汤数剂治愈。在场诸人均广为传说，说李医生断病如此之神也，答之曰：十年读书，十年临证也。

李静按：乌梅丸乃仲景经方也。方为：乌梅、细辛、干姜、黄连、当归、附子、蜀椒、桂枝、人参、黄柏等十味药。原文"……蛔厥者，乌梅丸主之，又主久利"，指出本方可用于蛔厥证及寒热错杂的久利证。

体现了寒温并用，安蛔止痛和止利的治疗大法。近人经验凡阳衰于下，火盛于上，气逆于中诸证，均可随证施用。乌梅丸乃治寒热错杂证之方剂，其用不止驱虫，凡厥阴之病寒热吐逆均可对症用之。

案例二：

张姓老者，湖南人，年六十九岁，患疝气小腹痛来诊。自述右少腹胀痛数月，累则加重。因不愿手术，求治于中医，曾治数次均不效。视其舌紫暗苔薄，脉弦。辨证为气血瘀滞。检索前医所用之方，均为治疝之药，然其未效者，多为理气之药也。告知此证乃为气血瘀滞，体又非甚虚，当用疏通气血，活血化瘀之药方可。处以张先生之"活络效灵丹"加山萸肉以补其肝，炮山甲以无处不到，白芍、炙甘草缓急止痛，丝瓜络以通其络，三七以化其瘀，牛膝以引药力下行，大蜈蚣以定风止痛。服药七剂有效，服两周坠胀疼痛止，又服一周愈。

案例三：

江植成： 老师，此有二病例，一男，34岁，病情为近半个月以来开始是左边肚子轻微疼，后来右边的也轻微疼。目前有时感觉轻微疼。肚子疼可能有十来年了吧，有时疼一阵就好了。去看医生都没有查出原因。三年前做肠镜检查，结果正常。前几天医生给肾和输尿管做B超，也正常。为什么肚子疼这么多年原因都未能找到，只是长期以来睡眠不好。另一女：病人诉说最近右下腹总是轻微疼痛，也窜着痛，时有时无，怀疑是盆腔炎，但症状不明显，又怀疑是阑尾炎。这种症状有半个月了。我看她的脉象以及腹诊不像是上述两炎症，现在既不腹泻也不便秘，是结肠炎？请求老师给我指点一下！

李静： 此男患者之证表面看来，查无病因。但根据你所说长期以来睡眠不好，中医辨证当为肝脾失调、气滞血瘀。中医理论肝主疏泄，疏泄者，疏通排泄也。此证的失眠即是气血不能充分供应于脑故而失眠，而腹疼查不出原因即是气血不畅通而致筋脉拘挛也。不通则痛，通则不痛。治以疏肝理气，活血化瘀。方用衡通汤重用芍药甘草加味：当归、川芎、桃仁、红花、赤芍、柴胡、川牛膝、枳壳、桔梗、炮山甲各10克，生白芍60克，山萸肉、炙甘草、生地黄各30克。水煎服。

女病人右下腹轻微窜痛，乃为肠与子宫附件之间腹腔气滞也，亦肝气郁滞血瘀也。气行则血行，气滞则血滞。痛者不通也。方用四逆散改汤加味治之：柴胡12克，白芍30克，枳实10克，炙甘草15克，炮山甲10克，山萸肉30克。水煎服。此方用四逆散疏肝理气，活血止痛。加山萸肉敛肝舒筋，山甲为引其，效更速。服衡通汤加山萸肉、芍药、炙甘草各30克亦可。

案例四：

曾治华姓女，年方二十，早孕流产后少腹痛胀，注射抗生素消炎数日痛胀未止。其在药店为营业员，卫校毕业，亦为医务人员。视其舌红紫，苔薄白干燥，询其大便亦干，其证为少腹及子宫蓄血是也，亦当为桃核承气汤证。处方：

桃仁12克，桂枝10克，大黄6克，芒硝6克（化服），炙甘草10克。

服一剂，痛胀均减，视其舌脉，仍有热瘀之证。又服二剂，痛胀已除。服药后大便亦未泻下。其人必素有热结于内，流产后瘀血与热搏结，故痛胀，此即其用消炎抗菌之药不效而用桃核承气汤则效之故也。

桃仁承气汤《伤寒论》方。论曰："太阳病不解，热结膀胱，其人如狂，血自下，下之愈。其外不解者，尚未可攻，当先解其外。外解已，但少腹急结者，乃可攻之，宜桃核承气汤。"

桃核承气汤为攻下之剂，乃治热结瘀血于少腹之专方也。仲景论为治热结膀胱，其人如狂者。而此证亦为热结少腹，痛胀并作，未如狂状而已。故认为此方对于热结瘀血于少腹即可用之，不必待其如狂方用。此与吴又可论承气汤逐邪外出有异曲同工之妙也。

吴又可曰："应下之证，见下无结粪，以为下之早，或以为不应下之证，误投下药。殊不知承气本为逐邪而设，非专为结粪而设也。必俟其粪结，血液为热所搏，变证迭起，是犹养虎遗患，医之咎也。况多有溏粪失下，但蒸作极臭，如败酱，或如藕泥，临死不结者。但得移恶一去，邪毒从此而退，岂徒孜孜粪结而后行哉？"

此论超拔非凡。与桃核承气治热结瘀血，用桃核承气汤以化解热结瘀血之论证颇相符合。也就是说承气汤治邪实结于胃肠，桃核承气汤治热结瘀血搏于少腹。同为邪实，瘀血有别。承气汤治邪热结于胃肠气分之实，桃核承气治邪热结于少腹血分之实也。故承气汤有大黄、芒硝与枳实、厚朴，桃核承气则用大黄、芒硝与桃仁、桂枝。方中桃仁活血化瘀，桂枝能活血，又能疏肝以治逆气，诸药共用以治热结瘀血于少腹之证之所以效也。

一、临证要点

《医学衷中参西录》中活络效灵丹，治气血凝滞，疮癖癥瘕，心腹疼痛，腿疼臂疼，内外疮疡，一切脏腑积聚，经络湮淤。治心腹疼痛之属气血凝滞之实证。辨证准，服之即效。我每畏乳、没之异苦之味，每用他药先代之，如效不佳再诊必用之，每嘱加糖可也。然则腹痛之主方，张先生则用活络效灵丹加减运用，主药当为乳、没。我则每以衡通止痛汤为主方，每重用白芍、炙甘草、山甲、三七也。

当归、川芎、桃仁、红花、赤芍、柴胡、川牛膝、枳壳、桔梗、生地、炮山甲、乳香、没药、三七粉（药汁送服）各10克，生白芍、炙甘草、山萸肉各30克。

通则不痛，山甲、三七以通瘀化瘀。师张先生意，热加芩、连、金银花、知母、连翘；寒加桂枝、附子、干姜；气虚加人参、黄芪、山萸肉；实痛径用大黄，或用桃核承气汤；虚则用芍药甘草汤重加山萸肉。有是证用是方，有是证用是药。视其所偏，纠正之可也。

二、释疑解难

江植成：抓主症，主症为腹痛。然腹痛只是一个症状，多种病可表现为腹痛。老师对腹痛抓主症是如何运用的？衡通法、衡通汤辨证运用治腹痛的要点是什么？

李静：腹痛是体内失衡，痛则不通也。故需疏通，通则不痛。辨证仍需八纲辨证，辨其阴阳表里寒热虚实。抓主症当务之急是止痛，故芍药甘草汤是为主方主药也。虚加山萸肉，此三味量可重用，白芍可用 30 克，病重还可加重至 60 克或更多；炙甘草一般可用 30 克；白芍量多时炙甘草与白芍量可为 3:1，用于缓急止痛。疼痛重者加乳香、没药。诊断要点是舌淡红紫，舌苔薄，脉弦者。弦而无力可加山萸肉；舌红紫尖边有红紫斑点者，偏热也，加黄芩、黄连；舌苔厚腻者湿重，加滑石、土茯苓；舌淡苔白润滑者，偏寒也，加桂枝、附子；舌紫淡或紫暗、腹痛久者，均为衡通汤之适应证，加白芍，炙甘草重用之，山甲与三七均为通瘀之要药；脉有力者，通药重用。疏通之药者，动药也，脉无力者，静药重用，通药即动药轻用。用药与病机息息相符，随证制宜是也。

学生刘海宝：人参、五灵脂为中药"十九畏"中的一对药。朱良春认为久病多虚亦多瘀，脘腹久痛者，恒多气虚夹瘀之证，由于脾胃气虚，故证见乏力、面苍、空腹时则痛、得食可暂安。由于瘀血阻络，故疼痛较剧，患者痛如针扎、痛点固定、舌见瘀斑、大便隐血多是阳性。此与单一的脾胃虚寒，多见其痛绵绵，喜热喜按者明显有异，其治须以益气化瘀为主，故人参、五灵脂同用，一以益气，一以化瘀。此论与老师之衡通温通法有何不同？是不是应该给十八反和十九畏平反？

李静：我也曾用过，可用，孙思邈之下瘀血汤即有此药并用。那是现代人给误解了，古人说十八反，并不是说一概不能用的。有正治法，有反治法，张仲景不是早有甘遂半夏汤了吗？人参、五灵脂同用，古人只是说五灵脂可减弱人参的功效，并没说一概不能用也。甘遂半夏汤我曾用过，一定要加蜂蜜才行，力量很大的。甘遂我曾亲自服过，大量泻水，不加蜂蜜即中毒，日本医家有未加蜂蜜而出事的报道。

刘海宝：为什么要加蜂蜜呢？是不是加点黑小豆更好呢？我觉得黑豆有解毒的功能，而且是寻常食物。

李静：经方不可乱加，尤其是第三类方。

经方大家曹老先生用大陷胸汤可谓神矣，细阅《经方实验录》便知。其文不可不读，文中按语更要细读。其学生姜佐景所论更应深刻领会。其论：

"诸式结胸，吾信本方皆能疗之。与五苓散之治水，能治水之壅在下焦者，亦能治水之壅及中焦者，更能治水之壅及上焦者，实有异曲同工之妙。至吾师之用本方，病者常将三药同煎，不分先后，亦不用末，服后每致呕吐痰涎，继而腹中作痛，痛甚乃大便下，于是上下之邪交去，而病可愈。窃按甘遂用末和服，其力十倍于同量煎服。吾师常用制甘遂一钱半同煎，以治本症。若改为末，量当大减，切要切要。"

又论："夫大陷胸汤号称峻剂，世人罕用之，抑亦罕闻之，而吾师则能运之若反掌，抑亦何哉？曰：此乃四十年临诊之功，非骤可得而几也。苟强求之，非唯画虎不成，类犬贻讥，而人命之责实重也。

予尝谓仲圣方之分类，若以其峻否别之，当作为三大类。

第一类为和平方，补正而可去邪者也。姑且举十方以为例：桂枝汤、白虎汤、小柴胡汤、理中汤、小建中汤、炙甘草汤、吴茱萸汤、小青龙汤、五苓散、当归芍药散等是。若是诸汤证，遇之屡，而辨之易，故易中而无伤。

第二类为次峻方，去邪而不伤正者也。并举十方以为例：麻黄汤、大承气汤、大柴胡汤、四逆汤、麻黄附子细辛汤、大建中汤、大黄牡丹皮汤、桃仁承气汤、葛根芩连汤、麻杏甘石汤等是。若是诸汤证亦遇屡而辨易，但当审慎以出之，为其不中则伤正也。

第三类乃为峻方，是以救逆为急，未免伤正者也。举例以明之：大陷胸汤、十枣汤、三物白散、瓜蒂散、乌头汤、皂角丸、葶苈大枣泻肺汤、甘草半夏汤、甘草粉蜜汤、抵当汤等是。若是诸汤证，遇之较鲜，而辨之难。用之而中，已有伤正之虞，不中，即有坏病之变，可不畏哉？

佐景侍师数载，苦心钻研，于第一类和平方幸能施用自如，于第二类次峻方则必出之以审慎，亦每能如响斯应，独于第三类峻方，犹不能曰能用。即遇的证，亦必请吾师重诊，方敢下药。此乃治医者必经之途径，不必讳饰。是故医士有能用第一类方，而不能用第二类、第三类方者。有能用第一类、第二类方，而不能用第三类方者。未闻有能用第三类方，而不能用第一类、第二类方者也。然则今有初学医者焉，毫无用方经验，见本案大陷胸汤证，惊其神而识其效，越日，偶遇一证，与本证相似，乃遽投以重剂大陷胸汤，可乎？吾知其未可也。是故治医之道，法当循序而渐进，切勿躐等以求功。多下一分苦工夫，方增一分真本事。阅者能体斯旨，方为善读书者。"

泄　泻

师承切要

师承切要者，师承张锡纯老师泄泻辨证施治之论点，以及笔者领悟与运用张师之学说与临床的心得体会，力求切中要点。《医学衷中参西录》中医方篇之治泄泻方中之加味天水散、薯蓣苜汤、薯蓣粥与生山药、车前子的功效，治痢方、治霍乱方、药物篇及医论医案等论中皆有论及，治伤寒温病同用方中之滋阴清燥汤，用于发热与泄泻之阴虚燥热之泻屡用屡效之论，实为其经验效方也。故可用于现代西医的急慢性肠炎、胃肠功能紊乱、肠结核等肠道疾病以泄泻为主要表现者。

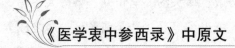

《医学衷中参西录》中原文

加味天水散

治暑日泄泻不止，肌肤烧热，心中燥渴，小便不利，或兼喘促。小儿尤多此证，用此方更佳。

生山药一两，滑石六钱，粉甘草三钱，作汤服。

李静讲记

张先生之加味天水散，为治湿热泄泻之主方，加白芍即为滋阴清燥汤，治暑日泄泻不止，肌肤烧热，心中燥渴，小便不利，或兼喘促。小儿尤多此证，用此方更佳。此方治小儿腹泻屡用屡效。唯须辨其腹泻重者重用生山药，湿热重者重用滑石。用大剂分服之法。

案例一：

张姓男，年五十七岁，腹痛日泻七八次来诊。视其舌红紫暗，舌苔左侧薄黄腻，脉弦紧硬，面黄。辨证为肝虚太过，肝脾失调。且有气血瘀滞，瘀血明显。肝主疏泄，今肝既虚，则疏泄功能大减。故告知此泄与肝虚复感寒有关，然需先止泄。今肝虚血瘀，肝气瘀滞，气化不畅通，复又感风寒是也。因其肝脾阴阳俱虚，且泄又丢失水分，体内干燥，故当补肝疏肝健脾回阳为要，方用衡通汤回阳汤合滋阴清燥汤之意，处方：

山萸肉60克，生山药60克，生白芍60克，炙甘草30克，滑石（布包煎）30克，黑附片30克，桂枝10克，山甲10克，三七粉（药汁送服）10克，生姜10克，二剂。

服一剂则痛止泻止，二剂痛泻俱止，又减附子量服三剂而愈。

案例二：

金姓女，年二十五岁，患慢性胃肠功能紊乱数年。纳呆，脘痞，口苦口燥，大便日三四次，时有腹隐痛。服补脾益肠丸则效，停则又发。每于受寒或饮食不慎即加重。视其舌紫，舌尖有紫红斑，苔白腻燥，脉弦。辨证为肝郁脾虚，气滞血瘀湿热并重，病久必有瘀，处以衡通汤合小陷胸汤。方用：

当归、川芎、桃仁、红花、赤芍、柴胡、川牛膝、枳壳、桔梗、炙甘草、生地黄、炮山甲、三七粉（药汁送服）各10克，黄连3克，半夏10克，瓜蒌皮10克，炒瓜蒌仁（打碎）12克，水煎服七剂。

此方服一周，食欲增，脘痞大减，服至一月大便正常。仍以衡通散，嘱服一月以疏通气血，气血通顺，则肝脾自调，病自当愈。

一、临证要点

一病有一病之主方，"湿"是泄泻主要原因，尤于久泻为甚。泄泻之主方为加味天水散。生山药为君，滑石为臣，甘草为佐使。加白芍则为滋阴清燥汤。

二、释疑解难

江植成：泄泻治法之要点是以通为用，通补兼施。然我与临证每见诸多患者自购"补脾益肠丸"，始服有效，久则不效。老师用衡通法治泄泻的要领是什么？您老是如何领悟运用与临证的呢？

李静：泻泄，首选衡通滋阴清燥汤法，尤其是小儿。有表证者，偏湿热重用滑石，再加白茅根，如是寒湿，辨证视其舌淡苔白润滑者，则重加桂枝、附子，减滑石量或去之。舌红紫舌尖有红紫斑点高出舌面为瘀热，则黄连可加入，重用滑石。气滞明显表现为腹胀者，可重用白芍，再加当归等药。辨其是实热还是脾虚，实热者重用滑石，或葛根黄芩黄连汤。毒热每用鸦胆子胶囊，脾虚者重用白术、山药。关键在视其体质确定用量。屡见气滞血瘀者每用衡通汤愈之。一味山甲也可愈之，细读张先生论山甲即可明白。泻泄、痢疾现代人多用西药治之，求中医者多为小儿或服西药不效者，故更当详辨之。用张锡纯先生之论点，即用对症之药一二味以为方药，伍以佐使药，抓主症，集中药力，力求切中要点。慢性症亦是如此，用一二味或一方为主，随证施治。故古人有

"知其要者，一言而终，不知其要，流散无穷"之说。

西医辨病，然中医还需辨证。西医诊断为炎症即用抗生素，中医则"以通为用"方是治疗大法。此病张先生论之甚详，医者宜细细领会，灵活运用。辨为湿热者，可从舌红紫苔黄腻或白腻而燥验证，脉之实与滑而有力即可辨出，首用鸦胆子胶囊，泻其毒实，取效甚速，曾验证过，屡试不爽。从整体观念出发，急则治其标，缓则治其本。需明白中医该用攻下之法时，攻下即可达到邪去病祛之理，即中医邪去则正安之理。该扶正时则用扶正祛邪法，虚不任攻，虚不可攻是也，即扶正以祛邪，养正则积自除是也。当然，如能够中西医结合是为最佳，用西药抗生素消炎，虚者给以扶正，寒者给以温通，气滞血瘀者活血化瘀，则为立于不败之地之法。虽有非驴非马之嫌，然对病人有益，于医学是进步，于中医是方向，何乐而不为！

泄泻之急证，我是深有体会的。早在1984年夏，我与一朋友同往南京，坐火车半道上出了事故，火车需修好方能再走。正好是在荒野，数小时后又渴又饿，附近村民过来卖甜瓜，我买了两个，吃了一个，不一会儿，腹痛腹泻，正好火车开了，泻直如水状，不到一小时即腹泻十多次。我真的明白《内经》上所云"暴注下迫"是为火热之泻也。然火车上无药可服，又口渴已极，没办法又将另一个甜瓜也服下，不多时，痛泻渐止，真令人不可思议。既服此物腹泻，又服此物止泻。古人云西瓜为天生白虎汤，西瓜、甜瓜同类也。忆及云南名老中医吴佩衡治一温疫热病，一时取药不及，视病人大热，让其恣意饮凉水，一会出凉汗病愈之。然则我之腹泻即此证之变通法，异曲同工也。1991年我与三位同行在济南市参加学术会，中午大家一起就餐，下午去大明湖游玩，回来后突然腹痛难忍。忽促中无药可服，一会痛至汗出。无奈请同行二人，一人给按一侧足三里穴，数分钟后痛缓，腹大痛，急上洗手间，大便直如喷水状，痛除，后又泻二次方安。然则点穴足三里即是疏通气化，气化通则腑气通是也。

《素问·至真要大论》："暴注下泻，皆属于热。"《素问·举痛论》："寒气客于小肠，小肠不得成聚，故后泄腹痛矣。"《素问·阴阳应象大

第三章　脾胃系病证

论》中有云："湿盛则濡泄"，"春伤于风，夏生飧泄"。《医宗必读》为本病治疗设有九法，全面系统地论述了泄泻的治法，是泄泻治疗学上的里程碑。治泻九法：淡渗、升提、清凉、疏利、甘缓、酸收、燥脾、温肾、固涩。

泄泻是临床常见的病证，以排便次数增加和粪便有量与质的改变为特点。其病因较多，外感寒热湿邪、内伤饮食及情志、脏腑功能失调，均可导致泄泻，且病机复杂多变，常有兼夹或转化，但脾虚湿盛是泄泻发生的关键病机。临床辨证首先辨其虚实缓急。急性者多为实证，以寒湿、湿热、伤食泄泻多见，久泻者以肝气乘脾、脾胃虚弱、肾阳虚衰多见，以虚证为主。

治疗上总以运脾祛湿为主，暴泻应以祛邪为主，风寒外束宜疏解，暑热侵袭宜清化，饮食积滞宜消导，水湿内盛宜分利。暴泻切忌骤用补涩，清热不可过用苦寒，久泻当以扶正为主，脾虚者宜健脾益气，肾虚者宜温肾固涩，肝旺脾弱者宜抑肝扶脾，虚实相兼者以补脾祛邪并施，久泻不宜分利太过，补虚不可纯用甘温。

衡通法用于久泄之气血瘀滞，以通为用也。总在于衡，衡则需通，补之亦为衡，祛邪亦为衡，衡之方通是也。衡通汤的适应证是舌紫苔薄，即是气血瘀滞需用衡通汤之舌。验之与脉弦而滞涩者之久病泄泻者可也。临证用补脾固涩之类药不效或效而复发者，结合舌脉，当为有气血瘀滞。如再有舌红紫，舌尖边有红斑者，则为瘀热，需加用芩、连解毒。苔白厚腻者，是为湿热瘀滞，加用滑石、车前子祛湿清热。苔白润滑者，是为虚寒之湿，当用温通法，或用衡通汤加桂、附。张先生之山药粥是治泄泻之脾虚者。王好古汤液本草巴豆炭蜜醋调和为丸，日三次，每次3克，治久泻不止，指出若缓治为消坚磨积之剂，炒去烟，令紫黑用，可以通肠，可以止泻，众不知也。此即通补并用之法也。有是证用是方，该补则补，该通则通，通补并用，补中有通，先通后补，多补少通，随证施治是也。

治慢性泄泻病每于临证详辨其寒热虚实，该补还是该通，还是该用兼备法，即寒热温清补泻共用之馄饨汤疗法，每思及此方能少走弯路。

治疗慢性久泄，每思程门雪先生治泄泻之典故，临证每多一些思路。近代医界名宿程门雪前辈青年时曾治一慢性腹泻患者，用调理脾胃法，诊断处方颇为对症，患者久服终不能效。后患者携其方求诊于上海名家王仲奇先生，王仲奇先生当时驰名上海，是程老之前辈。病人向王老详述了病情，诊毕后索取程所处之方，凝思片时，忽昂然提笔在程的处方之上写了批语："此方可服，再加蛇含石四钱。"随即把原方交给病人，病人未便多问，只得把原方带回试服再说。出乎意料的是，这张屡服无效的方子，仅仅加上一味药，只服数剂，多年的宿疾居然痊愈了。病人喜出望外地来告程，程亦惊异不置，深慕王老先生之医术的精通，欲设法拜王氏为师，后未能如愿，但程老虚心请教的精神是令人钦佩并值得我们学习的。考蛇含石其性为收涩之性，于调理脾胃之方久不效时加之即效，实乃王氏医学精通之举，实亦为王氏诊断出病之因，一药之差，即可使衡。

　　前人有明察秋毫者众也。我辈医者何时能达如此水平，当终生努力之！

痢　疾

　　师承切要者，师承张锡纯老师痢疾辨证施治之论点，以及笔者领悟与运用张师之学说与临床的心得体会，力求切中要点。《医学衷中参西录》中医方篇之治痢方中之化滞汤、燮理汤、解毒生化丹、三宝粥、通变白虎加人参汤，治泄泻方、治霍乱方、治伤寒方、治温病方、治伤寒温病同用方、药物篇及医论等论中皆有论及，读者宜细读之。且需将书中论点，特别是先生用鸦胆子与硫黄之经验，在临床上正确地运用于治疗现代医学的急慢性细菌性痢疾，阿米巴痢疾，部分炎症性肠病（急性血吸虫感染，血吸虫肉芽肿，肠结核，慢性非特异性溃疡性结肠炎，克隆氏病，过敏性结肠炎，肠癌等）。

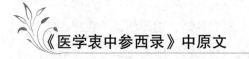

《医学衷中参西录》中原文

化滞汤

治下痢赤白，腹疼，里急后重初起者。若服药后病未痊愈，继服后方。

生杭芍一两、当归五钱、山楂六钱、莱菔子（炒捣）五钱、甘草二钱、生姜二钱、若身形壮实者，可加大黄、朴硝各三钱下之。

李静讲记

痢疾首辨虚实寒热，次辨在气在血。初痢及年轻体壮患痢者多实；久痢及年高体弱患痢者多虚。腹痛胀满，痛而拒按，痛时窘迫欲便，便后里急后重暂时减轻者为实；腹痛绵绵，痛而喜按，便后里急后重不减，坠胀甚者为虚；反复发作之休息痢，常为本虚标实。大便排出脓血，色鲜红，赤白甚至紫黑，浓厚黏稠腥臭，腹痛，里急后重感明显，口渴喜冷，口臭，小便黄或短赤，舌红苔黄腻，脉滑数者属热；大便排出赤白清稀，白多赤少，清淡无臭，腹痛喜按，里急后重感不明显，面白肢冷形寒，舌淡苔白，脉沉细者属寒。下痢白多赤少，邪伤气分；赤多白少，或以血为主者，邪伤血分。

治疗原则为暴痢则清肠化湿解毒，调气行血导滞。久痢应调补脾胃，兼以清肠。此外，对于古今医家提出的有关治疗痢疾之禁忌，如忌过早补涩，忌峻下攻伐，忌分利小便等，均可供临床用药之时结合具体病情，参考借鉴。对迁延不愈之久痢，因病情复杂，正气已虚，而余邪积滞又未尽者，若单纯温补，则滞积不去；贸然予以通导，又恐伤正气。此时治宜兼顾两全，于温补之中，佐以清肠导下祛积，扶正祛邪，权衡运用。

案例一：

1980 年夏，曾治一老年患者，病人是位"五保户"，年已六十多岁。慕名前来请我出诊者是其亲友，诉说痢疾已多日，西医一直在治，用药则好，药停则下痢。已有数日不能饮食。因离其有十余里路程，至其家视患者面色甚好，高谈阔论，舌淡，苔薄，脉大。诊后告知此为噤口痢，须保其胃气，最好能用西医输液，中医药只能用大补气血，护胃气之药，处以张锡纯之回阳救急汤，重用山萸肉、生山药。病人亲友说西医西药一直在用啊，然我当时并未看出病人已回光返照，只看出病重，还认为如能保其胃气，尚有可治。后因在农村，取药未及服，病人即死，此例至今记忆犹新。

案例二：

2000 年治一王姓患者，年三十岁，患慢性结肠炎八年，久治未愈。经人介绍来诊。其反复发作，食油腻物及凉物更为加重，患者消瘦、乏力困倦、每日腹泻七八次或十余次，有时呈黄色稀便而臭，有时则完谷不化，有时腹痛泻下脓状物。痛服药则好转，稍不注意则发作。患者诉说服任何药开始均有效，继服之则不再效，终未痊愈。医院检查多次均诊为慢性非特异性结肠炎。近来服补脾益肠丸数月，开始数月效果很好，不意最近月余又发作，日泻七八次，再服则毫不见效。

视其舌质紫而暗淡，苔白腻滑而略燥，舌尖布满紫红色斑点，脉弦硬，面色苍黄。辨证为寒热错杂，虚实兼有。初诊认为是泻心汤证，许以一月可治愈。处以半夏泻心汤原方再加生姜，并嘱去渣再煎，服至九剂，效果明显，大便日减为二三次但仍不爽，服至十五剂大便仍不成形。细问其大便仍黏腻，偶尔仍有腹痛并脓状大便。

忆起裘沛然前辈所著一书《壶天散墨》中曾论及馄饨汤治痢疾重证

取效，思此证肠中当有湿热瘀浊积聚，半夏泻心汤治心下痞满，寒热错杂之证。本病人应当有热毒结聚，其舌质淡暗又是阳虚明征，其有热毒结滞须加用通泻之药，其阳虚当加助阳之品，其脾胃虚弱、运化无力所致消化不良又当用健脾之药。观其以前服用消炎类药见效，服补脾益肠丸也见效显见是病情复杂而用药不够全面。半夏泻心汤有人参补气，芩、连清热除湿，半夏、干姜、生姜化痰宣泄水气，唯其毒热结聚似嫌药力不足，加用苦寒通泄之药又恐伤其阳，当师馄饨汤之意，加大黄 3 克同煎不用后下、制黑附片 10 克亦不先煎，竟是五个泻心汤方药合用的馄饨汤。平日习惯用附子即加生姜，半夏泻心汤加大黄即为大黄黄连泻心汤。诸泻心汤共用岂不是一馄饨泻心汤么？患者服三剂则效果明显，又服六剂则每日大便一次，几近正常大便，坚持服至三十余剂病方痊愈。

案例三：

忆及 1997 年 8 月，那天同时有两个患者均是慢性结肠炎，每日均大便七八次，腹痛则泻。辨证为气血瘀滞，治需疏通之，主用衡通汤重加白芍与当归。故处方中二人均用大量白芍 90 克与当归 30 克，处方以后均告之服药后有可能大便增多。其一电厂工人服第一剂大便增多至十余次，至半夜家人恐慌，怕其脱水而至厂医务室输液，第二天家人阻其服第二剂，患者说医生说过了，服药开始时大便有可能还会增多，且服药后大便虽然增多，但并无痛苦，我再服一剂试一下。一周后患者来复诊说服第二剂则减为日三次，现在已减为日二次，原方又服一周大便恢复正常且仍服原方并不再大便增多。

另一人为农村患者，每日亦大便七八次且不成形，处方同上亦用大量白芍，处方时同样告知服用开始大便次数有可能增多。服药后大便次数果然明显增多，患者惧不敢服，认为不对症，哪有越服还越多的道理，殊为遗憾。

按： 此与风湿痹证疼痛患者服药后疼痛增加是同一道理，以通为用之理甚明，且先告知服药后开始有大便次数增多之可能，续服则不会一直增多，奈患者不能接受，实乃无可奈何之事也。

现代人患急性痢疾均采用西医西药，只有慢性病或西医药无效者方求治于中医，此亦是不争的事实。然张锡纯先生之方论我们可借用治慢性胃肠病，包括现代医学的急慢性细菌性痢疾、阿米巴痢疾、部分炎症性肠病、肠结核、慢性非特异性溃疡性结肠炎、过敏性结肠炎、肠癌等。

此即于无字句处读书，触类旁通是也。鸦胆子苦寒，清热解毒，活血止痛。灭原虫，蚀腐肉，脱赘疣。治热毒下痢脓血，里急后重等。因其有毒，故多外用为多。张锡纯先生曰："鸦胆子，为凉血解毒之要药。善治热性赤痢，二便因热下血，最能清血分之热及肠中热，防腐生肌，诚有捷效……治梅毒及花柳毒淋皆有效验。捣烂醋调敷疔毒，效验异常，洵良药也。"医者细读先生方论可知。

现代药理研究，鸦胆子仁或水剂（油剂效果较差），能使瘤组织细胞发生退行性变性和坏死，作用于正常组织，也有类似作用。经病理组织观察，本品有使瘤细胞变性、破碎、坏死的作用，对肿瘤免疫反应可见体液免疫反应明显增高，细胞免疫也有所增强，对人体正常代谢功能的骨髓有保护作用，能升高白细胞。

近代报道其制剂用治肿瘤，能除肠中积垢。我曾自服之，每服之后所解大便皆如黑色油状，是以知其确能排出肠中积垢也，且又能降血脂、减肥。我曾间断服数月体重减了二十余斤。有是病用方，有是证用是药。中医辨证为热瘀毒结者，用清热解毒化瘀散结法，鸦胆子胶囊用之有效，鸦胆子攻其有毒就不会中毒。我曾用鸦胆子胶囊治粉刺、痤疮、咽喉炎，扁桃体炎、胃肠炎、便秘、痔疮、口舌疮、前列腺炎及各种肿瘤、囊肿。有湿热毒瘀者即用其攻其毒。凡舌红紫，舌尖边有红紫斑，舌苔厚腻者，均为有湿热瘀毒之明显指征。最佳配伍是三七粉。鸦胆子装入胶囊内吞服，三七粉用水送服。剂量视体质与病情而定。一般每日可用十五粒至五十粒。体实毒重者可重用之，毒祛则停服或减量服。

按： 鸦胆子乃苦参之种子，古人将鸦胆子去皮，用益元散为衣，名曰菩提丹，治二便下血如神，赞有其神灵之功也。其善清血热，而性非寒凉。善化瘀滞，而力非开破，有祛邪之能，兼有补正之功。前人有诗赞鸦胆子云："一粒苦参一粒金，天生瑞草起病沉，从今觅得活人药，九转神丹何用寻。"

故在临床上，凡遇有毒热之证，每思用鸦胆子治之，且与三七配伍用之，一解毒其性偏凉，一解毒则性平。临证视其毒热重则鸦胆子重用之，其热不重则三七重之。唯其有毒，则方能攻毒，毒祛毒消则毒自无。但若体虚之人，始服时需从小量开始，贵在灵活运用也。

一、临证要点

对于古今医家提出的有关治疗痢疾之禁忌，如忌过早补涩，忌峻下攻伐，忌分利小便等，均可供临床用药之时结合具体病情参考借鉴。对迁延不愈之久痢，因病情复杂，正气已虚，而余邪积滞又末尽，若单纯温补，则滞积不去；贸然予以通导，又恐伤正气。此时治宜兼顾两全，于温补之中，佐以清肠导下祛积，扶正祛邪，权衡运用。对反复发作，迁延日久之休息痢，如属阿米巴原虫所致，可在辨证治疗基础上，酌加白头翁、石榴皮，亦可用鸦胆子仁 10～15 粒，去壳装胶囊饭后吞服，一日三次，七至十日为一疗程。

二、释疑解难

江植成：痢疾之病有寒者，有热者，有湿热者，有寒热夹杂者，又有虚中夹实者。西药之抗生素与痢疾之何证有效？老师的论点是什么？

李静：读《医学衷中参西录》须明先生论治要点。张先生有论痢证治法（附：开胃资生丹）。先生曰："治痢最要药品，其痢之偏热者，当以鸦胆子为最要之药，其痢之偏寒者，当以硫黄为最要之药，以此二药皆有消除痢中原虫之力也。"此二种药，上所录方案中已屡言之，今再论之。

鸦胆子，一名鸭蛋子，其性善凉血，止血，兼能化瘀生新。凡痢之偏于热者，用之皆有捷效，而以治下鲜血之痢，泻血水之痢，则尤效。鸦胆子又善清胃腑之热，凡胃脘有实热充塞、噤口不食者，服之即可进食。服时须去其硬皮，若去皮时其中仁破者，即不宜服，因破者服后易消，其苦味遽出，恒令人呕吐，是以治痢成方，有用龙眼肉包鸦胆子仁囫囵吞服者。药局中秘方，有将鸦胆子仁用益元散为衣，名之为菩提丹者，是皆防其未入胃即化出其苦味也，若以中胶囊盛之吞服，虽破者亦可用。

张先生之论证治要是痢疾兼外感者则需表散外邪，有外感束缚也，宜先用药解其外感，而后治痢，方用"六一散"。或加解表之药于治痢药中；或用治痢药煎汤送服西药阿司匹林片许亦可解表。设若忽不加察，则外感之邪随痢内陷，即成通变白虎加人参汤所主之险证，何如早治为愈也。现代医学之解表药与抗生素，相当于中医之"六一散"与鸦胆子、三七。抗生素输液疗法相当于先生之用"通变白虎加人参汤"，大剂煎汤分服，送服鸦胆子、三七粉。外感寒热夹杂者，必腹痛后重，西医用解表药与抗生素，每加止痉止痛之阿托品、654-2等类药，与中医加黑附子、肉桂异曲同工也。凡用西药不效者，多为气血瘀滞，此即中医痢无止法之说。痢疾治当先行气，气行则血行。中医与西医不同之处在于西医之抗生素消炎，中医之承气汤、黄连解毒汤亦可消炎，然中医调气和血导滞之功效是西药所没有的，也即是西医之短，中医之长也。故许多慢性积滞证，西药疗效不如中药即在于此。

于临证治痢疾之证时，张先生衷中参西之论，一病有一病之主方，则痢疾之有表证者，可用西药解表，如阿司匹林、安乃近片等类合用抗生素。中医用六一散，加用鸦胆子、三七粉。西医输液，中医可用生山药、焦山楂煎汤，湿热重再加车前子，加入砂糖服之。外感之邪随痢内陷，即用先生之通变白虎加人参汤。西医之论证是细菌与原虫之说，然而与慢性之证，则根治不易，即在于未能疏通气血，对气血瘀滞证用中医之衡通法，衡通汤疏通之。方中山甲、三七有消散气血瘀滞，且又能托毒外出，毒重加鸦胆子，寒加桂、附，重者加硫黄，虚加人参、山药、山萸肉。同样可将毒邪逐出，亦杀菌也。

每忆及裘沛然前辈所著一书《壶天散墨》中曾论及馄饨汤治痢疾重证取效，而于临证每多想一个为什么？复杂之慢性痢疾与泻下诸症，用单纯消炎与单一疗法往往疗效不佳，是否该用兼备法？近代上海名老中医裘沛然老前辈在其《壶天散墨》一剂馄饨汤一文中论曰："这里，试列举休宁名家孙东宿氏所用的一张馄饨汤治痢取得捷效的病案。他诊治一痢疾病人：大发寒热，寒至不惮入灶，热至不惮下井，痢兼红白，日夜八十余行，腹痛恶心，神气倦甚，见洪大脉，面色微红，汗淋淋下，病已二十余日，他医屡治愈剧，东宿为用石膏、知母彻热，桂附、炮姜散寒，人参、白术补气，滑石、甘草解暑，仅一剂而苏，三剂痊愈。其汤名馄饨，盖取凑集阴药阳药于一方之意。"此即擅用兼备法治疗他人莫能措手的重症痢疾而得迅速奏效的一个例子。裘老又说："曾记我早年也治疗一痢疾危症病人，一日痢下数十次，赤白相杂，腹痛，里急后重，病延二旬，中西医历治无效，已不能进食，神识昏糊，脉微欲绝，四肢厥冷而痛痢不止，其病已濒危殆。予为处一方，用党参、黄芪、桂枝、附子、补骨脂、白术、甘草补气温肾，黄连、石膏、黄柏、白头翁、银花清热燥湿，阿胶、熟地黄、当归补血，大黄、枳实、川朴攻下，诃子、石榴皮收涩，龟板、鳖甲滋阴。竟是一张杂乱无章的兼备之方，可称馄饨而又馄饨，该病人服上药后，次日即痢止神清，腹痛亦除，脉转有力，胃思纳谷，仅二剂而病痊愈。如此捷效，实非我初料所及。我自己也很难理解，这是属于叶天士所斥责的'假兼备以幸中'之列，还是在孙思邈启迪下用'反，激，逆，从'而取得的效果。"

此兼备法汤名馄饨，盖取凑集阴药阳药于一方之意。取彻热、散寒、补气、解暑之药于一方，实亦对症组方，有是证用是药之意也。医者能达此境界，方为上工也。

张锡纯医学师承学堂

内科讲记 （下册） （第二版）

李 静 著

中国中医药出版社

·北 京·

图书在版编目（CIP）数据

张锡纯医学师承学堂内科讲记 / 李静著 . —2 版 . —北京：
中国中医药出版社，2020.4
（中医师承学堂）
ISBN 978-7-5132-5974-3

Ⅰ . ①张… Ⅱ . ①李… Ⅲ . ①中医内科学 Ⅳ .
① R25

中国版本图书馆 CIP 数据核字（2019）第 291739 号

中国中医药出版社出版
北京经济技术开发区科创十三街 31 号院二区 8 号楼
邮政编码 100176
传真 010-64405750
三河市同力彩印有限公司印刷
各地新华书店经销

开本 710×1000 1/16 印张 31 字数 438 千字
2020 年 4 月第 2 版 2020 年 4 月第 1 次印刷
书号 ISBN 978 - 7 - 5132 - 5974 - 3

定价 129.00 元（全二册）
网址 www.cptcm.com

社 长 热 线 010-64405720
购 书 热 线 010-89535836
维 权 打 假 010-64405753

微信服务号 zgzyycbs
微商城网址 https://kdt.im/LIdUGr
官 方 微 博 http://e.weibo.com/cptcm
天猫旗舰店网址 https://zgzyycbs.tmall.com

如有印装质量问题请与本社出版部联系（010-64405510）

目 录

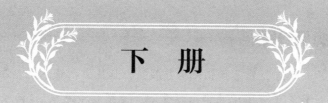

下 册

第四章　肝胆系病证

胁　痛

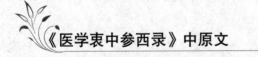 师承切要

师承切要者，师承张锡纯老师胁痛辨证施治之论点，以及笔者领悟与运用张师之学说与临床的心得体会，力求切中要点。《医学衷中参西录》中论肝病治法、新拟和肝丸、升降汤、培脾舒肝汤、金铃泻肝汤、理冲汤方论、治气血郁滞肢体疼痛方论、药物篇及医论等论中皆有论及，读者宜细读之。且需将书中论点在临床上正确地运用于现代医学之急慢性肝炎、胆囊炎、胆石症、胰腺炎、神经官能症、肋间神经痛、软组织挫扭伤及部分胸膜炎。

《医学衷中参西录》中原文

升降汤

治肝郁脾弱，胸胁胀满，不能饮食。宜与论肝病治法参看。

野台参二钱，生黄芪二钱，白术二钱，广陈皮二钱，川厚朴二钱，生鸡内金（捣细）二钱，知母三钱，生杭芍三钱，桂枝尖一钱，川芎一

钱，生姜二钱。

李静讲记

张锡纯先生时代，还未有甲肝、乙肝等分型分类法，此亦时代在发展，中医要跟上时代步伐之必须也。然先生与肝病论治，颇有可取，医者宜细细领会。

胁痛首当辨病，多种病可表现为胁痛。辨病后当辨在气在血，次辨属虚属实。分类主要有肝郁气滞证、肝胆湿热证、瘀血阻络证、肝络失养证等。

肝郁气滞证多见胀痛，痛处不定，症状波动与情绪有关；血瘀多见刺痛，痛处不移，疼痛持续不已，局部拒按，入夜痛甚。实证以气滞、血瘀、湿热为主，多病程短，来势重，疼痛较重而拒按，脉实有力。虚证多为阴血不足，其痛隐隐，绵绵不休，病程长，来势缓，伴阴血亏耗之证。

治疗原则以"通则不痛"为原则，实者理气、活血，清热化湿通络；虚者滋阴柔肝，补中寓通。肝气郁结证治法为疏肝理气，代表方：柴胡疏肝散加减；肝胆湿热证治法为清热利湿，代表方：龙胆泻肝汤加减；瘀血阻络证治法为祛瘀通络，代表方：血府逐瘀汤或复元活血汤加减；肝络失养治法为养阴柔肝，代表方：一贯煎加减。

我治此证，每用衡通法，组成衡通系列方。

衡通强肝汤

党参、黄芪、生地黄、麦冬、山萸肉、生白芍、炙甘草、枸杞各30克，山甲、三七粉各10克。热加羚羊角、白茅根。湿加滑石、土茯苓。寒加桂枝、附子。

治气血瘀滞，肝脾虚，肝区疼痛，肝络失养，肝功能偏高者，服药一月，往往达到肝功能恢复之效。

此方治肝炎肝功能偏高日久，气血瘀滞、气血两虚之证。方中之党参、黄芪、生地黄、天冬、麦冬、山萸肉各30克可补益肝气肝血，疏通气血之衡通汤可令补益之品更加流通，不至于只用补益之药肝功则降，停药则升。用于肝功能偏高之气血阴阳偏虚之证，往往一月即可令肝功恢复，再服则疗效较易稳定。此证之舌多为淡红色或淡紫，苔多薄白略为干燥。如若舌尖有红紫斑点高出舌面者，为湿热或气血瘀滞偏热之证，用此方需加清散解热之品方可。舌尖红点者，为气血瘀滞偏热，脉有力为体未虚之瘀热，可加清热瘀热之品，而以羚羊角、白茅根为首选。舌尖红斑苔白腻者为湿热瘀滞，则滑石、土茯苓又可加入。舌淡苔白润滑者为偏寒，则桂枝、附子可加入。而总以疏通气血、平衡阴阳为要点。若体不虚，阴阳不偏，只用衡通汤疏通气血可也，加用诸补益药，愈之也速！此即张先生理冲汤用参、芪之意。先生用量轻，是时代不同了，药的质量也不同也。先生之用野台参，而现之党参则非地道之台党参，故用量需重之。而且现代商品药之羚羊角，亦不能保证其地道也！故万全之法，是在需用羚羊角时，亦需考虑加用白茅根、生石膏、滑石，或径用紫草、大青叶、升麻、白茅根以代之，方为万全。

气血瘀滞肝区疼痛者用衡通止痛汤

当归、川芎、桃仁、红花、赤芍、柴胡、川牛膝、枳壳、桔梗、生地、乳香、没药、三七粉（药汁送服）各10克，炮山甲、皂角刺各12克，生白芍、炙甘草、山萸肉各30克。

证偏热者加羚羊角、金银花、白茅根、连翘。偏寒加桂枝、附片、鹿角胶。偏湿加滑石、土茯苓。气虚加人参、黄芪。血虚加阿胶。癌症及癥瘕瘀积者则加虫类药全蝎、蜈蚣、壁虎、蛇蜕、生水蛭等皆可酌情用之。

此方为衡通汤加乳、没各10克，白芍、炙甘草、山萸肉各30克，皂刺12克而成。师张先生活络效灵丹之意，用衡通汤加乳、没以疏通气血，散瘀化结，芍药、甘草、山萸肉缓急止痛。可治肝炎胁痛、气血凝滞、疝癖癥瘕、心腹疼痛、腿疼臂疼、内外疮疡等一切脏腑积聚、经络湮淤，即现代病之肿瘤、内科、外科、五官科、男科、妇科、皮肤科诸般气血瘀滞而致疼痛者。

肝胆湿热证用衡通解毒汤

当归、川芎、桃仁、红花、赤芍、柴胡、川牛膝、枳壳、桔梗、炙甘草、生地黄、炮山甲、三七粉（药汁送服）各10克，黄连3克，黄芩10克，黄柏10克，栀子10克，大黄3克。

治肝胆病、胃肠病、外感内伤诸气血瘀滞与湿热并重之证，方用衡通汤疏通气血，黄连解毒汤再加少量大黄以增强清热解毒之功。凡舌红紫苔白腻或黄腻而燥，舌尖有红紫斑点高出舌面皆为湿热并重，舌紫者是郁热，病久则多为瘀。此证乙肝大三阳，病毒DNA检测多偏高，而且肝功能检测亦多偏高。经验认为湿热毒瘀久之乙肝大三阳，只用清热解毒药往往不易消散，且易复发，故每用衡通汤疏通气血，五味黄连解毒汤清热祛湿，则毒易解易散，且愈后不易复发。而且此证在验舌之时，每需注意舌苔底部，舌苔往往掩盖了舌底之舌质，若细验之，往往发现舌苔底之舌质每有裂纹，此即湿热郁久而至肝内燥结，故当急散湿热瘀毒，瘀毒得解，则肝燥自复，舌之裂纹自消。衡通解毒者，通之散之是也，黄连解毒汤加少量大黄即是用大黄之开气与通之作用，非用其泻下之功也。瘀滞已久之湿热疫毒，绝非短期所能散之，是以用此缓解法。屡用治肝炎、胆囊炎、湿热瘀久之胃肠炎及外感内伤诸湿热瘀结之证有效。等其舌尖红斑消退，则可减黄连、黄芩量，时时注意顾护其阴，顾护其胃气，做到苦寒不致伤胃败胃为要！凡舌光无苔，或舌苔薄舌尖有红斑点者，是为阴虚瘀火之毒结，用此法需动药量小，静药量大，养阴清热法方可。不可一概清热解毒，伤阴耗液为要。

肝胆毒热型用衡通散毒汤

三七粉（药汁送服）10克，炮山甲12克，皂角刺12克，瓜蒌皮12克，瓜蒌仁（打碎）18克，天花粉18克，羚羊角6克，金银花30克，白茅根60克，蒲公英30克。鸦胆子仁50粒装入空心胶囊内，分两次吞服。

此方师张先生之论，用先生擅用之药组方，治癌症、乙肝、胆囊炎、鼻窦炎、眼病红肿疼痛、咽喉疼痛、扁桃体炎、乳痈、肺痈、肝痈、妇科盆腔炎、附件炎、前列腺炎、睾丸炎、外科痔疮、无名肿毒及皮肤科粉刺痤疮等毒热需清散诸症。

读《医学衷中参西录》论鸦胆子治毒热血痢及肠中积热，其能防腐生肌，二便因热下血，治花柳毒淋，其化瘀解毒之力可知也。从无字句处读书，触类旁通，则鸦胆子治毒热瘀结其效可知矣。既能治肠中积热毒瘀，则可治肿瘤之毒热瘀积，可治痔疮之热毒，面部粉刺偏热毒者当亦可治之，扁桃体炎、肺痈、乳痈、妇科炎症、前列腺炎诸毒热瘀积当亦可治之。因此，凡辨病为炎症者，辨证舌紫红，舌苔腻，舌脉与辨证属热毒且体不甚虚者，皆考虑选用鸦胆子，唯其用量需视病与身体之强弱来定。我自患外痔肿痛如鸽蛋大，每天服鸦胆子九十粒，一日痛止，三日全消。治一便血病人每天服鸦胆子六十粒，一周血止。治胃癌病人七十二岁，食少体弱，则用鸦胆子与三七粉服之，每日服十五粒，结合应证汤剂，衡通理冲汤，四月病情得以抑制，能食能走，鸦胆子则减量，后又停服，此即衰其大半而止之法也。治面部粉刺痤疮，每日服十五粒至十八粒，一周即效，月余可愈。治扁桃体肿大亦是如此，贵在灵活运用也。毒热瘀积体不虚者，鸦胆子可用量稍重，体虚者，用量可小，体虚甚者加扶正之药，或用托毒外出法。此即有是证用是法，有是证用是药也。毒热之轻重，验舌极为重要。凡舌淡或舌光无苔者，或舌淡嫩，舌淡白润滑者，鸦胆子不可用也。舌淡非毒热，舌光无苔乃阴虚。毒热瘀积是为要点，且用量可灵活掌握，方可立于不败之地！

肝胆气血瘀滞偏热者用衡通清毒汤

当归、川芎、桃仁、红花、赤芍、柴胡、川牛膝、枳壳、桔梗、炙甘草、生地黄、炮山甲、三七粉（药汁送服）各10克，金银花、生石膏、白茅根、滑石、升麻各30克，连翘12克，羚羊角6克。

毒有多种，细菌是毒，病毒是毒，病原体也是毒，中医说四时不正之邪皆可为毒。有肝炎病毒、艾滋病毒、尖锐湿疣病毒、生殖器疱疹病毒，中医之花柳毒淋、无名肿毒也是毒，有的可与西医理论相对应，如梅毒、淋病等，而肿瘤之毒，中医往往分为十种毒结而成（可参看后文各篇）。有的毒是热毒，有的是湿毒，凡不正之邪中医均认为是毒，虚极也可致毒结成癌是也。所以有的毒可清之，有的可解之，有的需散之，有的需托之方能出之。毒一般多偏为湿热，然也有风毒、寒毒、燥毒、温疫之毒、寒疫之毒、瘀滞之毒，而有传染性的则为疫毒。病属外感寒、温、风、湿、热、瘀滞之毒，体未虚者可清之，有气血瘀滞日久者则衡通清毒汤清之散之可也。是以羚羊角、白茅根、生石膏之类药为主药。如毒之日久者，比如乙肝病毒或内伤之湿热之毒需用解毒之法，或因外感而致内伤需用解毒之法者，则用衡通解毒汤，以黄连、黄芩、黄柏、栀子之黄连解毒汤为主方。我加大黄，是增强解毒之药力，以治其瘀滞日久之毒。湿热之毒瘀滞日久必有气血瘀滞，而需散毒者则多为湿毒、热毒郁积，体尚未甚虚者，则山甲、皂刺、三七、鸦胆子为主药。需托毒外出者则为体已虚毒难散出者，则黄芪、山甲、皂刺、大蜈蚣为主药。扫毒法则适于毒重体不虚扫之可出者也，则山甲、皂刺、生大黄、天花粉是为主药，诸治毒之法需合用加用衡通汤者是有气血瘀滞也。清之散之解之扫之托之，以毒祛则体内平衡也，此即邪去则正安之理，此数法皆为衡通法是也！

羚羊角张先生论之甚详，我屡用治脑炎发热，乙肝病毒偏热者、肝性脑病如肝昏迷之偏热者、肺性脑病、肾性脑病，尤其是阴虚诸发热需清之散之者，屡用屡效。张先生所论羚羊角清热而性非甚凉，不伤胃气，故可放胆用之。然其价格昂贵，是以每用于热需散之，尤其是用于郁热需清散之时是为首选，每与白茅根、芦根、生石膏、滑石配伍应用，每收佳效。滑石、土茯苓用于湿毒、湿热之毒，鸦胆子用于湿热毒瘀积，特别是肠道、泌尿道、性传播疾病之湿热毒瘀，祛毒邪即是扶正，邪去正方安是也！

肝胆气血瘀滞偏湿用衡通湿毒汤

当归、川芎、桃仁、红花、赤芍、柴胡、川牛膝、枳壳、桔梗、炙甘草、生地黄、炮山甲、三七粉（药汁送服）各10克，滑石、土茯苓、白花蛇舌草、白鲜皮、虎杖、贯仲各30克。

此方治乙肝病之偏湿重之湿热并重证，方用衡通汤疏通气血，滑石、土茯苓、白花蛇舌草、虎杖、贯仲为祛湿佳品，祛湿且又清热，量大与疏通气血之药同用则湿毒易祛。凡舌红紫，苔厚腻者为湿，黄腻为湿热并重，此方皆可治之。若舌尖有红紫斑点者则为湿热瘀结，则非此方所能胜任，需加用芩、连等解热毒方可。用于肝胆、胃肠病，风湿、咳喘、外科、皮肤病诸湿偏重者。

肝阴虚者用衡通理阴汤

生山药、桑叶、桑椹、白茅根、生地黄、天冬、麦冬、枸杞、北沙参、白芍、山萸肉各30克，玄参、炙甘草12克，羚羊角丝3克，水煎服。辨证有气血瘀滞者加用衡通散，每日二次，每服10克。

此方大队滋补肝肾之阴药，用于肝肾阴虚内燥之胁痛、头痛、失眠多梦、心悸、眩晕、乏力、口燥咽干、食少纳呆、自汗、盗汗、便秘、面部色斑、手足心热诸症。现代人此种类型颇多，而西医对此类病证辨病无所适从，故曰"亚健康"状态，实则因阴虚内燥导致体内阴阳失衡诸症出也。滋其肝肾之阴，则气血得通，阴阳得衡是也。

肝阴虚内有燥热者用衡通滋阴清燥汤

滑石（布包煎）、生山药、白茅根各30克，山萸肉、生白芍各18克，生鸡内金、知母、炙甘草各12克，羚羊角6克。

此方为张锡纯先生之滋阴清燥汤加羚羊角、白茅根、山萸肉、生鸡内金而成。张先生之滋阴清燥汤用之无数，屡用皆效，每加此数药，用于阴虚发热者效，用于阴虚燥热腹泻者效，用于小儿、孕妇燥热证效。凡阴虚内燥之发热、咳嗽痰喘、腹泻、头痛、头晕、心悸、失眠多梦、乏力、自汗盗汗者效。热重者重用滑石、白茅根其量，或再加羚羊角6克，腹泻重者重加生山药为60克或者120克，疼痛重者加重白芍为30克或60克或更多，虚甚者山萸肉亦可加倍。临证每思张先生用对证之药一二味主攻主症，再加佐使药即可组方，用药以胜病为准，且此数药皆为可用大量者。白茅根鲜者张先生曾用至一斤，白芍曾用至六两，生山药、山萸肉先生屡用至120克，读先生书则敢用先生方，敢用先生所论之药，然每需注意先生所论大剂分服之论为要。

肝胆气血瘀滞偏寒者用衡通回阳汤

当归、川芎、桃仁、红花、赤芍、柴胡、川牛膝、枳壳、桔梗、炙甘草、生地黄、炮山甲、三七粉（药汁送服）各10克，桂枝10克，黑附片12克，人参12克，生白芍、山萸肉各30克，生姜12克。

凡舌淡极者为阳虚欲脱，舌淡极苔白润滑者为虚寒之极，结合舌脉辨证方可。舌淡苔白脉紧则为实寒，脉无力者为虚寒，舌淡紫苔薄白，脉弦涩者为气血瘀滞夹寒，舌淡紫或青紫湿润为寒凝血瘀或阳虚生寒。舌色如皮肤暴露之"青筋"，全无红色，称为青舌，古书形容如水牛之舌。由于阴寒邪盛，阳气郁而不宣，血液凝而瘀滞，故舌色发青。主寒凝阳郁，或阳虚寒凝，或内有瘀血。舌面润泽，干湿适中，是润苔，表示津液未伤；若水液过多，扪之湿而滑利，甚至伸舌涎流欲滴，为滑苔，是为有湿有寒，多见于阳虚而痰饮水湿内停之证。

故单纯虚证者少，单纯寒证者亦不多。风寒实证者多，风寒湿证亦多，风寒湿夹瘀者亦多，故此衡通回阳汤是用于常法。癌症后期，用过大量化疗药物者多为虚极寒极欲脱之证，只可先用急救回阳法先回阳，则参附汤、四逆汤是也。阳回后再用衡通回阳汤治其寒瘀，是为变法。其方中用附子、人参、干姜需视病情与体质需要而定，用于急救时附片与生姜可先煎，也可先用山萸肉60～120克急煎以救脱，病急时如用大量附片则需久煎，而病势必危矣。

案例一：

1989 年治孙姓男，年十四岁，乙肝小三阳，肝功能偏高，诊为慢性活动性肝炎，数次住院治疗，出院不久肝功即又增高。经人介绍来诊。主诉胁隐痛，食少，乏力，舌淡红紫，苔白腻，脉弦。辨证属于肝脾两虚，气滞血瘀，湿热郁滞。处方用衡通强肝汤：党参、黄芪、生地、麦冬、山萸肉、生白芍、炙甘草、枸杞各 30 克，山甲、三七粉各 10 克。服一月，诸症减，上方山甲、三七减量，加白花蛇舌草、桑寄生，又服一月肝功正常，服至半年，病情稳定。十七年后之 2006 年秋患者又来诊，视其体颇胖，诉又转为脂肪肝，肝区也痛，乙肝病毒 DNA 稍偏高，两对半报告为小三阳。视其舌红紫，苔薄，脉弦。辨证为气血瘀滞偏热。处方用衡通清毒汤加生鸡内金、天花粉。方用当归、川芎、桃仁、红花、赤芍、柴胡、川牛膝、枳壳、桔梗、生地黄、炮山甲、三七粉（药汁送服）各 10 克，金银花、生白芍、炙甘草、白茅根、滑石各 30 克，羚羊角 3 克，生鸡内金、天花粉各 18 克，另加服季德胜蛇药片，每日 18 片，服至三月自述胁痛止，感觉周身轻松。嘱用衡通散方加生鸡内金制成散剂服之，与季德胜蛇药片同服。嘱服三月复查一次，约需二三个疗程。慢性久病，非短期可愈也，患者孙先生素信于我，屡表感激之意。

现代人肝之为病颇多，而肝主疏泄，疏泄功能失调，则气化功能失调而诸病生也。肝藏血，肝主筋，肝络阴器，肝主气机之升降出入。故肝之为病在情志精神方面、消化方面、血液运行、筋脉经络与生殖器官方面的病证颇为多见。现代医学辨病方面，多表现为肝之本身自体之病方面，而中医之疏泄功能失调而致气化功能失调所表现诸症则分为肝之本病与非肝体之本病。故我在临床上常向病家讲明此理，讲明肝的疏泄功能与气化功能，讲明肝的疏泄功能与气化功能失调并非均是肝之本身炎症，以免给病人造成一种错觉，病人往往认为我查过多次了，没有肝炎啊，老师为何说我是肝的问题呢？此即是西医理论与中医理论之不同处，即是说西医理论肝炎是肝本身有病，如肝炎就分甲、乙、丙、丁、戊、庚六种肝炎，且还有肝硬化、肝癌等肝之本病。而中医之阴阳五行相生相克之论点是木生火，木克土，即肝可累及其子即心病，亦可由其母水亏而致肝病，又可木克土而致令脾胃生病。就用阴阳五行相生相克来论之，肝体有病则火易上升，五行相生木生火故易累及于心，故常表现为烦躁易怒、头晕胀痛、失眠多梦等。肝气横侮则表现为木克土，如食欲不振、消化不良、嗳气反酸，或腹胀、腹泻等，中医称为"肝胃不和"或"肝脾失调"。精神抑郁、多愁善虑、沉闷欲哭、嗳气太息、胸胁胀闷疼痛等为肝之气血瘀滞，则为肝之本病之主症也。此即衷中参西，须明现代医学之辨病，即是肝之本病，中医之辨病与辨证论治方可。即是说肝之本病西医理论需治肝，非肝之本病中医理论亦需治肝，此即为肝主疏泄，一旦气化功能失调，即应考虑肝的疏泄功能是否出了问题。即中医找出病因，祛除病因，找出偏差，纠正偏差，从整体观念出发，通而衡之之法也。

　　至于我常用衡通法治气血瘀滞之慢性病、久病，实则是中医传统之八法灵活运用也。治心可用，治肝可用，治肺脾肾同样可用，中医之精髓是有是证用是法。病当用清法，清之即可令衡。病情该用补法，则补之亦可衡。汗、吐、下、和、清、温、消、补即中医辨证施治之手段，中医传统治法均是从整体观念出发，找出偏差使人体归于平衡之法。由于现代医学与环境所致，中医所接触之病证均非单纯用汗、吐、下、和、清、温、消、补中之一法所能解决的，中医有久病必有瘀之说。既然病情复杂，则治法亦当复杂，而所需用衡通法疏通气血，调理阴阳，寒热攻补并用之兼备法就需常用，方能立于不败之地，此论从《医学衷中参西录》书中屡可见到，读者宜细细领会即知。明白人是一个整体，体内出现偏差，出现阴阳失调，气血失衡，尤其肝之疏泄功能出现偏差更为常见。则需明白我所倡之衡通法是中医辨证施治之捷径。对偏差之证轻者，用衡通法衡通汤通而求衡，原方即可。即是说此法此方治气血瘀滞，与偏差之处即可得以纠正。若加以辨证论治，随证施治，其效更速也！

　　读张先生书，需明先生论肝病之生理、病理与治法。诸方书均论肝当用平肝之法，先生指出平肝之法与肝病之实者，可暂用之，不可过之，常用大量山萸肉，并阐述山萸肉有条达之功，此为发前人未发之论点。先生与山萸肉之运用确可谓得心应手，运用自如。确能达到平肝而不致耗损肝之气血，故我在临床每遇肝气瘀滞诸病证，若有气虚或疼痛者，每重用山萸肉以取效。此论山萸肉之功效，用于急救危重脱证，每奏奇功，读者可与先生书中领悟之。书中论有羚羊角、生黄芪、生麦芽、三七、白芍、柏子仁、朱砂、甘草等，一味中药如能运用自如，为医学之高境界，为明白先生之论证精要也。

案例二：

1997年治一患者王某，女，年二十岁，患乙肝大三阳二年余，服数种成药不效。察其舌红紫，苔白腻燥，脉弦缓有力。证属湿热并重，正气不虚尚可攻毒，当用衡通解毒汤。然其外出打工，月薪只有五百元，且又煎药不便，询问能否在经济许可的情况下治愈大三阳。则用衡通解毒汤意，而简其药，处以白鲜皮、黄芩、大黄各等分制成散，每天服三次，每次服6克，晨苦加蜂蜜送服之。再加六神丸每天三次，每次十粒，嘱服三月为一疗程后复查。患者服后大便日二三次，微有腹痛，三月后查两对半转阴。

江植成：常见老师临证多以肝气瘀滞论治，每以气滞血瘀立论，然后辨证施治。老师的诊断依据与要点是什么？还请老师教我。

李静：肝性刚，喜条达，辨证要点是中医传统之四诊与临诊之功。首先从望诊来说，凡面部色黄、青、暗黄及有暗斑，或有黄褐斑，舌质之中间有裂纹，脉弦滞、弦硬、弦滑、弦紧、弦数者均为肝有气血瘀滞证。最好再验之与按诊，凡两胁腹诊有膨胀现象者则可断为气血瘀滞。而肝主疏泄，气郁、气虚、气滞、气结均可导致气滞血瘀。然后再分析其是虚？是实？阴虚？阳虚？阴阳两虚？还是寒热虚实夹杂？辨其瘀滞重者则需多用疏通气血药，辅以补助气血之药，加用山萸肉，即张先生永立不败之地之兼备法，亦为简捷之通而衡之之法也。气血虚重者则需少用疏通气血药，重用山萸肉、黄芪。阴虚者重用沙参、生地黄、枸杞、柏子仁等濡润条达之品，阳虚者加用桂附等温通之药，总以用药与病机相符为要。而肝气瘀滞病之痊愈与否，可从其舌质上之裂纹来验证之，即是说肝气瘀滞得愈则舌之裂纹则消是也。

案例三：

患者汪某，男，年四十岁，患乙肝小三阳数年，于 2005 年 7 月来诊。症状为乏力困倦，纳食不香，胃脘与两胁胀痛不适，舌质淡，苔白腻滑，脉弦缓。辨证为偏湿重型。处以衡通湿毒汤加减，方用衡通汤方各 10 克，加土茯苓、滑石、白花蛇舌草各 30 克，服十五剂后舌苔腻已祛，诸症均减，续服十五剂查两对半仍为小三阳。患者要求转阴之法，视其湿毒已祛，两胁仍有胀滞，正气不足，气血瘀滞之征乃显。处以衡通散原方等分制成散剂，每日三次，每服 6～10 克，西药胸腺肽每天 20 毫克肌肉注射，乙肝免疫球蛋白 100 毫克，每周一次肌肉注射，共十次。三月后查两对半转阴，后服衡冲散三月以巩固之。

张先生论肝病治法甚详，读者宜细读之。至于肝病治法之要点，既要有法，又要不拘于法，法无常法与法外之法是也。诚然，肝主疏泄，故总以其疏泄功能正常为大要。疏泄功能失常则病，找出其偏差，治其偏差是也。即是说不可拘于肝用补法而一概疏通，一味平肝则肝必受损，此理张先生之理冲汤论甚为详备，实为可师可法之论。先生常用山萸肉、黄芪与疏肝理气法中，肝气郁滞得调而肝不致受损，我常用衡通法衡通汤即从先生此论中悟出，用血府逐瘀汤疏通气血，加山甲以助药力于无处不到，三七有化瘀补肝之功。细读先生山甲、三七之功效与诸多验案即知，虚则加山药、山萸肉。虚甚加人参、黄芪。而治肝之本病，如乙肝、肝硬化、脂肪肝、肝癌等证，则更需从整体观念出发，有是证用是法，有是证用是方，总以治肝之疏泄功能失常为要，临证采用西医辨病，中医辨病又辨证之法，找出病因，祛除病因是为要点。

案例四：

方姓男，年三十四岁，身体颇壮，因困倦乏力来诊。舌紫红，苔厚腻燥，脉有力。医院诊为乙肝大三阳，肝功能之转氨酶高达 5 000IU/L，因身体甚壮，故一直未在意，近期实在困倦得不行了，方来诊。此证之湿毒过重，故以困倦为主症，湿之困脾也。治用衡通湿毒汤：当归、川芎、桃仁、红花、赤芍、柴胡、川牛膝、枳壳、桔梗、炙甘草、生地黄、炮山甲、三七粉（药汁送服）各10克，滑石、土茯苓、白花蛇舌草、白鲜皮、虎杖、贯仲各30克。服一月，肝功降至正常，后嘱制成散剂服之，以图根治。后服至半年查为小三阳，后乙肝指标阴性而停药。

案例五：

刘姓男，年三十三岁，乙肝大三阳。于2000年冬经人介绍来诊。视其舌红紫，舌尖有红斑点高出舌面，舌苔白腻，脉弦数，肝区疼痛。辨证为气血瘀滞、热毒瘀滞，属肝胆湿热证，用衡通解毒汤：当归、川芎、桃仁、红花、赤芍、柴胡、川牛膝、枳壳、桔梗、炙甘草、生地黄、炮山甲、三七粉（药汁送服）各10克，黄连6克，黄芩10克，黄柏12克，栀子10克，生大黄6克，升麻30克。服一月诸症均减，服至三月，复查乙肝表面抗原转为弱阳性，上方解毒药减量，又服三月转阴。嘱其制成散剂服之以巩固，患者认为病已愈，不愿再服，一年多后又复发，仍用原方服半年方愈。

案例六：

王姓男，二十七岁，乙肝大三阳数年，肝区隐痛，乏力纳呆。舌红紫苔白薄，脉弦。证属气滞血瘀偏热。欲处以衡通清毒汤，其诉出外打工，无法煎药。改服衡通理冲散，合服季德胜蛇药片，三月一疗程。服至三月复查病毒DNA转为阴性而停药。

此证舌红紫苔薄白是为气血瘀滞偏热型，故用衡通理冲散疏通气血，散其瘀滞之热，蛇药片直折其毒，是以能将气血瘀滞之偏热瘀滞之毒清散，故病毒检测得以转阴。

案例七：

近治李姓男，年四十七岁，突发胁疼甚重来诊。视其舌红紫暗，舌苔左侧薄黄腻，脉弦紧硬，面黄。其素信中医，二年前曾治愈其久咳之病，知其肝火甚重，现肝火虽大部已消，然肝虚太过，且有气血瘀滞，瘀血明显。肝主疏泄，今肝既虚，则疏泄功能大减。故告知此泄与肝虚有关，故胁疼甚剧。劝其治其肝虚，患者信服，然需先止痛。今肝虚血瘀，肝气瘀滞，气化不畅通，因其肝脾阴阳俱虚，肝胆之火郁结日久，体内干燥，复因饮冷受寒，故当补肝疏肝健脾，回阳缓急止痛为要，方用衡通回阳汤：

当归、川芎、桃仁、红花、赤芍、柴胡、川牛膝、枳壳、桔梗、生地黄、炮山甲、三七粉（药汁送服）各10克，桂枝10克，黑附片（另包先煎半小时）、人参各30克，生白芍、山萸肉各60克，炙甘草30克，生姜12克。二剂。

服一剂则痛止，服完二剂来诊，又减量服三剂。后处以衡通散，嘱服三月，以治其本病肝虚瘀滞。

案例八：

党姓男，年六十六岁，患乙肝小三阳二十余年，于2005年秋来诊。自述食少、胁隐痛、乏力、脘痞，屡治无效。察其舌淡，苔白润，脉弦缓，辨证为肝脾阳虚，处衡通回阳汤：

当归、川芎、桃仁、红花、赤芍、柴胡、川牛膝、枳壳、桔梗、炙甘草、生地黄、炮山甲、三七粉（药汁送服）各10克，桂枝10克，黑附片12克，党参30克，生白芍、生黄芪、山萸肉各30克，生姜12克。

上方加减服至二月余，诸症大减，复查两对半转阴。病人感激之余，写一感谢信，其意甚诚。

案例九：

近治唐姓男，二十四岁，患乙肝大三阳十余年，肝功能一直偏高，曾经数次住院。用过拉米夫定、干扰素。DNA 检测越来越高，经人介绍来诊。视其鼻侧有一痘状毒疮，面黄，舌紫赤，舌尖有红紫斑点高出舌面且多，舌中有一条宽裂纹，苔白腻，脉弦硬而滑。食少、纳呆、脘痞、低热、神疲乏力、口苦尿黄、便滞不爽。辨证为肝胆毒热、肝气瘀滞、肝脾阴虚湿困。用干扰素导致低热不断，整天处于昏昏沉沉之中。此证十余年来从未断过医治，已花去十多万元。住院多为肝功能偏高之时，然出院即又升高。求治于中西医数次，然终未能愈。此证乃湿温疫毒瘀积体内，久之导致肝脾阴虚，气血瘀滞。前医多偏于治其湿热病毒，西医则多用拉米夫定、干扰素类，中医则多偏于清热祛湿解毒，故越治毒热瘀积越重。辨证为气滞血瘀，阴虚内燥。属肝胆毒热型，处以衡通散毒汤合滋阴清燥汤加减：

当归、川芎、桃仁、红花、赤芍、柴胡、川牛膝、枳壳、桔梗、炙甘草、炮山甲、三七粉（药汁送服）各10克，生地黄30克，瓜蒌皮12克，瓜蒌仁（打碎）15克，天花粉12克，生山药30克，白茅根30克，蒲公英30克，土茯苓30克，滑石（布包煎）30克。

服至一月，鼻旁毒疮消，复查肝功已降，感觉诸症均减，低热除，饮食增。视其舌质转淡紫，苔仍白腻，舌尖红紫斑减少，脉转为弦而略硬。辨证为气滞血瘀，阴虚内燥。属肝脾湿热型，处以衡通解毒汤合滋阴清燥汤加减：

当归、川芎、桃仁、红花、赤芍、柴胡、川牛膝、枳壳、桔梗、炙甘草、炮山甲、三七粉（药汁送服）各10克，生地黄30克，黄连3克，黄芩6克，黄柏6克，栀子6克，大黄3克。滑石（布包煎）、生山药、白茅根各30克，生白芍18克，生鸡内金、炙甘草各12克。

李洪波：此证与我之表侄病同，我之表侄亦为乙肝大三阳，肝功能十多年来一直偏高，满脸痘疮，治此病已将家资耗尽，已失去治疗信心，我与其做工作方同意试治一疗程。老师视其舌红紫、舌尖红紫斑密布，苔白腻，脉弦硬，面黄、消瘦、食少、乏力、神疲。辨证属肝脾湿热型，处以衡通散、五味解毒汤方改散，并用季德胜蛇药片。服三月痘疮全消，食增，乏力减，力气活也能胜任。老师视其舌淡、舌尖红斑大减，仍嘱服衡通散与五味解毒汤方。

此证与唐姓男病相同，病程、年龄、症状亦相差无几，而老师却与唐姓初诊断为肝胆毒热型，主用衡通散毒汤合滋阴清燥汤，而与我之表侄则用衡通解毒汤合蛇药片，而其效果则均有效者为何？当时老师的思路是什么？其不同之处在哪里？

李静：此二病例是相当好的师承案例辨析。此两例辨病相同，同为乙肝大三阳，肝功均偏高，DNA 检测、病程也差不多，体质亦相差无几。然而此皆为表面现象，关键在于内在因素与辨证论治的正确与否，此即既能意会，又可言传之实验案例也。你既看唐姓男之舌脉与病情表现，也看了你表侄之舌脉体征，两例均为舌红紫，舌尖均有红紫斑点高出舌面，脉也均为弦硬，症状也均为纳呆、食少、乏力、神疲，然其不同之处在于唐姓男之舌中有宽裂纹，脉弦硬且滑，面部鼻旁痘疮均为毒热瘀积而久，致肝脾阴虚气滞血瘀内燥已极。而你表侄则无舌裂纹，面部痘疮虽多然非毒热已极，脉弦硬而不带滑象。唐姓之脉弦硬而滑为阴虚毒热瘀积有余，所以辨证为肝胆毒热型，而你表侄则辨为肝脾湿热型，然两证均有气血瘀滞是也，只不过一重一轻而已。一为湿热瘀积，一为毒热瘀积。毒热瘀积在于肝胆，湿热瘀积为在肝脾。故唐姓男则需先用衡通散毒汤合滋阴清燥汤加减，而你表侄则直接用衡通解毒汤方即可。唐姓男服一月后，鼻侧之毒疮消，则代表毒热祛，复查肝功能自然降。而你之表侄服衡通解毒汤改散三月则面部痘疮全消，诸症均减，并对病情治愈有了信心，此乃意料中事也。你表侄辨证为气血瘀滞肝脾湿热则直接用衡通解毒汤，而唐姓之辨证为肝胆毒热型则用衡通散毒汤，因其阴虚故需合用滋阴清燥汤加味。服之一月毒热已祛，舌质转为紫红，舌尖红紫斑，则亦为肝脾湿热也，故亦同用衡通解毒汤。然其素体阴虚内燥，故仍需合用滋阴清燥汤，不同之处即在于此。你表侄虽有湿热瘀滞，但尤阴虚内燥故可用散剂缓治之，即久病之瘀滞，非可速战所能速决，而需论持久战方可。而唐姓之阴虚内燥毒热瘀积则非滋阴清热散毒不可。汤者，荡也，故需用汤剂方能增液寓清热散毒于一方而不致伤阴耗液也。前医屡治未效者，未明此理也。只用清热解毒耗阴损液也，阴液耗损故毒热愈重，故此类病证必须用疏通气血之衡通法为大法，视其所偏，纠而正之可也。

乙肝，西医有病毒高复制阶段、病毒低复制阶段与病毒非复制阶段。西医辨病同为乙肝，然而治疗方法不同，高复制阶段用杀病毒药物为主，低复制阶段则需合用保肝药物，非复制阶段须用免疫增强的药物。中医则须辨证，湿热偏重者当清热祛湿，肝脾失调者当调和肝脾。湿热重者又当辨其为肝胆湿热，还是肝脾湿热，治法不同。中西结合则用西医辨病为乙肝，病毒高复制阶段者，一般检测多为大三阳，病毒DNA检测滴度多比较高，中医辨证湿热也较重，故西医杀灭病毒与中医清热祛湿名不同而理相同。不同之处在于中医有疏通气血、补肝益气之功效，气血得补则宜通，湿热则宜祛。西医用药物可杀灭病毒，然病毒为何进入体内之因未能得以消除，屡有停药后复发者，故中西医结合之长处是为标本同治也。西医理论病毒处于低复制阶段者，一般多为小三阳，病毒DNA检测多偏高或不高，中医辨证则湿热多不重，但多有肝脾失调，气血瘀滞，病毒非复制阶段亦是如此。西医理论病毒处于非复制阶段，西医辨病同用药可同，而中医则不同，病虽同，体质不同，症状不同，治法也不同也。

一、临证要点

胁痛首辨在气在血，次辨属虚属实。治疗宜疏肝柔肝并举，以防辛燥劫阴之弊。辨证结合辨病，配合针对性药物，不必拘于病名之约束。现代医学之急慢性肝炎、胆囊炎、胆石症、胰腺炎、神经官能症、肋间神经痛、软组织挫扭伤及部分胸膜炎均可出现胁痛的症状，凡此胁痛均属气血瘀滞。

一病有一病之主方，则胁痛之主方当为芍药甘草汤，缓急止痛为首选方，量则为各 30 克，甘草用炙甘草，重证则白芍量可加重之，重加山萸肉为 30 克，气血瘀滞重则用乳香、没药。虚者，重用补益药如山萸肉、人参、黄芪、生地黄、麦冬，疏通气血之药量宜小。体不虚者，重用疏通气血药，稍加补益气血之药，然后随寒热虚实随证施治。组方为衡通止痛汤：

当归、川芎、桃仁、红花、赤芍、柴胡、川牛膝、枳壳、桔梗、生地、炮山甲、三七粉（药汁送服）各 10 克，生白芍、炙甘草、山萸肉各 30 克，痛甚加乳香、没药各 10 克。

外伤瘀血胁痛加土鳖虫、大蜈蚣；证偏热加黄芩、黄连、银花、公英；湿加土茯苓、滑石；肝阴虚加重生地黄、麦冬、枸杞、柏子仁各 30 克；气虚加参、芪；胆囊炎加大黄；胆结石加金钱草，重用生鸡内金；神经官能症、肋间神经痛加皂角刺 30 克；寒加桂枝、附子；气虚寒疼痛径用延年半夏汤。

有是证用是药，辨证施治，抓主症，治标又治本。治标则缓急止痛为要，治本则找出病因，祛除病因。气血虚者补益之则衡，衡则胁痛自止。气血瘀滞者则疏通之，气通血顺则衡，疼痛亦可止。找出偏差以纠正之，则亦为衡，衡则需通。气血虚者补益气血，气血旺则易通，则亦是补之使通而衡之法也。

乙型肝炎为湿热搏结所致，而有体内湿热与外感湿热之邪郁结而成，久之必致气血瘀滞。湿热病毒在急性期，用清热解毒法清利湿热，病毒得以清除可很快转阴而治愈。日久转为慢性，乙肝湿热病毒瘀结于体内安营扎寨，单用清热解毒之剂恐难速效，治之需论持久战方可。中医辨证施治，慢性乙肝假以时日，每亦能达到转阴治愈之效。而慢性患者均具有气血瘀滞的特点，故治疗时首用疏通气血之方剂，而湿热病毒又始终贯穿之，故临证遣方用药应用疏通气血、清除病毒、扶正祛邪的馄饨汤疗法，如能结合西医辨病用药，可称鸡尾酒疗法，而单一方药很难取效。

急性期湿热重之乙肝，舌红苔白腻或黄腻，脉弦滑，为实证明显者，中医辨证湿热郁于气分者，常用黄连解毒汤加大黄、公英、白花蛇舌草、蝉蜕。如舌紫赤苔黄，尖边有红紫瘀斑点者为毒热结于血分，直须凉血解毒，加羚羊角丝、水牛角丝、升麻、紫草、大青叶。经验方用简易方用六神丸，或季德胜蛇药片服之，治过多例效果很好。

慢性乙肝的病机复杂，单一清热解毒则其效不佳。应根据证情之不同，扶正与祛邪共用，兼数法而行之，用数方而治之。作者常以血府逐瘀汤疏通气血为主方，湿热并重者合用黄连解毒汤少加大黄，毒热重者加羚羊角、水牛角、升麻、紫草，要注重给病邪以出路，邪偏热者加蝉蜕、连翘、葶苈子，偏湿加滑石、土茯苓，阴虚加沙参、麦冬、白芍，阳虚加党参、黄芪、山萸肉，瘀血明显加生鸡内金、三七、土鳖虫。

作者治慢性乙肝患者常用馄饨汤法，条件许可者用鸡尾酒疗法，此二法皆兼备亦即综合疗法也。有许多患者服中药不便，故将基本方血府逐瘀汤去生地黄，加山甲、三七各等分制为散剂，名为衡通散，以平衡阴阳，疏通气血，每服 6～10 克，每日二至三次。黄连解毒汤加大黄装入胶囊服之，湿热重再加用季德胜蛇药片每天三次，每次服六片，或服六神丸每天三次，每次十粒，三月为一疗程，简便有效，可服二三个疗程。经验体会：凡是舌紫赤尖有紫斑点者，DNA 检测多高出正常值，不论西医辨病还是中医辨证均需清除病毒。中医辨证为毒入血分，清热解毒是为当务之急，待毒祛正虚补之可也。毒盛之时若妄用补益反而助邪，徒增湿热毒结，于病者无益。凡舌红紫苔黄腻或白腻而燥者为湿热并重，首选黄连解毒是为正治。若舌淡苔薄者为肝脾两虚型，舌红紫苔薄或苔光者为肝脾肾阴虚型，乙肝检测多为小三阳或小二阳，此类患者当以扶正祛邪为要，不可一味攻邪，要从整体考虑，使正气恢复，毒邪祛除则其病自愈。

乙肝之病证是一种慢性疾患，需开导患者要有思想准备，祛除毒邪使病愈需要一个过程。急性期时毒邪去则病愈，病毒可很快转阴。慢性乙肝毒邪去 DNA 检测已阴性，但两对半仍不转阴，是一个困扰人们很久的问题，众多医家都在潜心研究，如何能够快速转阴。临证见到许多患者，医治数月或数年之久，仍达不到转阴治愈的目的，因而失去信心，杂药乱投，或任其自然，听天由命。而医家如果一味求之攻毒转阴，往往不能如意。如果西医用抗肝炎病毒，中医也用清热解毒药来治疗乙肝，则失去了中医的精髓所在。中医是既要辨病又要辨证，有毒则祛之，有气血瘀滞则疏通之，有阴虚则滋阴，阳虚则助阳。或先攻毒邪后扶正，或先扶正后攻邪。或攻补兼施，有是病用是法，有是证用是方可也。慢性复杂性乙型肝炎，一般均需用馄饨汤法或鸡尾酒法，方能兼顾邪正各方，做到邪去而正不伤。或用西药祛病毒，中药扶正。或用中药祛毒邪，西药增强免疫之品，此实乃兼备法也。

实验认为，治疗慢性乙肝，用衡通散以疏通气血，黄连解毒汤丸以清除湿热，正虚者用扶正之剂，或用西药人血乙肝免疫球蛋白、胸腺肽以扶正亦可。或用西药拉米夫定片和人血乙肝免疫球蛋白合用胸腺肽注射液，加用中药衡通散疏通气血，使气血通顺，毒邪易去，但此法价格贵，许多人不易接受。此法如用之得当，三月一疗程，一至二疗程往往可取佳效。经验认为毒邪炽盛之时，中医不可妄用补益，西医如用免疫增强剂其效亦不佳。其邪盛时往往 DNA 检测较高，当先清其病毒即湿热疫毒，西药用拉米夫定、干扰素等，其疗程长，价昂贵；中药当用黄连解毒汤加味，或六神丸，或季德胜蛇药片直折其毒，待其毒去则加以扶正之法，而疏通气血之法则需始终用之。如畏苦寒败胃则短期用之可也，或加补益脾胃之品，以求攻邪而不伤正。舌红苔薄黄属偏热型，蝉蜕、连翘、白茅根、公英之类使表热邪外出。舌紫尖红紫瘀斑为毒入血分，可加紫草、大青叶、升麻、羚羊角、水牛角之类凉血散血清解疫毒。舌淡紫苔白腻或黄腻为偏湿型，可加土茯苓、滑石、白鲜皮、白花蛇舌草、贯仲、虎杖之类，使湿毒从小便排出。正虚加用扶正之类，或加用西药乙肝免疫球蛋白、胸腺肽之类，兼数法而用之，可缩短疗程，转阴快，疗效好。中医为馄饨汤法，西医为鸡尾酒法，异曲同工也。

二、释疑解难

江植成：亲见老师用衷中参西之法，治好许多肝病患者，还请老师将衷中参西的要点告知。乙肝患者，为何有用西药乙肝免疫球蛋白和胸腺肽的？有用苦参注射液的？还有用激素的？老师的馄饨汤转阴疗法的具体用法还请一并赐教为盼！

李静：科学在进步，在发展，中医也要发展，要进步！衷中参西为提高疗效也。乙肝病情复杂，临床辨证可有多种类型，主要的有偏热型、偏湿型、湿热并重型、偏阴虚型，阳虚型的较少，经验是阳虚型的转阴较为容易，毒热型的需重用清热解毒药，总以疏通气血为要。临证视其所偏，则偏者需先纠正之。辨证 DNA 偏高，中医辨证湿热重者，则需先清其湿热毒瘀，兼以扶正。气血虚者，则重补益气血，疏通气血之药与清热解毒药宜轻，用药须与病机息息相符。湿热毒重之证，用免疫球蛋白、胸腺肽类药则无效，反而碍邪，当用西药之拉米夫定片、干扰素类，或用中成药苦参素、六神丸、季德胜蛇药片，与中药清热解毒之如黄连解毒汤，再加扶正疏导之品，即是邪重则先需攻邪，邪去则正安是也。湿热之邪已祛，正虚邪胜者中药须加用扶正补益之药，西药之免疫球蛋白、胸腺肽类方可用之。扶正即可祛邪，养正则邪自除是也。馄饨汤者，兼备法也。即疏通气血药之衡通汤，清热解毒之中药、西药，补益气血之中药与增加免疫之西药组合用之，总要掌握与病机相符为要。

临证视其湿热毒邪已祛之舌淡红，苔薄白，脉弦。无不适症状之乙肝小三阳、小二阳、DNA 检测阴性者或滴度不高者，或病毒携带者，欲求转阴者，可考虑用馄饨汤转阴疗法。中药用衡通法疏通气血，补肝益脾，调整阴阳，西医法用打破免疫耐受之论，以求乙肝病毒指标转阴。方用西药乙肝免疫球蛋白 100 毫克注射，每周一次，十次为一疗程，加用胸腺肽 20 毫克注射，每日或隔日一次，三月为一疗程。亦可加用维生素 C 200 毫克、胸腺肽 60 毫克，用糖水静脉滴注，三日一次。结合中药之衡通扶正汤、散。体虚者用衡通强肝汤，体不虚者用衡通散、理冲散。或用胸腺肽与乙肝疫苗合用，乙肝疫苗 15 天注射一次，六次为一疗程，中药用衡通散，三月为一疗程。用激素冲击转阴的要点是湿热病毒已祛，欲图打破免疫耐受，可与上述二个方案配合应用。冲击者，短期应用也。如是湿热毒瘀未解，激素药不可用也，此为要点也。馄饨汤疗法者，中药清热解毒、活血化瘀、疏通气血与扶正祛邪法并用之兼备法是也。鸡尾酒疗法者，中西合用，扶正祛邪，攻补清泄，衷中参西，以中药为主之法也。

李静按：笔者多年经验体会，乙肝患者西医辨病时，DNA检测滴度高时，中医辨证多为湿热疫毒瘀结，西医用清除病毒法，与中医用清热解毒并无不同。区别之处在于不可一味清热解毒，要从整体观念考虑，以给病邪找出路为要，逐邪外出为目的。西医何尝不是清除病毒与增强免疫剂兼而用之，唯西药在疏通气血、扶助正气方面远不如中医而已。用西药清除病毒未尝不可，不过其疗程长，药价高昂，副作用等缺点是在所难免。如中医一概清热解毒，妄图转阴快，毒未解而胃气大伤，正气受损，其危害亦是同样的。如果不论病家身体如何，只管清除病毒以求转阴，其结果是两败俱伤，即便勉强病毒转阴，病者元气大伤，是谓得不偿失。如能运用方药，做到驱邪而不伤正方为上工。攻补兼施，逐邪外出，辨证施治，遣方用药，有是病用是法，有是证用是方，乃为中医之本。

故治乙肝之病，抓主症，病毒是湿热疫毒，毒火瘀滞于体内是主症也。前人何廉臣论火颇可玩味："火属血分，为实而有物，其所附丽者，非痰即滞，非滞即瘀，非瘀即虫。但清其火，不去其物，何以奏效。必视其附丽者为何物，而于清火诸方，加入取消痰滞瘀积虫等药，效始能捷，如燔柴炙炭，势若燎原，虽沃以水，犹有沸腾之恐慌，必撤去柴炭而火始熄。故凡清火之法，虽以苦寒直降为大宗，而历代之方，往往有清火兼消痰法，清火兼导滞法，清火兼消瘀法，清火兼杀虫法者，皆所以清化火之所附丽者也"。

此即《金匮要略》随其所得而攻之之谓也，实亦为通之散之消之导之之法，求衡之法是也。

黄　疸

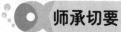

　　师承切要者，师承张锡纯先生黄疸辨证施治之论点，以及笔者领悟与运用张先生学说与临床的心得体会，力求切中要点。《医学衷中参西录》中之论黄疸治法、阳明病茵陈蒿汤证、阳明病栀子柏皮汤证、阳明病麻黄连轺赤小豆汤证、理冲汤方论、治伤寒方论、药物篇及医论等论中皆有论及，读者宜细读之。且需将书中论黄疸有内伤外感及内伤外感之兼证并详治法在临床上正确地运用之。先生论治外感黄疸，亦即遵用《伤寒论》三方。而于其热甚者，恒于方中加龙胆草数钱。又用麻黄连轺赤小豆汤时，恒加滑石数钱。恐连翘利水之力不足，故加滑石以助之。若其证为白虎汤或白虎加人参汤证及三承气汤证，而身黄者，又恒于白虎承气中，加茵陈蒿数钱。其间有但用外感诸方不效者，亦可用外感诸方煎汤，送服硝石矾石散，读者宜细领会之。

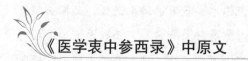

阳明病茵陈蒿汤证

　　阳明原属燥金，其为病也多燥热，白虎、承气诸方，皆所以解阳明之燥热也。然燥热者阳明恒有之正病，而有时间见湿热为病，此阳明之变病也。其变病果为何病？阳明篇中诸发黄之证是也。

黄疸的辨证，应以阴阳为纲，阳黄以湿热疫毒为主，其中有热重于湿、湿重于热、胆腑郁热与疫毒炽盛的不同；阴黄以脾虚寒湿为主，注意有无血瘀。临证应根据黄疸的色泽，结合病史、症状，区别阳黄与阴黄。

黄疸的治疗大法，主要为化湿邪，利小便。化湿可以退黄，湿热当清热化湿，必要时还应通利腑气；寒湿应健脾温化。利小便，主要通过淡渗利湿，达到退黄的目的。《金匮要略》说："诸病黄家，但利其小便。"急黄热毒炽盛、邪入心营者，当以清热解毒、凉营开窍为主；阴黄脾虚湿滞者，治以健脾养血、利湿退黄。

黄疸型肝炎多属肝胆湿热，无黄疸型肝炎多属肝脾湿热，二者久久不愈均可导致为肝经郁热。临床观之，肝胆湿热，其主要症状为发热、口干、口苦、口渴、大便干、尿深黄如浓茶、身黄、巩膜面部发黄、舌质红、苔黄或黄腻、脉弦数或弦滑等，较多见于黄疸型传染性肝炎。而肝脾湿热型者，其主要症状为神疲、倦怠、恶心、不欲食、脘腹胀满、口淡、便溏、小便稍黄、舌淡黄或白腻、脉弦缓或弦滑，此型又多见于无黄疸型传染性肝炎。肝主疏泄，肝经郁热，肝为湿热所阻日久导致肝失疏泄而化热，由于肝经气滞而湿热不除则其症状多表现胁痛、时烦、胸闷、易怒、头晕等，这种情况又多见于肝胆湿热和肝脾湿热后期或平素肝气郁滞而患肝炎或慢性迁延性肝炎者。

根据病毒性肝炎的有关发病因素及临床表现，当以清热利湿法为治疗该病的主要方法之一，湿热郁伏是本病发病的主要因素，湿热可持续于病程的始终。不论在肝胆湿热，还是肝脾湿热以及肝经郁热阶段，都存在湿热。如在肝胆湿热偏重时期，则当清热解毒利水；在肝脾湿热偏重阶段，则以清热健脾利湿；在肝经郁热偏重者，与以疏泄肝郁为主进行治疗。

第四章　肝胆系病证

案例一：

王姓男，年二十八岁，患病毒性肝炎。转氨酶高，轻度黄疸，数次住院，仍有复发，于1988年经人介绍来诊。视其面色黄暗，舌红紫，苔白腻厚，脉弦滑有力。辨证当为湿热并重，方用茵陈蒿汤合胃苓汤加减。方用茵陈、栀子、大黄、黄柏、连翘、蒲公英、土茯苓、滑石、车前草。

上方加减服一月，肝功诸项检查正常，病情稳定。后介绍同住院病室之另外三人，一姓孙，一姓王，一姓李，均为同类型病，慢性活动型肝炎，肝功能长期不稳定、黄疸指数偏高。

孙姓男辨证属于肝脾两虚，气滞血瘀，湿热郁滞，处方用衡通强肝汤加白花蛇舌草、桑寄生。

王姓男是气阴两虚型，用一贯煎合滋阴清热法，加茵陈。

李姓男为气血瘀滞偏热型，用衡通清毒汤：当归、川芎、桃仁、红花、赤芍、柴胡、川牛膝、枳壳、桔梗、生地黄、炮山甲、三七粉（药汁送服）各10克，金银花、生白芍、炙甘草、白茅根、滑石各30克，茵陈30克。

案例二：

张姓男，年五十五岁，1997年10月来诊。近感乏力，纳呆，身目面色暗黄，查为乙肝大三阳，转氨酶偏高，患者甚为担心，经人介绍来诊。视其舌淡，苔薄白润滑，脉弦无力。辨证为肝脾俱虚，复感寒湿之邪，治用肝胆气血瘀滞偏寒者用衡通回阳汤：

当归、川芎、桃仁、红花、赤芍、柴胡、川牛膝、枳壳、桔梗、炙甘草、生地黄、炮山甲、三七粉（药汁送服）各10克，桂枝10克，黑附片12克，党参30克，生白芍、山萸肉各30克，茵陈30克，生姜12克。

配合胸腺肽20毫克，每日一次注射。服至一月，查乙肝两对半已转阴。后服衡通散一月以巩固之。后数月其弟亦患同病来诊，知其愈后未发。此证得之时日尚短，且湿热毒非重，故愈之也速。

案例三：

朋友王先生请出诊，其表姐患乙肝小三阳数年，肝功能与胆红素偏高。最近住院治疗，突发肝昏迷。家人诉说本来是慢活肝，住院可以报销药费，故才住院，其生性胆小，住院才十多日，一直在用西药保肝药与抗病毒药，见到同病房病人不断有病重死去的，故突然昏迷，现用脑脱水剂三日未效。视其面色萎黄，舌淡红紫苔薄脉弦，腹胁微胀。证属肝胆气血俱虚，气血瘀滞偏热，处方用衡通汤合小陷胸汤加羚羊角：

当归、川芎、桃仁、红花、赤芍、柴胡、川牛膝、枳壳、桔梗、生地黄、炙甘草、炮山甲、三七粉（药汁送服）各10克，黄连3克，半夏10克，瓜蒌、白茅根、山萸肉各30克，羚羊角6克。

服药一剂即苏醒，三剂即出院，后用上方加减服至三月，肝功恢复正常。

案例四：

杨姓男，2005年8月，老乡老杨家人来电说其父发高热，在医院输液即热退，回家后数小时即又发高热，现已一周了。让其带来诊视，来诊时体温为40℃，询其在医院是按照何病来治的，家人说是重感冒。看其精神萎靡不振，面色暗黄。问其饮食，只能吃些稀饭、牛奶、豆浆，一发热则什么也吃不下了。察其舌质紫赤，苔黄腻厚，脉滑大。询其大便少而硬，疑其非重感冒，与其腹诊，肝区膜胀甚重，且按之肝区压痛，腹部胀硬。疑肝胆有病，让其做B超，肝功能化验。B超示肝脏弥漫性炎症，肝功能之谷丙转氨酶与黄疸指数偏高。此证外感湿热之邪，内有饮食积滞，当属肝胆脾胃湿热郁滞、湿热并重之证。热退复又发者，阳明湿热腑气不通也。予其注射苦参素60毫克，每日一次，大剂白虎汤加滑石、金银花、白茅根、瓜蒌、天花粉、升麻，一剂则热大减，大便畅通，三剂热退净，加减服一周，嘱再服减量方一周以巩固，后未再发热。按此即湿热之邪入太阳阳明合病也。此证一开始发热即用西医输液消炎，然未退热，是消炎药不能治其湿热积滞也。用白虎汤是治其阳明经证，用瓜蒌、天花粉是师用荡胸汤之意，治其阳明腑证，用滑石、白茅根、金银花是治其太阳发热，师用张先生发表清宣苦泄之意也，合用苦参素、升麻是治其热入营血之发热，诸药共用之，则外感得宣散，内之积滞得以通泄也。

此患者与我是老乡，认识数年，知道他体质很好，一般的病他是不会躺下来的。他前年有一次腰痛实在不能走了，才找我服了二剂药，痛好些就去上班了。他这次如果是重感冒，不会几天不上班的，必有大病才找我的。故他来时我看其面色暗黄，气力不佳，说话都有气无力，精神如此萎靡不振，且又不能吃饭。诊其腹胀，肝区胀痛，让其做B超，才查出问题所在。根据舌脉，加上腹诊，辨证为湿热并重，病属阳明实证，太阳未罢。本该用白虎承气汤，退一步法，用白虎汤合荡胸汤加表散之药组方，实乃白虎承气与清解汤之变通用方也，故用大剂白虎汤，加天花粉、瓜蒌、银花、升麻、滑石、白茅根。此方的作用在于给病邪即湿热以出路。服药后二便通利，则病愈之也速。西药何以不能退其热者，此乃为湿热，非是单纯细菌性炎症也。用西药抗生素，对肝脏反而不利，故其效果不佳也是意料中事。而白虎汤治热在阳明，气分实热之对症方，加用瓜蒌、滑石、天花粉等药有清热祛湿、理气化痰之功效。用之得当，且量大，故其效也速。

江植成： 黄疸辨病当首辨外感内伤，阳黄阴黄，然临证则阳黄易辨，阴黄难辨。老师治杨姓老乡急性肝炎发热，西药一周高热不退，您辨为肝胆脾湿热，太阳证与阳明经证腑证并病，用表里双解法，一服即效，很快治愈是我亲见。然则此证是为阳黄，为何面色暗黄？若是阴黄，老师未用治阴黄之方药，显非是阴黄。此证是否介于阳黄阴黄之间之少阳证？然又未用小柴胡、大柴胡汤，而用白虎汤合荡胸汤加表散之药，此中道理何在？

李静： 随着时代之发展，医学之进步，黄疸病日见减少。临证所见者，大多为瘀滞型黄疸，即肝胆瘀滞之黄疸，现代医学检验胆红素偏高者，辨病者，黄疸病西医、中医均为黄疸。此证阳黄证不显，故西医院一直在与其治重感发热，未能详辨其为肝胆湿热瘀滞，是以屡用消炎药输液热退又复高热。其精神气色不佳，颇似阴黄，然从其舌质舌苔与二便即可辨出其非阴黄，仍是急性病证也。其用西药消炎类热退后复又高热者，中医辨为湿热积滞也。其舌质紫赤，苔黄腻厚，脉滑大，肝区膨胀甚重，且按之肝区压痛，腹部胀硬，询其大便则少而硬，此乃太阳、少阳未罢，阳明腑实证无疑。小柴胡、大柴胡汤不能胜任，本该用白虎承气法，退一步法，师用张先生之白虎汤与荡胸汤之意，是白虎承气之变通用法也。腑气通则邪易退，加用表散之药，亦是给病邪以出路，宣泄并用之意也。张锡纯先生屡用白虎汤、荡胸汤，而承气汤则很少用之，即是变通用药。荡胸汤中之瓜蒌仁重用之，既可宽肠，又可润下湿热痰滞，此立于不败之地之法也。

案例五：

郭姓女，年五十八岁，淋巴细胞癌术后扩散，不得已先切除一肾，后又切胆，再后又切除部分肝，三月前症状加重住进医院，诊为癌广泛转移，给营养、蛋白类维持，数次下病危通知，家人已备好后事，目前只能服米汤，经人介绍而求出诊。视其重病容，重度黄疸，重度面浮肢肿，胸腔有积液已抽取数次，不数日则又有积液，不能平卧，喘促、心悸。视其舌质赤如猪肝，有裂纹而无苔，脉沉弦紧数。腹诊其腹部胀硬，肝大至胁下二十多厘米且硬。诊毕告知此证虚弱已极，现重度黄疸，胸腔积液已抽取数次，病人之体如黄河断流一样，然其低洼处仍会有水坑存在，即是此理。病已至此，只有背水一战，当先清其肝胆之热极，用增水行舟法方可。此证肝胆热极而体虚极，可从其舌之赤如猪肝辨出，而阴虚之极又可从舌光无苔辨出，故此证之水肿非实证之水肿也。阴虚内燥虚火致瘀积反致面浮肢肿，动则喘促心悸不能平卧则又为肺胀也。因此告知病家，此证前医只用治癌之药与其体虚极不符，唯应先滋其阴，清其肝胆瘀火，通瘀利水为治。师张先生鸡蛭茅根汤之意，加羚羊角以清肝胆瘀火，葶苈子以强心利尿，生山药补肺脾之虚。处方：

羚羊角丝 4 克，白茅根 50 克，生白芍 18 克，滑石（布包煎）18

克，炙甘草 10 克，生鸡内金 12 克，葶苈子 10 克，生山药 30 克，知母 12 克，桔梗 12 克。三剂，水煎服。

服药一剂则肿胀大减，思进饮食，服至二剂，突发哮喘，医院给氧、止喘。以前也曾数次发作，但以此次为重。来询问有何良法，思之再三，此证攻之不可，补之不可，唯有张先生之一味薯蓣饮可用，嘱急用生山药 120 克，煮汁饮之，服后喘促即得缓解。

二诊：三日后复诊，肿胀大消，仍黄疸，纳呆。然视其舌，则赤如猪肝者消失。仍用上方，加人参 6 克、麦冬 18 克、山萸肉 18 克，并嘱生山药仍需服之。

三诊：服药六剂后肿胀大消，足与小腿脱一层皮，已不需再行抽液，黄疸亦消之大半，病人已能坐起，精神大好，已能自己扶墙上厕所。腹诊其大如手掌之硬块消之大半，已至胁下。唯仍有微咳干呕，舌转淡嫩紫，尖红，苔薄白，脉弦细，仍有腹胀，上方又加北沙参、麦冬、川贝母。

学生曾泽林：此证为淋巴癌广泛转移，且呈重度黄疸，老师为何未用退黄疸之药而黄疸得以速退，未用抗癌诸药而扩散之腹腔硬块迅速得以消散，此证若非数次跟同会诊，实难相信如此重症有如此速效，真的令人不可思议。其黄疸是为阳黄？阴黄？还请老师讲述其中之要点为盼！

李静：此即中医之精要所在，有是病用是法，有是证用是方也。病情危重，当以保命为先，水势泛滥，黄疸如染，虽有舌紫赤，然其无苔是为阴虚之极。黄疸虽重然其言语无力，面目虽黄甚然为暗黄，故仍属阴黄。此黄疸是虚极瘀极之阴黄！故治当滋其阴，清其火，益其气，补其脾肺。张先生之鸡蛭茅根汤虽为对证，然照方搬用有病重药轻之嫌。舌之紫赤无苔为阴虚之极，阴虚之极是为火瘀之极，阴虚火瘀之极是为极虚之气化瘀积，气化瘀积不通则肝胆瘀热外溢而黄疸成也。西医只用营养类反致肿势增大，故数次抽取胸中积液，复又积液。虽也曾服过中药二月，然终未效者，是未能辨出其黄疸与毒热是为病因，瘀热之毒积是为癌毒扩散之因，气血两虚是气化瘀积之因。故清其肝胆瘀火，用羚羊角至为紧要，葶苈子可泻肝肺之瘀火，生鸡内金化瘀理气滞散结之平淡，滑石、白茅根清热寓利水而不伤阴，白芍活血养血而不伤阳，生山药补益肺脾之阴，知母、桔梗清热滋阴理气且可开其肺气之闭，与白茅根同用有提壶揭盖之意，肺气通则水道自利。治黄不利小便非其治，然此证之小便不利水肿是阴虚火热瘀滞之气血瘀滞偏虚之证，故滋阴不可滋腻，清热不可太寒，利水不可太过，攻瘀不可太破。此滋阴药用知母、桔梗、白芍、山药，滋阴利水而不腻。清热用羚羊角、茅根、滑石而非太凉，利水药用滑石、葶苈、茅根非是太过，攻瘀用生鸡内金平淡非是太破。平淡之药能见奇功，方为用药恰到好处，是为用药与病机息息相符也。

李洪波：老师用张先生之鸡蛭茅根汤，变通加药数味即有如此良好的效果，如此重症之癌症扩散之水肿与重度黄疸，一服有效，数剂大效，是不为癌症病名所约束，辨证论治的结果。此证如不亲见是难令人相信，病至危重如此，老师于此证之辨析可谓透彻，辨出其要点是一个虚字且加一个虚极之字，既虚极何堪攻之，前医曾服二月不效者，是为其应用治癌症之套用方药，未能辨出其虚极之火，虚极之瘀也。我从我朋友赵先生夫人之脑癌与此症淋巴癌广泛转移中领悟到中医之精要，那就是整体观念，辨证论治。得老师现场指教此证何为虚极，何为瘀极，为何要用此方，为何要加用羚羊角，为何要加用滑石，重用白茅根，为何极少用化瘀之药。明白了先保命即留人治病的道理，明白了滋阴益气清热即可治此证阴虚之极、气虚血虚之极，且又火瘀之极的用药方略，明白了养正则积自除之道理，明白了此法亦为九补一攻法之理，明白了虚不可攻之理，明白了抓主症的道理。老师说"当先清其肝胆之热极"即是抓住了主症，明白了此证虚与瘀结是本，火热瘀积可致气化瘀塞之理，气化瘀塞可致水肿，可致黄疸之理。明白了瘀之火热致气化瘀滞，水肿、黄疸是为主症，而阴虚血虚气虚瘀极之瘀火需用平淡之药清之化之之理。明白了气化得通水肿自消、黄疸自退之理，明白了跟师临证方可领会当时意境之理。明白只可意会，不可言传之理。只凭理论与书本上知识是只可意会，言传身教非亲临其境不能领悟之理也。

一、临证要点

黄疸是以目黄、身黄、小便黄为主要症状的病证，目睛黄染为本病重要特征。病因有外感湿热疫毒和内伤饮食劳倦，或他病续发。病理因素有湿邪、热邪、寒邪、疫毒、气滞、瘀血六种，但以湿邪为主。湿邪困遏脾胃，壅塞肝胆，疏泄不利，胆汁泛溢，是黄疸形成的主要病机。

黄疸的辨证应以阴阳为纲，治疗大法为化湿邪、利小便。阳黄当清化，热重于湿证予清热通腑，利湿退黄；湿重于热证予利湿化浊运脾，佐以清热；胆腑郁热证予疏肝泄热，利胆退黄；疫毒炽盛证即急黄，是阳黄中的危急重症，治疗当以清热解毒，凉营开窍为主。阴黄应以温化寒湿，如脾虚湿滞，宜健脾利湿。黄疸消退后仍应调治，以免湿邪不清，肝脾未复，导致黄疸复发，甚或转成癥积、膨胀。

临证时，除根据黄疸的色泽、病史、症状，辨别其属阴属阳外，尚应进行有关理化检查，区分肝细胞性、阻塞性或溶血性黄疸等不同性质，明确病毒性肝炎、胆囊炎、胆结石、消化道肿瘤等疾病诊断，以便采取相应的治疗措施。

二、释疑解难

江植成：黄疸之主方为何方？主药为何药？现代医学检验之胆红素高的治法要点是什么？

李静：黄疸外感之主方为茵陈蒿汤，茵陈与大黄均为主药。阳黄常选用茵陈蒿汤、栀子大黄汤及大黄硝石汤等方剂，此类方剂中均有大黄，吴又可谓"退黄以大黄为专功"。茵陈与大黄协助同使用，退黄效果更好。大黄除有清热解毒、通下退黄作用外，且有止血消瘀化癥之功，不仅在急性黄疸型肝炎时可用大黄，即使慢性肝炎或肝硬化出现黄疸，亦可配伍使用大黄。唯用量上需酌情用之。

现代医学检验之胆红素高的治法要点是辨其阴阳，湿热之虚实。实者为可清热解毒、通下退黄。而现代人之阴虚湿热瘀滞之证较多，故不可一味清热解毒、攻下退黄。治法要点是找出病因，祛除病因，有是病用是法，有是证用是方。须明胆红素之高，是体内失衡所致。找出偏差，纠而正之，是为衡也。

《名医奇方秘术》一书中王士相"独胜散见闻"中记载其初学医时，读《温病条辨》中焦篇寒湿条载有"独圣散"，治绞肠痧痛急，指甲俱青，危在顷刻。其方用陈年马粪，瓦上焙干为末，服时用陈年老酒冲服 6 ~ 9 克，读后甚不理解，大不以为然，后每读至此，均觉无用，视为医之糟粕。后至 1963 年，妻弟自兰州来天津探望，谈及今年春其三岁幼女，患发热、腹痛、呕吐、巩膜黄染。就诊于兰州某医院儿科，诊为胆道蛔虫症收入院。先用保守疗法，以静脉输液配合抗生素治疗，发热不退，而黄染有加剧之势，恶心呕吐不止，遂通知其父母行手术治疗。其父意欲寻一有经验中医诊治，在一诊室，见一老医鹤发童颜颇为不俗，遂告知小女病状及治疗经过。老医曰："我之法，一吃就好，就怕你不吃。"其母欣喜若狂，既如此灵验，怎能不吃呢？老者笑曰："寻鲜马粪，用清水搅拌，待其沉淀，取其清者饮之，一喝即愈。"妻弟夫妇均为大学毕业，抱着将信将疑之心寻来鲜马粪，加水搅拌，用两层手帕过滤，又用清汁采用低温消毒，然后灌瓶带进医院，偷着给患儿服用，患儿原本腹痛难忍，呕吐不止，汤水不进，而服此马粪汁，两手握住水瓶，畅饮不止，连续三四日，热退呕止，腹痛明显减轻，巩膜黄染亦见轻，病情日趋平稳。初读此方认定其为糟粕，治法野蛮。通过舍亲之女一例验案，证实此方有效。患儿本汤水不进，呕吐不止，而服此马粪汁则畅饮不止且不吐。究其道理，尚不明了，但足以启迪我们的思路。倘若有志于此者，对本方有效成分进行研究，将其有效成分进行有效提取或合成，将会有很大的发现。此外，医书谓其治中毒腹痛猝死，能否认为它可以用于治疗现代医学所称的某些急腹症，如胃痉挛、肠梗阻、肠扭转等症，以扩大其治疗范围。由此可见，对中医文献记载的一些看似不科学，或不易被今人理解的内容，虽不可轻易地肯定，但也不能轻率地否定，方为正确态度。

我于1981年秋治一张姓男孩，年十岁，患胆道蛔虫症，腹痛发热七日，西药不能止来诊。其父患支气管哮喘，经我用延年半夏汤一剂则效，服数剂则未发作故携子来诊。当时正处于秋收季节，其父说因子有病以致不能务作，很为着急。予其服西药阿司匹林片，止而复作，乌梅丸改汤服下痛稍缓和，思之何以能速驱虫？忽忆清代鲍相璈所著《验方新编》"香油葱白汤"即为对症之良方。何不试之？此故告知男子，嘱其速买上好香油一小碗，生大葱一根，切成细丝入香油内，患儿腹痛难忍，告知服之可以治好。患儿服下，至半夜，家长请我去看，患儿排出大小蛔虫不下百余条，痛即大止，次早回家。数日后又来，说又有腹痛，但没有上次重而已。问能否再服香油，但患儿这次却说无论如何也服不下了，说太香了。视其症状不重，告知不服也可了，仍以乌梅丸改汤，并西药阿司匹林片同服而愈。

病家和知之者均问为何打针输液服药均不见效，为何香油大葱有如此神效？答曰单方治大病，单方气死名医也。大量香油入肠，葱白辛辣，虫得辛则伏，得苦则死，得甜则动。患儿惧服苦药，此方葱白可使之伏，香油量大则肠滑，虫即随之出也。古书上有载，古人治幼子患虫症，诸药不效，医者嘱病家让患儿二三日不食，待虫饿之甚时，与葱油饼与药服下，虫即出也，众人奇之。

有一西医同行许姓青年医生询之，乌梅丸改汤治胆道蛔虫，书及报均有乌梅丸治胆道蛔虫之报道，然而我在临床应用时，为何效时少不效时多？回说西医用此方是辨病用之，而中医是需要辨证也。让他将病孩带来，视其舌苔黄，证偏热也。告知可将方中川椒、附子、干姜、细辛减量，连、柏量加大即可。患儿服二剂痛止病愈，许医生询之为何如此变化则其效不同？告知此即西医辨病之短处，不论寒热，一概处以乌梅汤，有效者，是病情寒热不偏故能有效，中医辨病又辨证的长处即在这里。如舌苔白而润滑辨证当属偏寒，连、柏等清热之药则需减量，川椒、附子、干姜等热性之药加大可也。此与西医所说呼吸道细菌性炎症用抗生素，病毒性炎症用抗病毒药物是一样的道理。不加辨证一概用之，反怪乌梅丸不效吗？乌梅丸是治寒热错杂之方也。许医生说中医原来还有此等奥妙，不可思议。

此二证均为胆道蛔虫证，且都发热、腹痛，不能饮食，现代检查其胆红素均高。然用传统方法均不效，一为用鲜马粪，乃老医因陈年马粪无觅处，而灵活变通用法也。我予之用葱白香油饮，其效却是一服即效。其中道理虽然说不明白，然而治好了病却是事实。此均是衡而通之之法，通之黄自祛之法也。胆道蛔虫症之黄疸是虫所致，是为黄疸之病因，找出病因，祛除病因，则黄疸自去，贵在选方用药之法也。

积　聚

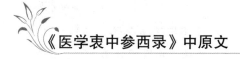

师承切要

师承切要者，师承张锡纯先生积聚辨证施治之论点，以及笔者领悟与运用先生之学说与临床的心得体会，力求切中要点。《医学衷中参西录》中理冲汤、丸方论与生水蛭的功效，治气血郁滞肢体疼痛方与活络效灵丹方论，论肝病治法，药物篇及医论等论中皆有论及，读者宜细读之。也就是需将书中论点在临床上正确地运用于多种原因引起的肝脾肿大，腹腔及盆腔肿瘤，胃肠功能紊乱、痉挛，幽门梗阻等证。

《医学衷中参西录》中原文

理冲汤

治妇女经闭不行或产后恶露不尽，结为癥瘕，以致阴虚作热，阳虚作冷，食少劳嗽，虚证沓来。服此汤十余剂后，虚证自退，三十剂后，瘀血可尽消。亦治室女月闭血枯。并治男子劳瘵，一切脏腑癥瘕、积聚、气郁、脾弱、满闷、痞胀、不能饮食。

生黄芪三钱，党参二钱，于术二钱，生山药五钱，天花粉四钱，知母四钱，三棱三钱，莪术三钱，生鸡内金（黄者）三钱。用水三盅，煎至将成，加好醋少许，滚数沸服。

李静讲记

辨证要点当辨其虚实之主次。聚证多实证。积证初起，正气未虚，以邪实为主；中期，积块较硬，正气渐伤，邪实正虚；后期日久，瘀结不去，则正虚为主。

治疗原则为聚证多实，治疗以行气散结为主。积证治疗宜分初、中、末三个阶段：积证初期属邪实，应予消散；中期邪实正虚，予消补兼施；后期以正虚为主，应予养正除积。

案例一：

金：尊敬的李老师，得知您的大名与医术，特来向您求治！罕见的肝病已经折腾我一年了，我都要失去信心了！下面我先介绍我的病史病况吧：金昌波，男，三十二岁，湖南衡阳人，体重60公斤，高中语文教师，无吸烟喝酒不良嗜好，无肝病家族史。1990年患急性黄疸型肝炎，当时治愈并出院，肝功能正常，两对半正常。1992年，体检患有乙型肝炎，为乙型肝炎病毒携带者。这期间基本没有服药，因为无症状也没有上医院检查过。2005年10月，开始出现了症状，上医院一查，我才知道自己得了肝硬化！我的肝病一开始和别人的就不一样，主要是白色的痰多，当时口不干，也不苦。查出肝硬化后，我在医院住了一个月，症状消失后，我就开始上课了。2005年12月有一天我晕倒在讲台上，医院要求我切脾，否则会有大出血的危险，我什么也不明白，脾切了。从此越来越难受，痰更多！

后来我明白西医对我的病没有什么好办法，我就开始找中医！中医一见我的病，就说湿重、阳虚。所以我吃附子理中汤、真武汤、四逆汤不少，可是总不管用。活血的药也吃了不少，也不管用！后来我就有口渴，尿多，头部热感的症状了！我找到名医某某，他看了我症状，认为我是相火离位，肾虚水泛，说要引火归元，给我开了一个大方：附子100克，白术90克，红参90克，炙甘草120克，干姜90克，肉桂6克，龟板30克，沉香10克，吃了十剂也没用。现在有的医生说我是阴阳离决，有的说是肾虚水泛，有的说是寒热错杂！总之是要出现阴竭阳无的死症了！一年来，附子吃了不少，让我担心！我现在主要症状是：

　　1.腹胀很厉害，自己感到胃肠内产了许多气，平卧时可听到风过水声。一天到晚排气多，有时手压腹腔若气袋！胃鸣，肠鸣。胃脘部有手术伤痕，肝部偶有不适，不疼痛。

　　2.痰多白色，总吐不尽，吐痰快一年了！就是那种痰饮！有时恶心想吐。

　　3.口渴，后半夜更明显！晨起后口渴有所减轻。尿多，小便时黄时清，大便偏软，成形，但是量特多，感到是不消化就排出来了！

　　4.头部热感，嘴唇火辣，唇红如女孩子涂脂！牙齿痒得厉害，耳朵眼也痒（不是痛）。夜间入睡时周身燥热，难以入睡，后半夜则慢慢好转，热退入睡。这只是我的感受，体温检测又是正常的！有时又感到腹部有冷流走过！

　　5.不思饮食，无饥饿感。早上起来时能吃，中晚餐就不想吃了！

　　6.口舌特黏腻，舌苔很厚，黄白苔，现在主要是黄苔，厚，根部更厚，舌质红，略紫。舌底静脉有曲张表现，唇特干燥，牙出血，手掌红，但中医认为不是肝掌。

　　7.头顶时有隐痛，前额也时有不适！

　　金：找到您了，我是肝硬化病号，我的罕见肝病让我要失去生活信心了，我从北京看到上海，名中医我都看了好多个。我都不知道问题到底在哪儿，我的肝功能大部是正常的。我的肺部查了好多次，没有事，我感到是肾不好，因为我健康时也是性功能不好。有个医生说我是阴虚，大部分说我是阳虚，我愿意当您的弟子，向您学中医。我一直吃附子，不管用的。昨天我还看了一医生，他要我吃乌梅丸。我不想乱吃药了，我想找一个医生，一直跟随他，不换医生了。吃他们的药，让我牙齿痒，耳朵眼也痒，医生说是肾精少了，我现在相信中医在民间。他们主要是认为我痰多，又是痰饮！所以大用温药。我只是在网上看到您的一些文章，当然也有医生认为我是阴阳两虚。我病开始时口不干，吃了大量的温阳药，大量附子、干姜、红参、炙甘草、白术，治了一年，痰饮越来越重，腹胀也越来越重，口唇干燥，牙也出血了，慢慢地变成口渴了。

李静：你的症状我看了，主要是乙肝病毒所致气血瘀滞，痰饮乃热饮也。肝脾失调，脾已切，肝脾俱病。现在当务之急是湿热痰饮并重，阴阳两虚，气滞血瘀。肾是阳虚，其他是阴虚，阴阳两虚，现在阴虚多。好在现在肝功还好，就有希望。现在需要标本兼治，湿热腹胀是标，阴阳两虚气血瘀滞是本，急则治其标，缓则治其本。脾主运化，脾为生痰之源，你脾没了，可想而知了。中医讲究辨证施治，有是证用是方。不偏于寒，也不偏于热，而你的病关键是体虚而被温热疫毒乘虚进入体内而致，是为乙肝病毒。气滞血瘀与温热加之痰饮阻塞气化，故腹胀痰火诸症成也。先用滋阴清燥汤滋阴清散郁热，小陷胸汤治热痰饮之结于心下，心下者，胃脘也，西医当为胃窦炎也。用生鸡内金以化瘀血，羚羊角、知母、桔梗清肝火化痰。增水滋阴清热化痰及疏肝理气化瘀为治。方为：生山药30克，滑石（布包煎）30克，生白芍30克，白茅根30克，生鸡内金（捣碎）18克，知母18克，桔梗12克，瓜蒌皮12克，炒瓜蒌仁（打碎）18克，羚羊角丝3克，炙甘草10克，水煎服每日一剂。

金：我现在不太想吃饭，西医一听说我的肝功是好的，就说我没病，中医一听说有痰大便软，就说要用温药，说凉药有生命危险，所以我就这么一直治，也不好。谢谢您了，病好，我一生不会忘记您的！我的妻子现在为我成泪人了，我过去写过不少文章，说实话，我相信，中医在民间，我相信您的医术，我现在也基本能看明白医生处方，只是我不会辨证，看您的方子，您用的是您的理论中的增水行舟之法。我一直想我的痰饮为何消不了，后来看到您的文章，我又去读张锡纯的书，开始反思过去那些中医师给我开的药！我发现张锡纯治痰饮也不只是用温药，我就感到我的病，过去的中医一直没有搞明白痰是哪来的，到底是阳虚，还是水沸成痰，还是要阴中求阳？可惜我水平太差，自己没有办法下结论。我已经看您的医论很久了，也许上天安排，我会成为您的一名学生的，其实我的学生学中医的有几十个人，对我的病都说从没有见过。我看病的日子让我明白，好多中医师先用西医辨病，然后用中医开药，一听说是肝病，就清热解毒！全不管痰饮是从哪来的，一听说硬化，就大量的用活血药，全是西医理论看中医！西医师也开中药。我在住院的日子，他们给我开中成药，什么护肝片等，我问那医生，你知道这个成药是哪些中药组成的吗，他们都不知道就开，根本就不明白，那中成药是温药还是热药。我过去其实也吃过己椒苈黄丸、控涎丹不管用。现在头部有时感到热，也就是他们说的虚阳上越、相火离位！

李老师，认识您，也许是我的幸福！昨天服了您开的中药一剂，口中黏腻、腹胀如故，今天感到口渴大减，痰饮用凉药，我还是第一次听您说，我开始认识中医了！

李静：你是热饮，用温药岂不是换薪救火吗？请读程门雪论热饮即可知何为热饮也。伤寒的发热是受寒于先然后发热，温病是受热在先后热潜伏体内再发热。此即伤寒与温病区别之大法也。如果只按杂证与你论治，是忽略了你的乙肝是温热疫毒，即温病也。中医的精髓在于辨证论治，而学辨证不难，难在从舍。或舍脉从舌，或舍舌从脉。如果舍从不慎，往往毫厘之差，千里之谬。比如恶寒发热看似易辨，实则难辨。中风、伤寒、温病、热病、湿病都有发热，这就要从其同异之间区别了。恶寒则中风、伤寒可见，热病可见，唯温病则不恶寒。但中风的恶寒热，伴有汗出；伤寒的恶寒发热，伴有无汗而喘；热病的恶寒发热，是汗出口渴，脉洪大，口渴是热，但假热也有口渴。要在其脉象洪大中辨其有力是真热，无力是假热；无力中有时有力是真热，有力中有时无力是假热。口渴辨其饮多喜冷是真热，饮多恶冷是假热；喜热不多是假，喜冷不多也是假。有但寒不热、但热不寒的；有表寒里热、表热里寒的；有上寒下热、上热下寒的；有先寒后热、先热后寒的；有寒多热少、热多寒少的；有寒轻热重、热轻寒重的；有寒热往来、发作无常的；有真寒假热、真热假寒的。

大小陷胸汤均为仲景《伤寒论》之名方，主治外感寒温之邪与痰饮凝结之结胸重症。原文 135 条"伤寒六七日，结胸热实，脉沉而紧，心下痛，按之石硬者，大陷胸汤主之"，此结胸以心下石硬为主症也。136条"伤寒十余日，热结在里，复往来寒热者，与大柴胡汤；但结胸无大热者，此为水结在胸胁也，但头微汗出者，大陷胸汤主之"，此结胸以胸胁水结为主症也。又"太阳病重发汗，而复下之，不大便五六日，舌上燥，而渴，日晡所小有潮热，从心下至少腹硬满，而痛不可近者，大陷胸汤主之"，此以少腹痛为主症也，现代主要治疗急腹症如急性胰腺炎、溃疡性穿孔、肠梗阻。大陷胸丸治结胸者项亦强，如柔痉状，是结胸里热水饮邪结，用泻热逐水的治法。小陷胸汤治痰热互结，阻于心下，致心下痞闷，按之疼痛，或咳痰黄稠，恶心呕吐，大便秘结，实际是治结胸之轻证，现代人常用于呼吸道及胸膜疾患、急慢性胃炎、急慢性肝炎、胆囊炎，此论乃为我辈临证用方之准绳。如姜佐景之文才资质，跟曹师数载，尚且不能用第三类方，何况我辈资质愚鲁，怎敢孟浪从事。故特欣赏《医学衷中参西录》中所载之方，其一生大承气汤均很少用，大陷胸汤创用荡胸汤以代之，单用瓜蒌仁四两治温病结胸奏效甚捷，后我在临床用之确效而常用之。

书中论瓜蒌解："瓜蒌味甘、性凉。能开胸间及胃口热痰，故仲景治结胸有小陷胸汤，瓜蒌与连、夏并用。若于山甲同用，善治乳痈。于赭石同用善止吐衄。若但用其皮，最能清肺、敛肺、宁嗽、定喘。若单用其仁须用新炒熟者捣碎煎服，其开胸降胃之力较大，且善通小便。盖伤寒下早成结胸，温病未经下亦可成结胸，有谓瓜蒌力弱，故小陷胸中必须伍以黄连、半夏始能见功者，不知瓜蒌力虽弱，重用之则转弱为强，是以重用至四两，即能随手奏效，挽回人命于顷刻也"。

又论荡胸汤曰："治寒温结胸，其证胸膈痰饮，与外感之邪互相凝结，上塞咽喉，下滞胃口，呼吸不利，满闷短气，饮水不能下行，或转吐出，兼治疫证结胸，将治结胸诸成方变通荟萃之，于大陷胸汤中取用芒硝，于小陷胸汤中取用蒌实，又于治心下痞硬之旋覆代赭石汤中取用赭石，而复加苏子以为下行之向导，可以代大陷胸汤、丸，少服之，亦可代小陷胸汤。"

我在临证之时，受此启发，临证凡是痰饮热结之证均加用重用瓜蒌，颇为稳妥，可代大陷胸汤，亦可代承气汤，且有宽肠通便的作用。瓜蒌生用清热化痰，可清热润肺，又可清肝胆燥火，瓜蒌仁炒用气香而有通下之作用，肠燥便秘者用大量瓜蒌可起到增水行舟之功效。用小陷胸汤时，必加枳实，以下其气。经验认为麻仁通大便是治其肠燥便结，瓜蒌仁通便是治其肠热。张先生又曰："世人读仲景书，但知太阳证误下成结胸，乃有大陷胸汤证，而不知未经误下，实亦有结胸一证，而宜大陷胸汤者。'夫伤寒六七日，热实，脉沉紧，心下痛，按之石硬'，'伤寒十余日，热结在里，无大热，此为水结在胸胁'。二条皆示人以未经误下之结胸，读者自不察耳。余谓太阳传阳明之候，上湿而下燥，苟肠中燥火太重，上膈津液化为黏痰，结胸之病根已具，原不待按之石硬，然后定为结胸证。即水结在胸胁，胸中但见痞闷，而不觉痛者，何尝非结胸证也？"

我的经验是抓主症。古人说用药如用兵，胆大心细，剑胆琴心，临证不可拘于经方时方之执，应加减增损，经方时方配合，变古方之制为我所用，或参酌数方之意为一方，或综合单方、验方而组成新方，反复实践，方能临证用方得心应手。我常与病人讲，你的病西医说应该是什么病？应该用什么药，效果如何？中医说是什么病，应该如何治，何时能有效，何时能治愈，用药后可能有什么反应，什么是效果，治疗时需注意什么，饮食需忌些什么，常向病人说人身的血脉似长江，一处不通一处伤的道理。慢性气血瘀滞的病人，往往说病人的身体内有了瘀滞不通的地方，就像马路上堵塞一样，马路上塞车需要疏通，人的体内有了瘀阻也需要疏通，而这种疏通则需服药，服药疏通就需要时间过程。说服病人有了心理准备，心情舒畅对治病也有好处。

而你之乙肝小三阳与肝硬化则是瘀血、瘀气、瘀热、瘀湿、瘀痰，其本是肝脾肾阴阳俱虚。故在1990年患黄疸型肝炎时即是温热疫毒之邪进入体内，黄疸治好，肝功恢复正常了，你即停止治疗，就如你说因为没症状。然乙肝温疫病毒在你的体内安营扎寨了，至十五年后导致你肝硬化，出现巨脾症，西医理论置乙肝疫毒于不顾，将脾切除之，而致脾巨大之因未除，此所以出现诸般瘀滞症状。一年来经医大多局限于治你之痰饮，每用"温药和之"之法，致使瘀血、瘀热、瘀痰饮愈重。如你现在之腹胀、口渴、头部热感、嘴唇火辣、唇红如女孩涂脂！牙齿痒得厉害，耳朵眼也痒，夜间入睡时周身燥热，难以入睡，后半夜则慢慢好转，热退入睡，不思饮食，无饥饿感，早上起来时能吃，中晚餐就不想吃了，口舌特黏腻，舌苔很厚，黄白苔，现在主要是黄舌厚腻，根部更厚，舌质红，略紫，舌底静脉有曲张表现，唇特干燥，牙龈出血，手掌红，头顶时有隐痛，前额也时有不适，此皆为诸瘀之明证也，而首以瘀血、瘀热最为紧要。痰饮之病《金匮要略》中说："病痰饮者，当以温药和之。"那么无字句处呢？是不是应该是：病"悬饮"者，当以凉药逐之；病"支饮"者，当以泻药泻之；病"溢饮"者，当以发汗药散之吗？这就在于自己动脑去领会、去悟。所以一直有人说，病"痰饮者，当以温药和之"是局限，如果是热痰饮呢，也用温药和之吗？

我的理解是：仲景所说之"痰饮"乃所有"痰饮"总称之内中之"痰饮"，并非是说所有"痰饮"均用温药和之。视其所论之治悬饮，治支饮之方药均非温药可知矣。其治支饮不得息之"葶苈大枣泻肺汤""厚朴大黄汤"，治悬饮之"十枣汤"，治"留饮"之"甘遂半夏汤"，治"溢饮"之"大青龙汤"，皆非"温药和之"之法也。

笔者多年经验体会，乙肝患者西医辨病时，DNA检测滴度高时，中医辨证多为湿热疫毒瘀结，西医用清除病毒法，与中医用清热解毒并无不同。区别之处在于中医不可一味清热解毒，要从整体观念考虑，给病邪找出路为要，逐邪外出为目的。西医何尝不是清除病毒与增强免疫剂兼而用之，唯西药在疏通气血、扶助正气方面远不如中医灵活而已。

用西药清除病毒未尝不可，不过其疗程长，药价昂贵，副作用大等缺点在所难免。如中医一概清热解毒，妄图转阴快，毒未解而胃气大伤，正气受损，其危害亦是同样的。如果不论病家身体如何，只管清除病毒以求转阴，其结果是两败俱伤，即便勉强病毒转阴而病者元气大伤，是谓得不偿失。如能运用方药，做到驱邪而不伤正方为上工。攻补兼施，逐邪外出，辨证施治，遣方用药，有是病用是法，有是证用是方，乃为中医之本。临证见到许多患者，医治数月或数年之久，仍达不到转阴治愈的目的，因而失去信心，杂药乱投，或任其自然，听天由命。而医家如果一味求之攻毒转阴，往往不能如意。如果西医辨病用抗肝炎病毒，中医也用清热解毒药来治疗乙肝，则失去了中医的精髓所在。中医是既要辨病又要辨证，有毒则祛之，有气血瘀滞则疏通之，有阴虚则滋阴，阳虚则助阳。或先攻毒邪后扶正，或先扶正后攻邪，或攻补兼施，有是病用是法，有是证用是方可也。慢性复杂性乙型肝炎，一般均需用馄饨汤法或鸡尾酒法，方能兼顾邪正各方，做到邪去而正不伤。或用西药以祛病毒，中药以扶正。或用中药以祛毒邪，西药以增强免疫之品，此实乃兼备法也。

　　实验认为，治疗慢性乙肝，用衡通散以疏通气血，黄连解毒汤丸以清除湿热，正虚者用扶正之剂，或用西药乙肝免疫球蛋白、胸腺肽以扶正亦可。或用西药拉米夫定片和乙肝免疫球蛋白合用胸腺肽注射液，加用中药衡通散疏通气血，使气血通顺，毒邪易去，但此法价格贵，许多人不易接受。此法如用之得当，三月一疗程，一至二疗程往往可取佳效。经验认为毒邪炽盛之时，中医不可妄用补益，西医如用免疫增强剂其效亦不佳。其邪盛时往往 DNA 检测较高，当先清其病毒即湿热疫毒，西药用拉米夫定、干扰素等，其疗程长，价昂贵；中药当用黄连解毒汤加味，或六神丸，或季德胜蛇药片直折其毒，待其毒去则加以扶正之法，而疏通气血之法则需始终用之。如畏苦寒败胃则短期用之可也，或加补益脾胃之品，以求攻邪而不伤正。舌红苔薄黄属偏热型，蝉蜕、连翘、白茅根、公英之类以表热邪外出。舌紫，尖红紫瘀斑为毒入血分，可加紫草、大青叶、升麻、羚羊角、水牛角之类凉血、散血、清解疫毒。舌淡紫苔白腻或黄腻为偏湿型，可加土茯苓、滑石、白鲜皮、白花蛇舌草、贯仲、虎杖之类，使湿毒从小便排出。正虚加用扶正之类，或加用西药乙肝免疫球蛋白、胸腺肽之类，兼备法而用之，可缩短疗程，转阴快，疗效好。中医为馄饨汤法，西医为鸡尾酒法，异曲同工也。

何廉臣论火："火属血分，为实而有物，其所附丽者，非痰即滞，非滞即瘀，非瘀即虫。但清其火，不去其物，何以奏效？必视其附丽者为何物，而于清火诸方，加入消痰滞瘀积虫等药，效始能捷，如燔柴炙炭，势若燎原，虽沃以水，犹有沸腾之恐慌，必撤去柴炭而火始熄。故凡清火之法，虽以苦寒直降为大宗，而历代之方，往往有清火兼消痰法，清火兼导滞法，清火兼消瘀法，清火兼杀虫法者，皆所以清化火之所附丽者也"。此即《金匮要略》随其所得而攻之之谓，也即给病邪找出路也。你一直在用温阳扶阳，温化痰饮，实则是闭门逐寇，反令湿热疫毒无路外出也。

你现服滋阴清燥汤已一周，现在之症状，舌紫，舌尖边有紫赤红斑，苔白腻，脉弦硬而滑。中医辨证为瘀热，瘀血，痰湿气血与温热瘀结。治之需化瘀、清郁热、化热饮、滋阴润燥并用，故用此衡通法。用衡通汤、小陷胸汤、滋阴清燥汤共用以化瘀散毒、疏通气血以求平衡。失衡者，热饮湿毒瘀也，通之、散之方能衡也。你之乙肝病毒实则为温疫热毒入于营血，直须凉血散血，需用犀角、羚羊角之类，然其价格太昂贵，而你又囊中羞涩，故用白茅根、滑石、升麻代之，且白茅根、滑石又有发散作用。方为：

当归、川芎、桃仁、红花、赤芍、柴胡、枳壳、桔梗、川牛膝、生地、炮山甲各10克，生山药30克，滑石（布包煎）30克，生白芍30克，白茅根30克，生鸡内金18克，知母（捣碎）18克，瓜蒌皮12克，炒瓜蒌仁（打碎）30克，升麻30克，黄连6克，半夏10克，三七粉（药汁送服）10克。

此方加减服至十五剂，瘀热大减，舌转淡紫，苔转薄腻，脉转弦。服药后大便量多均极臭秽，仍为不消化。牙龈痒仍剧，又加用怀牛膝

60 克，以引热下行，加党参 30 克以益气，黄连减为 4 克、滑石减为 15 克、瓜蒌仁减为 20 克。

从中医理论上来讲，五行相克木克土，脾之所以成为巨脾证是肝之疏泄功能失常所致，而西医置肝之疏泄功能于不顾，只将其巨脾切除之，岂不是舍本求末？中医之整体观念则是肝病不治，求之阳明，即是说肝有病多表现木克土，多出现脾胃运化方面的病证，故需治脾胃，治脾胃实则是为治肝也。要明白人是一个整体，人的五脏六腑好比一个政府，下分多个职能部门，各司其职。如果一个主要部门不存在了，势必影响全面。所以在临证时，要多考虑一个为什么，此证肝硬化，实则是由乙肝久未医治而来，乙肝病毒导致肝硬化，肝硬化则肝之疏泄功能失常，致脾成为巨脾症。故论治当治其肝，而治肝实则是为了消除脾胃之消化症状，肝之疏泄功能恢复，则脾胃之消化功能才能正常，腹胀等湿热痰饮方能消除，肝之硬化方能治愈。

根据西医辨病为乙肝、肝硬化之论，中医则辨病加辨证方可论治。此证舌紫红赤，舌尖满布红紫斑高出舌面，苔白腻垢，脉弦紧数，面热如醉、唇若涂丹、小便黄赤、大便恶臭、牙龈冒火、口黏腻、腹胀、入夜发热口渴。中医辨证为湿热并重入于营血，气化瘀滞而致痰饮与气血搏结，重点突出在一个瘀字上，即瘀气、瘀血、瘀痰、瘀湿、瘀热也。患者自述经医甚多，每以阳虚论治，治法为病痰饮者，当用温药和之。一年来均为扶阳高手大家，断为阳虚痰饮，屡用大量温阳之附子、干姜、白术、红参、炙甘草类药，附子每用至 90 克，或 200 克，红参、干姜每用亦为 90 克，炙甘草每用至 120 克，越服越渴，而换医仍用此类温化痰饮方药论治。询其为何求治之医均为扶阳温阳之医，告知是初求医时诊断为痰饮，而用温化痰饮药不效，故自认为是自己的痰饮证重，因此每寻扶阳温阳高手名医大家，试图用重剂以求速效，岂知越温越重。故告知此证辨为痰饮用温药和之即已有偏，温热毒邪盘踞体内，耗阴损液，久之影响肝之疏泄功能，导致脾之运化功能失常，而致痰饮腹胀诸症生也。

病痰饮者，温药和之是为治疗大法，然并非所有痰饮均用温药和之所能治。和之者，调和之意也，非必用温热药和之是也。腹胀痰饮是标，气血瘀滞是本，湿热病毒才是病因。痰饮还需辨之，寒饮者温之是为正治，热饮者岂非饮鸩止渴乎？劝其多看温病学家论著，劝其观读"程门雪先生论热饮"之论，读张锡纯先生"荡胸汤"论，读张先生论肝病治法之论，读张先生用温阳药时须时时注意顾护其阴之论，然则需明白先生时代还未有乙肝病毒之论点，故先生书中未能有此乙肝论治之法。先生时代亦未有脾大切除之法，此时代不同，科学在发展，医学在进步。然病名不同，其理则同也。所以从现代观点来论，乙肝乃温热疫毒进入体内，久之则肝阴被耗，导致肝的疏泄功能失常，脾胃运化功能跟着失常，故肝硬化、巨脾症成也。

李洪波： 此病例我曾见先生屡与患者沟通，不厌其烦地向其讲解其病因病机，讲解其得病之因与致病之由，讲解其病理变化，讲解其病之症结所在是一个瘀字之理，讲解其病当于疏通气血，化瘀散结基础上兼顾其肝脾肾阴之理，讲解治其湿热痰火瘀滞即需顾护脾阴之理，讲解只用温阳扶阳治痰饮是耗阴损液导致肝肾阴虚之理，讲解其乙肝、肝硬化是温热疫毒瘀积体内致肝硬化巨脾症之理，讲解脾被切除，脾之运化功能失常之理，讲解其痰饮为热饮之理，讲解何为热饮之理，讲解其诸证皆非需扶阳温阳之理，讲解治此病需标本同治之理，讲解只治痰饮置肝硬化之瘀积、乙肝湿热于不顾非正治之理。费时三月，耗去许多心血，实乃医者仁心仁德也，古之大医不过如此！令学生钦佩之至！然其因治病年余，经济困难，老师所处之羚羊角、山甲、三七均非太贵重之药，患者却往往减去之。老师予其处方，让其上药店自购药物，从医德上来讲，已是相当不错了，如此说来老师您喜欢这样的病人吗？

李静： 古人云："岂能尽如人意，但求无愧我心"，"读书难，读医书尤难，读医书得真诠则难之又难"。为医难，为现代中医尤难，医治现代医学不易治之顽证则难之又难！此例患者经医治年余，住院治疗花去大量钱财，家资耗尽，终不见效，病困若斯，非医者之力所能顺利挽回，肝硬化症状非短期所能治愈之，其肝脾肾之阴精耗损非短期所能修复，其脾被切除不能说没有影响，此即西医之科学，科学地让人的脾没了，脾的功能倚仗何来维持？此是西医之科学无情，还是西医理论之局限？病初诊断巨脾症恐其出血，难道只有手术切除之一途，别无他途？脾切之后，而导致巨脾症之病因并不能一刀了之，留下无穷之遗憾，难道不令医者值得深思吗？为何不多问一个脾为何成为巨脾症呢？此即是说脾大是肝病所致，是木克土所致，治肝即是治脾，治脾即是治肝。难道不论什么人内脏有问题都是一刀了之吗？我们中医当意识到中西理念之不同之处，由此可以看出中医之整体观念是多么可贵！而此例患者家资耗尽，心浮气躁，他的心情我是理解的，只想很快好，是不行的。我一再与他讲你的病现在需要打持久战方可，而现在只是相持阶段，需等待体内产生抗力方能战而胜之。

江植成：脾属土，心为脾之母，则心病可累之于脾，故常有心脾两虚之说。肝属木，木性刚，故又常有木克土，肝气犯胃，肝脾失调之证。肺属金，脾虚则肺失养，故肺病又需先治脾胃。土克水，故脾虚则肾病。老师常论说有病无病，吃饭为证。可见老师临证每重视脾之功能与病变之要。此于西医论脾大不相同，如此则中医之整体观念是何等重要，古语说一损俱损，一荣俱荣，此之谓也。还请老师将脾病治疗大法与临证辨证论治要点讲述之，以广学生见闻，教学生以常法，教学生以变，教学生以巧为盼！

李静：就以金姓肝硬化脾切除为例，其患乙肝十五年，因无症状而未医治，直至形成肝硬化巨脾症，西医恐其出血而切除之，则脾之功能失，运化功能失常。脾的主要生理功能是主运化、升清和统摄血液。此证脾既被切除，脾失健运，则出现食欲不振、腹胀、便溏、消化不良，以至倦怠，消瘦等气血生化不足的病变。而此证之舌紫红赤，舌尖满布红紫斑高出舌面，苔白腻垢，脉弦紧数，面热如醉、唇若涂丹、小便黄赤、大便恶臭、牙龈出血、口黏腻、腹胀、入夜发热口渴诸症，中医辨证为肝脾肾阴虚，湿热疫毒并重入于营血，气化瘀滞而致湿热痰饮与气血搏结，重点突出在一个瘀字上，即瘀气、瘀血、瘀痰、瘀湿、瘀热也。然其病因在肝，病机是木克土。然肝病不治，求之阳明，即是肝病本就表现在脾胃的功能变化方面，故当治脾，治脾实则为治肝也。故治

第四章　肝胆系病证

285

脾之大法，当用中医之传统，结合现代医学辨病，既诊为肝硬化，则是为肝之实质性病变，非仅仅肝脾失调之证也。此即西医辨病中医辨病又辨证之长处。如果没有西医诊断明确之肝硬化，即是说如果西医诊断非肝实质性病变，则是为肝脾失调之功能性病变，即肝失疏泄所致脾失健运之证。视其所偏，纠而正之可也。如辨为肝胜脾虚，则为木克土，抑肝扶土法可也。治病首分阴阳，故需首辨其为肝脾阴虚、阳虚，还是阴阳两虚、肝脾俱虚？湿热又有肝脾湿热，肝胆湿热之分。

辨证与诊断要点是舌红紫无苔或薄苔是为肝脾阴虚，其脉多弦细，当有食少、口燥、小便黄、大便干、手足心热诸阴虚症状。治当首选滋阴清燥法。有瘀滞者加用疏通气血法，用衡通滋阴清燥汤。滋阴清燥药用量需重于疏通气血药，即动药小于静药之理，亦即滋阴不可滋腻之理，肝脾失调病证以此类证较为多见。舌红紫舌尖有红紫斑高出舌面，苔白腻或燥，脉弦数者为肝脾湿热、气血瘀滞，一虚一实，治当先祛其实，实即湿热与气血瘀滞也，用衡通解毒汤，即衡通汤合用黄连解毒汤，其效也速。然需顾护其脾胃之阴，做到苦寒不可太过。还有舌紫赤，舌尖红紫斑点高出舌面，苔白腻或黄腻者，为肝胆毒热型，则需清热凉血散其毒瘀为要，可用衡通散毒汤。肝脾阳虚型较少，然也不可不知。舌淡苔白润滑者是为阳虚，可用衡通温通汤、衡通回阳汤，气虚用衡通益气汤是也。

案例二：

黄姓男，年四十五岁，经人介绍来诊，视其面色青暗黄带灰土色，舌淡极暗，舌尖边有暗瘀斑，苔白润滑，脉涩。腹诊脘腹痞胀，胁间呈鼓音，疑其肝有实质性病变。询问知其嗜酒如命，近来感觉饮食与饮酒均感不适，肝区疼痛，朋友介绍其来诊。劝其先做B超，如查不出需去做CT、肝穿刺等检查。后B超证实肝已缩小至极，故婉拒之。

学生周进友：此例亲见老师诊视后，即疑其肝脏有实质性病变，请问老师是如何看出其病已至危的？

李静：此证从其面色即可看出有变，其面色青暗黄带灰土色，舌淡极暗，舌尖边有暗瘀斑，苔白润滑是为气血亏虚已极。再者其朋友说其嗜酒如命。我对嗜酒的人有一种直觉，其与常人不同，可能是酒精长期进入其代谢系统所致，比一般常人都能耐受，故其病重若斯，其却一直未去求医，现已病入膏肓，大罗金仙也难回天也。现在虽有肝移植手术，恐于此证也甚难，其嗜酒如命是为难也。

案例三：

江植成：肝癌晚期患者，女，五十七岁。现在头晕且小便是茶色，有腹胀感，脐周围很疼痛。家人说想带病延年，与癌共存，该从何处着手呢？

李静：最好的是中药，中药对证了，方可达到与癌共存的目的。因为现在癌是病因，但体质若好，则癌发展慢或者能不发展，此即与癌共存之理。肝癌晚期当考虑先保命，叫做留人治病。故不可用与癌拼消耗的药，比如化疗药就是，伤敌一千，自损八百，久之则同归于尽也。治病如打仗，用药如用兵。敌人厉害时要设法保存自己，然后等自己壮大了，再想法消灭敌人。如果自己都不能保存，何能谈上消灭敌人？然保存自己，就需先找出自己的弱点。肝癌晚期，肯定是气血大亏了，但是气虚极？还是偏血虚？有火是肯定的了，小便黄便是火也。头晕肯定是气血两虚了，血不能上供于脑也。腹胀肯定是气血不通畅了，肝是主疏泄的嘛。肝的疏泄功能出了问题，不能顺利排泄，腹胀则自会产生了。因此，此证最好的办法是以中西结合，西药可用保肝药，如氨基酸、球蛋白、胸腺肽、维生素 C 等，而中医需用得恰到好处，以张先生之理冲汤合我常用之衡通理冲汤，合用衡通止痛汤之意，不温不燥，化瘀与补益气血同用，方为立于不败之地之法也！

案例四：

江植成：有例肝血管瘤是否相当于张锡纯先生所论之癥瘕、积聚？

西医认为需用手术？中医中药治疗是否可用张先生之理冲汤？还需加用哪些药为好呢？

李静：此证如体质允许的话，手术不失为最佳疗法，术后服用中药调理，疏通气血、活血化瘀、补肝益气。中药用之得当，也可消之，然需时较长，而且需对证。中医是整体观念比较强的，因为每个人的体质不同，用药后的反应变化更不同。此证用理冲汤加减养阴化瘀是可以的，然须加用乳香、没药合用张先生之活络效灵丹之意，力量方能增强。临证需结合病人舌脉辨证，视理冲汤、活络效灵丹二方论之加减法运用方可。活络效灵丹曰：疮红肿属阳者，加金银花、知母、连翘。白硬属阴者，加肉桂、鹿角胶（若恐其伪可代以鹿角霜）。疮破后生肌不速者，加生黄芪、知母（但加黄芪恐失于热）、甘草。脏腑内痈，加三七（研细冲服）、牛蒡子。此血管瘤可为癥瘕、积聚，又可为脏腑内痈也。

一、临证要点

江植成：积聚的辨证治疗原则要点是什么？

李静：积与聚为腹内结块。区别言之，聚是结块聚散无常，痛无定处者，病在气分，属腑病；积是结块固定不移，痛有定处者，病在血分，属脏病。

积聚的病因多与情志、饮食、寒邪及黄疸、虫毒、疟疾等病后有关；病机关键是气滞血瘀，病变脏器以肝脾为主。

辨证应区别邪正虚实主次。聚证多实；积证初期以实为主，中期邪实正虚，后期正虚为主。聚证治疗主以理气散结；积证治疗初期宜消散，中期消补兼施，后期应养正除积。

聚证肝气郁结，可用理冲汤为主方，随证加减。积证气滞血阻，合用活络效灵丹。瘀血内结，以膈下逐瘀汤配合鳖甲煎丸、六君子汤；正虚瘀结，以八珍汤合化积丸治疗。

二、释疑解难

江植成： 现代人之肿瘤，是不是相当于中医之癥瘕、积聚？张锡纯之理冲汤、活络效灵丹与老师常用之衡通散毒汤、衡通托毒汤、衡通解毒汤、衡通散结汤、衡通止痛汤、衡通理冲汤等方论，具体如何运用呢？

李静： 衡通汤为治气血瘀滞久病必瘀之方，理冲汤为治癥瘕、积聚、气郁、脾弱、满闷、痞胀、不能饮食之方。衡通法则是找出病因，祛除病因，纠而正之之法。则理冲汤是为兼备法，亦为衡通法也。衡通汤治气血瘀滞之久病必瘀者，瘀者有有形之瘀滞，有无形之瘀滞，则衡通汤、理冲汤均是疏通气血经络瘀滞之方也。理冲汤是治脏腑气血有形之积聚、癥瘕之方，其气郁、脾弱、满闷、痞胀、不能饮食皆为癥瘕、积聚之证也。则肿瘤当为有形之积聚无疑也，皆属瘀血也。读张锡纯先生之理冲汤论，可明此论为治有形之瘀血，无形之气滞之理。故我临证治气血瘀滞证每首选用理冲汤为主治之方，加用山甲、三七消散有形之积，山萸肉以助方中参、芪之扶正，久服不致伤正，名为衡通理冲汤，此皆属衡通法，既可治无形之气滞，亦可治有形之血瘀，治气滞血瘀之慢病久病，疑、难、奇证，永立不败之地之法也。

从张先生论中悟出人是一个整体，治病求本之法，力求平衡之要。故组方为衡通法、衡通系列诸汤、散。计有衡通汤、衡通散、衡通理冲汤、理冲散、衡通理冲散、衡通陷胸汤、衡通荡胸汤、衡通馄饨泻心汤、衡通清毒汤、衡通散毒汤、衡通扫毒汤、衡通托毒汤、衡通解毒汤、衡通强肝汤、衡通清肝汤、衡通湿毒汤、衡通消风汤、衡通消斑汤、衡通定风汤、衡通润燥消风汤、衡通散结汤、衡通理阴汤、衡通滋阴清燥汤、衡通镇冲汤、衡通骨刺汤、衡通回阳汤、衡通温通汤、衡通起痿汤、衡通止痛汤、衡通止血止带汤、衡通止咳汤等。此即找出病因，祛除病因，找出偏差，纠正偏差，通而求衡之衡通法也。

清代名医徐灵胎曰："一病必有一主方，一方必有一主药。"张锡纯先生在理冲汤方中论曰："用药攻病，宜确审病根结聚之处，用对症之药一二味，专攻其处。即其处气血偶有伤损，他脏腑气血犹可为之输将灌注，亦犹相连营垒之相救应也。又加补药以为之使，是以邪去正气无伤损。从来医者调气行血，习用香附，而不习用三棱、莪术。盖以其能破癥瘕，遂疑其过于猛烈，而不知能破癥瘕者，三棱、莪术之良能，非二药之性烈于香附也。愚精心考验多年，凡习用之药，皆确知其性情能力。若论耗散气血，香附尤甚于三棱、莪术。若论消磨癥瘕，十倍香附亦不及三棱、莪术也。"

书中论穿山甲："穿山甲，味淡性平，气腥而窜，其走窜之性，无微不至，故能宣通脏腑，贯彻经络，透达关窍，凡血凝血聚为病，皆能开之。以治疔痈，放胆用之，立见功效。并能治癥瘕积聚，周身麻痹，二便闭塞，心腹疼痛。苦但知其长于治疮，而忘其他长，犹浅之乎视山甲也。疔疮初起未成脓者，余恒用山甲、皂刺各四钱，花粉、知母各六钱，乳香、没药各三钱，全蜈蚣三条。以治横痃，亦极效验。其已有脓而红肿者，服之红肿即消，脓亦易出，至癥瘕积聚，疼痛麻痹，二便闭塞诸证，用药治不效者，皆可加山甲作向导。"

故我遵先生之意，随寒热虚实加减运用之。取先生理冲汤、丸之意，用生鸡内金、山甲、三七，组方名为理冲散，用治男女虚劳，脏腑癥瘕、积聚、气郁、脾弱、满闷、痞胀不能饮食。悟出脏腑癥瘕、积聚，即现代之癌瘤。此皆得益于先生之书，先生之论，先生之方也。此论可为我辈治医用方之规范。用方如用将，用药如用兵。先辨病为何病，西医认为是何病，中医辨病辨证为何病何证？西医是何理论？用何法？何方何药？结果当如何？中医当用何法何方何药？何时当有效？结果当如何？不效时又当如何？故当临证时西医辨病，中医辨病又再辨证施治，随证变通用方用药，方为明张师衷中参西之意，是为善读医书者，是为善读《医学衷中参西录》者。

读《医学衷中参西录》，首先要明白先生衷中参西之意。即先生接受西医理论，应用西药于临床。张先生书中论论王清任《医林改错》之活血逐瘀诸汤，按上中下部位，分消瘀血，统治百病，瘀血去则诸病自愈。虽有所偏，然确有主见。近代名医岳美中老师论曰："血府逐瘀汤是个有名的方子。方中以桃红四物汤合四逆散，动药与静药配合得好，再加牛膝往下一引，柴胡桔梗往上一提，升降有常，血自下行。用于治疗胸膈间瘀血和妇女逆经证，多可数剂而愈。"

受张先生与岳老师此论启发，我认为此方则非止治胸膈间瘀血及妇女逆经也。既然此方动静药物配合得好，再有升有降，则当能疏通气血，故可广泛应用于诸多气血瘀滞之证。

后又读上海名医颜德馨之《活血化瘀疗法实践》，书中论及此方。倡此方为活血化瘀之要方，认为久病怪病必有瘀血，称活血化瘀疗法为衡法，谓之曰八法之外之衡法。我深有感触。再加我特别欣赏与喜用之兼备法，组成衡通法、衡通汤、衡通散以及衡通理冲汤、理冲散。可谓有理、有法、有方也。

臌　胀

师承切要

师承切要者，师承张锡纯老师臌胀辨证施治之论点，以及笔者领悟与运用张师之学说与临床的心得体会，力求切中要点。《医学衷中参西录》中之治癥闭方鸡䏶汤、鸡䏶茅根汤与生鸡内金、白茅根的功效，理冲汤、丸方论，治论肝病治法、治癥闭方、药物篇及医论等论中皆有论及，读者宜细读之。且需将书中论点在临床上正确地运用于肝硬化腹水，包括血吸虫病、胆汁性、营养不良性等多种原因导致的肝硬化腹水形成期，结核性腹膜炎腹水，丝虫病乳糜腹水，腹腔内晚期恶性肿瘤，心肾疾病等表现臌胀特征者。

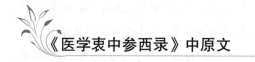

《医学衷中参西录》中原文

鸡䏶汤

治气郁成臌胀，兼治脾胃虚而且郁，饮食不能运化。

生鸡内金（去净糟粕捣碎）四钱，于术三钱，生杭芍四钱，柴胡二钱，广陈皮二钱，生姜三钱。

李静讲记

标实者，分别采用行气、活血、利水或攻逐等法；本虚者，用温补脾肾或滋养肝肾法；本虚标实，错杂并见者，当攻补兼施。

证治分类为气滞湿阻证、水湿困脾证、水热蕴结证、瘀结水留证、阳虚水盛证、阴虚水停证。

案例一：

韩姓男，五十余岁，1980年诊，病已数年，久治不效，腹胀如鼓，纳差，步履维艰，诊为气臌胀，用理气消胀、活血化滞之剂十余剂，效不显，病家要求速效。因思此方神妙，不妨一试，照方用药，药煎成嘱先服一碗，服后半日病人腹内无动静，嘱再服一碗，至晚仍无动静，嘱其若泻接服第二剂。

数日后臌胀已消，吃饭行走均已如常，并无腹泻只是矢气多，二便通畅。遵先贤张锡纯先生意嘱其终生忌食牛肉，食则复发，并处方香砂六君子汤去甘草，嘱其间断服用数月。

惜患者认为病已痊愈，能干农活，并未服药巩固，3年后复发，正值春节前两月，患者惧忌盐酱，坚持春节后医治，过食油腻食物，又加生气而致不救。

八宝串载于清代赵学敏著《串雅内外编》一书，又见于《石室秘录》，原书载：臌胀经年不死，必非水臌，乃气臌、血臌、食臌、虫臌也，但得小便利，而胃口开者，俱可治。方用：

茯苓五两，人参一两，雷丸三钱，甘草二钱，萝卜子一两，白术五钱，大黄一两，附子一钱。

水十碗煎成二碗，早晨服一碗，必腹内雷鸣，少倾下恶物满桶，急倾去，另换一桶，再以第二碗服之，必又大泻，至黄昏乃止，以淡米汤饮之，不再泻矣，然病人惫乏已甚，急服后方以调理之。

人参一钱，茯苓五钱，薏苡仁一两，山药四钱，陈皮五分，白芥子一钱。水煎服，一剂即愈，忌食盐一月，犯则无生机矣，先须再三叮嘱，然后用药治之。

据此，笔者多年来以此方治疗单腹胀患者，疗效较为满意。

细析此方九补一攻，配方合理，长时间煎煮而泻力减缓，气机条达，二便通畅，故未明显大泻。此方适用于久病体虚邪实，肝郁脾虚，阴虚内热不著类患者较为适宜。后遇此类病人求效心切，服利水活血消胀之剂效不速者，应用此方均未见大泻而臌胀渐消，遵衰其大半而止之训，继用调理之药善后。

忆初用此方时，我年方而立之年，处以此方时，心中惴惴不安，随病人之子亲往药房购药。至药房药师视其方曰：大家快来看，此方甚怪。并问是否给牛服用的。病人之子说是我父亲服的，不可胡说。药师笑说抓了大半生药，还未见如此怪方。有五两的，有一两的，还有一钱的，并抄下且问是治何病的。至病家亲自看其加水十碗，煎至二碗，恐其腹泻等至晚也未见其泻方始回。后数日竟不敢去病家询问。后病家来人说病已大大见效，烦请医生前往复诊，方敢前去。心中没底惶惶不安如此。后病家愈后送锦旗一面，以示感谢，一时传为佳话。后又遇此方病证数例，均用此方取效，后以调理之方理冲汤收功。

江植成： 臌胀病，西医说是肝硬化。有腹水时则用利水之剂，或是抽水。老师的思路是什么？主要有什么区别？

李静： 臌胀病中医有五脏之分，为水臌、气臌、血臌、食臌、虫臌。除水臌外，其他臌均非利水之剂所能治的。然水臌只利水，亦只是治标也。急则治其标固然可以，缓则治其本方可。临证多见臌胀病人，久服利水之药，始服有效，久服则不效。中医中药也有服甘遂等峻下逐水剂，一泻了之，病根未除，必再复发，治之也难，最为可恶。治之之法，亦当用中医传统之法，辨证施治。先议病，后议药。攻其实之可攻，衰其大半而止。补其虚之可补，养正则积自除。非用兼备法方可。疏通不可太过，滋补不可太腻，清热不致太寒，温散不致太燥，要在衡法上下工夫。见水治水是乃庸工，最为可恶也。

朱世增《奇方医话》一书中论曰："尤氏医治水臌即肝硬化腹水治要有二，脾与湿而已，盖脾虚则生湿，湿胜则困脾，故于治疗之时，当健其脾以扶其正，利其湿以驱其邪，脾健则水湿易去，湿去则脾气易复，扶正即所谓祛邪，祛邪即所谓扶正，二者相得益彰。扁豆、薏苡仁五谷之类，健脾而不恋邪；茯苓、泽泻甘淡之剂，利湿而不伤正。水臌之来，多日积月累，其病也渐，然此方宜久服而不可求其速成。吾家虽业医三世，然只此一方，祖父携方闯荡江湖；祖父死，父嗣之，亦凭是方以谋生；父死，吾继之，复凭是方以糊口。吾闻而奇之，貌虽恭敬，然内心实未信之，谅此四味平淡之药，何能治此重疾乎？况祖传赖以谋生之方，秘之尚恐人知，怎肯轻传他人，彼似有所察，复曰，此方吾已传多人，他人用之，或效，或不效，其肯綮之处，在于加减化裁耳，须知水臌之来，或为寒湿，或为湿热，或为气滞，或为血瘀，寒湿者，佐以附子、干姜、肉桂可也；湿热者，佐以黄芩、黄连、知母可也；气滞加香橼、佛手、郁金；血瘀者加延胡索、赤芍、莪术。若仅凭此方以治此疾，乃守株待兔之辈也，反责方之不效，可乎？吾闻罢，叹息久之，想当今之名士，俨然冠之以专家、博士，其能愈病几何？如尤氏者，貌不超群，名不压重，潜身于荒山僻壤，以一技之长，拯人于危厄之中，亦不无可称道者。"

观此文之论治肝硬化腹水之治法，则明中医师承之要。尤氏之治肝病，是从祖父辈师承而来，既可治病救人，又可养家糊口，如张锡纯先生之治诸病论点所述，师承中医与课堂教育之差距即明也。文中曰："此方吾已传多人，他人用之，或效，或不效，其肯綮之处，在于加减化裁耳……若仅凭此方以治此疾，乃守株待兔之辈也，反责方之不效，可乎？"此论与张锡纯先生理冲汤中所论是同一道理。即能教人以变，教人以巧之法也。张锡纯先生曾于"理冲汤"方后论曰："人之脏腑，一气贯通，若营垒犄角。一处受攻，则他处可为之救应。故用药攻病，宜确审病根结聚之处，用对证药一二味，专攻其处。即其处气血偶有伤损，他脏腑气血犹可为之输将贯注。亦犹相连营垒之相救应也。又加补药以为之佐使，是以邪去而正气无伤损。世俗医者，不知此理，见有专确攻病之方，若拙拟理冲汤者，初不审方中用意何如，君臣佐使何如，但见方中有三棱、莪术，即望而生畏，不敢试用。自流俗观之，亦似慎重，及观其临证调方，漫不知病根结于何处，唯是混开混破。恒集若香附、木香、陈皮、砂仁、枳壳、厚朴、延胡、灵脂诸药，或十数味或数十味为一方。服之令人脏腑之气皆乱，常有病本可治，服此等药数十剂而竟至不治者。"朱世增叹曰："吾闻罢，叹息久之，想当今之名士，俨然冠之以专家、博士，其能愈病几何？如尤氏者。貌不超群，名不压重，潜身于荒山僻壤，以一技之长，拯人于危厄之中，亦不无可称道者"。此论是说现今之中医院校毕业之本科生，硕士生，博士生闻此理论岂不汗颜？明此理，何至于读医十年不能临证乎？

然我辈治病用方，明白此中道理，于无字句处读书，触类旁通，治肝硬化腹水此论可，治乙肝大、小三阳亦可，治肝气犯胃更无不可。举一反三，则此论可为中医辨证施治，整体观念出发之精髓。明此理则百病可治，此即医学实在易之理也。即此乃师承之必要，能教人以规矩，教人以方圆，教人以变，教人以巧也。实为临床左右逢源，得心应手之大法，为学医之捷径也。

一、临证要点

臌胀以腹大胀满，绷急如鼓，皮色苍黄，脉络显露为其临床特征。

病因为酒食不节，情志失调，虫毒感染和黄疸、癥积等病后续发。病理变化属肝、脾、肾三脏受损，气、血、水互结为患，而本虚标实、虚实错杂是本病的主要病理特点。

辨证治疗原则重在分辨虚实标本主次。标实者当辨气、血、水的偏盛，分别予以行气、活血、利水或攻逐等法；本虚者当辨阳虚与阴虚之不同，用温补脾肾或滋养肝肾等法；本虚标实错杂并见者，宜攻补兼施。

臌胀晚期，出现出血、昏迷、抽搐、虚脱等危重症者，预后较差，宜积极救治。

二、释疑解难

江植成： 肝硬化腹水需用逐水法时当如何运用？

李静：

1. 关于逐水法的应用

（1）适应证：适用于水热蕴结和水湿困脾证。

（2）用法：牵牛子粉：每次吞服 1.5～3 克，每天 1～2 次。或舟车丸、控涎丹、十枣汤等选用一种。舟车丸每服 3～6 克，每日 1 次，清晨空腹温开水送下；控涎丹 3～5 克，清晨空腹顿服；十枣汤可改为药末：芫花、甘遂、大戟等份，装胶囊，每服 1.5～3 克，用大枣煎汤调服，每日 1 次，清晨空腹服。以上攻逐药物，一般以 2～3 天为 1 疗程，必要时停 3～5 天后再用。张锡纯先生每用牵牛子粉，然为气分湿热型，舌淡苔白腻厚者方可用之；舌红紫苔薄或苔光属阴虚者用之得不偿失也；瘀血臌胀用之必不效是也。

（3）使用注意事项：①中病即止：在使用过程中，药物剂量不可过大，攻逐时间不可过久，遵循"衰其大半而止"的原则，以免损伤脾胃，引起昏迷、出血之变。②严密观察：服药时必须严密观察病情，注意服药后反应，加强调护。一旦发现有严重呕吐、腹痛、腹泻者，即应停药，并做相应处理。③明确禁忌证：臌胀日久，正虚体弱，或发热，黄疸日渐加深，或有消化道溃疡，曾并发消化道出血，或见出血倾向者，均不宜使用。

2. 注意祛邪与扶正药物的配合

根据病情采用先攻后补，或先补后攻，或攻补兼施等方法，扶助正气，调理脾胃，减少副作用，增强疗效。

3. 臌胀"阳虚易治，阴虚难调"

水为阴邪，得阳则化，故阳虚患者使用温阳利水药物，腹水较易消退。若是阴虚型臌胀，温阳易伤阴，滋阴又助湿，治疗颇为棘手。临证可选用甘寒淡渗之品，以达到滋阴生津而不黏腻助湿的效果。此外，在滋阴药中少佐温化之品，既有助于通阳化气，又可防止滋腻太过。

4. 腹水消退后仍须调治

经过治疗，腹水可能消退，但肝脾肾正气未复，气滞血络不畅，腹水仍然可能再起，此时必须抓紧时机，疏肝健脾，活血利水，培补正气，进行善后调理，以巩固疗效。

5. 臌胀危重症宜中西医结合及时处理

肝硬化后期腹水明显，伴有上消化道大出血、重度黄疸或感染，甚则肝昏迷者，病势重笃，应审察病情，配合有关西医抢救方法及时处理。

头　痛

师承切要者，师承张锡纯老师头痛辨证施治之论点，以及笔者领悟与运用张师之学说与临床的心得体会，力求切中要点。《医学衷中参西录》中之治气血郁滞肢体疼痛方与活络效灵丹方论，药物篇及医论等论中皆有论及，读者宜细读之。且需将书中论点在临床上正确地运用，师活络效灵丹之意与治气血郁滞疼痛方论，治疗现代医学之内、外、神经、精神、五官等各科疾病，如三叉神经痛、枕神经痛、眼源性头痛、耳源性头痛（中耳炎）、鼻源性头痛（鼻窦炎、副鼻窦炎）、齿源性头痛、血管性头痛（动脉硬化、高血压脑病）、颅内占位性病变、颅脑损伤、全身疾病性头痛（如中暑、中毒）、血管神经性头痛以及脑震荡后遗症、神经官能症等，凡表现以头痛为主症者。

《医学衷中参西录》中原文

活络效灵丹

治气血凝滞，痃癖癥瘕，心腹疼痛，腿疼臂疼，内外疮疡，一切脏腑积聚，经络湮淤。

当归五钱，丹参五钱，生明乳香五钱，生明没药五钱。

上药四味作汤服。若为散，一剂分作四次服，温酒送下。腿疼加牛膝。臂疼加连翘。妇女瘀血腹疼，加生桃仁（带皮尖作散服炒用）、生五灵脂。疮红肿属阳者，加金银花、知母、连翘。白硬属阴者，加肉桂、鹿角胶（若恐其伪可代以鹿角霜）。疮破后生肌不速者，加生黄芪、知母（但加黄恐失于热）、甘草。脏腑内痈，加三七（研细冲服）、牛蒡子。

李静讲记

辨证要点，要首辨外感、内伤：外感头痛起病急，病程短，或伴表证；内伤头痛，病程较长，头痛反复发作，时轻时重。

次辨虚实：一般而言，外感头痛属实，内伤头痛多虚实夹杂，当审其主次。新病，具有重痛、胀痛、掣痛、跳痛、灼痛、刺痛，痛势剧烈者属实；久病，具有昏痛、隐痛、空痛，疲劳易发者，多属虚证。

案例一：

1980 年治高某男，年四十岁，患脑囊虫病多年，经常头痛发作，痛不可忍。与其针之则止，不时仍发，乃与其服此衡通止痛汤加减：

当归、川芎、桃仁、红花、赤芍、柴胡、川牛膝、枳壳、桔梗、生地、乳香、没药、三七粉（药汁送服）各 10 克，炮山甲、皂角刺各 12 克，生白芍、炙甘草、山萸肉各 30 克。

服一周，头痛渐减。其说我服了多年的中药，从未服过如此难服的中药。它苦也不是太苦，就是有种怪味，服过不想吃饭，嘱之可加红砂糖服之以护其胃。后用此方如饭食减少者嘱可加糖服之。

案例二：

李姓妇，年五十岁，头痛，服西药头痛粉八年。来诊时头痛已久，且近来又增胃痛。视其舌质淡，苔薄，脉弦硬。问其大便，答曰黑便，告知其因久服头痛粉，现已致胃溃疡了，后做胃镜检查证实为胃溃疡。然其头风已久，且现状甚剧，不服头痛粉则不能忍受。观其面黄色暗，辨证为肝虚生风。处以衡通汤加白芍 30 克，炙甘草 30 克，山萸肉 30 克。服三剂，则胃痛止，黑便亦止。服至十五剂，头痛亦大减。多年之头风，非短时所能根治，处以衡通散方，为之善后。

案例三：

香港一老阿婆，年七十岁，2006 年 12 月 26 日经香港彭先生介绍求诊。香港老阿婆讲不了普通话，由彭先生代诉：老阿婆患有高血压、心脏病，数年前做了结肠癌手术，手术后即出现三叉神经痛，现已六年，疼痛时面部都会变形。每天发作无数次，而且小便失禁。现在体稍胖，饮食尚可。数年来从未停过求医服药，中医西医不停地在看，只是毫无效果。现在老阿婆痛得可怜，特来求医也。

李静：舌质紫舌苔薄。她的病要从整体考虑，不能头痛止痛了。数年一直未能治愈，很可能都是一直在头痛治头。要考虑高血压、心脏病，还有小便为何失禁？三叉神经痛，西医病名也。是指三叉神经支配区域内阵发性剧烈疼痛为主症的。多数为单侧，少数为双侧。每次可发数秒钟，常因咀嚼或洗脸等面部刺激而发作。每日可数十次至数百次。痛如电击样，烤灼样，刀割样，针刺样，剧时可出现面部肌肉痉挛。中医认为是风，然有内外之分，虚实之别。外有风寒、风火、风痰为病，内风为肝胆风火相煽、胃火炽热上炎、阴虚阳亢化风之因。

老阿婆年纪已高，有高血压，心脏病，再加直肠癌手术后，且又有小便失禁。其为内风无疑。当为阴虚阳亢，肝胆风火上扰而致。肝络阴器，肝胆风火上扰疼痛发作，其火下注则小便失禁。为肾阴亏虚，水不涵木。治当滋其肾阴，平其肝阳，缓急止痛。方用：

生白芍 30 克，炙甘草 30 克，枸杞 30 克，山萸肉 30 克，生地黄 30 克，生山药 30 克，麦冬 30 克，桔梗 12 克，桑叶 30 克，桑椹 30 克，炒僵蚕 10 克，淡全蝎 6 克，大蜈蚣 2 条。水煎服，十剂。

彭先生：李老师，老阿婆服药后拉肚子，请问怎么办？

李静：此方为增水行舟法，药中含水量多，故有此现象。不要紧的，如果担心，可每剂药煎好一次服的量，分做两次服，先服一半，隔二小时再服另一半可也。

彭先生：李老师，老阿婆十剂药已经服完，开始几天没有效果，现在疼痛次数已大大减少。现在是左侧压住睡则不会再疼痛的了。不压时会疼，但轻了许多。求您再看换用何方？小便失禁还是老样子。

李静：好的。病人肝肾阴虚症状已减，风证得以改善，故疼痛减也。效不更方，于上方加生龙骨（打碎）30 克，生牡蛎（打碎）30 克，二味另包先煎半小时，再加生鸡内金 12 克，此方可服十四剂，两周后再看。方用：

生白芍 30 克，炙甘草 30 克，枸杞 30 克，山萸肉 30 克，生地黄 30 克，生山药 30 克，麦冬 30 克，桔梗 12 克，桑叶 30 克，桑椹 30 克，炒僵蚕 10 克，淡全蝎 6 克，大蜈蚣 2 条，生龙骨 30 克，生牡蛎

30克，生鸡内金 12 克。

彭先生：老阿婆服完药后，三叉神经痛大见效了，疼痛已很少了，尿失禁也有好转了。

李静：上方续服，以巩固之。

江植成：老师，三叉神经痛的辨证要点是什么？首选方是何方？何药为主药？还请老师谈谈要点！

李静：三叉神经痛的特点多以阴虚经络瘀滞，肝风内动，筋脉拘挛为特点。故养肝阴，舒筋通络，缓急止痛是为要点。芍药甘草汤为主方，也是主药也。然量需大，芍药与炙甘草可用等量。视其肝虚生风则重用山萸肉，止痉以全蝎、蜈蚣为好。再视其偏阴偏阳之虚，偏寒偏热偏风偏湿辨证选药可也。

案例四：

刘姓女，四十三岁，头痛数年。视其身材瘦小，舌紫苔薄，舌尖有红紫斑。脉弦细数。诉眠差，血压偏高，头晕、头疼。辨证为气阴两虚、瘀火耗阴，阴者，血也。故脉细为血虚，舌红紫为偏瘀热，苔薄脉数为阴虚。病久亦为瘀。治当滋其阴、养其血、清其火、散其瘀。方用衡通滋阴清燥汤，以增水行舟。衡通理阴汤合滋阴清燥汤：滑石（布包煎）、桑叶、桑椹、生地黄、玄参、麦冬、枸杞、北沙参、山萸肉、生白芍各 18 克，生山药、白茅根各 30 克，生鸡内金、炙甘草各 12 克，羚羊角丝 3 克。

此方加减服至一月，舌尖红紫斑点消失，诸症消失。嘱其嚼服枸杞，每日 30 克，以增水滋肝肾之阴，以杜火之上升，则方可无虞也。

一、临证要点

偏头痛：偏头痛为头痛偏于一侧，或左或右，或连及眼齿，呈间歇性发作，发时痛势剧烈，痛解则如常人，多始于年轻时，又称"偏头风"，以实证为主。多以肝经风阳痰火上扰或痰瘀交阻所致。头痛呈阵发性，历时短暂，局部感觉异常，面部肌肉动作时，如咀嚼哭笑等均可引起发作者，可以清肝泻火、息风潜阳、化痰、通瘀等法治之。例方：清宫膏。

真头痛：真头痛一名，首见于《难经》。在《难经·六十难》中对真头痛有如下描述："入连脑者，名真头痛。"后世王肯堂对此亦有精辟论述："天门真痛，上引泥丸，旦发夕死，夕发旦死。脑为髓海，真气之所聚，卒不受邪，受邪则死不治。"说明真头痛起病急暴，病情危重，预后凶险，若抢救不及时，可迅速死亡。

真头痛相当于现代医学中因颅内压升高而导致的以头痛为主要表现的各类危重病证，如高血压危象、蛛网膜下腔出血、硬膜下出血等病证。

雷头风：头痛如雷鸣，头面起核，多为湿热挟痰上冲所致。头痛如雷鸣，多为湿热酒毒上攻。头面起核，挟痰上扰。肿痛红赤，热毒炽盛。苔黄腻脉滑数，痰热之象。治法当清热解毒，除湿化痰。方药予清震汤加味，普济消毒饮，防风通圣散加减。相当于现代医学之过敏性荨麻疹（血管神经性水肿）、头面部感染。

二、释疑解难

学生刘海宝：头痛、三叉神经痛的辨证要点是什么？首选方是何方？何药为主药？还请老师谈谈要点。

李静：三叉神经痛的特点多以阴虚经络瘀滞，肝风内动，筋脉拘挛为特点。养肝阴，舒筋通络，缓急止痛为其要点。芍药甘草汤为主方，也是主药也。然量需大，芍药与炙甘草可用等量。视其肝虚生风则重用山萸肉，止痉以全蝎、蜈蚣为好。再视其偏阴偏阳之虚，偏寒偏热偏风偏湿辨证选药可也。病久必有瘀，故衡通法、衡通止痛汤是为首选。找出偏差，纠而正之是为要点也。

眩　晕

师承切要者，师承张锡纯老师眩晕辨证施治之论点，以及笔者领悟与运用张师之学说与临床的心得体会，力求切中要点。《医学衷中参西录》中之治痰饮方论，大气下陷论，治内外中风方，药物篇及医论等论中皆有论及，读者宜细读之。且需将书中论点在临床上正确地运用，辨证治疗各种原因引起的眩晕证。

《医学衷中参西录》中原文

答徐某问其妻荡漾病治法

详观所述病案，谓脉象滑动，且得之服六味地黄丸之余，其为热痰郁于中焦，以致胃气上逆，冲气上冲，浸成上盛下虚之证无疑。为其上盛下虚，所以时时有荡漾之病也。法当利痰、清火、降胃、敛冲，处一小剂，久久服之，气化归根，荡漾自愈。拟方于下：

清半夏三钱，柏子仁三钱，生赭石（轧末）三钱，生杭芍三钱，生芡实一两，生姜三片，磨生铁锈浓水煎药。

方中之意，用半夏、赭石以利痰、坠痰，即以降胃，安冲。用芡实以固下焦气化，使药之降者、坠者，有所底止，且以收敛冲气，而不使再上冲也。用芍药以清肝火、利小便，即以开痰之去路。用柏子仁以养肝血、滋肾水，即以调半夏之辛燥。用生姜以透窍络，通神明，即以为治痰药之佐使。至用铁锈水煎药者，诚以诸风眩晕，皆属于肝，荡漾即眩晕也。此中必有肝风萌动，以助胃气冲气之上升不已，律以金能制木之理，可借铁锈之金气以镇肝木，更推以铁能重坠，引肝中所寄龙雷之火下降也。况铁锈为铁与养气化合而成，最善补养人之血分，强健人之精神，即久久服之，于脏腑亦无不宜也。

李静讲记

眩晕的治疗原则是补虚泻实，调整阴阳。虚者当滋补肝肾、补益气血、填精生髓。实证当平肝潜阳、清肝泻火、化痰行瘀。主要分为肝阳上亢证、气血亏虚证、肾精不足证、痰湿中阻证、瘀血阻窍证。

案例一：

韦姓女，年三十有余，眩晕甚剧，反复发作。发则天旋地转，不欲睁眼，伴呕吐。医院诊为梅尼埃病，治之久不见效。当为泽泻汤证。视其舌紫苔黄腻，当为风痰湿热并重，其体颇丰，处以泽泻汤加味：

生白术 30 克，泽泻 60 克，淡竹茹 18 克，半夏 18 克，滑石 30 克，车前子 30 克。后二味纱布包煎，三剂。服一剂则诸症均大减，患者惊其效，三剂则诸症消。嘱其以后少服辛辣之食物。一年后未再发作，唯服药后有小便增多，腹泻日数次而已。

案例二：

吴姓女，年四十二岁，眩晕经常发作，诊为梅尼埃病。现发作数日，目不能睁，路不能行，西医给予营养、抗炎等一日输液四瓶，仍不能效，吐亦未止。视其体较虚，脉弱苔薄白腻。乃先以点穴法取内关双穴，数分钟后，患者即可睁眼，头晕顿失，自己去厕所方便，后服食包子四个。其夫妇均为四川人，在深圳工作。见此效果其夫说，今日遇上神仙了，早知如此神效，何苦打针输液，花钱受罪，再三道谢。处方：

白术 30 克，泽泻 30 克，半夏 10 克，陈皮 6 克，白茯苓 30 克，山萸肉 30 克，数剂而诸症消。用此方治眩晕证甚多，临证视其寒热虚实加减运用。方可得心应手，屡用屡效也。

泽泻汤乃治痰饮证眩晕之首选方，方用白术、泽泻二味，服之小便利，则痰饮除，眩晕止也。韦氏女乃体实，风痰湿热并重，故加竹茹、半夏、滑石、车前子以加强药力，服后二便增多，故效亦速。吴姓女虚则须加补益之药，方可对证，如是顽固痰饮证则须治其根本方可根治。

江植成：此女病人眩晕重不能睁眼我亲见之，西医内科请您老会诊，老师只用手于患者内关双穴点数分钟，患者即能睁眼索取食物，自己上卫生间。还有一例高血压危象眩晕重证女患者，血压250/140mmHg，老师与她点穴法取双侧内庭穴，不一时血压即降下来。请问老师此类病中医都可诊为眩晕，泽泻汤的应用要点是什么？

李静：眩晕病，主要是辨别虚与实。凡是实证，便可清之、疏之、导之、通之。虚者则需开之、醒之、调之、补之。凡舌紫苔黄腻，脉有力者为湿热风痰之实证，舌淡脉弱为气血不足生风成痰之虚证。有形之实可疏通清导，无形之虚先开之使其晕止然后调补之。泽泻汤是经方，仲景治痰饮中之支饮方，所以眩晕又可为痰饮病也。韦姓女体实，为风痰湿热并重之实证眩晕，故用泽泻汤重用泽泻，再加滑石、车前、竹茹。吴姓女体弱脉无力为虚不可攻者，故用泽泻汤加山萸肉、茯苓以补其虚。如寒象重者可加桂枝、附片，虚寒甚加人参、吴萸，此为治眩晕之大法要点也。

案例三：

朋友吴先生之岳母年五十八岁，眩晕发作则不能睁眼。屡用输注果糖、能量合剂等西药，天麻丸、眩晕停等中成药不能愈，经人介绍来诊。视其面色暗黄带青，神情疲惫，舌淡暗紫，苔薄，边有暗瘀斑，脉弦而硬。其属肝虚生风，气血瘀滞。腹诊肝区及胁胁部胀甚，询其有无肝气瘀滞，答因家中亲人之故，肝气郁滞已久，且早有贫血证。诊毕告知此证之主要病因在肝，肝气瘀滞，则气血运行不畅，气血运行不畅则脑供血严重不足而致眩晕。当补其肝，养其气血。肝宜疏通宜柔，治法为衡通法，兼以双补气血。方用衡通散理冲汤重加山萸肉，人参，黄芪，生山药。方用：

当归、川芎、桃仁、红花、赤芍、柴胡、川牛膝、枳壳、桔梗、甘草各10克，炮山甲10克，三七粉6克。制成散，每服9克，日二次。汤剂为生黄芪30克，党参30克，山萸肉30克，生鸡内金10克，生山药30克，桑椹子30克，水煎服。二十天复诊，诉服药后眩晕停止发作，只有一次，数秒钟即过，精神睡眠大为好转，仍用上方，嘱用一月。

一、临证要点

眩晕是以目眩、头晕为主要特征的一类疾病。

病因有饮食不节、情志不遂、体虚年高、跌打损伤等多种因素。其病机主要有肝阳上亢、肾精不足、气血亏虚、痰浊内蕴、瘀血阻络等方面。本病的病变部位主要在清窍，病变脏腑与肝、脾、肾三脏相关。多属本虚证或本虚标实之证，

本病各证候之间常可出现转化，或不同证候相兼出现，如肝阳上亢可兼肝肾阴虚，气血亏虚可夹痰浊中阻，血虚可兼肝阳上亢等证。

针对本病各证候的不同，治疗可根据标本缓急分别治疗，可分别采取平肝、息风、潜阳、清火、化痰、化瘀等法以治其标；补益气血、滋补肝肾等法以治其本。

二、释疑解难

江植成： 眩晕与头痛在病因病机上的区别和联系如何？为什么说眩晕的病理是风、火、痰、虚？它们在病理变化中有何联系？肝阳、痰浊、肾虚和气血亏虚四证的主症、治法和方药运用要点是什么？为什么说"眩晕是中风之渐"？

李静：经曰"诸风掉眩，皆属于肝"，肝木旺，风气甚则头目眩晕，故眩晕之病与肝关系最为密切。其病位虽主要在肝，但由于病人体质因素及病机演变的不同，可表现肝阳上亢，内风上旋；水不涵木，虚阳上扰；阴血不足，血虚生风；肝郁化火，火性炎上等不同的证候。从肝论治眩晕，当注重平肝、柔肝、养肝、疏肝、清肝诸法。因此，临证之时当根据病机的异同分别论治。若属肝阳上亢、内风上旋，表现为眩晕头胀、面赤口苦、急躁脉弦者，治当平肝潜阳，宜用天麻钩藤饮或代赭石、珍珠母、石决明、龙齿、龙骨、牡蛎等。若兼肝郁化火，可配合龙胆泻肝汤或夏枯草、钩藤以清肝泻火。若素体肝肾阴亏、水不涵木、虚阳上扰，表现为眩晕欲仆、腰膝酸软、耳鸣失眠者，治宜滋阴潜阳，方用知柏地黄丸或加用枸杞、何首乌、白芍等，酌配潜镇之品。若阴血不足、虚风内动，表现为头晕目眩、面色萎黄、少寐多梦、神疲乏力、脉细舌淡，治疗当宗"柔肝之体，以养肝阴"，"血行风自灭"之意，治以滋阴养血柔肝之法，加用生地黄、当归、阿胶、白芍、枸杞等。另外，肝主疏泄，调畅气机，若眩晕因情绪因素所致，兼见肝郁不舒诸症，可配合逍遥散或小柴胡汤以疏肝和解。

　　眩晕乃中风之渐，故须警惕。眩晕一证在临床较为多见，其病机以虚为主。其中因肝肾阴亏、肝阳上亢而导致的眩晕较为常见，此型眩晕若肝阳暴亢、阳亢化风，可夹痰夹火，窜走经髓，病人可以出现眩晕头胀、面赤头痛、肢麻震颤，甚则昏倒等症状，此时当警惕有发生中风的可能。对于此类病人，当严密监测血压、神志、肢体肌力、感觉等方面的变化，以防病情突变，还应嘱病人平素忌恼怒急躁、忌肥甘醇酒，按时服药，控制血压，定期就诊，监测病情变化。

中 风

师承切要者，师承张锡纯老师中风辨证施治之论点，以及笔者领悟与运用张师之学说与临床的心得体会，力求切中要点。《医学衷中参西录》中之治内外中风方，治肢体痿废方，药物篇及医论等论中皆有论及，读者宜细读之。且需将书中论点在临床上正确地运用于内风、外风、真中风、类中风诸证以及西医学中的急性脑血管疾病，包括缺血性卒中和出血性卒中；如短暂性脑缺血发作，脑梗死（包括脑血栓形成，脑栓塞以及腔隙性梗死），脑出血，蛛网膜下腔出血等，另有较轻的周围性面神经麻痹等证。

《医学衷中参西录》中原文

镇肝熄风汤

治内中风症（亦名类中风，即西人所谓脑充血症），其脉弦长有力（即西医所谓血压过高），或上盛下虚，头目时常眩晕，或脑中时常作疼发热，或目胀耳鸣，或心中烦热，或时常噫气，或肢体渐觉不利，或口眼渐形歪斜，或面色如醉，甚或眩晕，至于颠仆，昏不知人，移时始醒，或醒后不能撤消，精神短少，或肢体痿废，或成偏枯。

怀牛膝一两，生赭石（轧细）一两，生龙骨（捣碎）五钱，生牡蛎（捣碎）五钱，生龟板（捣碎）五钱，生杭芍五钱，玄参五钱，天冬五钱，川楝子（捣碎）二钱，生麦芽二钱，茵陈二钱，甘草一钱半。心中热甚者，加生石膏一两。痰多者，加胆星二钱。尺脉重按虚者，加熟地黄八钱、净萸肉五钱。大便不实者，去龟板、赭石，加赤石脂（喻嘉言谓赤石脂可替代赭石）一两。风名内中，言风自内生，非风自外来也。

李静讲记

中经络为脉经空虚，风邪入中，肝肾阴虚，风阳上扰。中脏腑分闭证、脱证。

后遗症为半身不遂、语言不利、口眼歪斜。

高血压、中风之证临床所见颇多，且又以肝阳上亢型多见而宜复发者为多。笔者临床治此证每师张锡纯先生之镇肝熄风汤、建瓴汤与金匮风引汤之意，组成衡通镇冲汤。用于治疗高血压、脑充血、中风初期诸证。因方中以石质重镇药镇其冲气为主，且又能敛冲气、息风定风、活血化瘀，且有引血下行之药，养血柔肝之味。随证加减，量大效速。

经验认为，治疗此证应详辨脉证，服镇冲汤症状减后需察其脉证，待其症状消失脉转平和后方可停药。衡通镇冲汤为衡通汤加地龙、赭石、怀牛膝、生白芍、生龙骨、生牡蛎、枸杞、山萸肉而成。

衡通镇冲汤： 当归、川芎、桃仁，红花、赤芍、柴胡、川牛膝、枳壳、桔梗、炙甘草、炮山甲、三七粉（药汁送服）各10克，生地黄、生赭石、生白芍、怀牛膝、山萸肉、枸杞、生龙骨（打碎）、生牡蛎（打碎）各30克，广地龙12克。

适应证：脉象弦硬而长，或寸盛尺虚，毫无缓和之意，头目眩晕，脑中昏聩，耳鸣目胀，胃中冲气上冲，心中烦躁，或舌胀，言语不利，或口眼歪斜，或半身似有麻木不遂，头重脚轻，脚底如踏棉花之状均可用之。

主治：高血压头痛项强，头晕耳鸣，四肢麻木，中风，痉症口噤。凡无明显胃寒症状，血压过高阴虚阳亢症之痉厥及内外中风症用之。镇冲者，镇其上冲之气血也。体壮患者可大量暂服，笔者曾治多例此类患者数剂即效。方用衡通汤疏通气血；山萸肉味酸性温，收敛元气，收涩之中兼具条畅之性，通利九窍，流通血脉，治肝虚内风最效。张锡纯先生盛赞之，其治吐血、咯血之补管补络汤即山萸肉与生龙牡以收敛止血，故用此方以治脑血管充血或意外。生赭石、生龙骨、生牡蛎质重镇肝息风，川牛膝、怀牛膝引血下行，生白芍、山萸肉、枸杞养阴柔肝，刚柔相济，内风外风皆可治之。至偏瘫日久者，则需加地龙、僵蚕、全蝎、土鳖虫、蜈蚣等五虫，以镇痉通络，攻顽克坚。

案例一：

患者王某，男，五十岁，安徽人。高血压病多年，近日来工作繁忙，又心情不快，以致舌硬口麻，言语不利来诊。察舌淡紫，舌边有齿印，苔薄白腻，其脉弦硬而大。告知此乃脑血管硬化、短暂性脑缺血发作，中医为中风之先兆也。治以镇冲汤原方，因其体丰，阴虚阳亢肝风萌动，服药三剂诸症均失，嘱其多服，其因工作忙而止服。

一年后又因气恼复作来诊，来时说李医生你还给我用去年那个方即可。答之曰可，提笔疏方镇冲汤。老王说是不是啊，已经一年了，你把去年的病例与我找出对照一下，去年我服那方很好的。不得已将病历找出，两相对照，一药不差。老王说李医生记忆力可以啊，我说哪里，去年你的病适合用此方，今年还适合用此方而已，中医治病是有汤头的，专病专方也，仍处去岁原方三剂则症消。然诊其脉弦硬而滑，劝其多服至脉象平和，患者仍不以为意，后又多次复发。按本证由于肝气、肝火妄动而发，血与气并行与上，故致脑充血。方中赭石质重性皆下沉，性凉而敛冲气，其余诸药活血定风，引血下行，肝阳之气不上冲，则血之上充者自能徐徐下降，阴阳平衡，气血调和，血脉畅通，诸症自愈。

案例二：

彭姓男，广东人，年五十六岁，患中风后遗症三年余，于2001年11月来诊。症状为言语涩滞，右下肢走路无力，且有周身疼痛，病后一直在服药治疗，诊其舌紫暗，边尖瘀血斑明显，其脉大，知其瘀血明显阻络，处以镇冲汤加用五虫散。

衡通镇冲汤：当归、川芎、桃仁、红花、赤芍、柴胡、川牛膝、枳壳、桔梗、炙甘草、生地黄、炮山甲、三七粉（药汁送服）各10克，生赭石、生白芍、怀牛膝、生龙骨（打碎）、生牡蛎（打碎）各30克，广地龙12克。

服十天即感觉有力，持续服至3月，走路及周身疼痛大大改观。后用五虫制为散剂又服用半年，2005年来请我为其八十岁老母诊病知其病已基本痊愈。

案例三：

张姓男，广东人，年六十六岁，去年曾有过脑出血史，现血压高，头晕脑涨，下肢无力，患者恐惧再次中风来诊。视其舌淡暗紫，舌尖边有瘀血斑，苔薄白，脉弦硬，辨证属气血瘀滞血行不畅。给服衡通散：

当归、川芎、桃仁、红花、赤芍、柴胡、川牛膝、枳壳、桔梗、甘草各10克，炮山甲、三七粉各20克，每服10克，每日二次，重证日服三次。

服一月，血压降则停服。半年后又来诊，血压不高，但头晕，腿无力。视其舌脉仍然，仍主服上方，疏通气血可也。

案例四：

刘某，男，四十二岁，广东梅州人。因口齿不清，左面部略有歪邪，左侧上下肢无力，右手红紫暗，肿胀疼痛，左上肢麻木三月来诊。诉在家用中西药治之三月效果不显。并诉腰痛，食少纳呆，睡眠亦差。诊其舌质淡暗紫，尖有红紫斑，苔黄腻，怕冷，发病来从不出汗，手足冷，脉弦滞涩，视其面色黄暗。证属风寒湿热并重，气血瘀滞。前医有诊为面神经麻痹的，有诊为中风的，有诊为风湿的。询其得病之由，说是突然发作而致。其在农村，开四轮车，经常受风感寒伤湿而致。其舌质淡暗紫者瘀也，尖有红紫斑，苔黄腻者湿热也。治用兼备法，方用桂芍知母汤原方加忍冬藤、桑枝、丝瓜络、滑石治其风寒湿热，调其营

第四章 肝胆系病证

311

卫，衡通散治其气血瘀滞。服药十剂，感觉右上下肢均较前有力，服药后感觉微似汗出周身轻松舒适，尤其是右手肿痛全消，已和左手一样。仍处以衡通散合桂芍知母汤原方加皂刺 30 克，山萸肉 30 克，桑枝 12 克，忍冬藤 12 克，鸡血藤 30 克，二十剂。服完即大致恢复正常，又服十五剂以巩固。后随访病已愈，已能正常开车工作。

案例五：

赖姓老者，年六十二岁，因感冒高热前来求出诊。其妻诉说其发热头晕不敢走动，烦请李医生出诊一下，至其家，观其面红，目光呆滞，白睛充血，舌紫苔腻，脉弦滑硬。其素有高血压，告知其现已有明显之脑充血，恐有脑血管意外之变，劝其及早医治。其妻答，等他感冒发热好了即请您给他治。今天不能前去就诊就是看他头晕，才没敢让他去，而麻烦您来出诊的。

二个月后其妻前来诉说其夫认为不要紧，自己买些成品药服即可以了。谁知一个月前的晚上突然昏倒，叫"120"上市医院，诊断为脑出血，现住院已一个月了，出血已控制，但服西药血压仍不稳，没力气，吃饭不多，睡眠不佳。想出院请您给诊治，还想麻烦您出诊。视其舌脉仍如前状，但肝肾气血阴阳俱虚之象明显，处以衡通镇冲汤方：

当归、川芎、桃仁，红花、赤芍、柴胡、川牛膝、枳壳、桔梗、炙甘草、炮山甲、三七粉（药汁送服）各 10 克，生地黄、生赭石、山萸肉、枸杞、生白芍、怀牛膝、生龙骨（打碎）、生牡蛎（打碎）各 30 克，广地龙 12 克。

服一周即感诸症有所减轻，加减服至一个半月，诸症消失，血压稳定停药，一年后随访病情稳定。

案例六：

朋友段姓，男，年五十岁。脑卒中、脑出血后遗症数年，现仍血压高，左半身不遂，便结不畅。视其面红紫，目光涩滞，舌紫苔灰黄腻燥。辨证属气血瘀滞，风湿热痰瘀滞于经络，予服衡通解毒汤：

当归、川芎、桃仁、红花、赤芍、柴胡、川牛膝、枳壳、桔梗、炙甘草、生地黄、炮山甲、三七粉（药汁送服）各10克，黄连6克，黄芩10克，黄柏10克，栀子10克，大黄6克。

服之便即畅通，欢快无比。诉说自己得病后曾找一位名医，服补阳还五汤年余病未果。告知此病需通之下之之攻下法，若能早用此法何至现在如此，积重难返也。其现在明白用此方与补阳还五汤之不同之处，痛骂前医之过，害其数年不愈致成痼疾。

一、临证要点

中风病多见于中年以上患者，以发病突然，昏倒不省人事，口眼歪斜，半身不遂，或仅有口歪，半身不遂，或语言不利为临床特征。

中风的形成，有原始病因和诱发因素。原始病因以情志不调，久病体虚，饮食不节，素体阳亢为主。诱发因素主要为烦劳、恼怒、醉饱无常、气候变化等。病位在脑，涉及心。病理基础为肝肾阴虚，病理因素为肝风、痰火和血瘀。病机主要为阴阳失调，气血逆乱，上冲于脑。轻者中经络，重者中脏中腑。中脏又有闭脱之分，闭证邪势盛，多见痰火内闭；脱证正气虚，可致阴竭阳亡。

中经络的治疗，一般宜平肝息风，化痰通络。中腑宜通腑泄热。中脏之闭证治宜息风清火，豁痰开窍。脱证治宜救阴回阳固脱。恢复阶段以经络病变为主，应配合针灸治疗，使直接作用于经络，同时加强功能锻炼，促进恢复。临床有少数中经络患者，突然半身不遂，口眼歪斜，并见恶寒发热，骨节酸痛，肢体拘急，舌苔薄白等证，属络脉空虚，风邪侵袭所致；或原系阴虚阳亢，痰湿内盛之体，复加外感.风邪而发病。治以祛风通络，佐以扶正。

二、释疑解难

江植成：中风有什么先兆？为什么说中风病变是渐积形成的？如何

鉴别中风之中经络、中脏腑？闭证、脱证和阳闭、阴闭证候？卒中时应采取哪些急救措施？对中经络和中脏腑闭证怎样进行治疗？对中脏腑脱证如何进行处理？

李静：朱丹溪提出："眩晕者，中风之渐也。"元代罗天益在《卫生宝鉴·中风门》也提到："凡大指、次指麻木或不用者，三年中有中风之患。"明代李用粹在《证治汇补·预防中风》中也强调："平人手指麻木，不时眩晕，乃中风先兆，须预防之。宜慎起居，节饮食，远房帏，调情志。"以上论述均表明，应识别中风先兆，及时治理，以预防中风发生。平时在饮食上宜食清淡易消化之物，忌肥甘厚味、动风、辛辣刺激之品，并禁烟酒，要保持心情舒畅，做到起居有常，饮食有节，避免疲劳，以防止卒中和复中。

中风先兆从赖姓男案例中可看出，其目光呆滞，脉弦滑硬即是气血瘀滞之明显征兆。冰冻三尺，非一日之寒。气血瘀滞，或因风，或因痰，或因火，久则累积导致脏腑经络瘀积。故中风病，需结合辨病，辨病者，西医辨病也。且需掌握其预后，脑出血急性期，绝大多数表现为中脏的风阳痰火闭证，或中腑之腑实瘀热证，有的可表现为脱象。中经络的重证，多为脑梗死、脑血管痉挛。如见风阳痰火证，虽然神志清楚，仍应防其病情恶化，临证时须严密观察。既病之后，应加强护理。遇中脏腑昏迷时，须密切观察病情变化，注意面色、呼吸、汗出等变化，以防向闭脱转化。加强口腔护理，及时清除痰涎，喂服或鼻饲中药时应少量多次频服。恢复期要加强偏瘫肢体的被动活动，进行各种功能锻炼，并配合针灸、推拿、理疗、按摩等。偏瘫严重者，防止患肢受压而发生变形。语言不利者，宜加强语言训练。长期卧床者，应保护局部皮肤，防止发生褥疮。

因此治疗脏腑闭证要正确使用通下之法。中腑因瘀热内阻，腑气不通，邪热上扰，神机失用，应及时使用通腑泄热之法，有助于邪从下泄。中脏阳闭证，风阳痰火炽盛，内闭神机，有时因邪热搏结，亦可出现腹满，便秘，小溲不通，苔黄腻，脉弦实有力，亦应配入通下之法，可用礞石滚痰丸、大承气汤、桃核承气汤等，使大便畅通，痰热下泄，则神识可清，危象可解。即便是阴闭证，痰浊壅盛，亦可配用通下攻遂之法，如用控涎丹、温脾汤等，但正虚明显，元气亏虚者忌用。

此通下法可从段姓朋友之病验证论之。段姓朋友病脑卒中、脑出血后遗症数年，仍血压高，仍为实证，仍需用攻下法。然攻下之最佳时机早已一去不再，故只能治其现证之实热痰瘀经络，以防其再次中风。而出血性中风可配凉血化瘀，脑出血或蛛网膜下腔出血，可参血证有关内容，其出血的机理多有瘀热搏结，络伤血溢，临床有时可见面唇青紫，舌绛或紫黯，可配合凉血化瘀止血法，以犀角地黄汤为基础方治疗，瘀热以行，有助止血，但应注意活血而不破血、动血。而赖姓男出血后出现偏虚之象是虚中夹实也，故衡通镇冲汤既可疏通经络气血，镇其上冲之逆，又可滋养肝肾之阴，故服之二月病愈。

中医说的中风有内外之分，真中风与类中风之别。赖姓老者之中风，西医诊为脑血管意外、脑出血，相当于中医中风之类中风，而经医院抢救方始病情缓解。其病为中脏，属虚非实为脱证，后与其服镇冲汤二月方治愈。段姓男之中风症亦为脑出血，然其当为阳闭之证，数年后仍需用攻下法可知。王姓患者之中风西医认为是脑充血，相当于中医之真中风。其舌硬口麻，言语不利，重至口眼歪斜，与镇冲汤三剂则愈，其效也速。真中风者，其人元气不虚，外邪中之，故愈之也速。类中风者，内中风也，是肝风内动而致中脏腑也，愈之也缓。临床见之，类中风者极多，真中风者为少。赖姓、段姓是为类中风。类中风者，脑血管意外也，重症者忽然昏倒、不省人事，危在顷刻也，辨其虚实寒热至为重要。赖姓男类中风脑出血之脱证偏轻，且时日颇短，故愈之也易。段姓男类中风属闭证实证且病已久，故愈之也难。彭姓男为类中风偏瘫，半身不遂，时日已久，所以需用五虫以攻顽克坚，愈之更慢。张姓男亦为类中风，然其病时短，气血瘀滞尚轻，且无风痰痹塞经络之明显重证，故愈之也速。刘姓男病之亦短，其为外风所致之风寒湿热并重之历节风证，痹证也，即真中风之中经络也。辨证准，用药精，见效也快，然根治其风湿仍需时日也。王姓男为真中风之中经络，时日短，故愈之速。另还有破伤风之风，亦为外风，真中风也。

瘿　病

师承切要

　　师承切要者，师承张锡纯老师瘿病辨证施治之论点，以及笔者领悟与运用张师之学说与临床的心得体会，力求切中要点。《医学衷中参西录》中无瘿病专论，然书中治疮科方中之消瘰丸、内托生肌散方论，理冲汤方论，活络效灵丹方论，药物篇及医论等论中皆有论及，读者宜细读之。不可拘于病名之不同，需将书中论点触类旁通，在临床上正确地运用之。

《医学衷中参西录》中原文

消瘰丸

治瘰疬。

　　牡蛎十两，生黄芪四两，三棱二两，莪术二两，朱血竭一两，生明乳香一两，生明没药一两，龙胆草二两，玄参三两，浙贝母二两。

　　上药十味，共为细末，蜜丸桐子大。每服三钱，用海带五钱，洗净切丝，煎汤送下，日再服。

李静讲记

　　瘿病以颈前喉结两旁结块肿大为临床特征，可随吞咽动作而上下移动。初作可如樱桃或指头大小，一般生长缓慢，大小程度不一，大者可如囊如袋。触之多柔软、光滑，病程日久则质地较硬，或可扪及结节。

多发于女性，常有饮食不节、情志不舒的病史，发病有一定的地域性。

早期多无明显的伴随症状，发生阴虚火旺的病机转化时，可见低热、多汗、心悸、多食易饥、面赤、脉数等表现。

最近治一广东张姓女，来诊时自述患甲状腺功能亢进二年余，服甲状腺素每天一片，不久则甲状腺功能减退症状出现，表现为乏力、心悸。视其舌红紫苔薄，脉弦细数，辨证为气阴两虚偏热。处方以衡通滋阴清燥汤先纠其阴虚偏热，后加衡通散同服之。其服甲状腺素每天服半片，不久检验则甲状腺功能亢进症状又出现，表现为烦躁、失眠、多汗。试问半片药物之差，多服半片与少服半片其结果则如此异常，而其临床症状终不能消除，患者自述如此下去，何时是愈期？此证西医检测甲状腺功能可谓是明察秋毫，用化学药物治疗不能说不效，然如患者自述，半片药之差，病情反复如此，何日是愈期呢？此证如中西医结合，西医辨病，检测，用甲状腺素少量以治其标，中医从整体观念出发，找出病因，用中医之传统四诊八纲辨证施治以祛除病因，将愈之有望也。中医中药可以掌握知常应变的原则，则不会出现多服半片即攻过了头、少服半片则不够量的不平衡现象出现。中西医的区别就在于此，如此则为病人之福，医学之进步也。

因此，现代中医治疗各种病证必须面对经西医检测的有关异常结果，西医检测异常结果之病证，多为西医屡治不效的或效果欠佳的，或病情复杂，西医对证治疗已见明显毒副反应的。采用中医之长，或采用中西结合之长，即张先生衷中参西之意也。用西医的检测与临证辨病，用西药治其标，而用中医治其本的方法，认真探索研究诸如此类病证的中医辨证论治规律，此法为医学之进步，现代中医之方向！

江植成：此有一例甲状腺切除术后，被初步诊断为甲状腺淋巴瘤。在 6 月 18 日做了增强 CT 扫描，主要做的颈、胸、腰部。显示：颈部有细小淋巴瘤，脾大，其他部分未见异常。骨穿结果显示：骨髓象未见明显异常。在做手术的（县级）医院做了切片病理，初步诊断为甲状腺淋巴瘤。为进一步确诊我又去了省级医院，专家让我们回去切白片 15 张，另又切了 A3 片几张，确诊为：霍奇金淋巴瘤，结节硬化型；CD20（±）、CD79a（±）、CD30（－）、LCA（±）、TG（－）、CK（－）、CALCITiON（－）。于是我在 18 日住进了该医院，21 日开始了化疗，化疗方案为每隔十四天打一针，二十八天一个疗程，初步计划打六个疗程。作为家属，心情很迫切，他们还心存一线希望，又去了北京几家医院。有的医院诊断为：Kappa 和 Lambda 阳性细胞数量差不多，提示多克隆浆细胞浸润。（左侧）甲状腺炎伴炎性假瘤，符合甲状腺炎改变，部分滤泡上皮增生活跃，建议随访。

有的医院诊断为：考虑为非霍奇金淋巴瘤（黏膜相关边缘带 B 细胞淋巴瘤），MA（＋）、LCA（＋）、CD79a（＋）、ck（－）、TG（－）、降钙素（－）。

有的医院诊断为：双侧甲状腺桥本氏甲状腺炎，部分呈弥漫浸润的小淋巴样细胞，间杂较多浆细胞，免疫组化染色呈小淋巴样细胞：LCA（＋＋＋）CD20（部分＋）、CD79a（较多＋）、还有一项某某 67（＋10％～25％），其多种标记物均为（－），CD38（浆细胞＋），高度怀疑为伴发结外边缘带 B 细胞淋巴瘤（黏膜相关型）这几家医院建议随访。另外局部（切片 B）甲状腺组织呈乳头状增生伴周围纤维组织增生。淋巴结构均呈反应性增生。

现在已经按照霍奇金淋巴瘤化疗了一个疗程了。又出了这样的结果，此病到底是什么病？应该随访还是继续化疗？按照哪一种病去治疗？

李静：此病不管是非霍奇金还是其他的，后果均不乐观。只用化疗法，结果即会不停的变化。因为化疗法是针对癌细胞的，大同小异，与打仗用炮弹、炸弹差不多，虽能消灭敌人，但自己人也会受损伤的。好的细胞受损伤，必然导致体内失去平衡，将会出现更多意外的。因此建议配合中药，可控制扩散。中医认为扶正即可祛邪，养正则积自除。只用化疗药等于是打阵地战，拼消耗，伤敌一千，自损八百的道理是明摆着的。中西结合，用中医扶正以祛邪，尽量少用化疗药，即是先保存自己，等体质好些，再消灭敌人。用西药化疗者，是打仗用先进武器也。如果体质好，病从何来？体质不好，就不能打阵地战，要打游击战。先让自己壮大，即相持阶段。等自己壮大时，再集中兵力打歼灭战可也。如果一味用化疗药，等于一直打阵地战，消耗战，损伤的是自己体内的能源。暂时可能看不出来，一旦体质消耗过量，即会出现不可逆转的结局。是该先保存自己用中医为主，中西结合，还是拼消耗，打阵地战？用化疗药，等于是兵来将挡，水来土屯。而中医若只用清热解毒，抗癌草药，虽然毒副作用小些，但也只是用小米加步枪打消耗战，结果也是不容乐观的。

真正的中医高手是从整体观念出发，找出体内偏差，纠正偏差，该补则补，攻补兼施，灵活辨证，随时调整方案，而不是一味地用抗癌药。因中医说扶正即是祛邪，试问，体质若甚好，病从何来？故中医有留人治病与治病留人之说。即是体质好的可先治病，病去则人安。体质差的则不可，需先留人，等体质好时，能攻之则攻，或多攻少补，或多补少攻，视病情而定也。总之，此病目前不是只杀灭癌细胞即可没事的道理，而要从长远观点来看。定期观察是肯定要的，但不能等扩散时，再后面再跟着治，要防患于未然！人无远虑，必有近忧。中西医结合，体质好时可用中药扶正，用中药攻毒与少量化疗药。体质差时，用中药扶正，西药也可用补助药。西药不能治气，不能治气虚、气滞、气陷、气脱、气结，而此病却正是气瘀结滞所导致的气血不畅通即会出现瘀阻，瘀积即是瘤也。

一、临证要点

本病的辨证需辨明在气在血、火旺与阴伤的不同及病情的轻重。

1. 辨在气与在血
颈前肿块光滑，柔软，属气郁痰阻，病在气分；病久肿块质地较硬，甚则质地坚硬，表面高低不平，属痰结血瘀，病在血分。

2. 辨火旺与阴伤

烦热、易汗、性情急躁易怒，眼球突出，手指颤抖，面部烘热，口苦，舌红苔黄，脉数者，为火旺；如见心悸不宁，心烦少寐，易出汗，手指颤动，两目干涩，头晕目眩，倦怠乏力，舌红，脉弦细数者，为阴虚。

3. 辨病情的轻重

若肿块在短期内迅速增大，质地坚硬，表现有结节，高低不平，或阴虚火旺症状较重，出现高热，大汗，烦躁，谵妄，神志淡漠，脉疾或微细欲绝者，均为重症。

二、释疑解难

江植成： 瘿病与现代医学的甲状腺疾病相关，中医的治法要点有哪些？

李静： 瘿病与现代医学的甲状腺疾病有关，临证时甲状腺疾病无论有无甲状腺肿大，皆可参照本章辨证论治。如部分甲状腺功能亢进病人，甲状腺并不肿大，但表现为肝火亢盛证，主方为衡通清毒汤，主药为羚羊角。后期表现为阴虚火旺证，主方为衡通滋阴清燥汤，主药为白茅根与羚羊角，可按照此两型辨证论治。

瘿病的病程是一个动态变化的过程，随着病机的转化，在不同的病变阶段具有不同的病机特点。因此，在治疗上应根据不同的病机施以相应的治法及用药。如火盛，宜清热泻火，药用丹皮、栀子、生石膏、黄连、黄芩、青黛、夏枯草、玄参等；如痰凝，宜化痰散结，药用海藻、昆布、浙贝母、海蛤壳、陈皮、半夏、茯苓、制南星、瓜蒌、生牡蛎等；如血瘀，宜活血软坚，药用当归、赤芍、川芎、桃仁、三棱、莪术、丹参、炮山甲等。本病后期，多出现由实转虚，如阴伤，宜养阴生津，药用生地黄、玄参、麦冬、天冬、沙参、白芍、五味子、石斛等；如气虚，宜益气健脾，药用黄芪、党参、白术、茯苓、山药、黄精等；气阴两虚者，药用黄芪、太子参、麦冬、五味子、黄精、玉竹、女贞子等。

瘿病早期出现眼突者，证属肝火痰气凝结。应治以化痰散结，清肝明目。药用夏枯草、生牡蛎、菊花、青葙子、蒲公英、石决明。后期出现眼突者，为诸络涩滞，瘀血内阻所致。应治以活血散瘀、益气养阴。药用丹参、赤芍、泽兰、生牡蛎、山慈菇、黄芪、枸杞子、谷精草等。

中医学的许多消瘿散结的药物，如四海舒郁丸中的海带、海藻、海螵蛸、海蛤壳等药中，许多药物的含碘量都较高，临证时须注意，若患者确系碘缺乏引起的单纯性甲状腺肿大，此类药物可以大量使用，若属甲状腺功能亢进之证，则使用时需慎重。

黄药子具有消瘿散结，凉血降火之功效，治疗痰结血瘀证和肝火旺盛证时可配合应用。但黄药子有小毒，长期服用对肝脏损害较大，必须慎用。用量一般不宜超过 10 克。

治疗本病时应针对不同的证候选择适当的疗程，若瘿肿小、质软、病程短、治疗及时者，多可治愈。但瘿肿较大者，不容易完全消散，治疗时间也较长，为用药方便，可将药物改为丸剂、散剂使用。若肿块坚硬、移动性差增长又迅速者，须排除恶性病变的可能；肝火旺盛及心肝阴虚的轻中证患者，疗效较好，多数可在短期中迅速缓解。

疟　疾

师承切要

师承切要者，师承张锡纯老师疟疾辨证施治之论点，以及笔者领悟与运用张师之学说与临床的心得体会，力求切中要点。《医学衷中参西录》中之治疟疾方中之加味小柴胡汤、治伤寒方，药物篇及医论等论中皆有论及，读者宜细读之。且需将书中论点在临床上正确地运用于西医学中的疟疾，非感受"疟邪"而表现为寒热往来，似疟非疟的类疟疾患，如回归热、黑热病、病毒性感染以及部分血液系统疾病等。

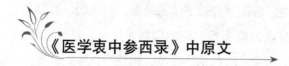

《医学衷中参西录》中原文

加味小柴胡汤

治久疟不愈，脉象弦而无力。

柴胡三钱，黄芩二钱，知母三钱，潞参三钱，鳖甲（醋炙）三钱，清半夏二钱，常山（酒炒）钱半，草果一钱，甘草一钱，酒曲三钱，生姜三钱，大枣（捭开）两枚。

李静讲记

疟疾的治疗以祛邪截疟为基本治则，以寒与热的偏盛进行处理。如温疟兼清，寒疟兼温，瘴疟宜解毒除瘴，劳疟则以扶正为主，佐以截疟。如属疟母，又当祛瘀化痰软坚。

此病近多年来经之甚少，忆及1981年当地疟疾流行，每天忙于诊治病人，不意我也被感染。初始恶寒后则发热，服感冒退热药则愈。隔日又发，方悟是间日疟也。又隔日早上注射奎宁一支至中午未效又发，思之只用西药既不效，当中西结合方可。再隔日早上先注射奎宁针一支，然后服小柴胡汤一剂方才未发。本以为愈矣，时当秋季，当地一老年朋友告知我说本地人犯此病不可服食秋后的南瓜，服则犯此病。我疑之，说书上未有载也，故意服食南瓜数日并未发病，不料又过了数日突然恶寒发热，第一日仍以为是感冒，服些感冒解表药则热退。不料隔日又发热，明白是疟疾病又发也。后隔一日早上又先注射奎宁针一支，继服小柴胡汤，满以为是愈此病的最佳方案，谁知这次竟不见效。至午则高热，并意识不清，至晚上方退热。思之上次为寒热往来，此次为为但热不恶寒，无怪服小柴胡汤不效，当为白虎汤证，后日当服白虎汤以治之。哪知未等到后日，第二天中午则又高热。原来间日发，今则为每日连发以至如此。乃急服大剂白虎汤并加党参、生山药、玄参、白茅根，煎成分数次服之，次日高热未发。唯精神不佳，不能入眠，服西药安眠剂方能入睡，数日方始恢复，此病至今记忆犹新。

白虎汤在多年前西医输液未普遍应用时最为常用，我在临床上常用之。初学医时读《医学衷中参西录》，受其启发甚多。张锡纯老前辈人称张石膏，其用生石膏和白虎汤，以及白虎加人参汤可谓神矣。其用生山药代方中粳米我必用之，其主张虚加人参，妇女产后以玄参代知母，我则不去知母再加玄参，以增滋阴退热之效，并师其意再加白茅根，热重再加西药安乃近片等退热之品。

唯此方用量大时须多煎分次服下方可。我对此类病人常告知用此方分次服之，就好像西医输液一样。西医肌肉注射青霉素一次为80万U而已，而输液则可用至600万～800万U，因为是缓慢输入的。中医用大剂白虎汤也是如此，分数次服下也像西医输液一样的，也是为了使药力常继。西医是补液加消炎，不过名称不同，中医滋阴即是补液，如此而已，而且价格便宜，效果并不慢。而在用白虎汤时，必加人参或党参，阴虚明显者或加北沙参或西洋参再加玄参、白茅根，以生山药代粳米，生石膏量则最少30克，多则为90克或至120克或更多，唯须多次分服而已。

前辈名医张锡纯氏说白虎汤常用之，而承气汤一年也难用一次诚为可信。其遇承气汤证也往往用白虎汤加味而治之，因大承气汤用不对证则有伤人之虑也。其变通用方药实是从经验之中得来，我辈当熟读之，方能用之得心应手。

而《经方实验录》之作者，近代经方大家曹颖甫先生对白虎汤亦常用之。其论如下，不可不读。

"桂枝汤为温和肠胃之方，白虎汤则为凉和肠胃之方。桂枝证之肠胃失之过寒，故当温之，温之则能和。白虎汤证之肠胃失之过热，故当凉之，凉之则亦能和。和者，平也，犹今人所谓水平，或标准也。失此标准则病，故曰太过或不及，犹言其病一也。桂枝汤证肠胃之虚寒，或由于病者素体虚弱使然，或由于偶受风寒使然，或更合二因而兼有之。白虎汤证肠胃之实热，容吾重复言之，或由于病者素体积热使然，或由于由寒化热使然，或竟由直受热邪使然，或竟合诸因而兼有之。来路不一，症状参差，而医者予以方，求其和则同，方药不一，而方意则同。桂枝汤有桂芍以激血，生姜以止呕，同是温胃。白虎汤之石膏、知母同是凉胃，大枣免胃液之伤，粳米求胃津之凝，余下甘草一味，同是和肠，防其下传。两相对勘，一无循形。"

一、临证要点

本病为蚊虫传播，故应加强灭蚊、防蚊措施。疟疾发作期应卧床休息。寒战时加盖衣被，注意保暖，多饮热开水；发热时减去衣被。如高热不退，可予冷敷，或针刺合谷、曲池等穴。瘴疟神志昏迷者，应加强护理，注意观察病人体温、脉搏、呼吸、血压和神志变化，予以适当处理。汗出后用温水擦身，换去湿衣，避免吹风。服药宜在疟发前2小时，发作时不宜服药或进食。饮食以易于消化，富有营养之流质或半流质为宜。久疟要注意休息，加强饮食调补，如多进食瘦肉、猪肝、桂圆、红枣等。有疟母者，可食用甲鱼滋阴软坚，有助于痞块的消散。

二、释疑解难

江植成：疟疾的治疗临证少见，但观老师所论，明白了中医仍是整体出发，辨证施治，与西医大不相同，那么治疗要点是什么？

李静：①疟邪伏藏于半表半里，属少阳经脉部位，故历来有"疟不离少阳"之说。在治疗上，一般多使用柴胡之剂，但必须辨证，不能见到疟疾一概使用之，临床应掌握寒热往来的症状特点使用为宜。②疟疾的治疗可在辨证的基础上选加截疟药物，常用药如：常山、青蒿、槟榔、马鞭草、豨莶草、乌梅等。此外，服药时间一般以疟发前2小时为宜。若在疟发之际服药，容易发生呕吐不适，且难以控制发作。③瘴疟来势凶猛，病情险恶，治疗宜重视解毒除瘴。如出现神昏谵语、痉厥抽风等严重症状时，宜早投清心开窍药物，必要时进行中西医综合治疗。

第五章　肾系病证

水　肿

师承切要

师承切要者，师承张锡纯老师水肿辨证施治之论点，以及笔者领悟与运用张师之学说与临床的心得体会，力求切中要点。《医学衷中参西录》中之治癃闭方、治淋浊方、治伤寒方、治温病方、药物篇及医论等论中皆有论及，读者宜细读之。且需将书中论点在临床上正确地运用于急慢性肾小球肾炎、肾病综合征、继发性肾小球疾病以及心性水肿、肝性水肿、营养不良性水肿、功能性水肿、内分泌失调引起的水肿等。

《医学衷中参西录》中原文

白茅根汤

治阴虚不能化阳，小便不利，或有湿热壅滞，以致小便不利，积成水肿。

白茅根（掘取鲜者去净皮与节间小根细切）一斤。

将茅根用水四大碗煮一沸，移其锅置炉旁，候十数分钟，视其茅根若不沉水底，再煮一沸，移其锅置炉旁，须臾视其根皆沉水底，其汤即成。去渣温服多半杯，日服五六次，夜服两三次，使药力相继，周十二时，小便自利。茅根鲜者煮稠汁饮之，则其性微凉，其味甘而且淡。为其凉也，故能去实火。为其甘也，故能清虚热。为其淡也，故能利小便。又能宣通脏腑，畅达经络，兼治外感之热，而利周身之水也。然必须如此煮法，服之方效。若久煎，其清凉之性及其宣通之力皆减，服之即无效矣。所煮之汤，历一昼夜即变绿色，若无发酵之味，仍然可用。

李静讲记

张先生此论水肿，首辨阴阳，次辨表里、寒热、虚实，故有表里分消汤之论。并有脉浮者为邪在表宜发汗，脉沉者为邪在里宜利小便之论。辨寒热从脉之有力无力来辨，对脉之有力者每先发其汗，此与仲景《金匮要略》之"桂芍知母汤"汗利兼施法看似略同，实则不同也，与西药之利尿剂更不同也。其表里分消汤为治水肿之实且偏热者，故用麻黄、石膏、滑石与阿司匹林组方，实则为中西结合之法。表里分消者，是石膏可清内热且有表散之功，滑石清热祛湿亦有表散与利小便之功效，故亦为汗利兼施法。此与仲景之"桂芍知母汤"同为汗利兼施，表里分消，而"桂芍知母汤"用于水肿之风寒湿热之水肿，为调和营卫之偏于阳虚者；表里分消汤用于风湿热水肿之偏实者，阴虚可加白茅根以滋阴发表利小便，先生擅用之。我受先生启发，每重用白茅根、生白芍治阴虚小便不利，利水而阴不致伤。气虚则加人参、黄芪。先生并详论黄芪为水肿之偏虚者之要药，指出水肿病实者少，偏虚者多。湿热小便不利者先生倡用车前子，因寒者用椒目、生硫黄。总之，临证需辨证，找出偏差，纠而正之，不可图一时之快，此即张先生阴虚者多用利水药则伤阴，阳虚者，多用利水药则伤阳之说。现代人患水肿皆用西药利尿剂，效故速也，然阴液之耗损亦在所必然，故每见水肿病人久服利尿剂导致阴虚内燥、气血瘀滞、津枯液竭者屡见不鲜，医者宜注意领会之。

案例一：

1981 年治张姓女孩，年八岁，患急性肾炎，通身肿胀，头面尤为明显。西医用青霉素类抗生素效不显。察舌淡苔白，脉紧数，诊断为风水，处以麻黄汤合五皮饮：

麻黄 10 克，杏仁 10 克，桂枝 10 克，甘草 3 克，陈皮 6 克，茯苓皮 30 克，桑皮 10 克，大腹皮 10 克，姜皮 3 克，嘱先服三剂以观疗效。

患女之父去一药店买药，有一老药师七十余岁说小孩太小如何能用如此大量，将诸药均改为三克与之十剂，说要慢慢服之。患者家长来问并说也觉量太小，恐不能胜病，我说量太小矣，可三剂并作一剂煎服，家长说我已于她服过了，是三剂并作一剂煎的，服过全身出汗，肿已大消。嘱其三剂并一剂可也，服完后照原方服之，嘱其与药店讲明情况，千万不可再更改剂量，每次取三剂，服后看病情如何再定。后病情继续好转，原方加减服至二十余日肿消症失。

案例二：

肖姓女，年四十四岁，面及四肢肿胀数月，医院诊断不明，既非肾炎，也非肝性水肿，故服药无效来求诊中医。视其舌红紫，舌尖有红紫斑，苔薄白舌后略腻，脉弦滞涩。询知其月经不调，经前乳胀腹胀，经来多瘀血块、眠差、便秘。此证辨病西医查不出问题，而中医辨证为气滞血瘀，风湿热瘀滞为患。面肿属风，舌红紫舌尖红紫斑与便秘属热瘀积滞。四肢肿胀是为湿，经来乳胀腹胀，经来多瘀血块是为气滞血瘀。气滞血瘀则气化不畅，风湿热为之瘀积。此为功能性病，气血瘀滞，故西医不能查出。然气血瘀滞则体内失衡，故宜疏通气血，衡通法之衡通汤为首选。风湿热之瘀滞用桂芍知母汤调其营卫，汗利兼施，治标又治本。其体颇丰，且有瘀热便秘，故加黄连、大黄以清热通下，方用衡通汤：

当归、川芎、桃仁、红花、赤芍、柴胡、川牛膝、枳壳、桔梗、炙甘草、生地黄、炮山甲、三七粉（药汁送服）各 10 克。

桂芍知母汤：

桂枝12克，麻黄10克，黑附子12克，防风10克，白术10克，知母24克，白芍24克，炙甘草10克，生姜10克，黄连6克，大黄3克。七剂。

二诊：服药七剂，肿胀大减，上方黄连减为3克，七剂。

三诊：服药后，肿胀全消。嘱服衡通散二月，以疏通气血，散其瘀滞。

江植成：您老安徽的朋友肾病综合证，您用"桂芍知母汤方"一方而效，"桂芍知母汤"不是治风湿痹证的吗？治肾病综合证为何也有效？道理是什么？

李静：此肾病综合证用桂芍知母汤乃张仲景《金匮要略》历节病篇之名方，经方也。原文："诸肢节疼痛，身体尪羸，脚肿如脱，头眩短气，温温欲吐，桂枝芍药知母汤主之。"方中桂枝温通血脉，麻黄、附子、防风、白术、生姜祛风散寒除湿，知母、芍药清热养阴，用量可随证加减。偏寒加重桂、附、麻黄，热重知母、白芍重之，甚则可加桑枝、地龙、忍冬藤。热重甚者非用桂枝、羚羊角不可，施今墨先生治热痹用"紫雪丹"可谓独出心裁也，病久入络者则须虫类药方可胜任。临床上遇风湿病及风湿水肿通身肿胀患者均首选用之，辨证施治，每收佳效。

此证用此方与张锡纯先生之表里分消汤有异曲同工之妙。张先生之表里分消汤为治水肿之偏风热之证，表之散之汗之则病可愈之，"桂芍知母汤"同为汗利兼施法，然其组方用药不同，故治之证亦不同。桂芍知母汤随证施治，变通用药，可治风寒湿热之痹证，则亦可治风寒湿热并有水肿证。方中之药有调和营卫，汗利双施之功用，关键在于药量之加减配伍。阳虚重者，重用桂、附，脾虚重者重用白术，风重者重用麻黄、防风，热重者重用白芍、知母。

我的朋友冯先生之夫人患肾病综合证，其全身肿胀。有是证，用是方，桂芍知母汤为治通身肿胀之方，不管是风湿水肿，还是肾病综合证水肿，只要是需要汗利兼施者，都可用之。后冯先生多次来电话，说肿胀已消，已经服了二个月了，要不要换方。我嘱其隔日服一剂以巩固疗效，效不更方也。

麻黄汤的发汗解热，宣肺祛痰，止咳平喘，利水消肿的作用是肯定的。近代药理研究也证明麻黄能通过发汗而迅速解热。麻黄的兴奋中枢，收缩血管，升高血压的作用是明显的，剂量大时尤为突出，故有人畏用之。然现代研究单味中药的作用并不能代表方剂组合后的功效，中医也从来没有不加辨证而用麻黄汤的。中医不传之秘主要在量和配伍方面，不同组方与不同的病则效果亦不同。实验证明，疗治气管炎、肺气肿、肺心病之咳喘、风湿病及水肿病均用麻黄取效。凡此类症状，阴虚者须加滋阴之品，如生地黄、麦冬、沙参、玄参、山药等。血虚者加阿胶、熟地黄、当归、白芍；气虚者加人参、黄芪、山萸肉；热加黄芩、黄连、知母；外感风热加用银花、连翘、浮萍、薄荷、蝉蜕，则又与张先生之"表里分消汤"同意也，夫贵在于临证变通也。

李洪波：郭姓女淋巴癌广泛转移，重度水肿，以致病情危重，不能翻身，只能服食米汤，西医抽液数次，仍复积液。初诊视其肿势其剧，且有重度黄疸。老师辨为阴黄，而用张先生之鸡䏶茅根汤合滋阴清燥汤又加羚羊角，一服则效，二诊肿消大半，三诊时面肿大消，下肢小腿及足部退一层壳。服药六剂，效速如此，那么此证之水肿是属阳水？阴水？老师当时的思路是什么？

李静：此证属阴水无疑。其黄疸非阳黄，其水肿亦非阳水也。此证属阴虚不能化阳，气化不行，故致水肿。张先生之白茅根汤主治阴虚不能化阳，故为方中主药。然此证水肿只是一个症状，而其癌症扩散至脏腑，气血虚极，气化不通导致阴虚火瘀之极，故水肿非为本病，只是标也。既辨出虚极热极是为本，水肿与黄疸只是标，故当补其虚，清其热，滋阴以利水。阴虚得纠则阳气得化，气化通则水自利，肿自消，黄自祛也。既辨为阴水，则又明其虚极，故不可攻之，其久病之瘀也不可攻之。故衡通汤未用之，然则此滋阴、益气、健脾、清热、利水法亦为衡通法是也！

水肿论治张锡纯先生论之甚详，早年在农村行医水肿病颇多，医案尚存，闲时捡出以求验证。而现代人多用西药利尿剂，故中医所诊之水肿病日见减少，且多为后期危重患者，故水肿已不为其主症也，然其证治不可不知。

一、临证要点

1. 概念

水肿是指体内水液潴留，泛滥肌肤，表现以头面、眼睑、四肢、腹背，甚至全身浮肿为特征的一类病证。

2. 病因病机

病因有风邪袭表、疮毒内犯、外感水湿、饮食不节及禀赋不足、久病劳倦。形成本病的机理为肺失通调，脾失转输，肾失开阖，三焦气化不利。

3. 辨证要点

临床辨证以阴阳为纲，分清病因、病位，还须注意寒热、虚实的错杂与转化。

4. 治疗原则

发汗、利尿、泻下逐水为治疗水肿的三条基本原则。

5. 治疗方法

阳水应以驱邪为主，发汗、利水、解毒或攻遂；阴水当以扶正为主，温肾健脾；对于虚实夹杂者或先攻后补，或攻补兼施，须视证的性质、轻重、转变趋势而灵活应用，各种治法中尤应慎用攻逐法，以免伤正。

6. 预后

一般而言，阳水易消，阴水难治，由于疮毒内侵及饮食不足所致水肿，治疗得当，水肿可望治愈。若阴水日久，导致正气大亏，肺、脾、肾三脏功能严重受损，则难向愈。且常易转变为关格、癃闭、胸痹、心悸、眩晕等证。

二、释疑解难

学生曾泽林：水肿的治疗要点是什么？如何掌握攻邪逐水的要点？

李静：水肿的治疗要点是辨阴阳，而此需较高的临诊辨证能力。因此，掌握不同病因致病特点，以及不同脏腑病损的证候特征，有利于提高临床辨证能力。对于几个病因夹杂，多个脏腑同病者，须结合病史及水肿病机传变规律综合分析。

1. 正确使用攻下逐水法

适应证：全身高度浮肿，气喘、心悸、腹水、小便不利、脉沉而有力者。

注意：使用该法，宜抓紧时机，以祛水为急，使水邪从大小便而去，可用十枣汤治疗，但应中病即止，待水肿衰其大半即应停药，以免过用伤正，俟水退后，即行调补脾胃，以善其后。病至后期，脾肾两亏而水肿甚者，若强攻之，水稍退可暂安一时，但攻逐之药多易伤正，究属病根未除，待水邪复来，势更凶猛，病情反重。正如《丹溪心法·水肿》中所指出："不可过用芫花、大戟、甘遂猛烈之剂，一发不收，吾恐峻决者易，固闭者难，水气复来而无以治之也。"所以逐水峻药应慎用。

2. 活血化瘀利水法的应用

对于瘀血之水肿，活血化瘀利水法往往是提高水肿疗效的重要环节。临诊选方，对湿热瘀积之水肿，可选用三妙丸合血府逐瘀汤，以清热利湿、祛瘀利水。对寒湿瘀结之水肿，可用麻黄附子细辛汤合桃红四物汤，以散寒除湿、逐瘀消肿。气虚阳微、瘀水交阻之水肿，用附桂八味丸合桃红四物汤加黄芪，以温阳益气、通瘀利水。肝肾阴虚之水肿，方用六味地黄丸合桃红四物汤加鸡血藤、桑寄生，以滋阴养血化瘀行水。现代药理研究显示：活血化瘀之中药具有扩张血管，改善微循环，增加肾血流量，抑制血小板聚集，增加纤维蛋白溶解活性，抗缺血缺氧，抑制抗体产生等作用。对于各种心脏病、心衰、肝硬化、肾衰所致水肿，效果良好。

3. 慎用肾毒性药物

若因治疗他病，而使用抗生素等药物时，须考虑到药物对肾脏的毒副作用，做到合理选择品种，合理调整剂量及用药时间，避免使用氨基糖苷类抗生素等肾毒性药物。此外，近年研究发现：含有马兜铃酸的中药，如马兜铃、关木通、木防己、益母草等亦有一定肾毒性。对水肿病人应避免大剂量、长时间使用，详见癃闭篇。

淋　证

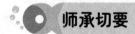

师承切要者，师承张锡纯老师淋证辨证施治之论点，以及笔者领悟与运用张师之学说与临床的心得体会，力求切中要点。《医学衷中参西录》中之治淋浊方、治癃闭方、治伤寒方、治温病方、药物篇及医论等论中皆有论及，读者宜细读之，且需将书中论点在临床上正确地运用于西医学所指的急、慢性尿路感染，泌尿道结核，尿路结石，急、慢性前列腺炎，膀胱炎，乳糜尿以及尿道综合证等病证。

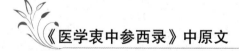

《医学衷中参西录》中原文

清肾汤

治小便频数疼涩，遗精白浊，脉洪滑有力，确系实热者。

知母四钱，黄柏四钱，生龙骨（捣细）四钱，生牡蛎（炒捣）三钱，海螵蛸（捣细）三钱，茜草二钱，生杭芍四钱，生山药四钱，泽泻一钱半。

李静讲记

治疗原则需分虚实，实证治宜清热利湿通淋；虚证宜培补脾肾。并根据六淋的不同，配用止血、排石、行气、活血、泄浊等法。

急则治标，缓则治本，治当先标后本或标本兼顾。虚实夹杂时，治标治本应有侧重。一般标急者，先予治标，标证缓解转予治本；若标邪不著，则标本兼顾治疗。

案例一：

张姓老太太，年六十岁，自述尿急、尿频、尿灼热二年余，屡治不愈，上大医院，只检查费用共花去一万多元，终因查不出病因而只服消炎药，故终不见效。视其体颇丰，外观无病状，舌紫，苔薄，脉弦，余无他证。思之再三，此证非热淋，非石淋，又非气淋、膏淋故辨为气滞血瘀夹热，属慢性热淋。而肝络阴器，此证病久有瘀热，必为肝热也，故处衡通清肝汤：

当归、川芎、桃仁、红花、赤芍、柴胡、川牛膝、枳壳、桔梗、炙甘草、炮山甲、三七粉（药汁送服）各10克，白茅根、夏枯草、蒲公英、金银花、紫草各30克，连翘12克，羚羊角6克。

服一周即效，三周愈。

案例二：

王姓男，三十二岁，学生周进友请会诊。患尿路结石，经碎石机治疗，消炎药与排石中药均在服用，B超显示已无大块结石，而仍感觉尿道疼痛不适。视其舌淡苔白润滑，脉缓无力，辨证肝肾阳虚偏寒，处以衡通温通汤方：

当归、川芎、桃仁、红花、赤芍、柴胡、川牛膝、枳壳、桔梗、炙

甘草、生地黄、炮山甲、三七粉（药汁送服）各10克，桂枝10克，黑附片10克，生姜12克，皂角刺12克。七剂。

服一周即效，三周痊愈。

周进友问：老师，此证为何与众不同？碎石机碎过B超查已无大的结石了，为何仍有尿道疼痛呢？现代都用碎石机治大的结石，对小的结石一般都服西药、中成药或中药方，我不明白为何有效的少，不效的多？

李静：此证本属阳虚，肝肾气血俱虚。服用大量消炎药与排石清热祛湿的药，反致体内偏虚寒，气化因虚寒而不通，是为娇枉过正也。如再服消炎药与清热解毒药，化石祛湿是雪上加霜也。现代医学用碎石机固然有效，但此只能治其结石，而不能治其未发之结石。亦即能治其结石然，不能治其为何长结石之所以然也。治用衡通法，找出偏差纠而正之是为衡通法。衡通汤疏通气血，理冲散化其瘀积。脏腑气血通畅，风火湿热燥结无处遁形，人之津液不被灼耗，结石何以能生？此治病求本之理也。

然用此方，亦需辨证而后用之。如其湿热重，加重滑石，再加金钱草、土茯苓可也。寒湿重加附子、桂枝、白术可也。阴虚加生地黄、沙参，气虚加参、芪，临证灵活运用，方为治医之道也。

案例三：

冯姓女，二十八岁，患肾盂肾炎五年，久治不愈，屡屡发作，察其体质尚可。舌紫红苔薄黄，每于劳累或生气时发作。典型症状为小便时尿道有灼热痛感，白带不多，时有腰痛。其月经正常，结婚五年余，婚后不久即流产一次，即患上此病，至今未敢再怀孕。其夫说五年来我们打工的钱全花在此病上了，我现在看到医院都害怕了。

细诊其病，看其体质胖壮，症状不太明显，疑其患有支原体尿道炎，患者说不会的，我此病治了五年，都是按照肾盂肾炎来治的，查验小便有白细胞且尿蛋白（＋）。西医诊断肾盂肾炎相当于中医之淋证，而中医之淋证有五淋，视其症状当属热淋。岳美中老师治肾盂肾炎用经方猪苓汤原方有特效，而此证既有阴虚燥热，且其长期治疗抗菌消炎药已用过不少，思之久病必有瘀，猪苓汤原方恐难胜任，乃处以滋阴清燥汤，方中白芍重用90克，合血府逐瘀汤嘱先服用二周，以观效果。

服后来诊诉症状大减，但尿检仍有阳性。又与上方加生鸡内金20克，炮山甲10克。服至三月，发作明显减少，偶有发作但尿道灼热感很轻，一会即消失，尿检仍有白细胞。我辞其另请高明，患者不愿，说我相信您，我也知我病难治，现经您治已经有效，您要想办法给我彻底治好。我对病人说，根据我的经验，小便时尿道有灼热感的一般都会有支原体感染的。你现不愿做检查，我给你用几味中药制成散剂，你可用温开水送下，再治一个时期，如再不愈，你夫妇必须做支原体培养，患者答应了。乃处以滑石、生蒲黄、生鸡内金、山甲、葶苈子各等份制为散剂，每天服三次，每次10克。

患者服此方二月，症状又减依然有发作，但间隔时间延长，二月内偶有一二次小发作，不到一分仲即止。疑其夫妻有支原体交叉感染，患者说五年来我们一直采用避孕措施，性生活都带安全套。我说如有支原体间接也可传染，衣服、被子、便盆、浴巾均可传染，坚持让患者做支原体培养，二天后培养显示支原体阳性（＋），其夫培养前列腺液支原体亦为阳性（＋）、白细胞（＋）、卵磷脂小体（＋＋）。告知患者数年来你一人治疗，你们虽然采取措施，但夫妻生活在一起，衣物等用俱皆在一起应用，很难说不感染。你夫体质健壮，没有不适的感觉，故从未想到有支原体，所以一直未能治愈。慢性支原体尿道炎属于非淋菌性尿道炎，可导致尿道狭窄。我一直给你用活血化瘀、清火滋阴之药，你现在气血已畅通，加用治疗支原体之西药很快可愈。

后处以西药"大观霉素"每天4克，肌肉注射，红霉素片每日四次，每次0.5克，治疗二周，因其身高体壮，故可用此量，二周后支原体培养均为（－）而告治愈。其夫除用大观霉素4克肌肉注射外，另加用前列腺局部注射川参通注射液组合克林霉素0.6克每日一次，连用十二次为一疗程，停药二十天后检验前列腺液均为正常，支原体（－）。

按：此病治愈费时过长，分析原因其一是病程长达五年之久，导致气滞血瘀夹热阴虚内燥，西医认为尿道狭隘之形成。其二如早做支原体检查夫妻同治，定不会疗程如此之长，几近半年。幸患者深信不疑，坚持治疗，终获痊愈。

一、临证要点

1. 概念

以小便频数、淋沥刺痛、小腹拘急引痛为主症。根据病因和症状特点不同，可分为热淋、血淋、石淋、气淋、膏淋、劳淋六证。

2. 淋证的基本病机

湿热蕴结下焦，肾与膀胱气化不利。病理因素为湿热。病位在膀胱与肾。病理性质初病多实，久则转虚，或虚实夹杂。

3. 辨证

首辨淋证类别，再审证候虚实，三别标本缓急。初起湿热蕴结，膀胱气化失司者属实，治以清热利湿通淋；病久脾肾两亏，膀胱气化无权者属虚，治宜培补脾肾；虚实夹杂者，宜标本兼治。并根据各个淋证的特征，或参以止血，或辅以行气，或配以排石，或佐以泄浊等。

4. 淋证的预后

热淋、血淋、石淋初起，病情轻者一般预后良好，若处理不当可致热毒入营血；或久淋不愈，脾肾两虚，发为劳淋；甚者脾肾衰败，成为水肿、癃闭、关格；或肾虚肝旺，成为头痛、眩晕；或石阻水道，水气上凌心肺等重证。膏淋久延可致消瘦乏力，气血两虚之证。

二、释疑解难

江植成：中医的淋证与西医的淋病有何异同？辨治要点是什么？

李静：首先要正确分辨淋证的兼夹、转化，明辨标本虚实。淋证是内科常见病证，临床病人病情复杂多样，同一患者常可发生数种淋证并存，虚实夹杂，甚或兼夹消渴、水肿、癃闭等证。辨证时，既要掌握淋证共性，又要熟悉各淋证的特征，通过病因分析，虚实判别，正确分辨各种淋证兼夹、转化，避免教条套用书本知识。必要时，用西医实验室检查作为辅助，明确病因、病机、病位、虚实以及标本缓急。西医之淋病有淋菌性尿道炎与非淋菌性尿道炎之分，中医则分为五淋。临证可结合西医辨病，然后用中医辨证。中医治病八法辨证相当重要，而我常用衡通法找出偏差，实则是八法并用也。

急则治标，缓者治其本是其要点。对于病情复杂的淋证病人，应正确采用急则治标，缓者治本的治疗原则。如劳淋兼夹热淋，劳淋为本，热淋为标，正虚为本，湿热为标，考虑湿热已上升为主要矛盾，诊疗时应以热淋为急务，采用清热解毒、利尿通淋之治则，待湿热已清，转以扶正为主。另一方面，如有对本证影响不大的兼证存在时，还应抓住主要矛盾。以石淋兼夹血淋而言，石淋是病因，属本证，血淋是石淋的兼症，属标证，如若血淋不严重，不上升为主要矛盾时，治疗仍应以排石通淋为主，止血为辅。只有做到本证除，才能达到标证愈，因此临证抓住主要矛盾是治疗的关键。

还需注意忌汗、忌补的正确运用。淋证的治法，古有忌汗、忌补之说，如《金匮要略·消渴小便不利淋病篇》说："淋家不可发汗。"《丹溪心法·淋》说："最不可用补气之药，气得补而愈胀，血得补而愈涩，热得补而愈盛。"验之临床实际，未必都是如此。淋证往往有畏寒发热，此并非外邪袭表，而是湿热熏蒸，邪正相搏所致，发汗解表，自非所宜。因淋证多属膀胱有热，阴液常感不足，而辛散发表，用之不当，不仅不能退热，反有劫伤营阴之弊。若淋证确由外感诱发，或淋家新感外邪，证见恶寒发热、鼻塞流涕、咳嗽咽痛者，仍可适当配合运用辛凉解表之剂。因淋家膀胱有热，阴液不足，即使感受寒邪，亦容易化热，宜避免辛温之品。至于淋家忌补之说，是指实热之证而言，诸如脾虚中气下陷，肾虚下元不固，自当运用健脾益气、补肾固涩等法治之，不必有所禁忌。

故博采兼收，扩大立法思路是为大法。在淋证治疗中，不应拘泥于教材中的一些治法及方药，应博采古今有效之方法。对热淋，其主要病理因素是湿热，但在临床，还可见肝经火旺及心火偏盛者，治疗上以八正散为基础方外，还可配合龙胆泻肝汤或导赤散加减用药。对石淋的治疗，使用利水通淋、排石消坚的中药外，加用行气活血、化瘀软坚中药，疗效更佳。有报导实验研究提示：穿山甲片、王不留行、当归、桃仁等中药具有使结石变脆的药理作用；大黄、川芎、牛膝可增强输尿管蠕动，促进结石排出。因此对于石淋日久不愈者，或石淋兼有瘀象者，可在石韦散的基础上配以理气活血化瘀之品。

（附）尿 浊

师承切要

师承切要者，师承张锡纯老师尿浊辨证施治之论点，以及笔者领悟与运用张师之学说与临床的心得体会，力求切中要点。《医学衷中参西录》中之治淋浊方、治癃闭方、治伤寒方、治温病方、药物篇及医论等论中皆有论及，读者宜细读之，且需将书中论点在临床上正确地运用于西医学中的乳糜尿以及以小便混浊，白如泔浆，尿时无涩痛不利感为主证的尿浊疾患。

《医学衷中参西录》中原文

舒和汤

治小便遗精白浊，因受风寒者，其脉弦而长，左脉尤甚。

桂枝尖四钱，生黄三钱，续断三钱，桑寄生三钱，知母三钱。

服此汤数剂后病未痊愈者，去桂枝，加龙骨、牡蛎（皆不用煅）各六钱。

东海渔者，年三十余，得骗白证甚剧。旬日之间，大见衰惫，惧甚，远来求方。其脉左右皆弦，而左部弦而兼长。夫弦长者，肝木之盛也。木与风为同类，人之脏腑，无论何处受风，其风皆与肝木相应。《内经》阴阳应象论所谓"风气通于肝"者是也。脉之现象如此，肝因风助，倍形其盛，而失其和也。况病患自言，因房事后小便见风，从此外肾微肿，遂有此证，尤为风之明征乎。盖房事后，肾脏经络虚而不闭，风气乘虚袭入，鼓动肾脏不能蛰藏（《内经》谓肾主蛰藏），而为肾行气之肝木，又与风相应，以助其鼓动，而大其疏泄（《内经》谓肝主疏泄），故其病若是之剧也。为拟此汤，使脉之弦长者，变为舒和。服之一剂见轻，数剂后遂痊愈。以后凡遇此等证，其脉象与此同者，投以此汤无不辄效。

李静讲记

1. 湿热内蕴证

小便混浊色白或黄或红，或夹凝块，上有浮油。或伴血块，或尿道有灼热感，口苦，口干。舌质红、苔黄腻，脉濡数。证机概要为过食肥甘，中焦湿热，脾失升降，清浊不分。治法：清热利湿，分清泄浊。代表方：程氏萆薢分清饮加减。本方清利湿热，分清泄浊，用于脾胃湿热下注膀胱的尿浊。常用药：萆薢、石菖蒲、黄柏、茵陈、滑石、车前子清热利湿泄浊；莲子芯、连翘、丹皮、灯心草健脾清心。加减：若小腹胀，尿涩不畅，加台乌药、青皮、郁金疏利肝气。伴有血尿加小蓟、藕节、白茅根凉血止血。

2. 脾虚气陷证

尿浊反复发作，日久不愈，状如白浆。兼小腹坠胀，神倦无力，面色无华，劳累或进食油腻则发作加重。舌舌淡、苔白，脉虚软。证机概要：病久脾虚气陷，精微下泄。治法：健脾益气，升清固摄。代表方：补中益气汤加减。本方补中益气，升清降浊。用于中气下陷，精微下泄之尿浊。常用药：党参、黄芪、白术补益中气；山药、益智仁、金樱子、莲子、芡实健脾固摄；升麻、柴胡升清降浊。加减：若尿浊夹血，加藕节、阿胶、旱莲草补气摄血。若见肢冷便溏，可加附子、炮姜温补脾阳。

3. 肾元亏虚证

尿浊日久不愈，小便乳白如脂膏，腰膝酸软，头晕耳鸣。兼精神萎靡，消瘦无力，偏于阴虚者，烦热，口干；偏于阳虚者，面色㿠白，形寒肢冷，舌质红，脉细数；或舌质淡红，脉沉细。证机概要：肾失固摄，脂液下漏。治法：偏肾阴虚者，宜滋阴益肾；偏于阳虚者，宜温肾固摄。代表方：偏肾阴虚者，用知柏地黄丸加减；偏肾阳虚者，鹿茸固涩丸加减。前方滋养肾阴，用于肾阴不足之尿浊，后方温肾固摄，用于肾阳虚衰的尿浊。常用药：熟地黄、山药、山茱萸、枸杞子滋养肾阴；鹿茸、附子、菟丝子、肉桂、补骨脂温补肾阳；桑螵蛸、龙骨、益智仁、芡实收敛固摄；茯苓、泽泻利湿健脾。加减：若尿浊夹血者，加阿胶、生地黄、旱莲草养血止血。兼夹湿热者，加知母、黄柏清化湿热。兼有脾气不足者，加黄芪、党参、白术健脾益气。

癃　闭

师承切要

师承切要者，师承张锡纯老师癃闭辨证施治之论点，以及笔者领悟与运用张师之学说与临床的心得体会，力求切中要点。《医学衷中参西录》中之治癃闭方、治淋浊方治伤寒方、治温病方、药物篇及医论等论中皆有论及，读者宜细读之。且需将书中论点在临床上正确地运用于西医学中各种原因引起的尿潴留及无尿症。如神经性尿闭、膀胱括约肌痉挛、尿道结石、尿路肿瘤、尿道损伤、尿道狭窄、前列腺增生症、脊髓炎等病所出现的尿潴留以及肾功能不全引起的少尿、无尿症。

《医学衷中参西录》中原文

寒通汤

治下焦蕴蓄实热，膀胱肿胀，溺管闭塞，小便滴沥不通。

滑石一两，生杭芍一两，知母八钱，黄柏八钱。

一人，年六十余，溺血数日，小便忽然不通，两日之间滴沥全无。病患不能支持，自以手揉挤，流出血水少许，稍较轻松。揉挤数次，疼痛不堪揉挤。徨无措，求为延医。其脉沉而有力，时当仲夏，身复浓被，犹觉寒凉。知其实热郁于下焦，溺管因热而肿胀不通也。为拟此汤，一剂稍通，又加木通、海金沙各二钱，服两剂痊愈。

李静讲记

起病急骤或逐渐加重，主症为小便不利，点滴不畅；甚或小便闭塞，点滴全无，每日尿量明显减少。触叩小腹部可发现膀胱明显膨隆等水蓄膀胱证候，或膀胱内无尿液。甚或伴有水肿、头晕、喘促等肾元衰竭证候。多见于老年男性或产后妇女及腹部手术后患者；或患有水肿、淋证、消渴等病，迁延日久不愈之病人。

案例一：

忆1985年曾治一王姓老者，年已七十，患癃闭证，即现代之前列腺增生合并炎症，其来询中药能治否。视其舌光无苔，询其症状是尿点滴而下，腹胀，其阴虚内燥之征明显。其老者说年轻时在中药店干过多年，中药药性比较懂，询有何中药单方可治之。告之白茅根、生白芍，并说要大量，白茅根最好是鲜的每剂用六两，白芍生的用六两。老者说我干了好多年中药店，从未听说或见过用如此大量茅根与六两白芍的，我不敢用。

数日后又来，说打了一周的青霉素不见效果，你那个方子能不能量小一点，让我先服一下。告之量小则效亦小，如担心量大可煎好后分数次服之无妨。老者说先给我一剂试试。后一周老者来说，此方可神了，我服了一天即能感觉小便大顺，并且大便亦畅通了。这一剂药我服了一周了，每天在服，还有效力。中药单方真是不可思议，一剂药的效果如此之好，而且只有二味药。告知此方只是对你的症而已，如是换了别人，效果未必皆能如此神效。因你是阴虚内燥之体，白茅根、生白芍可滋阴，增加水分，你的体内水分多了，内燥得以改善，故二便得通乃顺理成章之事，此即增水行舟之法也。

案例二：

张姓男，年五十六岁，来诊时萎靡不振，其子代诉，病发一月，每日解小便不计其数且又尿急疼痛，每次滴滴难下，故夜不能眠，现在医院每日服药打针输液仍无效果，痛苦如此，故精神不支。视其舌紫苔白腻，脉弦滑，与其服衡通汤加滑石、白芍、生蒲黄、白茅根，局部注射"川参通"注射液与头孢拉定注射液。次日来诊即精神变佳，问其感觉如何，答曰，好了一半，能睡点觉了。问多久解一次小便？答曰五分钟。笑问五分钟解一次小便，何为能睡着觉了呢？答曰：昨日以前已一个月了，解时解一点解不利索，解时疼痛，不解时也不舒服，一会都睡不了，昨打过针以后，到家即能睡了会了也，昨天我说话的精神都没有的。后注射一疗程痊愈，嘱服衡通滋阴汤服至一月以图根治，后送锦旗一面以表感谢。

案例三：

赵姓男，年六十五岁，来诊时带一瓶农药，说此次如再治无效则服药自杀，这个罪实在不能忍受了。自诉每解一次小便即疼如刀割，每至汗出淋漓，不到半小时发作一次，如此已半年多了。家在农村，家庭困难，治此病已将家中猪、羊全卖完了。视其病困若斯，与其注射"川参通"注射液一次，后又处方白茅根90克、白芍90克，令其服用，后该患者未再来复诊，情况不得而知，殊为可惜。

案例四：

韦某男，六十岁，患前列腺增生合并炎症数年，尿细、尿无力、尿等待、尿淋漓，白天排尿不畅通，夜尿7～8次。近三月来又增尿道疼痛，尿时疼至全身汗出，痛苦万分，多方医治效果不显，患者绝望，痛不欲生.后经人介绍来诊，经用"川参通"局部注射一次，当晚尿痛大减，夜尿减为二次，注射六次后，夜尿增多，尿痛消失。注射十二次后，B超示腺体基本正常，处中药化瘀散结方巩固。后患者送感谢信并锦旗一面，上书"当代名医风范，前列腺病克星"。

笔者五年来，采用贵州瑞和制药公司生产的"川参通"注射液，通过会阴部直接注射前列腺体内，治疗前列腺炎、前列腺增生、前列腺增生合并炎症，取得了较为理想的效果。同时对有合并前列腺囊肿患者，同样有良好的治疗效果。合并性功能减退的患者配合应症的中药，达到前列腺炎症、增生消失，囊肿消除，性功能恢复之功效。

通过数百例成功治愈的患者进行临床观察，认为"川参通"注射液局部注射疗法治疗慢性前列腺炎、前列腺增生、前列腺增生合并炎症，特别是慢性细菌性，非细菌性前列腺炎时，"川参通"注射液组合相应的抗生素时（抗生素的选择特别重要），有条件时可做前列腺液细菌培养加药物敏感，参照药敏进行组方，局部注射效果大多非常理想，往往注射一次即可收到明显的效果。但有的病例参照药敏组方注射数次效果不显，特别是细菌性与非细菌性，即合并支原体感染者，对此类患者往往运用中医辨证与西医检查数据结合进行临床分析，而后确定相应的抗生素，并合用中药内服，外用热水坐浴的综合疗法，方能取得良好的疗效。

在具体运用方面，根据患者临床特征，采用中医辨证，结合西医辨病，尤其注重舌质舌苔的变化特征来指导临床，选择相应的抗生素进行组合。笔者经验认为凡舌红紫苔白腻或黄腻的，中医辨证为湿热下注。舌红紫尖边有红紫斑的，舌苔薄黄或薄白而干燥的，中医辨证为阴虚火旺，这二类患者应首选头孢曲松钠、头孢拉定、头孢唑啉较为理想。舌淡紫苔白腻而光滑或润而不燥，舌体观察热象不太明显的，应首选头孢噻肟钠，往往一次注射效果即显。对合并支原体感染的非细菌性前列腺炎，可参照上述抗生素等注射数次后，舌紫苔腻现象或湿热消退时，可组合克林霉素进行注射。

关于前列腺炎合并囊肿的患者，大多经B超检查时才发现。因此对主诉性功能减退明显的患者，往往主张进行B超检查，确定有无囊肿。经验认为囊肿在1毫米以内的，大多局部注射一疗程即可消失，对大的囊肿则应加用化瘀散结之应症中药。常用活络效灵丹加生鸡内金、炮山甲、滑石、蒲黄、皂刺、牛膝。对湿热毒热较重的患者往往加用鸦胆子内服，方可达到囊肿消失，性功能恢复的良好效果。

前列腺炎，尤其是慢性者，应用抗菌药物治疗往往效果不佳，特别是前列腺增生合并炎症者。中医辨证首先是气滞血瘀，或偏于湿热下注，或偏于阴虚火旺者居多。"川参通"注射液具有清热解毒、清肺利水，活血化瘀的功能。组合抗生素，能使前列腺由大变小，由硬变软。结合应症中药，从人的整体出发，改变全身的体质，使全身气血通顺，增生、炎症和囊肿消除。因此认为，对于慢性顽固的前列腺疾病，"川参通"注射局部注射疗法确实是前列腺病的克星。

支原体尿道炎、前列腺炎反复发作，前列腺炎症病人久用抗生素导致耐药，前列腺增生病人以前用手术，现在用气化手术，其效果与副作用往往是等对的。中医对这类病人岂能推辞不治？作者每用中药制剂"川参通注射液"与抗生素组合，采用前列腺局部注射疗法效果甚佳，结合西医前列腺液细菌培养与药物敏感试验往往一次见功效，此即为典型的中西医结合方法。而接诊西医确诊的病证，则需明了西医诊断结果正常与否，经过治疗后还需进一步检测以测定疗效。有的所谓的纯中医看前列腺病人及有些病人的检验报告单也看不明白，此难道能是纯中医所能应付得了的？现在中医衷中参西，以中医为主，中西结合是对病人有利，于医学是进步，我们何乐而不为呢？张锡纯先生早在数十年前即主张衷中参西，立足中医之本，中西结合，然而大家仍认为张先生是中医，中西结合第一代先驱者，一代名医。然张先生未竟之志者，乃我辈中医之任也！因此，认真研究探索西医辨病，中医辨证论治规律，逐一弄清疾病的病因、病机，力争总结出安全、可靠、无毒、高效的治疗方法与方药，无疑是现代中医应该做的，也是师承中医教育的最好路径。

前列腺病，尿频、尿急、尿痛，西医辨病可从前列腺液检验 WBC 阳性而辨为前列腺炎，又可从细菌培养、病原体培养辨为细菌性或非细菌性前列腺炎症。中医辨证则为淋证、癃闭，然还需辨其为寒、热、虚、实，根据不同的证型对证用方药。西医辨病为细菌性炎症用抗生素治之，而且有药敏检验试验，可以检验出是何细菌、病原体？何种药物对其敏感？而对证用药后仍有诸多病例不能治愈，此与前列腺的特殊结构有关，有效抑菌浓度不能进入前列腺体内。因此现代科学的发展又有了许多日新月异的不同的方法，前列腺增生也是如此。故作者常用的中西结合的"川参通"中药注射制剂与西药抗生素组合，用前列腺局部注射疗法能取得良好的效果，证明中西结合大有可为。其他诸病亦是如此，用西医辨病，用现代医学科学检测结合辨病，辨证论治，取长补短，则中医之进步！中华医学进步也！

就前列腺病论治来说，西医抗生素多适用于急性炎症，而慢性炎症则非抗生素所能一概治愈的。西医药治疗慢性前列腺炎，其效果往往差，治疗前列腺增生往往需用手术。而所谓的纯中医只服中药治疗，如果不加辨证，一概运用清热解毒之方药，效果往往也不够理想。而运用综合疗法则不同，尤其是顽固的前列腺慢性炎症、前列腺增生合并炎症，从中医整体观出发，内服中药治其偏差，外用现代医学先进仪器的物理疗法，采用"川参通"中药注射制剂与西药抗生素组合的局部注射疗法，此即是最佳综合疗法，也是中西医结合的典范！于顽固的前列腺炎症，前列腺增生合并炎症，诸法效不佳者，往往取得极好的效果。高血压病证等也是如此，西医辨病为高血压病证脑充血而用降压药，中医辨病辨证论治则不同。诸病中医用四诊、八纲、病因、脏腑、气血津液、六经、卫气营血、三焦辨证然后论治。比如风湿性关节炎西医用抗风湿类药，而中医辨证为痹证，需用六经辨证来论治。温病学家所论之卫气营血、三焦辨证论治，适用于现代之传染病，病原体、病毒性病。前列腺炎、前列腺增生之西医辨病，中医则辨证为淋证、癃闭，此即是中医的论治之法。

一、临证要点

1. 急则治标，缓则治本

癃闭为临床最为急重的病证之一。水蓄膀胱，欲排不能，小腹胀痛难忍，甚是急迫；小便不能，水毒蓄于内，肿胀、喘促、心悸、关格之危重变证相继而生。因此，癃闭的治疗，必须急则治标，缓则治本。

治标之法有二：

其一，对水蓄膀胱之证，内服药缓不济急，可急用导尿、针灸、少腹会阴部热敷等法，急通小便。

其二，对膀胱无尿之证，可用中药灌肠方：生大黄（后下）30克，生牡蛎（先煎）30克，六月雪30克，丹参30克，浓煎约120毫升。高位保留灌肠，约2小时后，用300～500毫升清水，清洁灌肠，每日1次，10日为1疗程。以此可从大便排出水毒。但上法只能治其标证，一旦尿出，或水毒证情有所缓解后，立即针对不同病因，或排石，或祛瘀，或疏肝，或温补脾肾，缓图其本，防止其旧病复发，死灰复燃。

2. 下病上治，欲降先升

中医学认为小便的排泄，除了肾的气化外，尚需依赖肺的通调，脾的转输。因而本病还与肺脾有关。当急性尿潴留，小便涓滴不下时，常可在原方基础上稍加开宣肺气，升提中气之桔梗、杏仁、荆芥、升麻、柴胡等，此为下病上治，提壶揭盖，升清降浊之法。除了内服药外，应用取嚏法、探吐法均是取其旨意也。

3. 谨防个别中药的肾毒性

关木通、木防己、马兜铃、益母草是中医治疗肾病的常用中药，在癃闭病证的治疗中，亦经常使用。但据近年来的临床报道和现代药理研究表明：上述中药大剂量或长时期使用均可产生明显的肾毒性。可产生急、慢性肾衰竭，肾小管酸中毒，范可尼综合征等。严重者半年内发展为终末期肾衰竭。实验研究亦显示：上述药物大剂量使用，可产生蛋白尿，肾功能下降，肾小管坏死，肾间质纤维化。因此，对于上述药物应谨慎使用，如可用通草代替木通，或避免大剂量、长时间使用。建议木通剂量 5 克以内，防己用量 5～10 克，益母草用量 10～15 克为妥。因上述药物的肾毒性存在个体差异性，因此即使在小剂量使用过程中，亦应密切监测肾功能，如出现不明原因的蛋白尿或肾功能下降，应立即停药。此外，对癃闭伴血钾高的患者，应慎用含钾高的中药，如牛膝、杏仁、桃仁等。

二、释疑解难

江植成：为什么说癃闭的病机是肾和膀胱气化不利？与其他脏腑有何关系？癃闭的辨治原则是什么？

李静：中西结合是治疗癃闭证的最佳方法。以下为要点：

1. 癃闭是指小便量少，排尿困难，甚则小便闭塞不通为主症的病证。

2. 基本病理变化为膀胱气化功能失调，且与肺、脾、肾、肝、三焦有密切关系。

3. 临床辨证首先要抓住主症，辨证求因；其次要根据证候区分虚实；然后掌握病情之缓急，病势之轻重。

4. 治疗原则应以通利为法。对膀胱湿热、肺热壅盛、肝郁气滞、尿路阻塞所致膀胱气化不利属实证者，当清湿热、利气机、散瘀结以通水道；对中气下陷、肾阳虚衰而致膀胱气化无权属虚证者，宜补脾肾、助气化，气化则水行；对虚实夹杂者，应标本同治，切忌一味利尿。对水蓄膀胱之急症，内服药缓不济急，应速用导尿、针灸等各种外治法急通小便。

5.癃闭病机转化迅速，病情稍有延误，则易并发水肿、喘促、心悸甚或关格等危重病证。临证应正确、及时诊治，以防变证的发生。

阳　痿

师承切要

　　师承切要者，师承张锡纯先生阳痿辨证施治之论点，以及笔者领悟与运用张师之学说与临床的心得体会，力求切中要点。《医学衷中参西录》中治阳虚方中之敦复汤（附：服硫黄法），论肾弱不能作强治法论，治癃闭方，十全育真汤方论，药物篇及医论等论中皆有论及，读者宜细读之。且需将书中论点在临床上正确地运用于西医学中各种功能及器质性疾病造成的阳痿。

《医学衷中参西录》中原文

敦复汤（附：服硫黄法）

治下焦元气虚惫，相火衰微，致肾弱不能作强（《内经》云肾者作强之官），脾弱不能健运，或腰膝酸疼，或黎明泄泻，一切虚寒诸证。

野台参四钱、乌附子三钱、生山药五钱、补骨脂（炒捣）四钱、核桃仁三钱、萸肉（去净核）四钱、茯苓一钱半，生鸡内金（捣细）

钱半。

李静讲记

实证：由七情所伤，饮食不节，外邪侵袭以致肝气郁结，肝经湿热，痰湿阻络，肝经瘀滞者属实证，多见于中青年。

虚证：恣情纵欲，思虑惊恐，久病不愈、年老体衰致心脾两虚，惊恐伤肾，命门火衰者则属虚证，多见中老年。

虚实夹杂：久病入络，肾虚痰瘀或肾虚邪恋者多为虚实夹杂。

案例一：

我一好友刘先生诉其性欲近月来近于丧失，视其舌苔黄厚腻，知其湿热重也。与其处土茯苓30克，滑石30克，炙甘草10克，当归15克，大蜈蚣3条，数剂则愈，此湿热去之速则病也愈之速也。

案例二：

王姓，体胖嗜酒，性欲全无，舌紫苔薄，气血瘀滞之证明显。与之处衡通汤加天花粉、瓜蒌清其酒湿，蜈蚣通络兴阳，服用二月治愈。方用：

当归、川芎、桃仁、红花、赤芍、柴胡、川牛膝、枳壳、桔梗、炙甘草各10克，炮山甲10克，三七粉10克，生地黄30克，生鸡内金、天花粉、瓜蒌皮各18克，大蜈蚣3条，水煎服。

案例三：

李姓男，四十五岁，失眠多梦，夜尿多，阳痿数月，舌淡紫暗，苔薄白，中有裂纹，脉弦而硬。辨证属肝脾肾俱虚，气血瘀滞。方用衡通汤加生龙牡、附片、蜈蚣、蜂房、皂刺、山药。方用：

当归、川芎、桃仁、红花、赤芍、柴胡、川牛膝、枳壳、桔梗、炙

甘草、炮山甲、三七粉各10克，生地黄、山萸肉、生龙牡各30克，附片10克，蜈蚣3条，蜂房12克，皂刺12克，山药30克。水煎服，七剂，此方加减服至一月方效，服至三月始愈。

我在临证时每用"衡通汤、散"治慢性病证之气血瘀滞证，其效亦佳。究其原理为纠正体内偏差。在血府逐瘀汤基础上加山甲、三七，其药性当为平和，不寒不热，其疏通气血，活血化瘀力量更为增强。

张锡纯先生倡议山甲有内通脏腑，外通经络，无微不至。凡内外诸证加用之则其效更速。三七性平，化瘀血，止血妄行，并治瘀血所致之疼痛有殊效。治脏腑疮毒，腹中血积癥瘕，可代《金匮要略》下瘀血汤，且较下瘀血汤更稳妥也。

临证时用敦复汤是治其常，此数证未用是治其偏。故每遇寒热虚实不明显之阳痿早泄患者，每视其舌质紫淡苔薄，即可诊断为经络瘀滞，肝郁气滞血瘀。肝主筋，肝络阴器，故阳痿早泄均于肝肾有关。治法宜通瘀补阳并用，方用衡通汤加大蜈蚣、鹿角胶。如用衡通散，可将蜈蚣研末服之，其效更佳。

曾泽林问：老师，阳痿和早泄治法有何不同？您老诊治阳痿的主方是何方？主药是何药？诊治阳痿的要点是什么？

李静：阳痿分为两类：

一是单纯性阳痿，多为房劳过度，肾气早衰，男性生殖激素如丙酸睾酮之缺乏者，中医说是相火衰微，病在肾，治之较易，可用敦复汤加鹿角胶、蜈蚣。

二是阳痿同时伴发严重神经官能症或性神经官能症。即是阴阳两虚，气血瘀滞，心肾俱病，多有失眠多梦，食少乏力，精神抑郁，治之较难。治用敦复汤，阴虚偏火加清滋之药，气血瘀滞加用衡通汤或散，亦即需用兼备之法也。

早泄是体健不虚，精窍松弛，收摄无权。治用衡通散疏通气血，加生鸡内金收摄，蜈蚣兴阳通窍。服衡通汤则龙骨、牡蛎加之，则固涩之功更胜。

阳痿偏阳虚的主方是敦复汤，主药是附子。阳痿早泄的主方是衡通汤，主药是蜈蚣。

阳痿的诊治要点是临证时先辨其是否为单纯性阳痿，如是则直接用补阳之敦复汤，可加鹿角胶、蜈蚣。肾之相火过衰者，可用张师之服食硫黄法。偏阴虚火盛者选用黄连、羚羊角、知母、黄柏合滋阴之品以清滋之。如病久心肾失调，阴阳两虚，脾阳君火亦衰者，则需辨证施治，待其诸虚瘀滞纠正后，加用兴阳助阳之品如鹿角胶、蜈蚣类。体不虚之早泄直接用疏通固涩之法可也。

一、临证要点

1. 阳痿的概念

指青壮年阴茎萎软或举而不坚，或坚而不久，不能进行正常性生活而言。

2. 病因

禀赋不足、劳伤久病或七情失调，过食肥甘，湿热内侵等。基本病理变化为肝肾心脾受损，经络空虚或经络失畅，导致宗筋失养而成。

3. 临床辨证

应辨清病情之虚实，病损之脏腑，虚实之夹杂。实证当疏利，肝郁不疏者，宜疏肝解郁；湿热下注者，宜清利湿热；虚证应补益，命门火衰者宜温补下元；心脾血虚者宜补益心脾；惊恐伤肾宜益肾宁神；虚实夹杂可先治标后治本，亦可标本同治。

4. 本病之预后

视不同病机与病情轻重不同而异，大多数病人预后良好。对肝郁、惊恐、湿热而致气机不畅，气机逆乱，经络阻遏者，当各种病理因素去除，证情自可向愈。但对先天不足，天癸缺失，或久病痰瘀闭阻经络者，则预后大多不良。

二、释疑解难

曾泽林：阳痿从肝论治有何临床指导意义？阳痿主脏在肾，为什么又与肝、心、脾有关？

李静：首先要重视肝郁在阳痿发病中的重要性。阳痿的发病从唐代以后历代医家均认为疲劳过度，房事太过是阳痿发病的主要病因。究其原因可能与封建社会一夫多妻，早婚早育、营养不良、劳役过度有关。但是在现代社会，由于生活水平明显提高，医学技术逐渐进步，身体素质不断增强，以及婚姻制度的改革，房劳损伤所致阳痿者已显著减少。相反，由于生活节奏快，社会竞争强烈，工作压力大，致使精神紧张，情志内伤，肝气郁结引起的阳痿日见增多，即所谓"因郁致痿"。其次，由于经济的发展，男女平等思想的普及，男女双方对性生活质量要求的不断提高，因此，容易造成阳痿患者忧郁、悲观、焦虑等心理障碍，即所谓"因痿致郁"的状况普遍存在。由于"因郁致痿""因痿致郁"二者相互影响，往往形成恶性循环，使病机更趋复杂，治疗更加困难。因此，充分认识肝郁在阳痿发病中的普遍性，解郁在阳痿治疗中的重要性是阳痿临证中的重要环节之一。

故用药不应过于温补，宜清补，平调阴阳。阳痿治疗不少医家多从温肾壮阳论治，滥用温肾壮阳之品的现象严重，结果非但疗效不佳，反而造成肾阴耗伤、湿热内生的状况频频出现。殊不知，肾为水火之脏，水为肾之体，火为肾之用，所以用药应水中补火或补中有清，寓清于补，乃可使火水得其养。具体而言，在温肾药的使用上应选用温而不燥，或燥性较小的血肉有情之品，如巴戟肉、肉苁蓉、菟丝子、鹿角胶，并加用黄精、熟地黄等从阴引阳。此外，入肝肾之经，引经药的使用，如牛膝等，以及在阳痿治疗中有一定疗效的药物，如蜈蚣、细辛、灵芝的适当选用，有利于提高疗效。

阳痿初病易治，大致治肾即可。久病心肾失调，每多出现神经精神症状，治疗颇费时日。越是不好越是紧张，恐惧、悲伤、负担越来越重，成为恶性循环，故最忌自购壮阳药物服用。在心情各方面良好的情况下，中医辨证以血府逐瘀汤为主，肝郁气滞合四逆散；肝肾阴虚合一贯煎；阳虚合桂附八味丸；心阴虚合天王补心丹；心阳虚合归脾丸；脾阳虚加香砂六君子汤；湿热明显合龙胆泻肝汤或更加用西药抗生素疗效更快；合并前列腺炎者加用西药利福平 0.15 毫克四片，日两次。其他则均加用山萸肉、仙灵脾、枸杞、鹿角胶等兴阳性平之品，再加心理疗法、忌房事，服至适当时机力争一次成功。或服药治疗诸症愈后用男性外生殖器治疗仪通过负压抽吸来扩张阴茎血管，增强阴茎勃起强度，延长勃起时间，借以改变病人心理，使其认为能够治愈而信心增强，此乃药物、心理、物理综合治疗的方法。

　　男子不育多见无精症、少精、成活率低、精液不液化、功能性不射精症。临证应与治阳痿一样，有是证用是药，切勿套用成方生精壮阳，要辨证施治。首先确定生殖器官发育是否正常，是否具备生育能力，如果具有产生精子的功能而不产精子，或精子数量少，这就要分析原因，治疗上强调中西医结合应用为好。仍以血府逐瘀汤为主随证加减，无精症西药加用克罗米芬，疗程要长；少精症加用西药消炎痛 4 毫克，日三次，30 天为一疗程，同时配用单方枸杞子嚼服，每日 30～50 克，疗效可靠；精液不液化加用西药维生素 C 剂量宜大，500 毫克，日三次，每收良效；不射精症病因复杂，辨证不易，如病程长者更为难治，笔者常用衡通汤加大量皂刺 30～60 克，蜂房 12～30 克，再加山萸肉、路路通、蜈蚣、丝瓜络等通窍之品，再加心理疗法配合，或加物理疗法，用电动按摩器将精液按至将射之时立即插入阴道射精，一次成功后患者心理上就认为永远能够正常，然仍须服药巩固疗效。另有临床常见患者合并有前列腺炎、精囊炎之类湿热症状者，则需先治其炎症，或清泄消补共用，性功能不全者还需治其性功能，纠其所偏，综合治疗。每见夫妇双方检查正常而多年不育，嘱双方同用活血之剂很快即孕者。

　　临床见不少病例，自购壮阳药来服，或是经医处方服用壮阳药，服后反增头晕脑涨的不在少数，此即误补、蠢补也。有报道误服人参、鹿茸致死的案例，此即不加辨证的补肾壮阳。岂不知不该补的，补之反致堵塞也。我治此类病人，首先要与病人讲清道理，为什么阳痿？为什么早泄？即便是肾虚还有阴阳之分。即便是补对了也是和汽车加油一样，等补药的药力耗完了，不是又要加油吗？加到何时为止呢？是和汽车的油路不畅通一样？还是与江河堵塞一样？故疏通调理，才是治本之道。治用衡通法疏通之，有寒热虚实之偏差纠正之。气通血顺，经脉畅通，则功能自然恢复。

我治此类病每用衡通法，用衡通汤。最喜用蜈蚣，蜈蚣有兴阳之功效；有热清之用羚羊角；有湿者祛之用滑石；阳虚每加鹿角胶温而不燥。每治有效。

因此要提倡多种疗法的综合应用。在阳痿的治疗中，许多其他的疗法对阳痿都有不同程度的疗效，多种疗法的综合治疗有利于提高疗效。

遗　精

师承切要

师承切要者，师承张锡纯先生遗精辨证施治之论点，以及笔者领悟与运用张先生之学说与临床的心得体会，力求切中要点。《医学衷中参西录》中之治阳虚方、治心病方、十全育真汤方论、治癃闭方、治淋浊方、药物篇及医论等论中皆有论及，读者宜细读之。且需将书中论点在临床上正确地运用于西医学中的神经衰弱、神经官能症、前列腺炎、精囊炎，或包皮过长、包茎等疾患，造成以遗精为主要症状者。

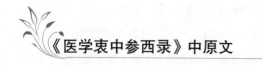

《医学衷中参西录》中原文

治梦遗法

梦遗之病，最能使人之肾经虚弱。此病若不革除，虽日服补肾药无益也。至若龙骨、牡蛎、萸肉、金樱诸固涩之品，虽服之亦恒有效，而究无确实把握。此乃脑筋轻动妄行之病，唯西药若臭剥抱水诸品，虽为麻醉脑筋之药，而少用之实可以安静脑筋。若再与龙骨、牡蛎诸药同用，则奏效不难矣。愚素有常用之方，爰录于下：

龙骨一两，牡蛎一两，净萸肉二两，共为细末，再加西药臭剥十四克，炼蜜为百丸。每临睡时服七丸，服至两月，病可永愈。

李静讲记

男子梦中遗精，每周超过二次以上；或清醒时，不因性生活而排泄精液者。常伴有头昏、精神萎靡，腰腿酸软，失眠等证。

本病常有恣情纵欲，情志内伤，久嗜醇酒厚味等病史。

案例一：

江植成：此例男，年二十一岁，一动就累，腰疼，夜里频繁遗精，好像体内藏不住精液一样，眼圈发黑。以前有过发作，但没有这次严重，这次有一星期了。舌红紫，苔薄，脉弦数。此证是否属肾阴虚火旺？治法可用二妙丸？

李静：遗精非止是为肾虚也！有肝热下注、有心肾失调的、有肝肾阴虚，也有阳虚。然诸证皆属气血瘀滞也！遗者，精不走正道也。与长江洪水泛滥相似，向前走不通则向两边泛滥也。故当找出病因清除之，则自然归于常道。非只服补药能解决的，只服补药反而会越泻越快。

治当先清其瘀火，滋其肾阴，平其肝，理其气。方用衡通滋阴清燥汤：滑石（布包煎）、生山药、白茅根各30克，生白芍18克，生鸡内金、炙甘草各12克，羚羊角丝6克。

案例二：

李想问：此例手淫很多年了，现年二十二岁，现在手淫后，后腰有点不舒服，脸潮红，易出汗，活动一下，脸也会涨得通红。因为手淫很久了，带来失眠及神经衰弱，经过反复治疗，现在主要是神经衰弱。病人自述：但是现在白天非常非常累，晚上反而睡不好，脸一直红涨，人受不了。但是现在的工作需要形象好一点，我也知道有个慢慢恢复的过程，我想暂时吃点六味地黄丸来辅助治疗。现在我的小腿肚会怕冷，记得最严重那一段时间，我夏天要把脚放在太阳下面晒才不会冷，让我成为一个怪人了，当然我只是想说明我的这个现象，不是去渲染它。不过现在感觉小腿肚还是比较怕冷，有阳虚的现象，吃六味地黄丸不知道是不是对的，我想请问一下您，我吃六味地黄丸对吗？小腿肚怕冷怎么解释呢？我想过吃知柏地黄丸，不知道是吃六味还是知柏？我这是属于肾阴虚还是阴阳双虚？

李静：此证是阴阳两虚还有气滞血瘀，因为气血两虚导致气血运行不畅通也。六味地黄丸可服，加衡通散疏通气血，三月一疗程方可。

案例三：

吴姓男，二十六岁，未婚。患血精，甚惧之。初诊时诉说近数月来每与梦遗时为血精，且有少腹胀痛。视其舌紫苔黄，脉弦紧数。告知此乃火热结于小腹，膀胱蓄血之证。西医当谓之精囊炎，因其未婚，故与服此汤，嘱其隔日服一剂，并服三七粉每日6克。其服至七剂，二周后来诉未有遗精，但不知血精好了没有。问其腹胀痛，则回说感觉好多了，服药后大便每天约二次稀便。视其舌紫苔黄亦消失，乃与服衡通散，嘱其服至血精止后，再服一个时期方能根治。后至月余方始有遗精，虽仍有血精，但量少也，后服二十天，不复来诊。

案例四：

李想问：有例患者，长久肾虚，医生诊断为肾阴虚，服滋阴坚阴、填精补髓的中药，药方中含龟板、鹿角胶、知母、黄柏、山药、枸杞子、菟丝子等中药。但吃了一年有余，疗效不大。具体症状是：右耳鸣、腰酸膝软、遗精滑泄、脑空乏力。自述吃到中药十余日感到左肾涨满，凌晨 3 ～ 5 点钟必有遗精，自控不住。累计吃药一年有余，此种情况反复出现，药中也有：锁阳、覆盆子、狗脊等固精之药，却总是无太大疗效。该如何论治？

李静：此证舌淡，苔白腻垢，是为脾阳虚为湿所困，脾虚湿困则气化失于摄制。其屡服补肾固涩之品，是闭门逐寇也！当先治其脾虚湿困，用淡渗之类药，等到脾虚得健，湿祛方可用固涩助肾之品。方用：

滑石（布包煎）30 克，生山药 50 克，芡实 30 克，薏苡仁 60 克，山萸肉 30 克，白茯苓 30 克，炙甘草 12 克，大蜈蚣 3 条，七剂。

曾泽林：老师据其舌即可辨出是脾虚湿困，而找出病因，一改补肾固涩之治法，所用之药又皆为平淡之类，然方中用蜈蚣之意为何？还有此方中有张锡纯的影子，还请老师给予解答。

李静：此方正是张锡纯先生所论之："人之脏腑，一气贯通，若营垒联系，互为掎角。一处受攻，则他处可为之救应。故用药攻病，宜确审病根结聚之处，用对证之药一二味，专攻其处。即其处气血偶有伤损，他脏腑气血犹可为之输将贯注，亦犹相连营垒之相救应也。又加补药以为之佐使，是以邪去正气无伤损。"用一二味攻病者，滑石、生山药也。攻病者，攻其湿也。加补药者，补其脾也。芡实、薏苡仁一涩一通，茯苓、山萸肉一敛一利。用蜈蚣者，安神定痉且通其窍络。等其湿祛方可加固涩健脾益肾，然仍需疏通经络，因其耳鸣即为脾肾气虚窍络瘀塞也。

一、临证要点

遗精是不因性生活而精液遗泄的病证。病多因劳心太过、欲念不遂、饮食不节、恣情纵欲等引起，基本病机为热扰精室或肾气不固而致肾失封藏、精关不固，病变脏腑责之于脾、肾、心、肝。

临床辨证应分清虚实或虚实夹杂。始病时以君相火旺、心肾不交为多，病机虚实参见，治宜清心安神、疏泄相火为先；湿热扰肾，肾气闭郁，病机多夹实证，应导湿利肾；气虚下陷，不能摄精，为病有虚有实，宜予升清益气；久遗伤肾，下元滑脱，多由以上各型转归，其虚明显，补虚固本，收摄精关。常用治法是"上则清心安神；中则调其脾胃，升举阳气；下则益肾固精"。

遗精病证虽病及多个脏器，但初起大多轻浅，若调理得当，大多可痊愈。若是忌医讳药，久病不治，或调治不当，日久肾精耗伤，阴阳俱虚，或命门火衰，下元衰惫，则会转变成早泄、阳痿、不育或虚劳等证。

二、释疑解难

江植成：通过老师的讲述，明白了遗精病的治法是找出偏差，纠而正之，不可一味固涩，那么要点是哪些呢？

李静：中医之整体观念、辨证论治是为大法，要点如下：

1. 心肾不交，治当调摄心神

君相火动，心肾不交之遗精，临床较为多见，病由心而起，在治疗的同时亦特别注意调摄心神，排除妄念。用药不宜过于苦泄，以免伤及阴液，可在清泄中酌加养阴之剂。如衡通滋阴清燥汤。

2. 湿热下注，不宜过早固涩

湿热下注之遗精，不宜过早固涩，以免恋邪，若精滑致虚，需视虚实、先后酌情施治，不宜专事涩摄；其次，用药勿太寒凉和滋腻，以防苦寒败胃，不利脾胃亏弱之体，且火湿互因，早施滋腻，恐碍湿的泄化。

3. 脾胃虚弱者，不可轻用凉药

脾胃虚弱者，不可轻用凉药；益气之中，多寓升提，清气上升则脾湿不生，脾精敛运则营卫流通，不致化生湿浊，陷溺于肾，影响肾的封藏。

4. 固肾当求阴阳平衡，尤应重视脾之健运

肾虚不固，用补肾固涩时，但求阴阳平衡，温阳避免刚燥，需从阴中求阳，对兼有脾虚之人，补肾同时，尤应重视脾之健运，一概滋腻，易成呆滞。

5. 久遗不愈者，当注意化痰去瘀

久遗不愈者，常有痰、瘀滞留精道，瘀阻精窍的病理改变。可酌情用化痰去瘀通络之变法治疗，往往可收到奇效。对于这种患者，临证辨证时不一定拘于舌紫脉涩，应抓住有忍精史，手淫过频，少腹、会阴部及睾丸坠胀疼痛，射精不畅，射精痛，精液黏稠或有硬颗粒状物夹杂其中等特点综合分析。

（附）早　泄

早泄之证除内服辨证用药外，每用五倍子适量水煎，浸泡阴茎，每日一次，十日一疗程。可使阴茎皮肤变韧，不致敏感过度，则早泄可愈。

亦可用五倍子研末，每用 3 克，用异性唾液调成稠糊状，放入肚脐中，胶布固定，一日夜换之。可用十次，无效则停，不可久用之。否则阻碍精窍，导致射精困难。

第六章　气血津液病证

郁　证

师承切要

　　师承切要者，师承张锡纯老师郁证辨证施治之论点，以及笔者领悟与运用张师之学说与临床的心得体会，力求切中要点。《医学衷中参西录》中升肝舒郁汤方论、理冲汤方论、治心病方、十全育真汤方论、药物篇及医论等论中皆有论及，读者宜细读之。且需将书中论点在临床上正确地运用于西医学的神经衰弱、癔症及焦虑症等。另外，也见于更年期综合征及反应性精神病。

《医学衷中参西录》中原文

升降汤

治肝郁脾弱，胸胁胀满，不能饮食。宜与论肝病治法参看。

野台参二钱、生黄二钱、白术二钱、广陈皮二钱、川厚朴二钱、生鸡内金（捣细）二钱、知母三钱、生杭芍三钱、桂枝尖一钱、川芎一钱、生姜二钱。

以忧郁不畅，情绪不宁，胸胁胀满疼痛为主要临床表现，或有易怒易哭，或有咽中如有炙脔，吞之不下，咯之不出的特殊症状。

患者大多数有忧愁、焦虑、悲哀、恐惧、愤懑等情志内伤的病史。并且郁证病情的反复常与情志因素密切相关。

多发于青中年女性。无其他病证的症状及体征。

案例一：

患者刘某，女，时年三十二岁，于1997年经人介绍从淮南来求诊。其证为咽中似有异物感，吞之不可，咽之不下，国内多家大医院前去求诊，诊为咽峡部慢性增生性炎症，屡治不效。来诊时视其舌暗紫苔薄白，脉弦。告知其病中医可诊为"梅核气"，西医名曰慢性咽峡炎症。乃平日性情抑郁致气血痰火胶结而致咽峡部增生，可谓是"奇证"，也可说是"疑证"也。其夫说先生所言极是，她就是性情抑郁，爱生闷气所致。老是怀疑自己得了癌症，已经服药治疗三年多了，去过北京、南京、上海、西安等地大医院求医，终不能好，花去不少钱了。欲以服散剂，量大可愈之以速，无奈患者说已服药太多了，现闻到药味即想呕吐，处以"神效鼻咽定"方，研末装入0号胶囊内，每服四粒，日服六次，每日三餐饭前、饭后各服一次，只服三次量则小矣。服一月缓解，服至三月始愈。嘱其续服巩固之，并告知心情要放开，如果心情抑郁，久必复发。"神效鼻咽定"方：

炒僵蚕、蝉蜕、全蝎、蜈蚣、山甲各等分。

案例二：

廖姓女，年五十九岁。医院诊为郁症，多梦、五心烦热、口燥、头晕、腿痛无力、下肢酸软。住院服西药数月效不佳。视其舌紫苔薄、舌尖有细小红斑点。辨证属肝气郁滞、肝胆火上扰于心，心肾失调。治以衡通汤加滋养肝肾清肝之品，方用衡通汤合理阴汤之意加减：

当归、川芎、桃仁、红花、赤芍、柴胡、川牛膝、枳壳、地龙、桔梗各 10 克，桑寄生、桑椹、白茅根、白芍、怀牛膝、生地黄、枸杞、北沙参、山萸肉各 18 克，炙甘草 12 克。

二诊：上方服用一月，病情仍有反复。视其舌仍紫尖有小红斑，脉左关偏数。思之其肝气之郁已化火，故上扰于心脑，下则不能疏泄故腿酸痛，且检验血沉偏高，上方与疏肝解郁、滋养肝肾、疏通气血，然于偏郁之热则稍嫌不足，故于上方加羚羊角丝 3 克以清肝之郁火，地龙以通络。

学生曾泽林问： 此证血沉增快，是风湿性心脏病、风湿性关节炎？还是循环及血液系统疾病之心脑血管病？还是高胆固醇血症？

李静： "血沉"是红细胞沉降率的简称，英文缩写为"ESR"。血沉是指红细胞在一定条件下沉降的速度。健康人的血沉数值波动在一个较窄的范围，即男性为 0～15 毫米 / 小时，女性为 0～20 毫米 / 小时。不论男女，若血沉快于 25 毫米 / 小时，就属血沉轻度增快，若超过 50 毫米 / 小时，则为重度增快。血沉增快既有生理的，也有病理性的。生理性血沉增快常见于妇女月经期，妊娠期高温作业，重体力劳动及剧烈运动后。

病理性血沉增快常见于下列情况：①风湿或急性传染病，如风湿性心脏病、风湿性关节炎、麻疹等；②各种炎症，如肺炎、胆囊炎、败血症等；③结核病，如肺结核、淋巴结核、骨结核等；④循环及血液系统疾病，如急性心内膜炎、心肌梗死、贫血、出血性疾病；⑤其他疾病，如恶性肿瘤、高胆固醇血症、红斑狼疮、梅毒、黑热病等。

引起血沉增快的原因既有生理性的，又有病理性的，所以我们不能将血沉增快作为诊断疾病的唯一依据，只能把它作为参考，用于对某些疾病的动态演变、治疗效果及预后的估计。对于已经确诊的疾病，可用血沉来观察其病程、指导治疗、了解预后。当疾病处于进展期或活动期时，血沉常表现为增快或持续增快；当疾病处于稳定期或恢复期时，血沉减慢；当药物治疗有效时，血沉减慢直至恢复正常。

而此证为循环及血液系统疾病，即相当于中医痹证之气血瘀滞也。故此证说其为风湿热有之，说其为心脑血管病有之，然其心肾失调、肝气郁滞郁热而致气血运行不畅是为主要病因也。肾水不足则水不涵木，肝胆火上扰则心火偏胜，心火偏胜则多梦烦乱脏躁，故重时有烦躁意乱之时。肝之疏泄功能减则下肢无力、腿软酸痛、头晕诸症成也。此证之腿痛，阴天加重是属风湿，然其为阴虚血燥肝有郁热所致之气血瘀滞，故不能治其风湿，而应以滋养阴血、清其郁热、疏通气血为大法。即是说血沉为何增快？血虚故也。血为何虚？有热耗损阴液故也。血虚有郁热而致气血瘀滞，气血运行不畅则血沉增快是也。

一、临证要点

1. 病因
情志内伤，其病理变化与心、肝、脾有密切关系。

2. 辨虚实
初病多实，以六郁见证为主，其中以气郁为病变的基础，病久则由实转虚，引起心、脾、肝、肾气血阴精的亏损，而成为虚证类型。临床上虚实互见的类型亦较为多见。

3. 主要临床表现
心情抑郁，情绪不宁，胸胁胀满疼痛，或咽中如有异物梗塞，或时作悲伤哭泣，郁病可分为实证和虚证两类。实证类型以气机郁滞为基本病变，治疗以疏肝理气解郁为主。气郁化火者，理气解郁配合清肝泻火；气郁夹痰、痰气交阻者，理气解郁配合化痰散结；气病及血，气郁血瘀者，理气解郁配合活血化瘀；兼有湿滞者，配合健脾燥湿或芳香化湿；夹食积者，配合消食和胃。虚证宜补，针对病情分到采用养心安神、补益心脾、滋养肝肾等法。虚实互见者，则当虚实兼顾。

4. 预后

郁病的各种证候之间有一定的内在联系，认识证候间的关系，对指导临床具有实际意义。郁病的预后一般良好，结合精神治疗及解除致病原因，对促进痊愈具有重要作用。

二、释疑解难

学生曾泽林： 郁证常见于西医学之神经衰弱、癔症及焦虑症等，也见于更年期综合征及反应性精神病。老师所论二验案之例二是否可理解为郁证之轻者，例一是郁证之重者。老师所论郁证也需找其偏差纠其偏差，所用之法皆为衡通法颇为简捷可取，现代人此证颇多，老师之衡通法论可为指导郁证治疗之大法。还请老师详述郁证辨治要点，以便学生领悟之。

李静： 郁是"鬱"的简体字，郁字有积、滞、蕴等含义。郁证由精神因素所引起，以气机郁滞为基本病变，是内科病证中最为常见的一种。

案例一是我在数年前诊治一朋友妹妹，其至数百里外求诊与我，其痛苦万状我至今记忆犹新。而其郁久之体且偏燥，燥则生风，风则瘀血。其数年服药无效故又畏惧服药，不得已与其制成胶囊剂，方用炒僵蚕、蝉蜕、全蝎、蜈蚣、穿山甲各等分。是为不温不燥，因此服药一月有效，后又服三月始愈。例二廖姓女前年患糖尿病，医治五年未愈。视其舌紫苔薄，未予以理会其糖尿病，辨为气血瘀滞偏燥，方用衡通散原方，服用三月。于今年查血糖、血压均正常，然血沉增快，失眠多梦，躁燥，视其舌仍然紫红，舌尖有细小红斑，仍为气血瘀滞偏燥也。前年医院均诊糖尿病，五年治疗不愈者，气血瘀滞血燥也。服药三月有所好转停服中药，一年多以后来诊，变为血沉增快，且医院又诊为忧郁证也。然中医仍不为其病名所拘，令其停服所服西药，因其服西药每日晕乎乎的，更加郁郁不止也。既舌紫苔薄，则仍属气血瘀滞偏燥，舌尖有细小红斑点者，即郁火致风生而燥也。故仍用衡通汤加滋肾肝之阴，服月余时效时不效者，郁火未能清也，故加羚羊角。此即找其偏差，纠其偏差之衡通法也。我之女儿与2005年在学校突发晕厥，然头脑清醒，周身无力，不能行步，医院数次均诊为癔病，然治而无效。后我与其诊治，其舌红舌尖红斑为郁火，此即其郁之病因也，后经用滋阴清郁火之法月余即愈，此为病之初，郁火非结滞甚重，故愈之速也。也即是说其郁火虽重然未至燥结甚，与廖姓之郁久因虚致瘀致燥，刘姓之郁久气血瘀结致燥结者不同，所以愈之也速也。

血　证

师承切要

师承切要者，师承张锡纯先生血证辨证施治之论点，以及笔者领悟与运用张师之学说与临床的心得体会，力求切中要点。《医学衷中参西录》中之治吐衄方论，补络补管汤方论，化瘀理膈丹方论，固冲汤方论，十全育真汤方论，药物篇及医论等论中皆有论及，读者宜细读之。且需将书中论点在临床上正确地运用于内科常见的鼻衄、齿衄、咳血、吐血、便血、尿血、紫斑等血证及西医学中多种急、慢性疾病所引起的出血，包括某些系统的疾病（如呼吸、消化、泌尿系统疾病）有出血症状者以及造血系统病变所引起的出血性疾病。先生治吐衄方论中之寒降汤、温降汤、清降汤、保元寒降汤、保元清降汤、秘红丹、二鲜饮、三鲜饮、化血丹、补络补管汤、化瘀理膈丹等方论中均可对证选用，于无字句处读书，触类旁通是也。

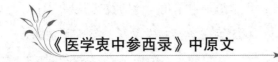

《医学衷中参西录》中原文

寒降汤

治吐血、衄血，脉洪滑而长，或上入鱼际，此因热而胃气不降也，以寒凉重坠之药，降其胃气则血止矣。

生赭石（轧细）六钱，清半夏三钱，瓜蒌仁（炒捣）四钱，生杭芍四钱，竹茹三钱，牛蒡子（炒捣）三钱，粉甘草一钱半。

李静讲记

血证具有明显的证候特征，即表现血液或从口、鼻，或从尿道、肛门，或从肌肤而外溢。出血既是一个常见的症状，又是一个常见的体征，患者及家属一般均对此高度重视，常能做到快速求医诊治。

案例一：

高姓男，二十六岁，十二指肠溃疡出血。餐后二小时许腹痛，大便暗黑色呈柏油样三月，已服过西药，稍效，然仍脘胀腹痛，食少纳呆。视其舌红紫，舌尖有红紫斑，苔白薄腻，脉弦数。证属湿热并重，处以衡通馄饨泻心汤：

红参10克，半夏10克，黄连3克，黄芩10克，干姜3克，炙甘草10克，大黄3克，附片10克，桂枝10克，生姜10克。七剂。嘱咐其加水八杯，煎至四杯，去渣再煎至二杯，早晚分服。

服一周便黑即止，诸症减。服至三周诸症消失，后嘱服衡通理冲散一月以巩固之。

仲景五个泻心汤，即半夏泻心汤、生姜泻心汤、甘草泻心汤、大黄黄连泻心汤、附子泻心汤，广泛用于急慢性胃肠病如慢性胃炎、胃痉挛、胃出血、肠炎、上消化道出血、胃癌等证。半夏泻心汤主治脾胃升降失常，寒热夹杂致心下痞闷，干呕，肠鸣下利，舌质湿润，苔黄白滑腻而不干燥；生姜泻心汤治水热互结胃脘痞满而致的腹中雷鸣，干噫食臭；甘草泻心汤主症为痞利俱重，心下痞满而硬，下利频作，完谷不化；大黄黄连泻心汤主症为心下痞满并见心胸烦热，热毒较重，其舌质紫尖边有红斑，苔黄白腻干燥；附子泻心汤为邪热壅滞心下痞满，而兼阳虚恶寒肢冷。

早年在临床上用诸泻心汤时，于煎服法并未在意，时有患者服药后反有胃脘不适疼痛之感，后读岳美中老师强调去渣再煎之意，是用以协调药味，达到和解胃气之目的，也就是说去渣再煎可令药性绵和，使胃肠免去刺激易于接受。煎服法是水八杯，煎至四杯，去渣再煎至二杯，一日分两次服。岳老认为去渣再煎是仲景和解剂独具匠心的创作。胃肠病患者本来胃脘不适，如再服用大量之中药汤剂，难免不能承受，后再用诸泻心汤时，必交代病人务须去渣再煎，且不可服多，每次一茶杯即可，此后即很少有患者反应服后不适。

案例二：

江植成：此有王姓病例，白血病复发。曾做过六次化疗，经中西医结合治疗缓解，今年 7 月 26 日为一整年。最近检查血常规发现血小板下降得很快。前十天为 $110 \times 10^9/L$ 多，这一周为 $60 \times 10^9/L$ 多，第二天为 $50 \times 10^9/L$ 多，算是一天降 $10 \times 10^9/L$ 左右，做骨穿结果为外周血象发现其他细胞增多，大概是 20% ～ 30% 左右，初步认定转型为 M_2，老师您认为如何治疗？

李静：白血病是白细胞生成组织的恶性肿瘤，属于中医急劳范畴。病因病机为毒热伤血，侵及骨髓，导致阴伤血耗，证见发热、骨痛、出血、贫血等。骨髓化验可发现幼稚细胞增高，可达 50% ～ 90%，病情轻重不等。外周血同时有大量的幼稚细胞存在。化疗为目前主要治疗手段，但其副作用大，临床易复发，而且费用较高，一般人难以承受，给患者求医造成了很大的精神负担。就目前治疗的形势和失败、复发率来看，这已经成为一大难题。

从病因病机上讲，毒热伤血是其疾病根本，也可以说是"类癌反应假说"，阴亏血耗只是其外在的表现形式。而其临床所见的高热、贫血、出血、感染、幼稚细胞高等是其疾病各自不同时期的表现症状而已，也可以说是"类癌病态反应"。因此中医集清脑祛风、清热解毒、化瘀散结、凉血滋阴为一体，寓清热于解毒之中，寓化瘀于凉血之中，充分体现了中医辨证论治的基本法则。从根本上将病邪清除于机体之外，使毒无所生、邪无所起，其潜在的病邪消失，幼稚细胞不在分化，疾病也自然康复。

如何多用中药，少用化疗药，才是治本之道。用化疗药暂时的效果看来好，但实际上是饮鸩止渴也。临床辨治白血病时，首先要依其证候辨清虚实、轻重、缓急，以"急则治其标，缓则治其本"的原则施治，常采用益气养阴以扶正补虚，活血解毒以驱邪，标本兼治可获良效。

中医需根据不同的症状来分析治疗方可。血小板降时即毒瘀较重时，而毒重则伤气耗阴更甚。毒热越重，血耗损越多。西医只是针对性地用化疗药、血浆、蛋白补充，与中医之治法根本不同，故最终气血消耗至不可救逆。且西医只能验血，不能验气。气虚极时，则瘀毒愈重。气行则血行，给再多的血浆、蛋白，没有气化的充分运化，也是白给。所以中医有着益气养血，有瘀则化之，有毒则托之外出，有火则滋阴清热而不伤正气。首先在保存自己，等自己体质好时，敌人则必然不能伤我也。西医化疗与补充血浆、蛋白，等于打仗之打阵地战，拼消耗，最终必将是两败俱伤，同归于尽。故治疗白血病不能只看西医化验单，人的正气是化验不出来的，治此病应该会用毛泽东之战术。慢性白血病首先要论持久战，相持阶段首先要保存自己，即补益气血，化瘀、清热凉血。用药用方要机动灵活，不能拼消耗。等自己体质好些了，中药可以解毒，则尽量少用化疗药。身体真的好起来，用化疗药直接杀伤敌人未尝不可，但也需用中药扶正。西医的缺点是没有益气药，只打阵地战，补充血浆、蛋白类只是多用子弹、炮弹一样，杀死敌人的同时也会杀伤自己人的。因此，用医如用将，中医用药如果也只用清热解毒药，也等于是打阵地战，而且是土八路打日本，还不如正规军用化疗药与补血、蛋白呢。因此应当中西结合，即灵活机动的战略战术方可。病重时，先保命，后治病，是为留人治病。病缓解时，即身体强壮时，用多攻少补法，是为治病留人。病重体差时，则需攻补兼施，清热不忘养阴，化瘀不忘养血益气。此病最终往往是气血衰败，回天无力也。

癌症，现代人畏之，均认为是不治之症。癌症的发生，是人体脏腑气血阴阳失调所致。所谓癌肿者，毒邪瘀结也。癌症是全身性的病变，肿物是局部的表现。中医临床辨证为十证：气滞毒结；血瘀毒结；风邪毒结；痰阻毒结；湿闭毒结；寒瘀毒结；热瘀毒结；虚极毒结；实瘀毒结；燥涸毒结。病久者多为气滞血瘀，或兼风，或兼虚，或兼痰湿，或兼寒热错杂，或兼阴虚内燥。人是一个整体，治疗应从整体出发，治标与治本结合，攻补兼施。初病体不虚者，攻邪为主，扶正次之，邪去则正安。用多攻少补法，衰其大半而止，谓之治病留人。久病体虚者，补虚为主，攻邪次之，养正则积自除，用九补一攻法，谓之留人治病，先保命后治病是也。

癌症的治疗方面，中医在辨证施治的基础上，宜用综合疗法，中西结合，内外兼治，心理疗法与饮食调理疗法并用。中医辨证为实可多攻者，则用破瘀攻毒法兼顾整体，西医配用放化疗法。中医辨证为虚不可功者，则用九补一功法，西医用免疫调节剂，本人经验常用胸腺素，维生素C。西医的手术、放化疗法用之后，病人不能耐受者，中医亦不可一味地清热解毒、破瘀散结。应先用补益之剂，大补元气，待饮食增多，正气恢复时，可用化瘀散结丸、散，以攻之散之。衡通汤、理冲汤以补之益之，西药免疫调节制剂与大量维生素C辅助治疗之。癌症手术放化疗后，中医辨证施治在抑制癌瘤扩散方面有明显的疗效。

经验认为，凡中医辨证为气滞毒结者，中药疗效最好。中医辨证为热瘀毒结者，用清热解毒化瘀散结法，鸦胆子胶囊用之有效，毒性少于西医化疗，而西医化疗法可少用或暂用之，本人常用化瘀散结丸、散，方中主药鸦胆子，攻其有毒就不会中毒，用衡通汤、理冲汤破瘀散结就不会伤正。配合衡通汤或理冲汤用人参、黄芪、山萸肉等保护气血，又可清热解毒。化瘀散结散、丸之力更流通之，是谓攻不伤正，补而不滞。凡中医认为风、寒、实、热毒结者西医化疗可少用或暂用之，不致伤人太过，其它如气、血、虚、燥之癌瘤，西医化疗则会大伤元气，得不偿失，谓之伤敌一千，自损八百，同归于尽矣。

一、临证要点

1. 血证以血液不循常道，溢于脉外为共同特点。随出血部位的不同，常见的血证有鼻衄、齿衄、咳血、吐血、便血、尿血、紫斑等多种。

2. 外感、内伤的多种病因均会导致血证。

3. 基本病机可以归纳为火热熏灼及气虚不摄两大类。在火热之中有实火、虚火之分；在气虚之中有气虚和气损及阳之别。

4. 治疗血证主要应掌握治火、治气、治血三个基本原则。实火当清热泻火，虚火当滋阴降火；实证当清气降气，虚证当补气益气；各种血证均应酌情选用凉血止血、收敛止血或活血止血的药物。

5. 严密观察病情，做好调摄护理，对促进血证的治愈有重要意义。

二、释疑解难

曾泽林：血证中医目前所治要么是慢性久病，或是妇科慢性出血证，或是癌症手术化疗后复发，西医回天无力时，往往中医也回天乏术。因此请老师讲述血证的治法要点以及衡通止血汤能否用于其他血证，具体是如何运用的呢？

李静：血证范围甚广，现代中医教科书论之甚详且备。宜掌握以下要点：

1. 血证是涉及多个脏腑组织，而临床又极为常见的一类病证。它既可以单独出现，又常伴见其他病证的过程中。中医对血证具有系统而有特色的理论认识，积累了丰富的临床经验，对多种血证尤其是轻中度的出血，具有重要的临床指导意义。张锡纯先生之治吐衄方论，补络补管汤方论，化瘀理膈丹方论，固冲汤方论，十全育真汤方论，药物篇及医论等论中皆有论及。先生治吐衄方论中之寒降汤、温降汤、清降汤、保元寒降汤、保元清降汤、秘红丹、二鲜饮、三鲜饮、化血丹、补络补管汤、化瘀理膈丹等方论中均可对证选用，于无字句处读书，触类旁通是也。

2. 中医在血证的特色理论中，缪希雍的"治吐血三要法"及唐容川的"治血四法"尤其值得重视。明代缪希雍在《先醒斋医学广笔记·吐血》中强调了行血、补肝、降气在治疗吐血中的重要作用，提出了"宜行血不宜止血""宜补肝不宜伐肝""宜降气不宜降火"的治吐血三要法。从历史的角度看，这是对吐血治法的新发展，并带有补偏救弊的性质。因此，对文中的"不宜"二字，不能把它绝对化，应根据病情辩证地对待行血与止血，补肝与伐肝、降气与降火这三对治法。清代唐容川在《血证论》中提出了止血、消瘀、宁血、补虚的治血四法。唐氏认为吐血之时"唯以止血为第一要法。血止之后，其离经而未吐出者，是为瘀血，既与好血不相合，反与好血不相能……必亟为消除，以免后来诸患，故以消瘀为第二治法。止吐消瘀之后，又恐血再潮动，则须用药安之，故以宁血为第三法。邪之所凑，其正必虚，去血既多，阴无有不虚者矣，阴者阳之守，阴虚则阳无所附，久且阳随而亡，故又以补虚为收功之法。四者乃通治血证之大纲"。止、消、宁、补治血四法，确实是通治血证之大纲，值得临床借鉴参考。

3. 由于中医的血证至少包括鼻衄、齿衄、咳血、吐血、便血、尿血、紫斑等七个病证，更见于西医的百余种疾病，故在血证的诊断和治疗过程中，于辨证论治的同时，应与西医学的辨病相结合，以提高疗效。

4. 据临床观察，火热与瘀血是鼻出血的主要原因，祛瘀凉血是常用的治法。而在辨证的基础上加川牛膝、白茅根、仙鹤草等，可以起到引血归经、活血止血的作用。

5. 在急性上消化道出血（可表现为吐血及便血）的现代治疗中，大黄、白及、云南白药、三七、地榆等药常被选用。尤其是大黄，其疗效确切、安全无毒，对虚证、实证均有效。现代药理研究证实，大黄具有多方面的止血作用。因此治疗急性上消化道出血，大黄常作为首选药物。粉剂，每次3～5克，每日四次，温水调服；或将大黄粉调成糊剂，冷冻，以不凝为度，用量及次数同上。

6. 近年来多种论著对尿血的病因病机看法较为一致，认为主要有热、湿、瘀、虚，尤以前三者多见。清热利湿、凉血止血、滋阴降火、养血止血，补脾固肾、益气摄血三法为治疗尿血重要治法。临床用药方面，白茅根、小蓟、石韦、琥珀等药，既有止血作用，又可利小便，可着重予以选用。

我常用衡通法治其偏差，每用衡通止血汤：

当归30克，黄芪30克，桑叶30克，生地黄30克，白芍30克，生山药30克，山萸肉30克，三七粉（药汁送服）10克，炙甘草12克。热重加羚羊角6～10克，出血重加藏红花10克。

此方即傅青主"老妇血崩方"加生地黄、生山药、生白芍、山萸肉、炙甘草而成。现代人多偏血热，故加生地黄、白芍。又多偏肝虚，故加山萸肉、炙甘草。治妇女不论老少，凡崩漏证，或量多，或经来淋漓，或经来日久，即首选此方，一般服三四剂即效。妇女此证多为肝郁气滞、血不归经，或冲任失调、肝脾肾所化功能失常。血止后可用衡通汤或散巩固之，气通血顺，则血自归经也。并治吐血、衄血、尿血、便血诸血证。诸淋浊、带下，气血瘀滞偏热者用之即效，热重加羚羊角6～10克；出血重加藏红花10克；热甚舌红紫，苔白腻，脉滑实之湿热毒瘀者，加服鸦胆子；舌淡暗苔白润属偏寒者，加桂枝、附子；舌淡暗紫有瘀血斑属瘀血者，可加山甲、皂角刺各12克，以增强化瘀通结之功。此方加山甲、皂刺若再加蜈蚣即合衡通托毒汤之意，治妇女宫颈肥大、宫颈松弛、白带过多之因气血瘀滞之不孕症效。治妇科卵巢囊肿、子宫肌瘤、附件炎、盆腔炎有效。方名衡通止血汤者，非只止血也！若淋浊、带下诸证，赤带止为其中之一也！

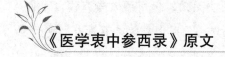

《医学衷中参西录》原文

附方:《傅青主女科》,有治老妇血崩方,试之甚效。其方用生黄芪一两,当归一两(酒洗),桑叶十四片,三七末三钱(药汁送下)水煎服,二剂血止,四剂不再发。若觉热者,用此方宜加生地两许。本庄黄氏妇,年过四旬,因行经下血不止,彼时愚甫弱冠,为近在比邻,延为诊视,投以寻常治血崩之药不效,病势浸至垂危。后延邻村宿医高某,投以《傅青主女科》中治老妇血崩方,一剂而愈。其方系黄芪、当归各一两,桑叶十四片,煎汤送服三七细末三钱。后愚用此方治少年女子血崩亦效,唯心中觉热,或脉象有热者,宜加生地黄一两。

附案:一少妇,身体羸弱,月信一次少于一次,浸至只来少许,询问治法。时愚初习医未敢疏方,俾每日单用当归八钱煮汁饮之,至期所来经水遂如常,由此可知当归生血之效也。

一人年四十余,得溺血证,自用当归一两酒煮饮之而愈。后病又反复,再用原方不效,求为延医,愚俾单用去皮鸦胆子五十粒,冰糖化水送下而愈。后其病又反复,再服鸦胆子方两次无效,仍用酒煮当归饮之而愈。夫人犹其人,证犹其证,从前治愈之方,后用之有效有不效者,或因血证之前后凉热不同也,然即此亦可知当归之能止下血矣。

李洪波:以前认为中医之秘方、验方、专用方极其神秘,深不可测。读张先生《医学衷中参西录》与老师讲记,方知中医之精髓在于辨证论治,有是病用是方,有是证用是药,对证即是良方。只用成方者,胶柱鼓瑟也!思之老师曾论岳美中老师在习医之初曾向其老师请教治病绝招,老师告知治一肺结核所用之方,竟是香砂六君子汤,此即此方为对证之方也!此证之肺结核可用香砂六君子汤治愈之,必当属脾肺虚寒证,若用治肺结核套方岂能对证?不对证何以能效?张锡纯先生论:"当归治一溺血证,自用当归一两酒煮饮之而愈。后病又反复,再用原方不效,求为延医,愚俾单用去皮鸦胆子五十粒,冰糖化水送下而

第六章 气血津液病证

愈。后其病又反复，再服鸦胆子方两次无效，仍用酒煮当归饮之而愈。夫人犹其人，证犹其证，从前治愈之方，后用之有效有不效者，或因血证之前后凉热不同也，然即此亦可知当归之能止下血矣。"众皆知当归能活血生血，其能止血是为能行血也，故前人有治出血宜行血不宜止血之说。许多验方书上与教科书上有众多止血方药，然其应用起来或是凉血止血，或是用炭药止血，或是用补涩药止血，然其均非行血止血通而止之之法也。而老师尚论此方可治妇科病之宫颈病、不孕症我也确有同感，曾数见老师用此方灵活运用治妇科诸证，真的是用药如用兵，治病如打仗，无招胜有招。无招者，临证胸中先要有定见，知己知彼，方能百战不殆。有招者，先议病，后议药也。治病有法又不拘一法，法无常法，法外之法，即衡而能通，通而使衡之法也。

痰 饮

师承切要

　　师承切要者，师承张锡纯老师痰饮辨证施治之论点，以及笔者领悟与运用张师之学说与临床的心得体会，力求切中要点。《医学衷中参西录》中之治痰饮方论，治喘息方论，治肺病方论，治阴虚劳热方论，药物篇及医论等论中皆有论及，读者宜细读之，也就是需将书中论点在临床上正确地运用于西医学中的慢性支气管炎、支气管哮喘、渗出性胸膜炎、慢性胃炎、心力衰竭、肾炎水肿等病证。

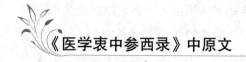

理饮汤

治因心肺阳虚，致脾湿不升，胃郁不降，饮食不能运化精微，变为饮邪。停于胃口为满闷，溢于膈上为短气，渍满肺窍为喘促，滞腻咽喉为咳吐黏涎。甚或阴霾布满上焦，心肺之阳不能畅舒，转郁而作热。或阴气逼阳外出为身热，迫阳气上浮为耳聋。然必诊其脉，确乎弦迟细弱者，方能投以此汤。

于术四钱，干姜五钱，桂枝尖二钱，炙甘草二钱，茯苓片二钱，生杭芍二钱，橘红一钱半，川厚朴一钱半。

服数剂后，饮虽开通，而气分若不足者，酌加生黄芪数钱。

方中用桂枝、干姜，以助心肺之阳，而宣通之。白术、茯苓、甘草，以理脾胃之湿，而淡渗之（茯苓、甘草同用最泻湿满）。用厚朴者，叶天士谓"厚朴多用则破气，少用则通阳"，欲借其温通之性，使胃中阳通气降，运水谷速于下行也。用橘红者，助白术、茯苓、甘草以利痰饮也。至白芍，若取其苦平之性，可防热药之上僭（平者主降），若取其酸敛之性，可制虚火之浮游（《神农本草经》谓芍药苦平，后世谓芍药酸敛，其味实苦而微酸）。且药之热者，宜于脾胃，恐不宜于肝胆，又取其凉润之性，善滋肝胆之阴，即预防肝胆之热也。况其善利小便，小便利而痰饮自减乎。

李静讲记

读《医学衷中参西录》中论治中医之痰饮咳喘，需将现代病名之肺气肿、肺心病与书中治痰饮方、阴虚劳热方、治喘息方、治大气下陷方、治伤寒方、治温病方、治伤寒温病同用方论参看读之。先生因年代、时代所限，故未能与现代医学病名沟通至善至备，致使先生宏论未能与现代病吻合，此亦中医之所以需紧跟时代潮流之必然原因，亦我辈中医之重任。然此亦为中医之精髓所在，先生衷中参西之愿也。读先生书中之"理饮汤"，需明为治痰饮之属于寒饮者；读先生之"荡胸汤"则明为治痰饮之属于热者，且先生此"理饮汤"非专治肺气肿之方，非为治肺心病之专方，然乃治心肺阳虚、脾湿所致之饮邪之短气喘促，则肺气肿病有之，肺心病亦有之，气管炎亦有之，胃肠炎亦有之，眩晕病有之，耳聋病亦有之，则先生此"理饮汤"为治心肺脾阳虚痰饮之方也。"荡胸汤"为治寒温疫邪痰饮结胸，实则为治热饮也。先生此论可与后贤程门雪论热饮参看读之（在后），此二方皆先生苦心所拟之方，以补仲景之治热饮诸方之峻令人不敢用，实乃用不好之不足，此先生之功伟矣！肺气肿、肺心病多为痰饮致病，故明此理即为善读《医学衷中参西录》者，是为善读医书者。

衷中参西者，此证痰饮之脉为弦迟细弱，然其舌质多为淡暗紫，苔多白滑腻厚方为对证之方。我在临证时遇此证屡，每师先生此意，对寒湿痰饮重之咳喘重症，每用理饮汤之法，合用西药654-2注射液5～10毫克，于背部"定喘""大椎"等穴施用穴位局部注射，立见止喘之速效，故此乃治寒湿痰喘之验方，然若是热饮咳喘则不宜用之。书中有论治痰点天突穴之法颇为简捷，治热痰之白矾方、硼砂方更为灵验。治寒痰用干姜亦甚稳便。读者宜详记之，可为急救之用。我于喘闷之重症属实者，每用"尺泽"穴刺血疗法，每可立止喘促。之所以效者，疏通气滞血脉通畅也。金元代名医张子和曾用刺胸部穴位使一眉上额部长一大肉瘤血出立消之说。即疏通经络之效也。我辈中医如能达此境界，则为医道大成也。

对痰饮之实者，特别是老慢支、肺气肿、肺心病，以咳嗽痰喘为主证且偏实之证，每用衡通定喘汤：

麻黄 10 克，杏仁 10 克，半夏 10 克，陈皮 6 克，茯苓 20 克，炙甘草 10 克，苏子 10 克，莱菔子 10 克，白芥子 3 克，葶苈子 30 克，生姜5 片，大枣（擘开）3 枚，炒瓜蒌仁（打碎）60 克，地龙 10 克，全蝎

10克，蜈蚣3条。

案例一：

邓姓男，年六十岁。咳喘多年，偏瘦。胸闷、痰稠且多，动则咳喘、气促、心悸。西医诊为老慢支、肺气肿、肺心病。舌暗紫、苔白腻，脉弦滑大，辨证属痰饮为患。其脉大为肺脾肾俱虚，病久则气滞血瘀。近因感冒致发热痰多稠黏，治用衡通汤合滋阴清燥汤，衡通汤疏通气血，滋阴清燥汤上润其燥，下清其湿热，痰多加瓜蒌皮、仁，葶苈子。方用：

当归、川芎、桃仁、红花、赤芍、柴胡、川牛膝、枳壳、桔梗、炙甘草、生地黄、炮山甲、三七粉（药汁送服）各10克，滑石（布包煎）、生山药、白茅根各30克，生白芍18克。

此方服三剂则大效，患者自述多年来，从未如此舒服过，上方又服三剂。后于衡通理冲散服之治本。

案例二：

刘姓男，年五十岁，咳嗽胸痛数月，医院诊为胸腔积液、胸膜炎。抽液与消炎药一直在用，仍不能控制，舌紫苔白腻，脉弦滑。证属悬饮，处衡通荡胸汤加葶苈子：

当归、川芎、桃仁、红花、赤芍、柴胡、川牛膝、枳壳、桔梗、炙甘草、生地黄、炮山甲、三七粉（药汁送服）各10克，瓜蒌皮12克，瓜蒌仁（打碎）30克，滑石（布包煎）30克，半夏18克，竹茹18克，葶苈子30克，大枣（擘开）10枚，三剂。

服药后胸痛减，上方又服六剂，症状大减，嘱服衡通理冲散巩固。

案例三：

段姓老妇，年六十余岁，患风湿病、老慢支、肺气肿而至肺源性心脏病，面与上下肢肿胀，诊其风寒湿痰并重，证当属汗利兼施，故用桂芍知母汤服之数剂即效，服至二十余剂肿消，桂芍知母汤：

桂枝 12 克，麻黄 10 克，黑附子 12 克，防风 10 克，白术 10 克，知母 24 克，白芍 24 克，炙甘草 10 克，生姜 10 克。

案例四：

董姓老者，六十多岁，咳喘不能平卧，吐痰稠黏，喘则张口抬肩，动则气促心悸，病已十多年，常服数种西药，有氨茶碱、土霉素、安乃近、扑尔敏、痰咳净、百喘朋片等，仍不断发作。劝其服用中药，其家人说已服过几百剂中药了，还是不能停西药，不断发作，发作时必须加用大量抗菌消炎、止咳平喘之针剂，输液数天方能缓解。此次发作又十分严重，病人不愿服中药了。去其家出诊，看其在床上似卧非卧，张口抬肩，喘促声、喉鸣声十分明显，询其症状不能答，察其舌紫苔厚滑腻，脉滑大而硬，对其家人说此证常服西药特别是百喘朋片，其他的药物很难见效，现在病人是顽痰痼疾，只能想办法控制症状，然后再慢慢想办法。

记起近阅《中西医结合杂志》，上载一方：用西药 654-2 注射液，取两侧定喘穴注射，每穴 10 毫克。当即与患者注射，针未取出，患者喘促已止，说我可好了也，早知你有此办法，早请你来早好了，这个罪实在受不了。告知这只是暂时控制发作而已，病根未除，若要根治还需从中药上想办法，其家人与患者均表示同意。第二天又行一次穴位局部注射，发作缓解下来。嘱病人常服之西药不可突然停服，先仍服维持量，等中药显效后逐渐减量直至停服。后处以麻杏二三汤加味再加射干，间断服用皂角丸，痰涎减少后停服之。合并服用西药至二月余方始停服。

按：此病之中西结合可谓数方并用的兼备法也。治此类重症咳喘病人，临证务须细询其原来用药情况以及病史，以便诊断用药处方。患者服用止喘类、消炎抗菌、激素类药有效以致患者自行购买长期服用，临证时一般用药很难取效，实乃无可奈何之事也。曾遇多例此类患者，往往辞之不治。

案例五：

郑姓男，年四十二岁。好友宋孝礼之亲友，病老慢支、肺气肿、肺心病二十余年，已不任劳作，瘦弱不堪，咳嗽痰喘，面浮跗肿，食少腹胀，日泻三五次不等，腹泻则胀减。自述如水走肠间，响声辘辘，舌暗淡，苔薄白滑，脉沉弦细伏，极似留饮。《金匮要略》痰饮咳嗽病篇："病者脉伏，其人欲自利，利反快，虽利，心下续坚满，此为留饮欲去故也，甘遂半夏汤主之。"思之再三，决意用之一剂。方用：半夏10克，甘草10克，白芍15克，甘遂4.5克，蜂蜜150克。先煎它药，煎至将成，兑入蜂蜜微沸，煎成半碗，约100毫升，空腹服下。服后时许，腹痛则泻五六次，直如水状。后其肺心病仍在，然腹胀腹泻则不再作。

甘遂逐水之功效，我曾亲服以体验之。取醋制甘遂研粉末装入0号胶囊，与一中药师老马及我一年轻体健之学生岳新春医生三人同服之。我服胶囊六粒于晚饭后，隔2小时开始腹泻，直如水状便，量多，腹中微痛，共泻四次方止。我那位学生小岳医生体健则只泻一次而已。而那位药师老马体质较差，次日上班时说让你坑死了，我昨晚一直在马桶上蹲着，腹泻约七八次方止，其说服后一夜未睡，一直在泻，而且说我知道甘遂泻水厉害，你说我们都服六粒，我根本就没敢服六粒，我只服了四粒。每粒胶囊可装药粉约0.5克左右。可见体质不同，用量则需讲究。如无切身体会，只看书中说确难令人相信。

后三人共同分析其具体原因，得出结论：我虽体健但素有痰饮故泻水较多，老马药师体质差且有胃肠湿热故其泻水亦多，我的学生小岳医生体健且内无痰饮故泻少。后用甘遂均以装胶囊四粒为一次量且日服一次，或视病人体质而确定服用量，以防病人不能耐受。

一、临证要点

痰饮，中医主要分为四饮，即痰饮、悬饮、溢饮、支饮。包括了现代医学所说的气管炎、哮喘、肺气肿、肺结核、胸膜炎、胸腔积液。甚至包括了肠胃炎、梅尼埃病之眩晕及风湿性关节炎及水肿病与多种积水、肿瘤等多种病证。大小青龙汤同治表里证，同用两解法，而大青龙汤证是表寒内热，以有烦躁为特征之溢饮，故宜发汗解表，兼清里热，而重在解表，故重用麻黄，加用石膏。小青龙汤是表里俱寒，以有咳喘为特征，是为支饮。故宜发汗解表，温肺化饮而重在温化，故麻黄用量小，且有去麻黄加杏仁，热加生石膏，虚加人参之多种变化。小青龙汤之加减法亦即大小青龙汤之变通组合即为张先生书中之"从龙汤"，用于表解喘止，正气不足，痰气未尽者。

具体说来，患者左眼上下灰黑如煤烟，就知属寒痰；患者眼泡暗黑，知属热痰；患者四肢多痿痹，屈伸不自如，知属风痰。如上及于目、下至于肠的，是为痰饮；咳引胁下痛的，乃为悬饮之；饮行遍体四肢的，是为溢饮；上及头目眩冒，证见胸膈支满不得卧的，则为支饮。

小青龙汤为治支饮之方。服小青龙汤后口干燥，是为饮邪欲解，病情好转。在临床上治外感咳喘证时，多仿此意先治其外感，表解后用从龙汤时多合用滋阴清燥汤。对现代阴虚内燥之人，偶受风寒，小青龙汤一二剂解之可也，合用西药发汗解表药用之亦可。故在临床上所见之阴虚内燥之人患外感咳喘者，可中西合用治之，西药解表药与清燥汤合从龙汤治之其效甚速。且所治患者多已用过西药解表，表证解而咳嗽喘未止，屡用发汗解表则内燥愈甚，用滋阴清燥汤法则表可解，痰饮可化，阴不致伤也。

射干麻黄汤是治哮证冷哮之首选方，适用于现代医学所说的老慢支、肺气肿、哮喘病，特别是哮吼之偏于风寒湿痰之实证顽证，且量需大方可，虚证则非所宜。

用衡通定风汤活血化瘀定风止痉法治痰饮病证的诊治要点，是在临证用此方时每细加辨证。凡舌紫暗，或舌淡暗紫，舌苔薄者均属气滞血瘀。如痰饮实证咳喘一般均加用葶苈子，以加强祛痰平喘之力，痰偏热再重加瓜蒌仁或合用荡胸汤之意。舌淡暗苔滑腻证偏寒者加用桂枝、附子。痰饮哮喘重则重用地龙、全蝎、蜈蚣等虫类定风之药。虚则重加生山药、山萸肉，往往取效很快。待三五剂后痰湿消之大半，再详加辨证，细加推敲。而老年痰饮咳喘患者，多为病程久，且发展为老慢支、肺气肿、肺心病。此方对痰湿明显之证即可应用，如舌光无苔阴虚喘证则非所宜，用滋阴清燥汤合来复汤方为合拍。

肺心病面肿、四肢肿胀者，每借用"桂芍知母汤"汗利兼施，屡用屡效。案例三段姓老妇，年六十余岁，患风湿病、老慢支、肺气肿而至肺源性心脏病，面与上下肢肿胀，诊其风寒湿痰并重，是为溢饮，证当属汗利兼施，故用桂芍知母汤服之数剂即效，服至二十余剂肿消。桂芍知母汤乃张仲景《金匮要略》历节病篇之名方，经方也。

原文："诸肢节疼痛，身体尪羸，脚肿如脱，头眩短气，温温欲吐，桂枝芍药知母汤主之。"方中桂枝温通血脉，麻黄、附子、防风、白术、生姜祛风散寒除湿，知母、芍药清热养阴。用量可随证加减。偏寒加重桂、附、麻黄，热重知母、白芍重之，热重甚者非用桂枝、羚羊角不可。施今墨先生治热痹用"紫雪丹"可谓独出心裁也。病久入络者则须虫类药方可胜任。临床上遇风湿病及风湿水肿通身肿胀患者均首选取用之，辨证施治，每收佳效。而我与肺心病之肿胀者亦每首选用之。桂芍知母汤近代四川成都名中医刘梓衡擅用之，其所著《临床经验回忆录》一书载其治风心病水臌、肾脏型水臌、小儿肾炎通身肿胀、寒湿性关节炎、坐骨神经痛、类风湿性关节炎等通身肿胀者均用此方取效。其论曰："以我家传经验，对于水肿病情严重，属于心脏型肿者，采用真武汤，加木通、防己、椒目，以助其利水消胀之功，往往有效。如已发展至通身肿胀者，必须先采汗利兼施法。继而视其上肿甚者，以发汗为主。中肿甚者，以利水消胀为主。下肿甚者，以利水为主。有时综合运用，贵在按四诊八纲辨证施治，决不能拘泥古方，不自化裁，致误人命，可不慎哉？"

二、释疑解难

刘海宝： 痰饮病范围甚广，老师认为痰饮的论点与治法甚占是什么？

李静：一般而论，痰饮为阴盛阳虚、本虚标实之候，治疗以"温药和之"为大法。

健脾、温肾为其正治，发汗、利水、攻逐乃属治标的权宜之法，待水饮渐去，仍当温补脾肾，扶正固本，以杜水饮生成之源。若痰饮壅盛，其证属实，可采用攻下逐饮、理气分消等法以祛其邪，继则扶脾固肾以治其本，至于脾肾阳虚之微饮，则以扶正为首务，略参化饮之品。

治疗本病，应注意辨明有无兼夹，施治方可中的。

痰饮停积，影响气机升降，久郁又可化热，故本病有夹气滞、夹热的不同，饮邪内蓄，复染外邪，易诱发而使证情加剧。而且需注意痰饮的转归。其主要表现为脾病及肺、脾病及肾、肺病及肾。若肾虚开阖不利，痰饮也可凌心、射肺、犯脾。另一方面，痰饮多为慢性病，病程日久，常有寒热虚实之间的相互转化。而且饮积可以生痰，痰瘀互结，证情更加缠绵，故应注意对本病的早期治疗。

《金匮要略》中说："病痰饮者，当以温药和之。"我的理解：从无字句处读书。那么无字句处呢？是不是应该是：病"悬饮"者，当以凉药如张师之荡胸汤逐之；病"支饮"者，当以小青龙汤加解表化饮治之；病"溢饮"者，当以发汗药表散之。这就在于自己动脑去领会，去悟。所以一直有人对病"痰饮者，当以温药和之"有不同看法，如果是热痰饮呢，也用温药和之吗？

我理解仲景所说之"痰饮"乃狭义"痰饮"，并非是说所有"痰饮"均用温药和之也。视其所论之治悬饮、治支饮之方药均非温药可知矣。其治支饮不得息之"葶苈大枣泻肺汤""厚朴大黄汤"，治悬饮之"十枣汤"，治"留饮"之"甘遂半夏汤"，治"溢饮"之"大青龙汤"，皆非"温药和之"之法也。仲景曰温药和之者，温药者，温养之意，非仅用温热药也。和之者，是调和之意也。《内经》有"劳者温之"，"形不足者温之以气，精不足者补之以味"此温是温养脏气之意，乃古人言简意深之故也。

案例一是为痰饮，其痰多体偏瘦，又复外感，故当先治其标。脾为生痰之源，肺为储痰之器。故先治其标，滋阴清燥汤治其上燥下热，衡通汤疏通气血，服之即效。案例二是为悬饮，葶苈大枣泻肺汤、十枣汤是为对证之方。师张锡纯先生意，用其荡胸汤与一味瓜蒌饮之意而用衡通荡胸汤，此即从无字句处读书，触类旁通者也。案例三面肿、四肢肿胀是为溢饮。案例四劳病日久，哮喘痰多如涌，喘吼如鸣，是属支饮。案例五腹胀，泻则胀减是为留饮。

　　程老论热饮甚为精辟，确有无上价值，录之以备参考。

附：程门雪先生论热饮

　　"饮病大别，只有寒热二种。寒饮易知，热饮难晓。姑先言其热者。热饮有二：有新病即热者，有久而化热者，久者易知，新者难晓，更先辨其新者。饮停于上，则为支满；热伏于中，则为烦躁。热则作渴，饮则作呕；热则津不行而口舌干燥，饮则水内留而咳逆喘息。验之于舌：舌边尖红绛者，热也；中厚白腻者，饮也。参之于脉：脉紧者，饮也；脉浮数者热也。此饮病新起即热之症状也。既见饮证，又见热象，即当从热饮取法立治。若徒守温和成法，未有不偾事者。治饮宜温，治热宜清。饮自热来，当清其热；饮从外入，当祛其邪。唯是饮停未久，犹是清稀之水，未成坚结之形，一切峻攻，均难取法。欲求正鹄，其唯小青龙汤加石膏一方乎？水停心下，故用青龙；热在胃中，故加石膏。由此推之，则知大青龙之治溢饮，亦热饮也。水停心下，故宜温散；水溢皮肤，则宜发汗。饮多于热者，用小青龙加石膏法；热多于饮者，用越婢加半夏汤，热虽同而热之轻重不同也。体虚者，清热化饮之中须顾其虚，木防己汤；体实者，清热化饮之中兼治其实，厚朴麻黄汤，热虽同而体之虚实不同也。此饮病初起即热之治法也。若内热不清，外饮不去，热煅其饮，饮从热化，由清稀而变为黏腻，由支满而浸成坚癖，饮热团结，合而不分，饮即热，热即饮，热非徒用寒凉所能清，饮非另用辛温所能化，又当峻用苦辛寒泄之品，去其坚，破其结。其停结之处，胁下为最多。喘急甚者，皂荚丸涤之，葶苈泻肺汤泄之；痛甚者，十枣汤、控涎丹逐之。停于胸者则胸满，厚朴大黄汤主之；蓄于肠者则肠鸣，已椒苈黄丸主之；已行复结，心下坚满，甘遂半夏汤导之；流于四肢，筋骨酸楚者，指迷茯苓丸消之；结于六腑久而不化者，礞石滚痰丸泻之；若目痛如欲脱出，心烦如啖韭蒜，日夜隐几不得卧，支满咳喘无已时，痰如稠糖，黏手不脱，一切丸治均不见效者，唯有皂荚丸一方可服，在上者吐，在下者泻，痰实一去，即有生机。其体虚者可以补正之药相间而用。丸以治痰，汤以扶元。其用有二：一为汤丸同服者，久虚之人，胃弱不能行药，每用攻而不动者，一得扶正气之药，则药性大行，攻力反大。若以为补正可以缓攻药之性而偶用之，则效果每出乎意料。一为汤丸分服者，如上午丸，下午汤；今日丸，明日汤；甚或数日汤补，一日丸攻；数日丸攻，一日汤补，当以人之体格虚实为之。"

李静按：程门雪先生此论，言简意赅，可为痰饮论治之准绳！

消　渴

师承切要

　　师承切要者，师承张锡纯老师消渴辨证施治之论点，以及笔者领悟与运用张师之学说与临床的心得体会，力求切中要点。《医学衷中参西录》中治消渴方论、治阴虚劳热方论、理冲汤方论、药物篇及医论等论中皆有论及，读者宜细读之。且需将书中论点在临床上正确地运用于西医学的糖尿病及尿崩症。

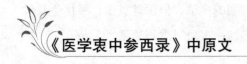

玉液汤

治消渴。消渴，即西医所谓糖尿病，忌食甜物。

生山药一两，生黄五钱，知母六钱，生鸡内金（捣细）二钱，葛根一钱半，五味子三钱，天花粉三钱。

李静讲记

诊断依据

1. 口渴多饮、多食易饥、尿频量多、形体消瘦或尿有甜味等具有特征性的临床症状，是诊断消渴病的主要依据。

2. 有的患者初起时"三多"症状不著，但若于中年之后发病，且嗜食膏粱厚味、醇酒炙煿以及病久并发眩晕、肺痨、胸痹心痛、中风、雀目、疮痈等病证者，应考虑消渴的可能性。

3. 由于本病的发生与禀赋不足有较为密切的关系，故消渴病的家族史可供诊断参考。

病证鉴别

1. 与口渴证鉴别：口渴证是指口渴饮水的一个临床症状，可出现于多种疾病过程中，尤以外感热病为多见。但这类口渴随其所患病证的不同而出现相应的临床症状，且不伴多食、多尿、尿甜、瘦削等消渴的特点。

2. 与瘿病鉴别：瘿病中气郁化火、阴虚火旺的类型，以情绪激动，多食易饥，形体日渐消瘦，心悸，眼突，颈部一侧或两侧肿大为特征，其中的多食易饥、消瘦，类似消渴病的中消，但眼球突出，颈前生长肿物则与消渴有别，且无消渴病的多饮、多尿、尿甜等证。

案例一：

汤姓男，三十五岁，多饮、多尿三月余，服消渴丸则效，停药未一周即如故。此病初得之，视其舌紫苔黄腻而燥，脉弦滑。舌紫者，气血瘀滞也，苔黄腻而燥者，湿热并重也。思之白虎加人参汤、调胃承气汤均为对证之方。然其气血瘀滞是其本，湿热乃为标也。只治其标，亦扬汤止沸也，与其服消渴丸无甚区别。故向患者说明其理，嘱其改变饮食，不能饮酒，患者说就是喝酒所致。乃用衡通汤法，清湿热用升麻、天花粉、山药、生鸡内金、山萸肉。方用：

当归、川芎、桃仁、红花、赤芍、柴胡、川牛膝、枳壳、桔梗、甘草各10克，生地黄50克，生山药30克，生鸡内金18克，天花粉18克，升麻30克，山萸肉30克。水煎服，每日一剂。

服三剂渴减，服至六剂渴止，服至十五剂，查血糖已正常。上方制成散剂，嘱服三月巩固，以图根治之。

案例二：

潘姓，湖南女，年五十八岁，自述数年前诊断出胆囊炎，经常右胁下疼痛，服消炎利胆片数年，胆囊炎始才不发作。然而最近失眠、乏力、胸闷、心悸出现，去医院检查诊为糖尿病，医院主张注射胰岛素，患者甚为恐慌，经人介绍来诊。视其舌淡，苔薄白润滑，脉弦紧，一派阳虚之象。此与一般糖尿病之阴虚内燥偏热之证大异，细询之方知曾自服消炎利胆片数年之久，恍悟其阳虚是矫枉过正了，此即中医阴阳五行理论之可贵之处。实即中医整体观念之可贵之处。因阴虚可致糖尿病，阳虚也可致糖尿病。而西医则是对证治疗，糖高降糖，故主张注射胰岛素，而中医从整体观念出发，用阴阳五行指导辨证论治，阴虚者则需滋阴，阳虚者则需补阳。故中医历代有治消渴病之不同用方，似此证阳虚，则需用补阳益气之品。故师张锡纯之法，用其"玉液汤"与"滋萃饮"之意，顾护阴液，与仲景之"金匮肾气丸"组方，实则为治阳虚兼顾护其阴之理。患者服十五剂，诸症均减，验血糖即降，上方加减嘱服三月，以图根治。

案例三：

张姓女，二十八岁，怀孕三月半来诊，查出糖尿病。本有乙肝大三阳十余年。其夫年已四十，夫妻恍惑不定，孩子要还是不要。若想留之体本已虚，现又加此糖尿病，其夫妻二人寻找多个医院，得不到肯定的答复。来诊时询问中药能否在此时治疗其糖尿病，乙肝大三阳不敢奢望能治愈，能保住孩子顺利生下来，即已满足，当然，最好孩子能没有乙肝为最好。视其舌红紫，苔薄白，脉弦细数。辨证当属气阴两虚、湿热并重、气滞血瘀。告知其夫妇，其病本属肝脾湿热郁滞已久，十多年来虽一直在治，然治未得法，只是针对病毒来的，未能疏通气血以散其毒邪，反致气阴耗损。今又增糖尿病者，仍属肝脾湿热，乙肝湿热疫毒之继续也。二病西医病名不同，中医则一也。治乙肝之湿热，即可治糖尿病之血糖尿糖高。乙肝湿热病毒得治，则糖尿病自愈也。然急则治其标，现又怀孕，故当先治其脾胃湿热，兼以滋养肝肾之阴，则能湿热得祛而体无损。至于需用疏通气血药者，古人云：有故无陨亦无陨也。即是说现有病病挡之，服药是针对病来的，乙肝病毒是肝脾湿热，糖尿病也是肝脾湿热，而二病皆可令肝脾肾俱虚是也。其夫妇均为大学生，听后明确表示，先生所论甚为有理，就请先生给予诊治吧！尊胎前宜凉，产后宜温之旨，且其本属偏热，与服衡通汤合滋阴清燥汤加减。处方为：

当归、川芎、桃仁、红花、赤芍、柴胡、川牛膝、枳壳、桔梗、生地、人参、黄芪各12克，山萸肉、公英、生山药各30克，滑石（布包煎）、白茅根各30克，生白芍18克，生鸡内金、炙甘草各12克，黄连3克，黄芩6克。

此方加减服至将生前数日方停服，糖尿病与乙肝大三阳均不复存在。孩子生下来第一天即打电话报知母女平安，后一月小孩发热、腹泻来诊，与服滋阴清燥汤原方一剂则效，三剂则愈之。

一、临证要点

1. 辨病位

肺：通常把以肺燥为主，多饮症状较突出者，称为上消。脾胃：以胃热为主，多食症状较为突出者，称为中消。肝肾：以肾虚为主，多尿症状较为突出者，称为下消。

2. 审标本

本：阴虚为主。标：燥热为标。

病程较长者则阴虚与燥热互见，日久则以阴虚为主。进而由于阴损及阳，导致阴阳俱虚之证。

3. 审本证与变证

本证：多饮、多食、多尿和乏力、消瘦。变证：痈疽、眼疾、心脑病证等。

二、释疑解难

学生刘海宝：消渴病衡通法的应用要点是什么？

李静：消渴治疗当综合治疗即衡通法是为大法。消渴病是现代社会中发病率甚高的一种疾病，尤以中老年发病较多。"三多"和消瘦的程度，是判断病情轻重的重要标志。早期发现、坚持长期治疗、生活规律、饮食控制的患者，其预后较好。儿童患本病者，大多病情较重。并发症是影响病情、损伤患者劳动力和危及患者生命的重要因素，故应十分注意及早防治各种并发症。

消渴治疗重视调整饮食，控制饮食，对于本病的治疗有极为重要的意义，少数患者经过严格而合理的饮食控制，即能收到良好的效果。中医药在改善症状，防治并发症等方面均有较好的疗效。在经饮食控制及中药治疗后，血糖仍高的患者，有必要适当配合应用西药的降糖药。

消渴治疗重视活血。经较多医疗单位临床观察及实验研究认为，瘀血是贯穿糖尿病发病始终的重要病机。因此，可以在原有消渴病机"阴虚为本，燥热为标"的基础上，补充"瘀血为患"。当今在糖尿病的治疗中，活血化瘀治法得到了广泛的重视和运用。

血管损害是糖尿病多种并发症的病理基础，如糖尿病眼底病变、糖尿病脑血管病变、糖尿病心血管病变、糖尿病肾病等，其中医病机以血脉涩滞，瘀血痹阻为核心，活血化瘀是防治糖尿病并发症的关键。对于消渴病的多种并发症，可以辨证施治为主，适当配伍活血化瘀药物或方剂，以期提高疗效。

糖尿病，现代医学认为是内分泌代谢性病，中医称为消渴。《金匮要略》虚劳篇："夫男子平人，脉大为劳，极虚亦为劳。男子面色薄者，主渴及亡血。"男子平人，即男女也。渴者，消渴也。

张锡纯先生倡用猪胰子治糖尿病，此与西医之脏器疗法即注射胰岛素之法颇相吻合。若肺体有热，好比是炉上水壶热，热将水灼涸之，则渴则生也之理，治当用清热润肺之品；若因心火铄肺者，当用清心火之药；若因腹中气化不升而致肺热者，当用升补之药补其气化，此即张先生"玉液汤"之意也。先生书中载有单用生山药治愈糖尿病者，有单服猪胰子治愈糖尿病者，此以以物补物也。又论鸡内金与猪胰子，同为化食之物，功效亦同也，用诸药组方乃治消渴屡用屡效。故先生所处之年代，能有此理论，验之临床有效，实乃先生衷中参西之功矣。我辈于现代之医学之科学技术，结合中医之理论，用脏器疗法与中医整体疗法相结合，标本同治，则先生必为之欣慰也。

临床经验认为，始得之消渴，确有实热者，上消用白虎加人参汤，润其肺而兼清其胃。中消脾胃实热者调胃承气汤尚可用之，清其胃而兼滋其肾。病久之下消患者，肾气丸亦可用之，滋其肾而兼补其肺。然现代医学治糖尿病之药颇多，中成药也用之普遍。故临证之时，初患病未用药渴饮症状较明显者，辨证易，治之亦不难。唯所诊之患者，多为久服西药、中成药以控制症状者多见，停药则发。故渴饮症状不显，辨证难，用药亦难。故治此证，当以护补津液为大法，养阴、清热、扶气、补阳。然需明清热不可太过苦寒败胃，养阴不可太过滋腻，扶气不可太过壅滞，补阳不可太过温炽。使其津液充足，脏腑气血阴阳平衡，消渴何来？

我于临床治此病，于上中二消之渴饮症状，每用《医学衷中参西录》治消渴方之二方组方。治下消每用八味丸与此二方组合。地黄用生地、桂用桂枝、生鸡内金、生黄芪、知母，重用生山药、山萸肉。并从先生升补气化之理论中悟出人体为什么糖偏高而致渴饮？悟出人之体内偏热、偏寒、阴虚、阳虚均可致渴之理。缺什么补什么之脏器疗法用之虚证固然可以治愈，用之因寒、因热、因湿而致气化不通之渴饮，如果还是一味地缺什么补什么，岂不是永无愈期吗？现代医学之胰岛素依赖性之糖尿病不正是这样吗？现代医学之 2 型糖尿病发病率明显增高，多无明显的三多一少症状，而且又有糖尿病肾病、功能性血糖过低症等。凡西医认为功能性病者，中医多属气滞血瘀。故疏通气血，平衡阴阳之法当为治本之法。故每用"衡通汤、散"为主方，对渴饮寒热虚实所偏对证施治，辨证加药以纠偏，每收佳效。曾治俞姓妇、赵姓母子均用衡通散即效。对汤姓男湿热偏重者加用天花粉、升麻、滑石、山药、山萸肉、生地黄、生鸡内金等收效也速，渴止后用衡通散与理冲散以巩固之。

自汗、盗汗

师承切要

师承切要者，师承张锡纯老师自汗、盗汗辨证施治之论点，以及笔者领悟与运用张师之学说与临床的心得体会，力求切中要点。《医学衷中参西录》中之治阴虚劳热方论，治心病方论，治肺病方论，治阳虚方论，理冲汤方论，药物篇及医论等论中皆有论及，读者宜细读之。且需将书中论点在临床上正确地运用于西医学中之自主神经功能紊乱、甲亢、结核病、发作性低血糖虚脱、某些传染病恢复期以及胶原性疾患等及其他疾病伴自汗、盗汗者，或以自汗、盗汗为主要表现者。

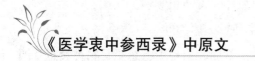

《医学衷中参西录》中原文

既济汤

治大病后阴阳不相维系。阳欲上脱，或喘逆，或自汗，或目睛上窜，或心中摇摇如悬旌；阴欲下脱，或失精，或小便不禁，或大便滑泻。一切阴阳两虚，上热下凉之证。

大熟地一两，萸肉（去净核）一两，生山药六钱，生龙骨（捣细）六钱，生牡蛎（捣细）六钱，茯苓三钱，生杭芍三钱，乌附子一钱。

或问：既济汤原为救脱之药，方中何以不用人参？答曰：人参之性补而兼升，以治上脱，转有气高不返之虞。喻嘉言《寓意草》中论之甚详。唯与赭石同用，始能纳气归根。而证兼下脱者，赭石又不宜用，为不用赭石，所以不敢用人参。且阳之上脱也，皆因真阴虚损，不能潜藏元阳，阳气始无所系恋而上奔。故方中重用熟地黄、山药以峻补真阴，俾阴足自能潜阳。而佐以附子之辛热，原与元阳为同气，协同芍药之苦降（《神农本草经》味苦），自能引浮越之元阳下归其宅。更有萸肉、龙骨、牡蛎以收敛之，俾其阴阳固结，不但元阳不复上脱，而真阴亦永不下脱矣。

李静讲记

不因外界环境影响，在头面、颈胸，或四肢全身出汗者，昼日汗出溱溱，动则益甚为自汗；睡眠中汗出津津，醒后汗止为盗汗。除外其他疾病引起的自汗、盗汗。作为其他疾病过程中出现的自汗、盗汗，因疾病的不同，各具有该疾病的症状及体征，且出汗大多不居于突出地位。有病后体虚，表虚受风，思虑烦劳过度，情志不舒，嗜食辛辣等易于引起自汗盗汗的病因存在。

自汗、盗汗应着重与脱汗、战汗、黄汗相鉴别。

1. 脱汗

表现为大汗淋漓，汗出如珠，常同时出现声低息微，精神疲惫，四肢厥冷，脉微欲绝或散大无力，多在疾病危重时出现，为病势危急的征象，故脱汗又称为绝汗。

2. 战汗

主要出现于急性热病过程中，表现为突然恶寒战栗，全身汗出，发热，口渴，烦躁不安，为邪正交争的征象。若汗出之后，热退脉静，气息调畅，为正气拒邪，病趋好转。

3. 黄汗

汗出色黄，染衣着色，常伴见口中黏苦，渴不欲饮，小便不利，苔黄腻，脉弦滑等湿热内瘀之证。

临床上所遇之自汗、盗汗病颇多，体虚易感冒之人也颇多。且多为服用"虚汗停"而汗出不停，服"玉屏风"而仍易感冒伤风者。治病首论阴阳，且此证皆可包括在虚劳病之中。阴虚可自汗盗汗，阳虚也可自汗盗汗，阴阳两虚也可自汗盗汗。《金匮要略》云"夫男子平人，脉大为劳，极虚亦为劳"，"男子平人，脉虚弱细微者，喜盗汗也"。是说男子妇女之脉，出现此二种脉象均属劳病也。形容脉大非是气盛，重按必空濡也。脉极虚是指脉极软极细，劳脉之内衰者也。都可导致阳气减少，阴血亏损。叶天士认为脉大之劳是烦劳伤气，脉极虚之劳是精血内夺。

《医学衷中参西录》阴虚劳热方"十全育真汤"方中论曰："汗多者倍龙骨、牡蛎，加山萸肉、生白芍各六钱。若其汗过多，服药仍不止者，可但用龙骨、牡蛎、萸肉各一两煎服，不过两剂其汗即止。至龙骨、牡蛎若取其收涩之性，能助黄芪以固元气；若取其凉润之性，能助知母以滋真阴；若取其开通之性，又能助三棱、莪术以消融瘀血也。若先冷后热而汗出者，其脉或更兼微弱不起，多系胸中大气下陷。"

又"升陷汤"方曰："或问：龙骨、牡蛎为收涩之品，大气下陷者宜升提，不宜收涩，今方中重用二药皆至六钱，独不虑其收涩之性有碍大气之升乎？答曰：龙骨、牡蛎最能摄血之本源。此证若但知升其大气，恐血随升气之药复妄动，于升陷汤中，加此二药，所以兼顾其血也。且大气下陷后，虑其耗散，有龙骨、牡蛎以收敛之，转能辅升陷汤之所不逮。况龙骨善化瘀血、主癥瘕，牡蛎善消坚结，二药并用，能使血之未离经者，永安其宅，血之已离经者，尽化其滞。加于升陷汤中，以治气陷兼吐血之证，非至稳至善之妙药乎！"

又龙骨解："龙骨味淡，微辛，性平，质最黏涩，故能收敛元气，镇安精神，固涩滑脱。凡心中怔忡，多汗淋漓，吐血，衄血，二便下血，遗精白浊，大便滑泻，小便不禁，女子崩带，皆能治之。其性又善利痰，治肺中痰饮咳嗽，咳逆上气；其味微辛，收敛之中仍有开通之力。"又曰："所谓敛正气而不敛邪气，外感未尽亦可用之者，若仲景之柴胡加龙骨牡蛎汤、桂枝甘草龙骨牡蛎汤诸方是也。愚于伤寒，温病，热实脉虚，心中怔忡，精神骚扰者，但龙骨与萸肉、生石膏并用，即可随手奏效。于忽然中风肢体不遂之证，其脉甚弦硬者，知系肝火肝风内动，恒用龙骨同牡蛎加于所服药中以敛之，至脉象柔和其病自愈。"

又牡蛎解中曰："牡蛎味咸而涩，性微凉，能软坚化痰，善消瘰疬，止呃逆，固精气，治女子崩带。"

李静：细读书中之论，则于龙骨、牡蛎之性能当知也。故用于自汗、盗汗皆放胆用之。山萸肉书中用之甚多且量大，每于危重欲脱之证用之。山萸肉解中曰："山萸肉味酸性温，大能收敛元气，振作精神，固涩滑脱。因得木气最厚，收涩之中兼具条畅之性，故又通利九窍，流通血脉，治肝虚自汗，肝虚胁疼腰疼，肝虚内风萌动。且敛正气而不敛邪气，与他酸敛之药不同，是以《神农本草经》谓其逐寒湿痹也。"

既知龙骨、牡蛎、山萸肉之性能，当知其用于自汗、盗汗之效也。

此三药其性当为平和，故可治阴虚之自汗、盗汗，亦可治阳虚之自汗、盗汗，更可治阴阳两虚之自汗、盗汗。

自汗、盗汗虽同属汗液排泄异常的病证，但二者临床表现不同，应辨证清楚（已如前述）。

同是自汗、盗汗，有单独出现，也有作为其他疾病症状之一而出现等两类情况，在辨证论治时也应加以区别。单独出现者，以自汗、盗汗为突出症状，其他均为次要症状，一般无严重、危急的症状。本节所论者主要指此而言。而作为其他疾病出现的自汗、盗汗，则因疾病的不同，各具有该病证的症状和体征，且出汗大多不居于突出地位。例如《证治汇补·汗病章》即对其他病证引起自汗特点作了论述："火热自汗必燥热；伤湿自汗，身热口渴，烦躁面垢；痰症自汗，头眩，呕逆，胸满吐痰。"在其他疾病引起的盗汗中，以肺痨盗汗最为多见，其特点为同时具有咳嗽、咯血、胸痛、潮热、消瘦等症状。

一般来说，自汗盗汗均属虚多实少的病证。其中自汗多气虚、阳虚；盗汗多属阴虚内热。但自汗、盗汗亦各有阴虚之证，须结合全身情况辨析。因肝火、湿热等邪热郁蒸而汗出的，则属实证。病程久者，或病变重者，则会出现阴阳虚实错杂的情况。自汗久则可以伤阴，盗汗久则可以伤阳，出现气阴两虚，或阴阳两虚之证。邪热郁蒸，病久伤阴，则见虚实兼夹之证。

治疗原则，应区别阴阳虚实的不同治疗。虚证当根据证候的不同而治以益气、养阴、补血、调和营卫；实证当清肝泄热，化湿和营；虚实夹杂者，则根据虚实的主次而适当兼顾。此外，由于自汗、盗汗均以腠理不固、津液外泄为共同病变，故可酌加麻黄根、浮小麦、糯稻根、五味子、瘪桃干、牡蛎、瘪桃干、乌梅等固涩敛汗之品，以增强止汗的作用。但要防闭门留寇之弊。

单纯出现的自汗、盗汗，一般预后较好。经过治疗大多可以在短期内治愈或好转。伴见于其他疾病过程中的自汗，尤其是盗汗，则病情往往较重。治疗时应着重针对原发疾病治疗，原发疾病好转、治愈，自汗、盗汗才会减轻或消失。汗出过多，而又伴有喘促，脉微等症者，为预后严重的表现。正如《景岳全书·汗证》说："汗出不治之症有六：一为汗出而喘甚者不治；二为汗出而脉脱者不治；三为汗出而身痛甚者不治；四为汗出发润至巅者不治；五为汗出如油者不治。"文中之"不治"，即病情危重之意。

案例一：

张姓妇，年六十二岁，自汗、盗汗六年，活动则汗出，不活动亦汗出。整日汗出如洗，感冒不断，自述衣服从未干过。视其舌淡紫苔薄白略燥，脉弦缓。问其有心悸、胸闷、失眠、多梦、全身乏力否？答曰诸证均有。服过虚汗停、玉屏风等药，也曾服过许多中药不效。此证虽为气阳两虚，荣卫失和，然其气血瘀滞之征甚明，且久汗阴为之伤也。故嘱之说此病治之不难，但若要根治需疏通气血，补其心肾方可。处以桂枝加龙骨牡蛎汤，以调其营卫，固其肾精。再加山萸肉、生山药补肝益脾、固脱敛汗，桑叶、桑椹以滋其肺肾之阴，衡通散以疏通气血。方用：

桂枝 10 克，白芍 18 克，炙甘草 12 克，大枣 8 枚，生姜 10 克，生龙骨（捣细）30 克，生牡蛎（捣细）30 克，山萸肉 30 克，生山药 30 克，桑叶 30 克，桑椹 30 克。水煎服。

衡通散，每日三次，每次 10 克，温开水送下。

服一周即大效，又服两周汗全止，心悸胸闷、失眠多梦亦有好转。患者甚喜，又守方服二周，为处衡通散嘱服三月，一年后随访病未再发。

方解：桂枝加龙骨牡蛎汤为《金匮要略》治阳虚虚劳之方，方用桂枝汤调和营卫，龙骨、牡蛎镇静安神敛汗，与山萸肉重用之则止汗之功更伟。此证久汗阴亦为之所伤，故加桑叶、生山药、桑椹以滋其肺脾肾之阴且又能止自汗、盗汗。此证之自汗治之数年不效之因，是合并有心悸、胸闷、失眠、多梦、全身乏力之虚劳诸症。见汗止汗是以不效，损其心者调其营卫，损其肾者益其精，此用桂枝加龙骨牡蛎汤为对证之方。加山萸肉补肝止汗，山药补脾止汗，桑叶补肺阴止汗，桑椹补肾气止汗，再合用衡通散疏通气血以治其血痹虚劳，所以效也。

案例二：

黄姓男，年二十四岁。自述自幼即多汗，活动则易汗，且比常人多得多。视其体质颇壮，舌紫苔薄，脉弦有力。询问其有无便秘，曰然。则此证为气血瘀滞偏热明也。向其说明其体质如城市之大街小巷，而人体之毛孔亦如城市之小巷。人之大动脉若阻塞则为脏腑病变，重则如心肌梗死、脑血管意外。轻者为经络阻塞，如风湿性关节炎、坐骨神经痛。而此证之体不虚是为气血瘀滞，血不归常道而外溢之。然为何外溢？是血中有火则燥，燥则气血运行失常，不循常规。其便秘是为因热久瘀积滞而导致气血瘀滞血燥风燥也。治用衡通法，衡通汤疏通气血，五味黄连解毒汤清其郁热。方用衡通解毒汤：

当归、川芎、桃仁、红花、赤芍、柴胡、川牛膝、枳壳、桔梗、炙甘草、生地黄、炮山甲、三七粉（药汁送服）各10克，黄连3克，黄芩3克，黄柏3克，栀子3克，大黄3克。

患者服药一周即感大便畅通，服一月自汗大减，将上方制成散剂，嘱服至愈。

案例三：

王姓女，三十二岁。从小就遗传有手汗病。现有一女儿今年五岁，俩人均有情绪紧张或天气炎热就手汗淋漓，脚汗也一样，刚擦干水即刻又像在水里泡的一样。冬天将手放在口袋里取暖一会儿也会出大汗，对此非常苦恼，也为工作及生活带来了极大的不便。

不因天暑、衣厚、劳作及其他疾病而白昼时时汗出者，称为自汗。自汗多由气虚不固，营卫不和。由邪热郁蒸所致者，则属实证。益气固表、调和营卫、滋阴降火、清化湿热，是治疗自汗、盗汗的主要治法，可在辨证方药的基础上酌加固涩敛汗之品，以提高疗效。一般情况下，自汗多属气虚，盗汗多属阴虚，但也有阳虚盗汗，阴虚自汗，因而必须四诊合参，才能辨证准。而且临床上还有由瘀血引起自汗、盗汗的情况。如《医林改错·血府逐瘀汤所治之症目》说:"竟有用补气、固表、滋阴、降火,服之不效,而反加重者,不知血瘀亦令人自汗、盗汗,用血府逐瘀汤。"而且小孩也患此病,可断为气虚与气血瘀滞。即是体表经络,即小的血脉血管有阻塞,像长江1998年发大水一样,长江水因不能向前直接顺利流向大海,故向两岸泛滥一样的道理。

因此,补气药与疏通气血药同用之,使气通血顺,则自汗可止。只用止汗药,是如长江发大水时堵大堤一样,堵是堵不住的,还是要泛滥的。此病可用外用方,即白萝卜煮水浸泡,十天一疗程。然只能治标,不能治本,即不能治气虚导致的气血瘀滞不通而汗液外溢也。内服衡通汤:

当归、川芎、桃仁、红花、赤芍、柴胡、川牛膝、枳壳、桔梗、炙甘草、生地黄、炮山甲、三七粉(药汁送服)各10克,人参、黄芪各12克,山萸肉、生山药各30克。

此方服至一月症状减,嘱制散服三月,以求根治。

案例四:

林姓女,二十九岁,2006年3月生一小孩,当年5月份开始出汗,出汗时整个人就像刚从水中出来,出汗后浑身冷、发抖,就是在夏天也要盖棉被,出汗时心慌、烦躁,但脚不出汗。看中医,吃了中药后,出汗次数少了,出汗时间缩短了,汗后不冷了,但还是在下午和晚上出汗比其他时间多,晚上醒后出汗。从2006年5月份至今一直看中医。吃的中药都是补气、补虚的药。做了CT、心电图、肾功能、血小板、肝功等检查,指标都正常。

久病必瘀,一直服补气、补虚的药而未能根治者,因未治其瘀也。现在下午和晚上出汗多乃阴虚也!当用衡通汤合理阴汤:

当归、川芎、桃仁、红花、赤芍、柴胡、川牛膝、枳壳、桔梗、炙甘草、生地黄、炮山甲、三七粉(药汁送服)各10克,人参、黄芪各12克,山萸肉、生山药各30克,桑叶、桑椹、玄参、麦冬、枸杞、北沙参各10克。

初行医时遇此多汗证，读《医学衷中参西录》，认为龙骨、牡蛎、山萸肉三药并用治多汗二剂必效。后经验阅历与日俱增，方始明白此三味治汗出是阴阳两虚之汗出二剂可效。临证时未能详细辨证，细心斟酌，随时体验，使所处之方药与病机息息相符，故有效有不效也。后于辨证时，每细察其舌质舌苔，结合脉证，四诊结合，注重验舌。治病首辨阴阳，初病凭舌苔，久病凭舌质。凡舌质淡苔白润者为阳虚，舌红紫苔薄光者为阴虚。苔白厚腻为湿，苔黄为热。久病必有瘀，怪病必有瘀。瘀者，瘀血也。治法为疏通气血，平衡阴阳，兼备之法也。

故自汗者多为阳气虚，肺卫不固，营卫不和，主方为玉屏风散。然亦有阴虚火旺，邪热郁蒸之自汗，治当滋阴降火，清热解毒，主方为当归六黄汤。盗汗者多为阴血虚，阴虚热扰，心液外泄，主方为益阴汤。然亦有阳虚盗汗者，心肾不交，虚阳浮越，主方为桂枝加龙骨牡蛎汤。

桂枝加龙骨牡蛎汤为虚劳病之通用方，龙骨、牡蛎、山萸肉虽然为治自汗、盗汗之专方专药，玉屏风散为自汗易感冒之专方，桑叶为止夜汗盗汗之专方。然临证需辨证施治与专方专药相结合，方是中医的根本，中医的精髓。不用专方专药则治病不能有速效，不用通用之方则不能适应病证之变化。即病有千变，药有万变方可。读《医学衷中参西录》要在勤求上下苦功，于无字句处读书，于临床中验证之。书读十遍，其义自见也。

江植成：老师，玉屏风散治自汗、感冒的要点是什么？桑叶与桑椹止汗的要点是什么？

李静：玉屏风散一说是出自危亦林《世医得效方》，一说是出自《丹溪心法》，王肯堂《证治准绳》叫白术黄芪汤。组成为黄芪、防风各一钱，白术二钱，为粗末，加生姜三片，水煎服。功能益气，固表，止汗。治表虚自汗及虚人易感风寒。蒲辅周老前辈善用之。岳美中老师用时为白术三份，黄芪二份，防风一份。制成粗末，每日10克，水煎服，连用一个月为一疗程，可愈。白术量大是为了健脾，健脾是为了治本。脾健则运化好，身体才会有抵抗力，免疫力增强则自汗、易感冒可愈。

桑叶、桑椹同为甘寒，桑叶入肺、肝经，桑椹入肝、肾经。《丹溪心法》载："桑叶，焙干为末，空心米饮调服，止盗汗。"近代亦有桑叶止汗之报道。《中药大辞典》桑叶条下载《重庆堂随笔》论桑叶："桑叶，虽止盗汗，而风温暑热服之，肺气清肃，即能汗解。"桑椹滋肝肾固精，为凉血、补血、益阴之药，则桑叶滋肺阴、清热止汗，桑椹滋肾阴、凉血、除热止汗。

玉屏风散治自汗、易感冒的要点是治肺脾阳虚，脾虚者白术重用之，肺气虚者黄芪量重之，为粗末水煎服一个月可愈。桑叶止自汗、盗汗是肺阴虚有热者宜之，要点是为末服之，桑椹是肾气虚有火者宜之。

一、临证要点

不因天暑、衣厚、劳作及其他疾病而白昼时时汗出者，称为自汗；寐中汗出，醒来自止者，称为盗汗。自汗多由气虚不固，营卫不和；盗汗多因阴虚内热。由邪热郁蒸所致者，则属实证。益气固表、调和营卫、滋阴降火、清化湿热，是治疗自汗、盗汗的主要治法，可在辨证方药的基础上酌加固涩敛汗之品，以提高疗效。

自汗、盗汗是指人体发生异常汗出的一类病证。其中见于清醒状态的称为自汗，睡着后发生的称为盗汗。其病机变化主要在于人体阴阳的偏盛或偏衰，导致营卫失和，津液外泄。本病预后一般良好。若汗出过多，则易致疲劳、头昏无力等虚弱现象。

自汗、盗汗应着重与脱汗、战汗相鉴别。脱汗发生于疾病危重之时，大汗淋漓，肢厥脉微；战汗发生于热病过程中，先战栗，后汗出，为正邪交争之象。

自汗、盗汗以属虚者为多，自汗多由气虚不固，盗汗多因阴虚内热。由邪热郁蒸所致者，则属实证。

临床辨证以虚证居多。临证应分别气（阳）虚、阴虚，治予益气（温阳）或养阴，参用固表敛汗之法；如属实证，多为肝火、湿热，须用清肝泄热、化湿和营之法；如有虚实夹杂，当兼顾治疗。

二、释疑解难

曾泽林： 自汗、盗汗临证颇多，但均服成药，久服不效方来求医，而且要求速效。看来如不能像老师那样，将其中道理剖析明白，与病人详加沟通，要想治好一个久治不愈的自汗、盗汗确实不易也，老师的治疗经验与要点是什么？

李静： 前辈中医已将一整套基本理论与辨证论治的运用方法留给了我们，如何继承好，运用好，发扬光大之，是我辈中医之任。就以自汗、盗汗来论，西医查不出细菌、病毒、病原体，只能用功能失调来解释，众所周知没有特效的好办法解决的。而中医则首辨阴阳，用阴虚阳虚来区别其病理性质。阴虚者多盗汗，阳虚者多自汗，故而施用不同的方剂。自汗、盗汗多属肺气虚，从五行来论，肺属金，五行相生土生金，故脾虚则肺虚也，治当肺脾同治。阴虚则内热，故盗汗多为阴虚，滋其阴则阴阳平衡，盗汗自止。阳虚则外寒，故自汗多为阳虚，温其阳气则阴阳得以平衡，自汗自止。找出其症结所在，以通求衡，衡而通之，此即中医之整体观念，辨证论治之法也。

本节所讨论的汗证是指不因其他疾病（如发热等）的影响，而以汗出过度为主要表现的自汗、盗汗，其临床特征是：①自汗表现为白昼时时汗出，动则益甚，常伴有气虚不固的症状；盗汗表现为寐中汗出，醒后即止，常伴阴虚内热的症状。②无其他疾病的症状及体征。

自汗、盗汗是临床杂病中较为常见的一个病证，多与心悸、失眠、眩晕、耳鸣等病证同时并见，也是虚劳、痨瘵、失血、妇人产后血虚等病证中的一个常见症状。中医对其有比较系统、完整的认识，若辨证用药恰当，一般均有良好的疗效。

一般情况下，自汗多属气虚，盗汗多属阴虚，但也有阳虚盗汗，阴虚自汗，因而必须四诊合参，才能辨证准确。而且临床上还有由瘀血引起自汗、盗汗的情况。如《医林改错·血府逐瘀汤所治之症目》说："竟有用补气、固表、滋阴、降火，服之不效，而反加重者，不知血瘀亦令人自汗、盗汗，用血府逐瘀汤。"现在，活血化瘀法在汗证的治疗中渐受重视。因此，衡通汤之衡而通之法是为治自汗、盗汗之大法也。

内伤发热

师承切要

师承切要者，师承张锡纯老师内伤发热辨证施治之论点，以及笔者领悟与运用张师之学说与临床的心得体会，力求切中要点。《医学衷中参西录》中治阴虚劳热方论，治大气下陷方论，治伤寒方论，治温病方论，治肺病方论，治阳虚方论，理冲汤方论，药物篇及医论等论中皆有论及，读者宜细读之。且需将书中论点在临床上正确地运用于现代医学之功能性低热、肿瘤、血液病、结缔组织疾病、内分泌疾病以及部分慢性感染性疾病所引起的发热和某些原因不明的发热。

《医学衷中参西录》中原文

世俗医者，遇脉数之证，大抵责之阴虚血涸。不知元气虚极莫支者，其脉可至极数。设有人或力作，或奔驰，至气力不能支持之时，其脉必数。乃以力倦之不能支持，以仿气虚之不能支持，其事不同而其理同也。愚临证细心体验，凡治虚劳之证，固不敢纯用补药，然理气药多于补气药，则脉即加数，补气药多于理气药，则脉即渐缓。是知脉之数与不数，固视乎血分之盈亏，实尤兼视乎气分之强弱。故此十全育真汤中，台参、黄芪各四钱，而三棱、莪术各钱半，补气之药原数倍于理气之药。若遇气分虚甚者，犹必以鸡内金易三棱、莪术也。

药性之补、破、寒、热，虽有一定，亦视乎服药者之资禀为转移。

尝权衡黄芪之补力，与三棱、莪术之破力，等分用之原无轩轾。尝用三棱、莪术各三钱，治脏腑间一切癥瘕积聚，恐其伤气，而以黄芪六钱佐之，服至数十剂，病去而气分不伤，且有愈服而愈觉强壮者。若遇气分甚虚者，才服数剂，即觉气难支持，必须加黄芪，或减三棱、莪术，方可久服。盖虚极之人，补药难为功，而破药易见过也。若其人气壮而更兼郁者，又必须多用三棱、莪术，或少用黄芪，而后服之不致满闷。又尝权衡黄芪之热力，与知母之寒力，亦无轩轾，等分用之可久服无寒热也（此论汤剂作丸剂则知母寒力胜于黄芪热力）。而素畏热者，服之必至增热，素畏寒者，服之又转增寒，其寒热之力无定，亦犹补破之力无定也。故临证调方者，务须细心斟酌，随时体验，息息与病机相符，而后百用不致一失也。

🌸 李静讲记

诊断依据

内伤发热起病缓慢，病程较长，多为低热或自觉发热而表现为高热者较少。不恶寒，或虽有怯冷，但得衣被则温。常兼见头晕、神疲、自汗、盗汗、脉弱等证。

一般有气、血、水壅遏或气血阴阳亏虚的病史，或有反复发热的病史。

无感受外邪所致的头身疼痛、鼻塞、流涕、脉浮等证。

病证鉴别

外伤发热的鉴别：外感发热常因感受外邪而起，起病较急，病程较短，发热初期大多伴有恶寒，其恶寒得衣被而不减。发热的热度大多较高，发热的类型随病种的不同而有所差异。常兼有头身疼痛、鼻塞、流涕、咳嗽、脉浮等证。外感发热由感受外邪，正邪相争所致，属实证者居多。

治疗原则

治分虚实：由气郁、血瘀、湿停所致的内伤发热属实；由气虚、血虚、阴虚、阳虚所致的内伤发热属虚。邪实伤正及因虚致实者，则可以既有正虚，又有邪实的表现，而成为虚实夹杂的证候。

案例一：

韩姓女，五十三岁，口腔溃疡反复发作，手足心热，烦躁，少寐多梦，盗汗，口干咽燥，舌质红，有裂纹，苔少脉细数。自诉曾服过许多中西药溃疡仍然反复，低热不断。辨证属心肾失调，气阴两虚夹瘀滞之火。告知其屡服药无效，因只治其阴虚，未治其瘀滞之气血，瘀滞之火也。予服衡通汤合理阴汤加黄连、生甘草、炙甘草并用。

当归、川芎、桃仁、红花、赤芍、柴胡、川牛膝、枳壳、桔梗、炙甘草、生地黄、炮山甲、三七粉（药汁送服）各10克，生山药、桑叶、桑椹、白茅根、北沙参、山萸肉各18克，生甘草12克，黄连3克。

服一周即效，三周即愈。

案例二：

孔姓男，时年二十八岁，我那时年已而立，其患乙肝大三阳，肝功能指标高，发低热，头晕乏力。在县医院治之不效，于2001年夏来诊。诊其舌红紫，苔薄，脉弦细而数，辨证为气阴两虚偏火重，方用一贯煎加蒲公英、白花蛇舌草、白茅根之类，服一月多后查肝功能恢复正常，乏力亦减，但低热，手足心热之证始终未消。其经常来诊，询问医药知识，论至此证时，我主张需用反治法，在上方加黑附片，其听了不同意，说我乃阴虚低热之体，何能用附子大热之药。又过一个时期，低热终不能退。其常来已熟，一次我悄悄地在他的药中放入黑附片每剂6克，三日后兴奋地来说，我的低热终于退了。我笑了并告知其回家后检看药渣即知。其立即明白，说是您将附子悄悄给我放进去了吧。答之说然也，此乃没有办法的办法了，好在有效了，明修栈道不行，我只有暗度陈仓了。他感动地说李大哥，您的恩情我终生不会忘的。其病愈后交为朋友，经常前来看我，至今仍保持联系。

一、临证要点

由情志不舒、饮食失调、劳倦过度、久病伤正等引起的发热称为内伤发热。内伤发热一般起病较缓，病程较长，或有反复发热的病史。临床多表现为低热，但有时也可以是高热，亦有少数患者自觉发热或五心烦热，而体温并不升高。

气滞、血瘀、湿停，郁结壅遏化热，以及气、血、阴、阳亏虚，阴阳失衡发热，是内伤发热的两类病机。前者属实，后者属虚。虚实可以相互转化。

临床虽以阴虚发热、血虚发热、气虚发热、阳虚发热、气郁发热、湿郁发热、血瘀发热等证型常见，但各种证型之间常相互关联，如气虚日久，气损及阳，转为阳虚发热；气不行血，血停为瘀，表现为血瘀发热。

临床治疗时务须结合标本虚实传变，时时注意祛邪不要伤正，补虚要兼顾祛邪；扶正主要是调养脏腑，补益气血阴阳，祛邪重在理气解郁，活血化瘀。

内伤发热的预后，与起病的原因、患者的身体状况有密切关系。据临床观察，大部分内伤发热，经过适当的治疗及护理，均可治愈。少数患者病情缠绵，病程较长，需经一定时间的治疗方能获得明显疗效。而兼夹多种病证，病情复杂，体质极度亏虚的患者，则疗效及预后均较差。

二、释疑解难

曾泽林：内伤发热应诊的病很多，且多为有他证求治的，因此作为一个独立的病种来说就较为困难，老师以为然否？

李静：内伤发热以阴虚发热、气虚发热与瘀血发热者为多，且多因他证求诊者多，故只能作为一个症状来辨析，这就需用中医辨证论治之基本功了。因此，衡通法就显得较为适用。找出其偏差，即为其病因，抓主症，即是辨治要点，故需运用以下几点：

1. 祛邪不可伤正，补益防止助邪

内伤发热是与外感发热相对应的一类发热，可见于多种疾病中，临床比较多见。本病涉及五脏，乃气血阴阳失调所致。临床一般虚证居多，或虚实错杂，实证、寒证较少。因此，补虚要分清虚实，虚则补之，实者泻之。

2. 重视调畅气血阴阳

因内伤发热主要由于气、血、水、湿的郁滞壅遏，或气、血、阴、阳的亏损失调所导致，故在发热的同时，分别伴有气郁、血瘀、湿郁或气虚、血虚、阴虚、阳虚的症状，这是掌握内伤发热辨证及治疗的关键。

3. 甘温除热法

甘温除热法源于《内经》，创于东垣，为中医治疗气虚发热的有效方法。西医学所称的功能性发热多见于女性，体质偏弱，常兼有多汗、怕冷、心悸、失眠等气血不足的症状，中医理论认为气血相关，阴阳互根。血虚者多兼气虚，阳虚为气虚之极，阳虚者必见气虚。故对于相当部分的功能性发热在甘温除热法的基础上，针对病情加减化裁，常能收到较好的效果。

4. 内伤发热慎用苦寒药

内伤发热以属虚者为多，除有气郁化火及湿热内蕴者可配合清热除湿的药物外，一般均应针对病情补益气血阴阳，以促进脏腑功能及阴阳平衡的恢复，切不可一见发热，便用发散解表及苦寒泻火之剂，以致耗气伤阴或伤败脾胃及化燥伤阴。

内伤发热日久，坐卧少动，气血亏虚，运行不畅。因此，在治疗时，可酌情配合养血活血通脉之品，即如吴师机所言"气血流通即是补"。若元气亏损，气虚血滞成痿，又当补气化瘀。毕竟本病以虚为本，故破血行瘀之品亦当慎用。若因七情六欲太过而成痿者，必以调理气机为法，盖气化正常，气机畅顺，百脉皆通，其病可愈。

虚　劳

师承切要

师承切要者，师承张锡纯老师对虚劳辨证施治之论点，以及笔者领悟与运用张师之学说与临床的心得体会，力求切中要点。《医学衷中参西录》中之治阴虚劳热方论，十全育真汤方论，治心病方论，治肺病方论，治阳虚方论，理冲汤方论，药物篇及医论等论中皆有论及，读者宜细读之。且需将书中论点在临床上正确地运用于现代医学之慢性呼吸系统疾病、心血管疾病、肾脏疾病、消化系疾病、营养缺乏、新陈代谢疾病、结缔组织病等系统多种慢性消耗性和功能衰退性疾病，发展至严重阶段，呈现慢性虚弱症状为主者。

《医学衷中参西录》中原文

十全育真汤

治虚劳，脉弦、数、细、微，肌肤甲错，形体羸瘦，饮食不壮筋力，或自汗，或咳逆，或喘促，或寒热不时，或多梦纷纭，精气不固。

野台参四钱，生黄芪四钱，生山药四钱，知母四钱，玄参四钱，生龙骨（捣细）四钱，生牡蛎（捣细）四钱，丹参二钱，三棱一钱半，莪术一钱半。

气分虚甚者，去三棱、莪术，加生鸡内金三钱；喘者，倍山药，加牛蒡子三钱；汗多者，以白术、龙骨、牡蛎、萸肉各一两煎服，不过两剂其汗即止，汗止后再服原方。若先冷后热而汗出者，其脉或更兼微弱不起，多系胸中大气下陷，细阅拙拟升陷汤后跋语，自知治法。

李静讲记

治病首分阴阳。《金匮要略》治虚劳用桂枝加龙骨牡蛎汤，治失精、梦交、心悸、怔忡、阳痿、早泄、自汗、盗汗之阳虚虚劳。小建中汤、黄芪建中汤治阴阳两虚之虚劳，主要表现为里急、腹痛、口干、咽燥及消化道溃疡病证。里急是指心腹中有一定部位胀急不舒。如胸中胀急，称为短气里急；少腹胀急，似欲小便，小便后仍然胀急，称为少腹里急，也称少腹拘急；肛门胀急下坠欲大便，便后仍然坠急，称为里急后重。炙甘草汤治心动悸，脉结代之心阴气阳两虚之劳。肾气丸治腰痛，少腹拘急，小便不利，痰饮，消渴，妇人转胞之肾阳虚之劳。薯蓣丸治虚劳诸不足之免疫功能减退，抵抗力差，补虚祛风，补脾胃，方用山药为主药。酸枣仁汤治虚劳失眠。大黄䗪虫丸治五劳虚极羸瘦，腹满不能饮食致内有干血之因虚致瘀之虚劳。

而张先生则于仲景论治虚劳治法，立论为治阴虚劳热方，创阴虚劳热诸方，如资生汤、十全育真汤、醴泉饮、一味薯蓣饮、参麦汤、珠玉二宝粥、沃雪汤、水晶桃、既济汤、来复汤、镇摄汤诸方，开虚劳病阴虚、阴阳两虚证治之先河，则张锡纯先生实乃仲景之功臣也！

张先生精研《内经》《伤寒论》《金匮要略》《神农本草经》诸方书，创"十全育真汤"方，主治虚劳之偏阴虚内热之方。且又有资生汤治劳瘵羸弱已甚、饮食减少、喘促咳嗽、身热脉虚数者，并治女子血枯之闭经。治虚劳阴虚发热喘嗽之醴泉饮。治劳瘵发热喘嗽自汗怔忡，小便不利，大便滑泻阴分亏损之"一味薯蓣饮"。治肺结核肺阴虚咳喘有痰之"参麦汤""珠玉二宝粥""沃雪汤""水晶桃"。治阴阳两虚欲脱之"既济汤"。治寒温外感势危欲脱之"来复汤"。先生论说劳瘵多兼瘀血，有因劳瘵而致瘀血者，有因瘀血而致劳瘵者。因劳瘵而致瘀血者，多因调养失宜、纵欲过度、气血亏损而瘀，其瘀则多在经络。因有跌伤碰伤，或力小任重，或素有吐血等出血证，服药失宜，以致先有瘀血而致劳瘵者，其瘀血多在脏腑。此二者皆可用"十全育真汤"治愈。又论脏腑瘀血之重者，可用"理冲汤、丸"，此数方参变汇通，随时制宜也。

仲景治虚劳之阳虚虚劳，阴阳两虚虚劳，血痹虚劳诸方皆为完备，且后世医家常将虚劳与肺结核之劳瘵混在一起。固然，肺结核之劳瘵亦包括在虚劳之内。然治虚劳诸方不可照搬用治劳瘵，即治虚劳诸方不可不加辨证地用于治疗肺结核之劳瘵，尤其不可用于肺阴虚之劳瘵。因为古人所谓劳病与近人之阴虚有火是不同的。然而后人又有将阴虚有火之虚劳都看成阴虚，重用苦寒药，伤其阳气；认为阳虚者则大用温热药，而大伤其阴精津液，此皆是一偏之见也。要知人身气化，不外阴阳两气，阴平阳秘，精神乃治。故先生此方是补古人虚劳病阴虚之治法，且详论其加减法及其所拟诸方之运用，并认为虚劳病之瘀血可阻塞经络之气化。论王清任《医林改错》之活血逐瘀诸汤，按上中下部位，分消瘀血，统治百病，瘀血去则诸病自愈。虽有所偏，然确有主见。而先生喜用三棱、莪术者，认为二药既善破血，且又有流通之力，以行补药之滞，可为佐使，而使补药之力愈大矣。认为二药与参、术、芪诸药并用，大能开胃进食，与虚劳病大为有益。

先生论虚劳病之阴虚劳热，用诸方药热不退者，于方中重用黄芪、知母，莫不随手奏效。用黄芪温升补气，且知母又可济黄芪之热，黄芪能大补肺气，以益肾水之源。热甚可再加生地黄一两。强调临证务须细心斟酌，随时体验，使所处之方药与病机息息相符，而后方能百用不致一失也。气虚者参、芪重用之，气不甚虚但郁者，则少用参、芪。治脏腑一切癥瘕积聚，服数十剂，病去而气分不伤。若气分虚甚者，则用生鸡内金代三棱、莪术，使药性之补、破、寒、热与病机相符为要也。

尤为可贵的是，张先生在书中详论用西药阿司匹林片治阴虚劳热与内伤发热的经验。认为该西药退热最速，治外感风热，服之出凉汗即愈，兼能退内伤之热。用治急性关节肿痛、发表痘毒、麻疹等证，用量当视病情之需要与人体之强弱，因时、因地、因人制宜也。用治肺结核之热则用少量分数次服之再与对证之中药汤剂同服之。肺结核又有肾传肺与肺传肾之分。肾传肺者多因色欲过度、女子经漏带下；肺传肾者，有阴虚内热之证。然此二证均累及于脾，故均可致饮食减少。肾传肺者，以大滋真阴为主，清肺理痰之药为佐，用醴泉饮。肺传肾者，以清肺理痰为主，以滋补真阴之药为佐，参麦汤是也，又当顾其脾胃，兼服阿司匹林。治劳瘵阴虚之证，其脉之急数者，无论肺有无结核，于服滋补剂时，皆服西药阿司匹林，然少少服之，不令大汗伤阴也。

　　读《医学衷中参西录》，首先要明白张先生衷中参西之意，即先生接受西医理论，应用西药于临床。劳瘵病相当于西医之肺结核，肺结核之结核菌先生采纳之，肺结核发热用西药阿司匹林片先生用之。然对于虚弱之人则慎之又慎，少量分数次少少服之。是先生意识到阿司匹林发汗之作用，恐汗多伤其阴液也。用治风湿病之关节红肿热痛，视病情需要而酌量用之，每于中药对证之方同用。创石膏阿司匹林汤治温热感冒发热，每用 1 ~ 1.5 克，以服后出汗为度。而对周身壮热则用寒解汤，是知阿司匹林发汗之力有余，清热之力不足也。此与现代医生治高热需用抗生素之理相同。治脑炎与伤寒温病高热需用羚羊角时，创一方名"甘露清毒饮"以代之，称其药力不亚于羚羊角，且有时胜于羚羊角。方为白茅根 180 克切碎，生石膏 45 克轧细，西药阿司匹林片半克，二味煎汤送服阿司匹林片。治感冒中风之桂枝汤证用简易方，阿司匹林与生山药粥同用之。

　　先生创十全育真汤用治虚劳病之阴虚劳热，以补仲景治虚劳病阴虚诸方之不足，则先生之功伟矣。先生认识到虚劳久则必有瘀之理，认识到《金匮要略》治虚劳及劳瘵攻实补虚之"大黄䗪虫丸"先攻其实之理。认识到王清任《医林改错》诸逐瘀汤治瘀血统治百病之理。认识到《金匮要略》血痹虚劳门之治虚劳必先治血痹之理。

　　而我辈读用先生书，如用十全育真汤时需认识到先生此方用治劳瘵与治肺结核之理。需认识此方治虚劳病之理，认识此方治虚劳先治脾胃之理。认识到凡无论何病，服药后饮食渐增则病易治，饮食渐少则难治之理。认识到此方补益类药之参、芪多于理气药之理。认识到此方治虚劳能补助人身真阴阳、真气血、真精神之理。认识到用此方治瘀在脏腑之重者需加用活血化瘀药如当归、生水蛭之理。认识到此方可治自汗、多梦、精气不固之理。细读此论方能认识到现代人治自汗、盗汗、多汗，为何用"虚汗停"效时少不效时多之理。认识到经常感冒，反复感冒用"玉屏风"冲剂有效有不效之理。认识到感冒亦需辨阴阳之理，阴虚之人感冒与阳虚之人感冒治法用药不同之理。认识到临证需随寒热虚实用药，且能参变汇通，使之与病机息息相符之理。认识到阴阳平衡之理。认识到此治虚劳诸病之法是"兼备"之法。方为善用此方法者，方为善读《医学衷中参西录者》者。

细读先生书，书中治阴虚劳热诸方，可补仲景《金匮要略》治虚劳阴虚病治法之不足。则先生于治虚劳病阴虚治法之一大功臣也。《金匮要略》治虚劳阳虚之"桂枝加龙骨牡蛎汤"为治虚劳病、治男子失精，即相当于现代之阳痿病之经方。张锡纯先生所创之敦复汤是在此方基础上领悟发挥而成，则先生又为虚劳阳虚之治法更添异彩。用人参、附子、补骨脂大热纯阳，直达下焦，以助相火之热力，核桃仁温润多脂峻补肾脏，与现代医学之补充性激素、补充丙酸睾酮之理相同。然缺什么补什么，头痛止痛，阳虚补阳，人尽知之也。先生此方治君火之衰，又治相火之衰，是为治本之道，此中医之与西医不同之处，也即中医之长处也。亦即先生之书与他书不同之处，先生衷中参西之论与诸论之不同之处也。

廖姓女，患心脏病三十余年，来诊时极消瘦，失眠、心悸、乏力、食少、脘痞腹胀、大便干结，每日只能食二杯牛奶与极少量食物，喝一杯白糖水也会胀至心悸腹胀难忍。自述数十年来经医无数，服药即难受，不服药亦难受。食凉物固不可，食热物亦不可，不食固不可，食则胀满难忍。自述一直在寻找一好的中医，多年来服药没有不难受的。故为其详细诊断。视其舌质淡暗蓝，瘀斑甚为明显，舌苔白厚润滑，舌尖有少许紫红斑点高出舌面，脉弦硬而涩滞，面色苍黄，衣着比常人需多几倍，仍极畏风。为其腹诊腹胀甚明显。告知其病颇为难治，攻之不可，补之亦不可，此证为虚劳之重者，实则为气血俱虚且寒，血瘀之虚劳重证也。因患者自述经医无数，从未见效，且往往取药只服一次，即胀满欲死，故弃之不敢再服，并述最近曾服党参、黄芪各30克等药为方一服即不敢再服。思之此病为虚极寒极痰湿多，火郁少之气血俱虚夹瘀之虚劳重证，先用调补脾胃法，用香砂六君子汤应为对证之法，然其与气血瘀滞之重者则无功。欲用攻瘀与疏通气血之法，则又与其脾胃极虚极寒不宜。思考再三，颇为棘手，欲辞之不治，又思中医有四不怕："不怕难治之病，不怕难答之题，不怕难讲之课，不怕难写之文"。细想此证当用温补温通之法，其瘀滞当缓图之，其虚寒之极亦当缓治之。故处以衡通汤方小其量，又因其虚极加生山药、山萸肉。温通之药用温而不腻之桂枝、黑附片、生姜，温补之药用人参、茯苓。方用：

当归、川芎、桃仁、红花、赤芍、柴胡、川牛膝、枳壳、桔梗、炙甘草、生地黄、桂枝、附片、红参、生鸡内金各10克，炮山甲、三七粉（药汁送服）各6克，山萸肉、生山药各18克，茯苓30克，生姜10克，水煎服三剂。

岂料患者服后来电话说，服药后腹胀难忍，无奈向其详加解释，其病体本来服糖水一杯也会胀，服一碗药岂有不胀之理，告知需等药力散后方可胀消，其药力当比糖水要大些的，并告知可将一次需服的药分做两次或三次服下，其胀当会轻些的。其病至如此，甚为后悔治此难治之病。然又思之，似此病医者都不与其治，哪为医者医德何在？然病确实难治，老太太又为神经质，疑心颇重，多食一点食物认为多了，少吃一点认为少了，马上就会心中惴惴不安，半夜不能眠。然出与医者仁德之心，我在电话中与其详细解答长达四十分钟，终于说服老太太坚持再服药，隔一日后又来电话，表示万分感谢，说服药次日大便即通，通后舒服了许多。后在上方基础上加减运用，一直未敢用攻瘀峻剂与补药重剂，服至一月，食欲稍增，舌质转好，苔白腻厚亦减，仍不敢多食，多食一点则腹胀难忍。考虑其舌尖少许红斑为有瘀滞之火，用半夏泻心汤：红人参10克，黄连3克，半夏10克，干姜3克，桂枝、附片、生姜仍用 10 克，茯苓、山药用 30 克，山萸肉用 18 克。谁知服第一剂还可，服第二剂忘记加生姜，自认为没加生姜恐怕不行，疑虑重重，腹胀又增，药不敢再服，又来询问，不得已让其补服生姜红糖水饮之，实即安慰剂也，然其心境如此，不用此法不可。三剂服完后，视其舌质暗瘀与舌苔腻垢大减，告知其证已大有转机，后仍处以原方加减。后患者说经济困难，能否用单方治之，告知其病非短期可愈，嘱服生山药煮粥服，若恐其瘀滞可加服健胃消食片，缓缓治脾之本。

按：此证颇不易治，其体虚甚，气虚且又气郁，攻不可，补亦不可先补后攻亦不可。温通补益，疏通气血之通瘀并用法组方，动药量则小之，静药量则大之，疏通药与补益药消息并用之，小心翼翼地与其用方遣药，耐心地与其沟通，此乃为医者之仁心仁德也。

李洪波：此证是心之自体之病？还是心影响脾胃之功能而病？视其食少腹胀一派虚寒当为脾胃极虚极寒之征，而视其舌脉则又似心体本自有瘀，此证是心病之阳虚虚劳？还是心脾两虚虚劳？此证组方较为复杂，似很难用药。此证老师是否用张锡纯先生之"理冲汤"意变通，伍与衡通汤再加温通之桂、附类药？老师未用理冲汤，方中有黄芪是否恐其与腹胀有碍？而用此衡通汤加温通补气药是何思路？还请老师讲解！

李静：此证据其脾胃虚寒极弱之证，当用香砂六君子汤，然其腹胀气滞且虚，用理冲汤甚为对证，方中参、芪助胃气，再加桂、附当为合拍，然四诊辨证其心之瘀血指征颇为明显，则其心之自病有之，五行相生之火生土，则脾为心之子也，母病累子既明，则心病致脾病明也。张先生论人之君相二火，此例中君火相火俱衰，故当先治其脾胃，然患者述服药无数，医者均说其为脾虚且寒，然服药则腹胀，尤其是党参、黄芪再不敢服也。我之经验认为，凡舌尖有一分红紫斑，即证明病情有一分瘀滞之热，其斑之红者为瘀滞之热，其紫暗斑点高出舌面者亦当属瘀血也，此例虽舌尖红紫瘀斑较少，但有则需顾及之，即非纯虚纯寒之证，其大便燥结固因食少液涸，然其为虚多寒多湿多热结瘀滞之燥当必有之，此即其证用量大不可，只用补气药不可，温补脾胃也不可之道理，即其体内为瘀血、瘀气，虚寒多，热结少，体内燥结是也，此即虚、寒、气、血瘀滞，包括风皆可致燥之理也。病既如此复杂，则用方亦需复杂，单纯成方已很难对证，故需组方方能适宜。此证当为心自本病与脾胃俱病之虚劳重证，实则为虚中夹瘀，阳虚多阴虚少，气血瘀滞与脾胃虚寒且燥并重之虚劳也，故不化其瘀非其治，不温补其脾胃难为功。据其体之虚甚，而用此动药量小，温补药量大之衡通回阳汤法，实则多温多补少通法也。此证用黄芪未尝不可，然黄芪用大量于体虚之人，会胀满难忍的。岳美中老师曾有服黄芪胀满欲死者用陈皮可解之论，读者可采纳之。此证腹诊非常重要，如腹胀属实，或虚中夹实，非单纯气虚之证，则黄芪不可用大量，我的经验是疏通气血之衡通汤与补气药同用之，则与体虚之人有益，既补益之药可助疏通气血之药之力，久服不致伤正是也。

中医传统之四诊八纲辨证，先议病，后议法。有是病，用是法，有是证，用是药。寒则温之，热则清之，实则泻之，虚则补之是为常法。然还有通因通用，塞因塞用之反治法。我常于复杂病证之用衡通法即是兼备之法，此即张先生所论永立不败之地之法也。我在深圳行医不过数年，以前在北方行医数十年，也确如张先生所论，阴虚者多，阳虚者少，实则纯阴虚者也不多，纯阳虚者更少。有阴虚病人久服六味地黄丸，阴虚有火久服知柏地黄丸不效为何？非治阴虚也。又为何？必有所偏，必有所兼证也！此即现代中医教科书上虽然分门别类甚为详细，实则临证处方颇为对证，然效果终不明显之理。现代人由于种种原因，单纯之阴虚、阳虚，单纯之湿证、热证不多，多为阴虚夹有气血瘀滞，湿热痰火夹有气血瘀滞者较多，故衡通法衡通诸汤辨证用之较为得心应手，虽有广络原野之嫌，然能治好病才是硬道理。教科书只能教人以规矩，不能示人以巧。看似辨证入细，处方用药丝丝入扣，然而病人服后毫无效果，是未能从整体出发，用方药未能切中要害而已。当然，如能学到前人的水平，四两拨千斤之功夫，那将是医学最高之境界。对初学者来说，多掌握一点兼备法，先入门，然后再深造是捷径也。也即是说，用此衡通法，与临证辨其阴虚所偏，稍加滋阴之药即可通而使衡，阳虚有偏，用此衡通法，稍加温阳之药也可通之令衡。与阴阳两虚，或寒热夹杂者，用此衡通法即可通之使衡。常用衡通法，辨其所偏加药纠正之，一旦所偏得效，即用衡通原方即可。此屡试屡验之法，故敢论之与书，实则是中医之整体观念出发，即张先生所论诸逐瘀汤统治百病之论也。

张锡纯先生在书中论曰："玉田王清任著《医林改错》一书，立活血逐瘀诸汤，按上中下部位，分消瘀血，统治百病，谓瘀血去而诸病自愈。其立言不无偏处，然其大旨则确有主见，是以用其方者，亦多效验。"我们在此理论上再用中医之传统理论，即从整体出发辨证施治，凡属气血瘀滞者，辨其所偏，纠而正之，即是张先生所论之统治百病矣！于无字句处读书，触类旁通，贵在灵活运用也。众所周知武学之最高境界是无招胜有招，衡通法即是随证施治之法，即是知犯何逆，随证治之之法。不论其有何偏，我均用此法令其恢复平衡之法。气血瘀滞是为不通，用温药通之是为衡，用凉药通之亦为衡，用滋阴药于疏通气血之衡通汤中是增水行舟法，亦为求衡用通之法，然其因阴虚液涸无力使通而衡故需用此滋阴增液法，实则是为治一治二之法。用温阳药于衡通汤中同为令衡而需通之法。用补气药则更令衡通药之力增强而正气不受损之法，况且用凉药治热于疏通气血方中则不致凉药留中，温药治寒于疏通气血方中不致温燥伤阴。补益之药于疏通气血之衡通方中不致壅滞，衡通汤加用补益之药于体虚之人不致耗其精气，实则亦为衡通大法也。此论此理张先生书中有之，读者需明书读百遍，其意自见之理。需明于无字句处读书，触类旁通之理。如此方为善读医书者，方为善读张先生《医学衷中参西录》者。

一、临证要点

1. 虚劳又称虚损。是由多种原因引起的，以脏腑亏损、气血阴阳不足为主要病机，以五脏虚证为主要临床表现的多种慢性衰弱证候的总称。

2. 辨证以气血阴阳为纲，五脏虚候为目。

3. 治疗的基本原则是补益。必须根据病理属性的不同，分别采用益气、养血、滋阴、温阳的治疗方药，并结合五脏病位的不同而选方用药，以加强治疗的针对性。此外，由于五脏相关，气血同源，阴阳互根，所以应注意气血阴阳相兼为病及五脏之间的转化。

4. 护理及饮食调摄对促进虚劳的康复有重要作用。

5. 其转归及预后与体质的强弱、脾肾的盛衰、能否解除致病原因，以及是否得到及时、正确的治疗、护理等因素有密切关系。

二、释疑解难

刘海宝：虚劳病老师论述因瘀致虚，虚中夹瘀甚合前人之旨，倡用衡通法纠偏求衡是以纲带目，简捷扼要。老师详述从张锡纯先生《医学衷中参西录》论中悟出王清任诸逐瘀汤可治百病，岳美中、颜德馨诸前辈医家论中悟出有理、有法、有方之衡通法，广泛应用于慢性久病之气血瘀滞诸证，且又不厌其烦地讲述之，并论述中医辨证论治，八法运用皆为衡法，真是一语中的，实可谓知其要者，一言以终，不知其要，流散无穷也。

李静：虚劳病的治疗需注意结合相关检查，虚劳是气血津液病证甚至是整个中医内科病证中涉及脏腑的一种病证，涉及西医学的多种疾病。由于病种的不同，其病情演变、治疗效果、发展预后等有较大的区别，有必要结合临床的实际情况，进行相关的现代医学的有关检查，以便全面地掌握病情，加强治疗的针对性，提高疗效。

补血需兼补气，补血养血是治疗血虚的治则，但由于血为气之母，故血虚均会伴有不同程度的气虚症状，且补血不宜单用补血药，应适当配伍补气药，以达到益气生血的目的，当归补血汤即是益气生血的应用范例。正如《脾胃论》说："血不自生，生须得阳气之药，血自旺矣。"黄芪、人参、党参、白术等药，为常选用的益气（进而生血）之药。

在补阴补阳中，注意阴阳互根。阴虚应补阴，阳虚应补阳，这是普通的尤其是急症时的治疗原则，如独附汤、参附汤之于急症阳虚。由于虚劳的病程一般比较长，治疗亦往往需要较长时间，故在补阴补阳时，须注意"阴阳互根"的问题。正如《景岳全书·新方八略》："善补阳者，必于阴中求阳，则阳得阴助而生化无穷；善补阴者，必于阳中求阴，则阴得阳升而泉源不竭。"张景岳所制定滋肾阴的左归丸及温肾阳的右归丸正体现了这一治疗原则。两方的大部分组成药物相同，在用养阴药的同时，两主药均有补阳的菟丝子和鹿角胶，即是取其"阴中求阳"和"阳中求阴"意义。当然，左归丸中更有龟板胶滋阴；而右归丸中则有桂、附温阳。

充分重视"食补"，张先生之一味薯蓣饮即是相当好的食补方法。虚劳的病程一般比较长，做好护理对促进虚劳的好转乃至痊愈具有十分重要的意义。其中，应高度重视发挥饮食的补益作用，进食富于营养而易于消化的食物，以保证气血的化生。阳虚患者忌食寒凉，宜食温补类食物；阴虚患者忌食燥热，宜食淡薄滋润类食物。

针对病因，不忘祛邪。因病致虚，针对病因祛邪，有助于恢复正气。

肥　胖

师承切要

师承切要者，《医学衷中参西录》无肥胖病名，然可师承张锡纯先生痰饮等辨证施治之论点，以及笔者领悟与运用张师之学说与临床的心得体会，力求切中要点。张师之《医学衷中参西录》中之论用药以胜病为主不拘分量之多少，理冲汤方论，药物篇及医论等论中皆有论及，读者宜细读之。且需将书中论点在临床上正确地运用于现代医学的单纯性（体质性）肥胖病，继发性肥胖病（如继发于下丘脑、垂体病、胰岛病及甲低等的肥胖病）。

《医学衷中参西录》中原文

《内经》谓"诸湿肿满，皆属于脾"，盖脾中多回血管，原为通彻玲珑之体，是以居于中焦以升降气化，若有瘀积，气化不能升降，是以易致胀满。用鸡内金为脏器疗法，若再与白术等分并用，为消化瘀积之要药，更为健补脾胃之妙品，脾胃健壮，益能运化药力以消积也。且为鸡内金含有稀盐酸，不但能消脾胃之积，无论脏腑何处有积，鸡内金皆能消之，是以男子痃癖、女之癥瘕，久久服之皆能治愈。

师承讲记

体重超出标准体重［标准体重（kg）=（身高（cm）–100）×0.9（Broca 标准体重）］20% 以上；或体重质量指数［体重质量指数 = 体重（kg）/ 身高（m²）超过 24 为肥胖，排除肌肉发达或水分潴留因素，即可诊断为本病。

初期轻度肥胖公体重增加 20% ～ 30%，常无自觉症状。中重度肥胖常见伴随症状，如神疲乏力，少气懒言，气短气喘，腹大胀满等。

案例一：

谭某，男，四十二岁，因肝区疼痛渴饮乏力，血脂高，血糖高而来诊。察其体丰，舌紫苔白腻，脉弦。其舌紫者乃气滞血瘀之明征，苔白腻为湿痰重。现代医学说甘油三酯高即是痰湿为主要因素。中医认为是湿痰郁滞，以致气血运行不畅，从而导致血中脂肪及糖量增高。故治宜清除湿痰，疏通气血，待湿痰祛，气血通，则诸病自愈，方用小陷胸汤加枳实重用炒瓜蒌仁以清湿热，理冲汤以疏通气血。

第六章 气血津液病证

419

　　方用：黄连 6 克，半夏 10 克，瓜蒌皮 12 克，炒瓜蒌仁（打碎）60 克，枳实 10 克，生鸡内金 18 克，三棱 10 克，莪术 10 克，知母 12 克，天花粉 18 克，生山药 30 克，党参 10 克，黄芪 10 克。水煎服，每日一剂。另服鸦胆子胶囊每天二次，每次六粒。

　　上方连服二月，查血脂及血糖均恢复正常，嘱其仍需服药巩固。其因认为病已痊愈故未再服中药，自购蜂胶服，且不注意饮食，每天吃苹果等水果以致半年后血糖升高病情复发又来诊，又再服二月方愈。其是宁夏银川人，后带其妻及其侄女等家人来看病。告知其须注意饮食，以防复发。

　　鸦胆子胶囊乃鸦胆子与三七等组成，其中鸦胆子有清除肠内积垢之功，三七有化瘀血之能，合用于清湿热之小陷胸汤、疏通气血之理冲汤，共奏清除湿痰，气血瘀滞之效。

案例二：

　　滕某，女，年五十岁，数月来体重迅速增加，能食，然大便十五六日方解一次且量少，唯有胸脘痞闷，腹不胀，腹诊按之有压痛。舌紫舌中有裂纹，苔白腻，脉沉弦，辨证属于气滞血瘀夹湿，方用衡通陷胸汤加生鸡内金、土茯苓。方用：

　　当归、川芎、桃仁、红花、赤芍、柴胡、川牛膝、枳壳、桔梗、炙甘草、生地黄、炮山甲、三七粉（药汁送服）各 10 克，黄连 3 克，瓜蒌皮 12 克，瓜蒌仁（打碎）18 克，半夏 10 克，生鸡内金 18 克，土茯苓 30 克。每日一剂，服九剂，便解为每日一次，服至一月，胸脘痞闷消失，体重亦减，服衡通理冲散以治其肥胖。

　　中医治疗此病，不外强调辨证施治，从整体出发，不可一味攻伐。纠其偏差，疏而导之。然古人云：用药如用兵，用医如用将。为医者遇此证，当多问一个为什么肥胖呢？治病求因，找出病因，确定治疗方法，仍需假以时日方可治愈。中医认为肥胖病与肝脾失调有关。肝主疏泄，脾主运化。如果疏泄运化正常何来肥胖？疏泄运化失常必致气血瘀滞，气机瘀滞则湿痰郁结也。故治此病须明此理，人之身体如江河，治理江河不外疏通之法，水道畅通则不致泛滥成灾，人体如果气血通顺何致肥胖？

故治则以疏通气血为大法，方用衡通汤、散。脾虚者用理冲汤；湿热痰重者合用小陷胸汤加枳实；脾虚寒者用香砂六君子汤；体不虚者用理冲散合鸦胆子胶囊；我自十六岁即开始抽烟，至1997年偶发奇想戒之。朋友讯之，说你是戒不了的。我回说，一个人生于世，如果连这点毅力也没有，哪还能行吗？后从那日始，戒了近二年，一支也未抽，然饮食未加节制，二年内体重增加至90公斤，本来是60公斤的，结果可想而知了。体检时抽血几次抽不出血来，查出血脂高、甘油三酯高、肝功能高、血压高、血糖也高，经常出现心慌、心悸，始明白自己体内的湿痰凝结、气滞血瘀是何等之重。先服降脂类药不效，后服防风通圣丸亦不效。用中成药"脉络宁"亦未效，再四思之，如果自己之病自己明明白白，尚且不能治，何谈与人治之乎？降脂类药不效当是药力面太狭窄，防风通圣丸乃表里双解之剂，不效是不对证，脉络宁亦为气阴两虚偏火者适宜。我深知自己是痰湿为主，风热偏重，需疏通气血，祛除痰湿方可。故制衡通、理冲二散为一方加瓜蒌仁、土茯苓以祛痰除湿，始用煎服之，月余后改服原方散剂，加服鸦胆子胶囊，断续服至半年，体重减去10多公斤，诸项指标均降，心慌、心悸症状不再复作。

江植成：老师的探索精神是值得我辈学习的。您老的高血脂自己开方治自己的病是我亲见，服西药无效，服自疏之中药方与自制之鸦胆子胶囊来治的，而且您老应用鸦胆子胶囊治的病还越来越多，不亲见之，实不敢用，亦不会用之。

李静：鸦胆子胶囊与衡冲汤、散及理冲汤、散用时，均需辨证用之。辨其体质强弱确定服用之量。体质强病重体实者开始可重其量，然后逐渐减其量；体质弱者开始需小其量，然后逐渐增加其量，此乃用药如用兵之理。

一、临证要点

肥胖是以体重异常增加，身肥体胖，并多伴有头晕乏力，神疲懒言，少动气短等症状的一类病证。

由年老体弱、过食肥甘、缺乏运动、先天禀赋等原因导致，其病机总属阳气虚衰、痰湿偏盛。肥胖的病位主要在脾与肌肉，与肾气虚关系密切，亦与心肺的功能失调有关。肥胖多为本虚标实之候，虚实之间、各种病理产物之间常发生相互转化，病久还可变生消渴、头痛、眩晕、胸痹、中风、胆胀、痹证等疾病，因此必须积极治疗。

临证时要辨明标本虚实、脏腑病位，以补虚泄实为原则，治本用补益脾肾，治标常用祛湿化痰，结合行气、利水、消导、通腑、化瘀等法。

药物治疗的同时，积极进行饮食调摄及体育锻炼，以提高疗效。

二、释疑解难

江植成：肥胖的诊断要点是什么？肥胖病的辨证要点及治疗原则是什么？肥胖胃热滞脾型和痰浊内盛型的证治方是什么？

李静：肥胖病是体内有偏差所致，故需找出偏差纠而正之令之衡是为要点大法。肥胖病需重视瘀血证的调治，肥胖常可兼血瘀，尤其是痰湿体质者，痰湿阻滞气机，气滞则血瘀，血行不畅，瘀血内停，形成气滞血瘀证。证见体形丰满，面色紫红或暗红，胸闷胁胀，心烦易怒，夜寐不安或夜不能寐，大便秘结，舌暗红或有瘀点瘀斑，或舌下脉络怒张，苔薄白或薄黄，脉沉细或涩。治以活血祛瘀，行气散结。方用血府逐瘀汤合失笑散加减。气滞明显者，见胸闷、脘腹胀满，加郁金、厚朴、陈皮、莱菔子；兼肝胆郁热内结，见心烦易怒、口干、口苦、目黄、胁痛、便秘，加大黄、龙胆草、栀子、黄芩；湿热明显，兼见纳呆脘痞、舌暗红苔黄腻，加金钱草、泽泻、茵陈、栀子、虎杖等。本证也可选用桃核承气汤、桂枝茯苓丸等。

要注意后期变证的治疗。肥胖之属于痰湿、气滞、血瘀者常可化热，进而伤阴，病至后期可表现为阴虚阳亢证，症见体胖、情绪急躁、易怒、食欲旺盛、头晕胸闷、大便干结、舌质红、苔少、脉弦细，治以镇肝熄风汤加减。

临证酌配有减肥作用的中草药。研究表明，具有减肥作用的中药有何首乌、荷叶、茶叶、菟丝子、枸杞子、玉竹、地黄、山楂、莱菔子、栀子、防己、泽泻、赤小豆、薏苡仁、猪苓、茯苓、柴胡、菊花、茵陈、大黄、芦荟、女贞子、旱莲草、苍术、灵芝、夏枯草、三棱、丹参、魔芋、决明子、番泻叶、冬瓜皮、车前子、芒硝、麻仁、麻黄、昆布、海藻、螺旋藻等，临证时在辨证论治的基础上，可酌情选用。

治疗本病需持之以恒，注意疗程，方可奏效。药物治疗以一至三个月为 1 个疗程，争取治疗三个月为宜，每间隔一个月可停药一周，其他治疗方法根据需要而定疗程。

疗效标准：

1. 有效：疗程结束时体重下降 3kg 以上或 F%（脂肪百分率）下降 5%；

2. 显效：疗程结束时体重下降 5kg 以上或 F% 下降 5% 以上；

3. 近期临床痊愈：疗程结束时，体重下降已达到标准体重或超重范围内。随访一年以上，维持原有疗效。

癌症（脑瘤、肺癌、大肠癌、肾癌、膀胱癌）

师承切要

师承切要者，师承张锡纯老师癌症辨证施治之论点，以及笔者领悟与运用张师之学说与临床的心得体会，力求切中要点。《医学衷中参西录》中之理冲汤、丸方论，论胃病噎膈（即胃癌）治法及反胃治法，治阴虚劳热方论，十全育真汤方论，药物篇及医论等论中皆有论及，读者宜细读之。且需将书中论点在临床上正确地运用于脑瘤、肺癌、大肠癌、肾和膀胱癌。此外，肝癌、食道癌、胃癌、甲状腺癌等分别与积聚、噎膈、胃痛、瘿病等病证有关，张先生之"理冲汤""活络效灵丹""内托生肌散"等方论可适当参考应用。于无字句处读书，触类旁通也。

《医学衷中参西录》中原文

仲景治劳瘵，有大黄䗪虫丸，有百劳丸，皆多用破血之药。诚以人身经络，皆有血融贯其间，内通脏腑，外溉周身，血一停滞，气化即不能健运。玉田王清任着《医林改错》一书，立活血逐瘀诸汤，按上中下部位，分消瘀血，统治百病，谓瘀血去而诸病自愈。其立言不无偏处，然其大旨则确有主见，是以用其方者，亦多效验。今愚因治劳瘵，故拟十全育真汤，于补药剂中，加三棱、莪术以通活气血，窃师仲景之大黄䗪虫丸、百劳丸之意也。且仲景于《金匮要略》列虚劳一门，特以血痹虚劳四字标为提纲。益知虚劳者必血痹，而血痹之甚，又未有不虚劳者，并知治虚劳必先治血痹，治血痹亦即所以治虚劳也。

理冲汤

治妇女经闭不行或产后恶露不尽，结为癥瘕，以致阴虚作热，阳虚作冷，食少劳嗽，虚证沓来。服此汤十余剂后，虚证自退，三十剂后，瘀血可尽消。亦治室女月闭血枯，并治男子劳瘵，一切脏腑癥瘕、积聚、气郁、脾弱、满闷、痞胀、不能饮食。

生黄芪三钱，党参二钱，于术二钱，生山药五钱，天花粉四钱，知母四钱，三棱三钱，莪术三钱，生鸡内金（黄者）三钱。

用水三盅，煎至将成，加好醋少许，滚数沸服。服之觉闷者，减去于术。觉气弱者，减三棱、莪术各一钱。泻者，以白芍代知母，于术改用四钱。热者，加生地黄、天冬各数钱。凉者，知母、天花粉各减半，或皆不用。凉甚者，加肉桂（捣细冲服）、乌附子各二钱。瘀血坚甚者，加生水蛭（不用炙）二钱。若其人坚壮无他病，唯用以消癥瘕积聚者，宜去山药。室女与妇人未产育者，若用此方，三棱、莪术宜斟酌少用，减知母之半，加生地黄数钱，以濡血分之枯。若其人血分虽瘀，而未见癥瘕或月信犹未闭者，虽在已产育之妇人，亦少用三棱、莪术。若病患身体羸弱，脉象虚数者，去三棱、莪术，将鸡内金改用四钱，因此药能化瘀血，又不伤气分也。迨气血渐壮，瘀血未尽消者，再用三棱、莪术未晚。若男子劳瘵，三棱、莪术亦宜少用或用鸡内金代之亦可。初拟此方时，原专治产后瘀血成癥瘕，后以治室女月闭血枯亦效，又间用以治男子劳瘵亦效验，大有开胃进食，扶羸起衰之功。《内经》有四乌鲗鱼骨一蘆茹丸，原是男女并治，为调血补虚之良方。此方窃师《内经》之意也。

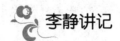 李静讲记

辨证要点

首先应辨各种癌症的脏腑病位；辨病邪的性质，分清痰结、湿聚、气阻、血瘀、热毒的不同，以及有否兼夹；辨标本虚实，分清虚实标本的主次；辨病程的阶段，明确患者处于早、中、晚期的不同，以选择适当的治法和估计预后。

治疗原则

1. 扶正祛邪，攻补兼施。要结合病史、病程、四诊合参及实验室检查等临床资料，综合分析，辨证施治，做到"治实当顾虚，补虚勿忘

实"。扶正:根据正虚侧重的不同,结合补气、补血、补阴、补阳;祛邪:理气、除湿、化痰散结、活血化瘀、清热解毒。

2.初期邪盛正虚不明显,当先攻之;中期宜攻补兼施;晚期正气大伤,不耐攻伐,当以补为主,扶正培本以抗邪气。

案例一:

赵夫人,年四十岁,经学生李洪波介绍,于2006年9月中旬求诊。其患脑癌在北京某大医院手术放化疗后,又服某种专治癌症的中成药,半年花费三万余元,加上手术等共花去二十余万,术后半年病即复发。开始时在电话中诉其体质尚可,能吃能走,时有头晕,脑CT说病情复发,请求先给一处方,说过几天即到深圳去请您给诊治。电话中问其二便如何,饮食如何,均说可以。问其有无寒热,答之口干有发热感。疏方用衡通汤加虫类药全蝎、蜈蚣、炮甲、三七等,方为:

当归、川芎、桃仁、红花、枳壳、桔梗、赤芍、川牛膝、柴胡、生地、炙甘草各10克,皂角刺30克,蜂房12克,水煎服。

炮山甲5克,三七5克,全蝎4克,蜈蚣1条,研末分三次,一日量。

方未服二剂即于9月16来电话说今天本已买好上深圳的车票,早上洗衣下二楼时在楼梯上摔倒后人已昏迷,喝水亦吐,服药亦吐,现在家乡湖北省红安县医院,医院诊为脑癌复发、脑积水,给用脱水剂,并说没有好办法。电话到原来手术的那家医院,也回说没有好办法。赵先生愁坏了,电话中请求我前去出诊。当时我正在从长春回深圳的路上,正好经过其处,下火车至医院,视其面色苍黄,舌淡苔白润滑,脉弱无力。人已稍清醒,左上下肢不能自如,言语不清,细诊后告知其夫赵先生,说电话上再三问之,均回说身体可,能食能走并且有火,现观病人虚寒已极,所幸我开之方并不是偏凉,但已犯了隔山处方之规,于其虚寒之证还有差距,幸而服之未久,只服了二剂,现病人脑积水明显,此方散结化瘀病人体虚已经不对证了,再加摔倒,又用脱水剂,体更虚寒矣。当用急救回阳汤,先保其命,后治其病。处方:

红人参 10 克，黄芪 10 克，桂枝 10 克，黑附片 15 克，干姜 6 克，半夏 12 克，白茯苓 30 克，白术 12 克，陈皮 3 克，炙甘草 10 克，蜂房 15 克，皂角刺 40 克，薏苡仁 50 克，木香 5 克，砂仁 3 克，怀牛膝、生赭石各 60 克，生姜 5 片，山萸肉重用至 60 克。

嘱其先服一周，待其吐止能食饭后再与上方交替服用。药粉方再加藏红花 3 克。晚上九点我上车后赵先生即打来电话，高兴地说，李大夫，我夫人服过中药后没吐，又喝一碗稀饭也未吐。告知此乃良好现象，照方服可也，并嘱给常电话联系。

9 月 18 日，李洪波在网上说:《名老中医之路》丛书上介绍了上海的钱伯文教授擅长治疗肿瘤，成功率很高。老赵同事的姨父二十年前在上海治好了脑癌，前几天托人在上海打听是哪个中医治的，打听的结果就是钱伯文教授治好的。可是钱伯文已经八十九岁了，不再接诊。我在网上找了一些钱伯文治疗脑癌的资料，发现和你的思路是一致的，给老赵说了一下，老赵很高兴。

李静：如你所认为的，以化瘀散结为纲，对证加药即可。你们二位均略知医，老赵说我的处方好像没有抗癌的药，也没有治脑积水的药？我答之曰：中医乃是从整体来考虑的，现在病人身体虚寒过重，如果不顾其命，只治其病，当和西医化疗、手术无何区别，中医现在如果一味攻伐逐水，化瘀散结抗癌是促其速死也。首用回阳救急之方，急急以保其元气，止其呕吐，一服即效，即证明其病是气血虚寒，虚极生风也。补其气血，治其虚寒，气血旺则风自熄也。等其饮食增加，体质稍好之时，再用第二方即衡通汤加味，与第一方交替服用。

李洪波：老赵昨天就问我可否加治癌的中药，我说已经在用了，第二个处方中有几种即是：藏红花、山甲、三七、全蝎、蜈蚣等。钱伯文专门讲了黄芪、红参这 2 种药是他自己的心得，你都用上了，可谓英雄所见略同也。

李静：《医学衷中参西录》书中，张锡纯早有论之，不过一般人认识不到罢了，"理冲汤"中论之甚详。有的医生滥用中药抗癌药，不从

第六章 气血津液病证

427

整体观念出发，西医说有癌细胞，中医就用抗癌的中药，那是头痛治头，脚痛治脚！

李洪波：那个"某某散"在网上的广告真是吹神了，但是老赵花了3万元钱，吃了很多，还是复发了。

李静：如果只用化瘀散结会使正气受损，得不偿失，体不虚者暂用之可也，我估计服此方是越长越好，要和老赵沟通好，让他明白中医的整体观念。不是头痛治头，脚痛治脚的。

李洪波：好。中药活血化瘀药持续使用，会促使扩散更快。我看医话中这样写，那老赵的夫人的方子中怎样防止的？

李静：人参、黄芪、山萸肉、山药扶正固本。张锡纯的理论就是这样的，只用化瘀散结药也和西药化疗一样的。不过时代不同，处于他的那个年代，他说的是癥瘕积聚，没说肿瘤癌症而已。张锡纯在其理冲汤中论曰："治妇女经闭不行，或产后恶露不尽，结为癥瘕。以致阴虚作热，阳虚作冷，食少劳嗽，虚证沓来。服此汤十余剂后，虚证自退，三十剂后，瘀血可尽消。亦治室女月闭血枯。并治男子劳瘵，一切脏腑癥瘕、积聚、气郁、脾弱、满闷、痞胀、不能饮食。方后并附加减法。"又曰："人之脏腑，一气贯通，若营垒犄角。一处受攻，则他处可为之救应。故用药攻病，宜确审病根结聚之处，用对证药一二味，专攻其处。即其处气血偶有伤损，他脏腑气血犹可为之输将贯注。亦犹相连营垒之相救应也。又加补药以为之佐使，是以邪去而正气无伤损。世俗医者，不知此理，见有专确攻病之方，若拙拟理冲汤者，初不审方中用意何如，君臣佐使何如，但见方中有三棱、莪术，即望而生畏，不敢试用。自流俗观之，亦似慎重，及观其临证调方，漫不知病根结于何处，唯是混开混破。恒集若香附、木香、陈皮、砂仁、枳壳、厚朴、延胡、灵脂诸药，或数十味为一方。服之令人脏腑之气血皆乱，常有病本可治，服此等药数十剂而竟至不治者"。

李洪波：原来是这样，好厉害，应该是与现在的病名有不同的叫法。您不说明，我们初学者确实是看不明白的。

李静：老赵再来电话让他每天的粉药再加大蜈蚣1条、全蝎5克，汤药中加三棱 10 克，莪术 10 克。她现在能吃饭了，药力可以加大了，这几种药可加强消癌。

李洪波：明白，这样已经用了 24 味药了。蜈蚣和全虫都是温性，影响大吗？

李静：药味虽多，但有服粉的。汤剂用以补益，散剂用于散邪。且藏红花、冬虫夏草等类药是以服用散剂为好。她没有实火的，虚是主要的，风、寒次之。风是虚风，寒是虚寒。癌症我常于中医临床辨证分为十证：气、血、风、痰、湿、寒、热、虚、实、燥。即气滞毒结；血瘀毒结；风邪毒结；痰阻毒结；湿闭毒结；寒瘀毒结；热瘀毒结；虚极毒结；实瘀毒结；燥涸毒结。病久者多为气滞血瘀，或兼风，或兼虚，或兼痰湿，或兼寒热错杂，或兼阴虚内燥。而她的病情现在有气、血、风、痰、湿、寒、虚诸证，而且病情也是在不停地转化的，经过药物治疗以后，还会有变化的。人是一个整体，治疗应从整体出发，治标与治本结合，攻补兼施。初病体不虚者，攻邪为主，扶正次之，邪去则正安。用多攻少补法，衰其大半而止，谓之治病留人。而赵夫人久病体虚者，补虚为主，攻邪次之，养正则积自除，用九补一攻法，谓之留人治病，先保命后治病是也。

9 月 25 日，李洪波：刚才老赵打电话了，说病人还是需要人拉着手走，现在服您开的中药，还吃一种"虫草王"胶囊，在医院打"果糖"等营养药。他主要是问现在是否就照那个方子一直服下去？现在每天打维生素 C 和果糖是否可停？病人身上针眼太多了，并且病人血管细，打多了，血管脆。主要就是那 2 个问题，其他就是担心，病没好总是很担心的。

李静：那就先不打了，口服维生素 C 片，每次服五片，日三次，慢慢可加大量的。加服冬虫夏草好了。原则是扶正为主，攻补兼施，可使癌细胞默消于无形之中。就和治鼻窦炎、肥厚性鼻炎、鼻息肉一样的，不过鼻炎不需扶正，只用消散愈之也速，而她的脑癌病已久，体又虚，需用多补少攻之九补一攻法，所以愈之也缓。你要明白这个道理，多和老赵沟通，我们不能被他的急躁情绪影响，治疗方案对了，就要守方才行。

10 月 17 日，李洪波：老赵经常打电话，我说让他放心，现在就是时间问题，他的意思总是希望您继续研究。病人的心态总是这样。老赵说左边肌肉萎缩，现在需要多走动，刚来电话，说她有点头晕，前一阵还没有，头晕是不好的征兆吧？

李静：停了"果糖"和输液，头晕是可能有的。你让他加服适量之"阿胶浆"，不要累，她这几天停了西药，活动量又大了些，要让她注意休息才是。

10 月 25 日，李洪波：老赵刚才给我说这几天病人的病情好像又差了点，最近汉中天气比较冷，病人在家里都穿毛衣呢，有点抽搐。

李静：附子、白术、干姜、半夏、党参都要加上了，并且先服第一方治虚寒的急救回阳加味方一周。衡通汤先停服。

10 月 28 日，李洪波：总体上比二天前好一点，但跟更早几天比又差一些，每次给他打电话感觉他是忧心忡忡，今天又在说希望全在您的身上。现在病人左脚走路也是很困难。

李静：是要有一过程的，比二天前好些就证明加热药和补药对证了，再过五天就能看出来了。再服此加量方：

红参 10 克，黄芪 10 克，白术 30 克，云苓 30 克，姜半夏 15 克，陈皮 3 克，木香 5 克，砂仁 3 克，怀牛膝 60 克，黑附片 30 克（先煎），桂枝 10 克，蜂房 15 克，皂角刺 40 克，干姜 10 克，甘草 10 克，山萸肉 60 克，生姜 10 克，党参 30 克，薏苡仁 50 克。

12 月 1 日，李洪波：最近病人的情况是这样的：①最近感冒了，咳嗽有痰。现在有一周时间老是口中有白沫；②有一周时间睡不好觉，身上还发痒；③昨晚 7 点和今早抽搐有 1 分钟左右，左边抽搐；④这几天偶尔发笑。

李静：先治其感冒，改用下方：麻黄 10 克，杏仁 10 克，薏苡仁 50 克，山萸肉 30 克，炙甘草 10 克，生白芍 20 克，桔梗 10 克，黄连 3 克，瓜蒌皮 12 克，炒瓜蒌仁（打碎）20 克，半夏 10 克，此方服三剂。然后服下方：

生地黄 50 克，当归 10 克，川芎 10 克，桃仁 10 克，红花 10 克，枳壳 10 克，柴胡 10 克，川牛膝 10 克，赤芍 10 克，白芍 10 克，炙甘草 15 克，桔梗 10 克，薏苡仁 100 克，地龙 10 克，桑枝 10 克，原来的粉剂药方照服，汤剂先停一下。换服此方。

12 月 4 日，李洪波：老赵刚才说病人吃了这个方子有点拉肚子。上周也基本上是衡冲的成分，没见他说拉肚子。我刚给他说了，生地黄减半，他下午给您发几个舌苔照片，老赵昨天说的那些情况，流口水、抽筋、手疼，还会持续多久？刚才他给我打电话了，拉得厉害。我这就给他发方子，他下午领病人去补液。

李静：昨天与他电话谈了，不能见到病人，只能如此用药了，这些症状主要是肝虚之极，原来还有脾虚且有寒、风、湿、痰，现在是肝脾阴虚明显了，中医叫做肝虚生风，肝风内动，又与肾有关。肝属木，肾属水。五行相生水生木。老赵有时固执，她感冒就该补液。一般人感冒都要输液，我昨天说让他给她输液了，抵抗力这么差，人都瘦了还不补液，拉肚子不一定是服中药所致。现在她的感冒就叫胃肠型感冒，就是腹泻为主症的，是病毒所致，全靠抵抗力，西医只能对证治疗。不行只有让她停服原来之方，先补液。中药改服滋阴清燥汤：

生山药 120 克，滑石（布包煎）30 克，炙甘草 12 克，白芍 18 克。待其感冒腹泻好后再服他药。你告诉老赵，让他这样用。他昨天才从北京回汉中，还说他夫人这几天睡不好，是她妈打鼾影响的。

李洪波：这 4 味药就能治胃肠型感冒？

李静：此方是张锡纯之滋阴清燥汤，于她是对证方也。对她此时的体质非常对证。他与我说不能打针了，不好打，我说让你把此方告诉他，今天其他药全停，先服此方，煎好后分多次服，不要一次服多。此次病况不是服中药衡通汤加味所致的，还是病毒性胃肠型感冒，医学上说是轮状病毒。快让病人服此方，他说打针血管难扎，那只有服此方了，让老赵快把照片从网上传过来。

李洪波：照片发过来七张，这些照片的作用能有多大？感觉病人太瘦了。病毒性胃肠型感冒可以从舌苔上看出来？

李静：能的。总共有七张照片，第三个舌的照片看得较清。原来的虚、寒、风、湿已纠正了，是衡通汤适应证。是有火了，让他把暖气调适度点，饮食不可太辣，拉肚子不补液，肯定瘦下来了，证明我的估计是对的。用衡通汤加味治之也是对的，说她有火、内燥也是对的，感冒后，又有抽搐，让停服他药，我重新给开一方，治其肝虚风动之抽搐，其感冒不治好，留有余热会很麻烦的。如阻塞气血通行，抽搐加重，影响脑血管就麻烦了。这一周多一直认为是服衡通汤方导致拉肚子的，没有意识到是胃肠型感冒，这也是老赵出差上北京，我们又不能见到她的不好之处。

李洪波：是，这可是很严重的，这个病真危险。

李静：她的感冒本身就是风热、风燥，她本来肝虚就有内风，外风可加重内风。用滋阴清燥汤为主方：用滑石以清其燥热，生山药以补脾止泻，加重山萸肉，以补肝止痉，合用滋阴清燥汤则能治其感冒腹泻而不致伤阴，加地龙、大蜈蚣以息风定风止抽搐，薏苡仁、桑枝、白茅根以清热通络，白芍炙甘草以缓急舒筋，麦冬、枸杞滋阴养肝，黄芪补气，知母滋阴清热。此方服一周。其他药全部停服。方用：

滑石20克，生山药30克，白芍30克，炙甘草20克，桑枝20克，地龙15克，山萸肉30克，枸杞30克，麦冬30克，薏苡仁50克，大蜈蚣3条，白茅根30克，黄芪15克，知母18克，水煎服，七剂。

2007年1月10日，李洪波：老赵刚来电话了，说现状好得多了，一周来没有再抽搐了，吃饭睡眠都很好，只是口水较多。

李静：老赵也给我来电话说了，我给他说口水多是脾虚之故，原来抽搐是肝虚极生风，还告诉他夫人的病根主要在肝，肝主筋也。脑瘤是筋脉的病，中医说治肝即是治脑瘤。所谓脑瘤，顾名思义即是脑内血管某处阻塞了，长了一个瘤，亦是筋脉有瘀阻的地方，肝主筋，故当治肝也。再加上赵夫人性情急躁，故得此病是意料中事也。她的感冒本身就是风热风燥，加上本来肝虚就有内风，外风可加重内风。故用上方有效。下一步考虑加药治其脾虚，止其口水，但需要时间。蜈蚣还可慢慢再加1条，1条1条往上加，用它为主药消瘤抗癌。

李洪波：以前很长一段时间是用衡通汤和藏红花、田七等药，和目前的方子差别真大？

李静：此证原是虚寒阴证，现在转成阳证。这种病证应该与中医所说的肝虚极生风有关，物极必反，病情是在转化的，也是服药过程中所必然的。主要的误差是前二十几日的肠胃型感冒腹泻没有及时看出，体内水分大量丢失，阴虚阳衰，导致身体受损消瘦。这也是远程诊病之缺陷之一，好在纠正还不算太晚。

一周后赵先生打来电话：李大夫您好！我爱人现在一切总体说很好！太阳好时还带她下楼晒太阳，她自己能走，面色也很好。但她最近口水比较多，晚上她说休息不是很好，左嘴角还有点斜，有时晚上休息说背有点痛，皮肤有时有点痒，还有就是小便有点多，有时还有点黄。对！左手手指她现在能感觉和分辨，但左手可能是肩周炎，还不能大动，总之左边还有些不便，不过，左腿虽然有些歪，但走路还可以，她思维也很好，现在没有原来那种无故发笑地表现了，但她经常感觉有些累，月经也正常，血压现在也很正常。上述药方也服了十天，现在吃饭很少吃肉，主要是蔬菜和鸡蛋，精神状态还可以，多谢您费心了！

李静：现在大脑思维清楚，抽搐止则代表风证好多了，是最好的表现。口水多是风还未尽，还需补肝血、健脾、养血、益气、散结。此方续服，蜈蚣加1条，天花粉加10克，服五剂后看病情再定，饮食和心情要调整好。

党参 30 克，生地黄 30 克，麦冬 30 克，黄芪 30 克，山萸肉 60 克，桔梗 12 克，炙甘草 15 克，黑附片 12 克，知母 12 克，枸杞 30 克，沙参 30 克。

视其舌淡甚显，乃气血阴阳两虚。治当双补气血，方用：党参 30 克，生地黄 30 克，麦冬 30 克，黄芪 30 克，山萸肉 60 克，桔梗 12 克，炙甘草 15 克，黑附片 30 克（先煎），知母 12 克，枸杞 30 克，沙参 30 克，薏苡仁 50 克。病人现在气虚明显，故精神疲倦，病人需要体贴，精神作用非常重要，要给予精神鼓励。

赵先生说其同事之子也是脑癌，已做了二次手术，八次化疗，现在还可以，欲令其夫人再次手术，医院检验各项功能皆正常。我仍告知病人现在气血仍虚极，恐不胜手术之耗损气血。然而西医说检验各项正常，手术无妨。无奈再三嘱咐术后切切不可再用化疗法，赵先生答应。

于 2007 年 3 月初行第二次脑癌手术，术后数日赵先生说手术很成功，现在病人头脑清醒，能吃饭，扶着也能走路了，询问中药该服何方，并说那位同事之子昨天病情突然复发，现又昏迷住院，看来化疗法是不能再用的了。视其舌淡苔白润滑，辨为气血两虚，处以气血双补之方，重用山萸肉、人参、黄芪、三七，并再三叮嘱不可用西医化疗之法。谁知数日后赵先生来电说，西医坚持要用局部化疗，并说最少用一次，经动脉给药，药后不过数小时，病人即昏迷，并说又出现重度脑积水，病人已无意识反应了。

此证总体治疗是从整体出发，辨为气血两虚，治用双补气血之法，故能令病人清醒，吐止神清，脑积水消。西医验血正常，既用手术，又用化疗，结果导致不救。此即西医辨病论治之短处，不管体质如何，有癌细胞者，一概用化疗法，体虚之人虽也用补药，然不能补益其气虚、气陷、气脱也。此即整体出发与局部对证论治之不同之处。是西医能验出贫血，能用补血法，不能验出贫气，不能用益气法之短处，亦即中医首重气血之长处也。

李洪波： 此证第一次术后，即应用中医中药来控制扩散，恢复体质。然赵先生轻信广告产品，以致半年后两次复发。经老师用回阳救急汤救治，后坚持服药近半年，为第二次手术提供了条件。中间我数次主张其来深圳就诊，其因工作繁忙未能如愿。赵先生每寄希望于手术、化疗，其不知手术、化疗只能治其然，不能治其所以然，故难免不复发。其同事之子脑癌坚持二次手术，十二个疗程的化疗，结果还是复发，赵先生方始相信化疗不能治本之理。然二次手术后，西医仍坚持化疗一次，结果一次即导致人与癌细胞同归于尽也。然而从此证令我看出中医治癌是有希望的，中西结合当更有希望成功！然而国民素质与中医、西医如何能真正地结合，是一个非常重要的问题。西医查出来了，手术，如能于术后即用中医扶正岂不是对病人有利，于医学是进步，让中医西医的长处充分都能发挥出来，当是中华医学之光明，病人之福也！

案例二：

患者舟某，男六十一岁，患咳喘多年，近月来咳喘低热、胸隐痛，自诉胃热头晕，每餐一碗稀饭，乏力，动则心悸气促。医院CT诊为肺癌，家属瞒之谓其病是肺结核、气管炎加重，经人介绍来诊。诊为气阴两虚、血瘀气滞痰热并重，拟中西结合之法：

（1）多虑平片25mg，日二次，胸腺肽20mg，每日一支肌肉注射。

（2）中药方：北沙参30克，麦冬30克，五味子10克，地龙15克，怀牛膝30克，生山药30克，元参15克，山萸肉30克，生地黄30克，枸杞20克。水煎服十剂，另：松脂3克研末日两次，凉茶送服。

十日后来诉诸症均减，唯仍有胃热，上方加白花蛇舌草45克、葶苈子10克、壁虎研末日服1条。

三诊诸症均退，嘱仍照服，并告知多服，一年半后介绍肺癌病人来诊知其仍健在。"多虑平"多有报道治哮喘有效，今用于肺癌咳喘胸痛且又精神抑郁患者，剂量小副作用小，用后控制咳喘止痛收效较快，病人感觉好转后心情随着好转，食欲增加，体质渐强。

松脂服食首见于张锡纯之《医学衷中参西录》，谓之松脂即是松香，功效祛风、燥湿、排脓、拔毒、生肌、止痛，用之肺痈肝痈脓肿，久服轻身延年。

《神农本草经》疏云：松脂，味苦而兼甘，性燥，燥则除湿散风寒；苦而燥，则能杀虫；甘能除热，胃中伏热散，则咽干消渴自止；湿热之邪散，则血不瘀败，荣气通调而无壅滞，故主疽恶疮。

笔者多用于咳喘吐黄痰如脓者多效，且不局限于气管炎、哮喘、肺结核；凡风寒湿致之痹症及皮肤外科诸般均效。

初用时治一肺结核患者，吐黄痰如脓，咳喘气急，服松脂 3 克日两次，十日诸症均减，连服月余病祛大半，后让患者自买服之，药店告知乃松香岂可常服，患者听之惧服，后改服他药不效数月而亡。后遇应服此药患者均不告知是松香，服时必用凉茶送服，用白开水送服则凝成块而不能服下，体质虚者量应减之。松脂用于肺癌患者取其燥湿化痰、拔毒、生肌，综合治疗而取得较好效果。

案例三：

江植成问：患者男，四十七岁，去年 7 月 11 做了直肠癌手术，发现周围淋巴有转移，今年过年的时候发现盆腔内有转移，做了一到两个月的局部放疗和全身化疗，病情有所控制，但 6 月初开始干咳，检查发现有胸积水，抽水后发现胸腔有转移，此证当如何治疗？

李静：众所周知放化疗是人与癌细胞同归于尽，然而西医只能如此，只是针对病来的。用放疗疗法治癌细胞，不管你的正常细胞受得了受不了，也管不了。控制只是暂时的，是饮鸩止渴也！因为放化疗既不能增强抵抗力，又不能治好病因，故只能导致全身气血功能的衰退，尤其是气虚是无法检测出来的。然气行则血行，气虚则血无力运行，故应早用中医辨证施治。目前病重体差，如果再用化疗药恐很难支持多久，当先留人后治病，即是说急需用大补气血之中药，结合西医之营养类，先保命后论治病。先试图与癌和平共处，等体质稍好，再论之是也。然中医需辨证然后方可论治，故需早治为要。患者年纪才四十七岁，早该中西结合，只依赖西医放疗、化疗是在打消耗战，一旦体内能源耗竭，则回天无力矣！中医在改善体质及控制癌细胞扩散方面，有着众皆周知的功效。然中西理念不同，西医只管科学地用放化疗法，科学地、机械地去治癌细胞，不去研究如何能于病人有利，有的病人家财耗尽，人财两空，此与国人的素质不无关系。即便明知病已不可为，还要用大量的放化疗，是治病？还是治人？人是一个整体，不是一架机器，零件坏了，有的可以扔掉，有的可以更换，有的则是更换不了的。我如此感慨，是看此类病人痛心也。诚然，中医也不是万能的，能治一个好一个，我只是想唤醒国民意识罢了。多明白一点医理、病理、生理常识为要！何病该用西医，何病该用中医？何时该用中西医结合？何为中西医结合？病体不虚者，用西医放化疗感觉不到，病体虚者，用之则立即改变人的命运！目前须先保命！后谈治病！只有体质好些，癌细胞才会被抑制，反之，则体越差癌细胞扩散越快也！

案例四：

安姓男，年六十岁。直肠癌手术后吻合口有一瘘口，距肛门口约 6 厘米，可见吻合口周边黏膜充血水肿糜烂，有污秽苔，吻合口上方可见一瘘口，无法痊愈。

此证是气虚无力托毒外出也。西医能验出血中有白细胞，有炎症，能验出贫血，但不能验出贫气，不能验出气虚无力托毒外出也，中医谓此证属于阴证或半阴半阳证。服大补气血之药与托毒外出之法，衡通托毒汤：当归、川芎、桃仁、红花、赤芍、柴胡、川牛膝、枳壳、桔梗、炙甘草、生地黄、三七粉（药汁送服）各 10 克，炮山甲、皂刺各 12 克，天花粉 18 克，大蜈蚣 3 条，黄芪 30 克，人参 12 克，山萸肉 30

克。十剂。

案例五：

江植成：此例患者男，五十四岁，多年左肾结石，现左肾已切除，现发现肾盂鳞状细胞癌，正在放疗，但不见明显好转，请问下一步怎样治疗最好？

李静：化疗治疗肾癌是与癌细胞打阵地战，拼消耗，请问能拼得起吗？化疗药是新式武器不假，但也只是一种化学药，不认识那种细胞是自己人，所以好的坏的一概统统死了死了的。因此，作为中医，不主张打阵地战，而主张打游击战，论持久战。现在处于相持阶段，先与敌人和平共处，等自己壮大时，再消灭敌人不晚。最佳方案是用中西结合的方法。病人现在的体质差，更不能硬拼，要先用中医中药扶正与西药增加免疫剂，因为中医说养正则积自除，是对病人现在的体质有利，等体质好些，再用攻毒法与扶正法同用，即邪去而正不伤。如果只用中药也是笨办法，即相当于用小米加步枪去与敌人拼消耗。故目前需用中医为主，尽量少用化疗药，先能与癌和平共处，带病延年。一旦体质好转，可集中兵力消灭敌人。故中医曰：治病如打仗，用药如用兵，用医如用将。只会打阵地战的将不是好将，只会用攻毒药的决不是好医生。中医也同样，只用清热攻毒药的中医医生同样不是名家高手。人是一个整体，不能只看见癌，要看到人，所以说要先保命，后治病，叫留人治病，体质好时再治病攻毒，叫做治病留人是也。

一、临证要点

癌症是多种恶性肿瘤的统称，以脏腑组织发生异常增生为其基本特征。癌症是在脏腑阴阳气血失调的基础上，六淫邪毒入侵，并与气、痰、湿、瘀、热等相搏结积滞而成。癌症的病因病机重点是本虚标实的病性，本虚为脏腑气血阴阳的亏虚，标实为气滞、瘀血、痰浊、热毒互结，结而成块。

癌症的诊断重视中西医结合诊断，其治疗原则强调扶正祛邪，攻补兼施。癌症的预后一般都差，但近年来通过大量临床研究、实验研究，运用中医的理论进行辨证论治，并在癌症的不同阶段，采用中西医相结合的方法，对于提高疗效，减少毒副反应，提高生存质量，延长生存期等都取得了一些成果，值得进一步总结、研究。

二、释疑解难

李洪波：跟老师临证，明白了治癌症时，不能只看见癌，而要从整体出发，是先攻后补，还是先补后攻、攻补兼施，还是多补少攻，少补多攻，完全是根据病情的需要，而不能先存定念：何方为抗何癌特效方，何药为特效药。而是有是病用是法，有是证用是方方可。老师的衡通法，找出偏差，纠正偏差，不治癌实为治癌，乃为中医之精髓也。

李静：癌症治疗中的攻补关系：本病患者就诊多属中晚期，本虚标实突出，患者局部有有形之包块，治疗时多用活血化瘀、化痰散结、理气行气之法；另一方面，患者多有脏腑阴阳气血之不足，故补益气血阴阳，扶正以抗邪，也实属必要。临证可根据病情采用先攻后补，或先补后攻，或攻补兼施等方法。同时，有病没病，吃饭为证。应把顾护胃气的指导思想贯穿于治疗的始终，以期调理脾胃，滋养气血生化之源，扶助正气。

关于配合西医治疗：中医药配合手术、化疗、放疗治疗癌症，有提高疗效，或减毒增效的作用。①癌症患者手术后，常出现一些全身症状，如发热、盗汗或自汗、纳差、神疲乏力等。中药可补气生血，使免疫功能尽快恢复，同时又有直接的抗癌作用。因此，加用中药可尽快恢复体质，预防和控制由于手术所致的对癌细胞的刺激增殖作用。常以健脾益气、滋阴养血为治法，代表方如参苓白术散、八珍汤、十全大补汤、六味地黄丸等。②癌症放化疗的患者，常出现消化障碍、骨髓抑制、机体衰弱及炎症反应等毒副反应。中医辨证分型以阴虚毒热，气血损伤，脾胃虚弱，肝肾亏虚等为常见。常用治法为清热解毒，生津润燥，补益气血，健脾和胃，滋补肝肾。代表方如黄连解毒汤，沙参麦冬汤，圣愈汤，香砂六君子汤，左归丸，右归丸等。

关于抗癌中草药的应用：经过现代药理及临床研究筛选出的一些具有抗肿瘤作用的中草药，可以在辨证论治的基础上配伍使用，以期提高疗效。如清热解毒类的白花蛇舌草、半边莲、半枝莲、藤梨根、龙葵、蚤休、蒲公英、野菊花、苦参、青黛等；活血化瘀类的莪术、三棱、丹参、桃仁、穿山甲、鬼箭羽、大黄、紫草、延胡索、郁金等；化痰散结类的瓜蒌、贝母、南星、半夏、杏仁、百部、马兜铃、海蛤壳、牡蛎、海藻等；利水渗湿类的猪苓、泽泻、防己、土茯苓、瞿麦、菝葜、萆薢等。

治疗大法以衡通法为主，视其所偏，对证加上数味即可，不可堆砌，因此类药同样可耗损正气。

衡通汤

当归、川芎、桃仁、红花、赤芍、柴胡、川牛膝、枳壳、桔梗、炙甘草、生地黄、炮山甲、三七粉（药汁送服）各10克，虚加人参、黄芪各12克，山萸肉、生山药各30克。

适用于慢性气血瘀滞之证。舌淡或淡紫，舌尖边有瘀斑，苔薄，脉弦涩或弦滞之癌症。久病必有瘀，此即用衡通汤疏通之以求体内平衡之理。衡通汤为血府逐瘀汤代裁，方中有桃红四物汤、四逆散，柴胡之理气，桔梗之升提，川牛膝之下引之力，是为疏通气血之佳方。再加无处不到之山甲，化瘀血之三七，方名衡通汤者，即以通求衡之法也。我屡用治久病之气血瘀滞诸病有效，而名为衡通汤。虚者加人参12克，黄芪12克，山药、山萸肉各30克。

衡通汤治慢性病证之气血瘀滞之证用之屡，其效亦佳。究其原理亦为纠正体内偏差。在血府逐瘀汤基础上加山甲、三七疏通气血，其药性当为平和，不寒不热，活血化瘀力量更为增强。山甲内通脏腑，外通经络，无微不至，凡内外诸证加用之则其效更速。三七性平，化瘀血，止血妄行，可托毒外出，并治瘀血所致之疼痛有殊效，治脏腑疮毒，腹中血积癥瘕，可代《金匮要略》下瘀血汤，且较下瘀血汤更稳妥也。张锡纯先生甚赞之，我在临证亦擅用之。用之时，凡需疏通气血之病均可选用，临证视病情加减变通而已。气虚者可加黄芪、人参；热加芩、连等清热之品；寒加桂枝、附子；有风证可加蝉蜕、地龙、全蝎、蜈蚣等虫类药，随证施治可也。故遇复杂病证，首先想到用兼备法；用兼备法，便首先想到衡法；想到衡法，便想到血府逐瘀汤；想到血府逐瘀汤，则联想到张锡纯先生论王清任之诸逐瘀汤分消瘀血统治百病之论。岳美中老师论此汤升降有常，血自下行之说。颜德馨老前辈说活血化瘀是为衡法。我思之此方具有通气化之功能，气滞血瘀方为失衡，通之则阴阳平衡，然欲使之衡，便当用通。因我多年喜用三七、山甲，三七有化瘀血之良能，山甲作向导有无处不到之异功。故在血府逐瘀汤方上每加三七、山甲，屡用屡效，其疏通气血之力更胜，平衡阴阳之效更速，故名之曰衡通汤。原方若去生地黄，制散服用更便，名为衡通散。

衡通理冲汤

人参 10 克，黄芪 10 克，生鸡内金 10 克，三棱 10 克，莪术 10 克，知母 12 构，天花粉 12 克，白术 10 克，山甲 10 克，三七粉（药汁送服）10 克，山萸肉 18 克，炙甘草 10 克。

此方实为张先生之理冲汤加山甲、山萸肉，党参易为人参而成。原方是用野台参，即野生党参，山西五台山之党参也。然现代之党参皆为栽培种植而成，其力则小矣，故用人参代之。加山甲以增通散之功，三七以求化瘀之效，山萸肉补益气血。热加黄芩、黄连；寒加桂枝、附子。湿加滑石、土茯苓。阴虚加沙参、枸杞、桑椹、天冬、麦冬。治肝胆胃肠病、肝硬化、胆囊炎、妇科月经不调、卵巢囊肿、子宫肌瘤、内脏癌瘤等证。用治男女虚劳，脏腑癥瘕、积聚、气郁、脾弱、满闷、痞胀不能饮食，脏腑癥瘕、积聚，即现代之癌瘤。

衡通汤用于治头身、四肢、外科、皮肤科、五官科、男性科、妇科之脏腑经络气血瘀滞肿瘤之偏于经络者，衡通理冲汤治肿瘤气滞血瘀偏于脏腑者，然此皆为衡通法是也。我曾用此方治一四川南充聂姓男之岳父贲门癌，加用鸦胆子胶囊与西药胸腺肽、维生素 C 注射液，治疗四月病情得以稳定，现已二年多，能吃饭能做农活，仍在服此衡通理冲汤，五日一剂。此即以中为主，衷中参西的典型案例。

理冲散

生鸡内金 18 克，山甲 6 克，三七 6 克，葶苈子 18 克。研成细末，每服 6～10 克，日服二至三次，温水送下。

读张先生理冲汤、丸论，读先生之鸡内金解，先生与水蛭生用是为发前人所未发，生鸡内金之运用更是平淡之药治大病的极高境界。读《医学衷中参西录》则可明白张先生擅长用平淡之方、平淡之药治病之理，实则是先生所论，明白人的生理、病理即可明白治病之理。然先生所处年代，西医尚未普及，中药也还地道，而现代由于环境与西药的大量运用，人体的结构与用药反应已大不相同，一是中药的质量不如以前地道，二是人的耐药性以及屡服西药，导致体内气血瘀滞。此中道理虽然为我个人的看法，然事实俱在。众皆周知血得温则行，得凉则凝之理。张先生也曾论及人之病热者多，寒者不过百中之二三。然抗生素、中成药之清热解毒类药，其性均偏凉是为事实。广东人天天服凉茶，还是有热气何也？我的看法是凉茶是其凉性偏多，与抗生素相差无几，所缺的就是一个"通"字。我们知道，金元四大家之刘河间为主火派，其用药偏凉，然而其用药尚知凉而不致留中，每用流通之品佐之，故其论能流传于后世。而今之医者，用抗生素如同吃饭喝水一样，动则清热消炎，服凉茶下火，用牛黄解毒片、黄连上清丸如同家常便饭。久之体内气血必然瘀滞，而且多为火瘀积滞，此从来诊患者，辨证多为气血瘀滞偏火瘀结可知。故我每注意患者之舌，于舌诊每诊必验，既验舌苔，又验舌质，几乎舌尖有红紫斑点者在半数以上。区别在于舌尖红紫斑之多少而已。红斑者为瘀热之暂，紫斑为瘀热日久，暗紫瘀斑则为瘀血矣！

故我遵先生之意，随寒热虚实加减运用之。取先生理冲汤、丸之意，用生鸡内金、山甲、三七，组方名为理冲散，用治男女虚劳、脏腑癥瘕、积聚、气郁、脾弱、满闷、痞胀不能饮食。此皆得益于先生书，先生论，先生方也。此论可为我辈治医用方之规范。用方如用将，用药如用兵。先辨病为何病，西医认为是何病，中医辨病辨证为何病何证？西医是何理论？用何法？何方何药？结果当如何？中医当用何法何方何药？何时当有效？结果当如何？不效时又当如何？故当临证时西医辨病，中医辨病又再辨证施治，随证变通用方用药，方为明张师衷中参西之意，是为善读医书者，为善读《医学衷中参西录》者。

衡通理冲散

当归、川芎、桃仁、红花、赤芍、柴胡、川牛膝、枳壳、桔梗、甘草各 10 克，炮山甲、三七粉各 20 克，生鸡内金 40 克，葶苈子 20 克，每次服 10 克，每日二次，重证日服三次。

用衡通汤、散者，其病气血瘀滞也。衡通散其性于不凉不热之间稍具有温通之用，理冲散则偏稍凉，衡通散用于脏腑经络之诸气血瘀滞者，偏湿热者，每合用五味黄连解毒汤或散，而理冲散适用于脏腑气血瘀滞之阴虚偏热者之主方。然理冲散之偏热与黄连五味解毒汤之实热不同，其治之热为阴虚致瘀滞之热，非黄连五味解毒之实热瘀滞。衡通理冲散是集衡通散、理冲散于一方，为气血瘀滞偏阴虚而气滞需通散者。衡通散疏通气血是气血俱可通散之，而理冲散是为血瘀气滞之阴虚血瘀之偏者。故临证辨证要点是辨舌验苔。衡通散之舌以淡紫或淡暗紫苔薄或薄白或白润滑为指征。若苔白腻厚或黄腻而燥，或舌尖有红紫斑则为湿热瘀积，则可与黄连五味散合用之，疏散湿热之量小与疏通气血药之中则不致苦寒伤胃与苦寒留中，服后舌之红斑消，苔腻减则五味黄连散量可小或停用之。其舌质之红紫斑点与苔之厚薄可以预测病之进退并决定清热解毒药之多少，即用药与病机相符为要点，用汤、散均需如此方可。而理冲散之验舌为舌红或淡紫，苔薄或薄白，辨证属于气血阴虚致瘀者。方用生鸡内金为主药，化瘀而不伤阴。舌质偏红紫苔薄者为阴虚有瘀热，此阴虚之瘀热非清热解毒之黄连解毒所能祛之者，生鸡内金、山甲、三七于化瘀通瘀之中，有葶苈之清热亦不致伤阴，葶苈子性凉但有油性故可润燥清热是也。诸药之性均非温，故可清热化瘀。然其与气之上下通调则无衡通散中之柴胡、枳壳之理气，桔梗之升提，川牛膝之下引之力。是以临证辨证属气阴两虚且有气血瘀滞之偏热者，又屡用衡通散与理冲散合用之，或各半用之，或衡通散用二份、理冲散用一份，或理冲散用二份、衡通散用一份，视病情需要而定也。

　　衡通散偏于气血瘀滞者，理冲散偏于阴虚瘀热者，且又有散结化瘀之功。结石者，因阴虚致燥而结则成石，治瘀首辨其因，因瘀致虚，还是因虚致瘀。因气滞致血瘀，还是因血瘀致气滞。因阴虚致瘀者多为瘀热在于血分，故理冲散主之。因阳虚致瘀者在气分者多，故衡通散主之。舌淡紫即为阳虚是本，舌苔腻则为湿热是标。舌尖红斑轻者为瘀热也暂，舌尖红紫斑重者为瘀热也久。故用五味黄连解毒的要点是凡可攻散者即是偏实，用衡通散，五味黄连解毒量可重之。凡虚不可攻者属阴虚瘀热，用理冲散，而五味黄连解毒量亦需小之。舌尖无红紫斑点者则不可用之，只用理冲散原方即可。现代人之患慢病、久病，常服汤剂颇为不便，故中药之剂型急需改进之。然制成制剂则又成死方，怎能灵活运用，随证加减呢？中医传统之丸、散、膏、丹为现代之所谓中医药现代化、格式化、模式化所冲击，传统之中医临证随证处方配伍被视为不规范，而且许多经典的成药已退出市场，虽有新的产品上市，但又因商标与说明主治用途上的说法局限而受限。此从"血府逐瘀口服液"即可看出，说明书上写治心脏病的，病人认为自己不是心脏病，服之心中也有疑虑，效从何来？"湿毒清"胶囊亦是如此，顾名思义当为治湿热之毒，然说明书上写治皮肤病，于是治内科病又不可用。季德胜蛇药片亦然，每用于治乙肝病人，需费许多唇舌，病人方才敢服用。故每不得已，与慢病久病之证，每用处方药配制成散剂，或让病家自制，以图对证之效。呜呼！难！现代中医难！然中医之传统不能丢，中医之精髓不能弃也。

衡通散毒汤

炮山甲12克，皂角刺12克，三七粉（药汁送服）10克，瓜蒌皮12克，瓜蒌仁（打碎）18克，天花粉18克，羚羊角6克，金银花30克，白茅根30克，蒲公英30克。鸦胆子仁50粒，装入空心胶囊内，分两次吞服。

此方师张先生之论，用先生擅用之药组方，治肿瘤、鼻窦炎、眼病红肿疼痛、咽喉疼痛、扁桃体炎、乳痈、肺痈、肝痈、肝炎、胆囊炎、妇科盆腔炎、附件炎、前列腺炎、睾丸炎、外科痔疮、无名肿毒及皮肤科粉刺痤疮等毒热需清散诸症。

衡通扫毒汤

当归、川芎、桃仁、红花、赤芍、柴胡、川牛膝、枳壳、桔梗、炙甘草、生地黄、三七粉（药汁送服）各10克，炮山甲、皂刺各12克，生大黄10克，天花粉18克。

此方名为衡通扫毒汤，治诸癌症疮痈体未虚者。而扫毒之药如炮山甲、皂刺、生大黄、天花粉未用如张先生之大剂量，是现代人屡用清热解毒类消炎抗菌药，所需用扫毒之时，皆不能用大剂量，一则是应用抗生素之故，再则是多已形成慢性瘀毒。体未虚者，疏通气血，扫毒外出，愈之也速，量亦可随体质加重之。体若虚者，量可少之，或径用托毒之法可也。衡通扫毒汤所治者为外科疮痈、无名肿毒、寒温瘀积之湿热毒结诸证。扫毒者，扫有形之毒结聚，无形之邪气积聚也。

衡通托毒汤

当归、川芎、桃仁、红花、赤芍、柴胡、川牛膝、枳壳、桔梗、炙甘草、生地黄、三七粉（药汁送服）各 10 克，黄芪 30 克，炮山甲、皂刺各 12 克，天花粉 18 克，大蜈蚣 3 条。

治肿瘤、内外疮疡诸瘀毒需托之外出者。此方从张锡纯先生治疮科方之"内托生肌散"而来。方用衡通汤疏通气血，用黄芪 30 克，炮山甲、皂刺各 12 克，天花粉 18 克，大蜈蚣 3 条以托毒外出。外科疮疡有阴阳、半阴半阳之分，阳疮者，真人活命饮、五味消毒汤、四妙勇安汤治之可也。阴疮者，阳和汤可也。半阴半阳者需托毒外出，或因气血两虚则十全大补汤加托毒外出之药可也。气血瘀滞毒不得外出者，此方可也。此方能托瘀滞之毒，托风热之毒、风燥之毒、风湿之毒、风寒之毒外出之，使气血得通，毒易外出是也。方中三七、蜈蚣为托毒外出之主药，天花粉可治湿热之毒，皂刺、黄芪治风寒风燥之毒，体虚极则人参可加入，寒极则桂、附可加入之。

第七章 肢体经络病证

痹 病

师承切要

师承切要者，师承张锡纯老师痹病辨证施治之论点，以及笔者领悟与运用张师之学说与临床的心得体会，力求切中要点。《医学衷中参西录》中之治气血郁滞肢体疼痛方论，活络效灵丹方论，治内外中风方论，治肢体痿废方论，药物篇及医论等论中皆有论及，读者宜细读之。也就是需将书中论点在临床上正确地运用于西医学的结缔组织病、骨关节炎等疾病。常见疾病如类风湿性关节炎、反应性关节炎、骨关节炎、强直性脊柱炎、痛风等。

《医学衷中参西录》中原文

活络效灵丹

治气血凝滞，疯癖癥瘕，心腹疼痛，腿疼臂疼，内外疮疡，一切脏腑积聚，经络湮淤。

当归五钱，丹参五钱，生明乳香五钱，生明没药五钱。

上药四味作汤服。若为散，一剂分作四次服，温酒送下。腿疼加牛膝。臂疼加连翘。妇女瘀血腹疼，加生桃仁（带皮尖作散服炒用）、生五灵脂。疮红肿属阳者，加金银花、知母、连翘。白硬属阴者，加肉桂、鹿角胶（若恐其伪可代以鹿角霜）。疮破后生肌不速者，加生黄芪、知母（但加黄芪恐失于热）、甘草。脏腑内痈，加三七（研细冲服）、牛蒡子。

李静讲记

痹证的辨证，一是要辨邪气的偏盛，二是要辨别虚实。临床痹痛游走不定者为行痹，属风邪盛；病势较甚，痛有定处，遇寒加重者为痛痹，属寒邪盛；关节酸痛、重着、漫肿者为着痹，属湿邪盛；关节肿痛，肌肤焮红，灼热疼痛为热痹，属热邪盛。关节疼痛日久，肿痛局限，或见皮下结节者为痰；关节肿胀，僵硬，疼痛不移，肌肤紫暗或瘀斑等为瘀。一般说来，痹证新发，风、寒、湿、热之邪明显者为实；痹证日久，耗伤气血，损及脏腑，肝肾不足为虚；病程缠绵，日久不愈，常为痰瘀互结，肝肾亏虚之虚实夹杂证。

痹病以风、寒、湿、热、瘀痹阻气血为基本病机，其治疗应以祛邪通络为基本原则，根据邪气的偏盛，分别予以祛风、散寒、除湿、清热、化痰、行瘀，兼顾宣痹通络。

痹证的治疗，还宜重视养血活血，即所谓"治风先治血，血行风自灭"；久痹正虚者，应重视扶正，补肝肾、益气血是常用之法。

案例一：

张姓女，患类风湿关节炎数年，双手十指肿痛，来诊时说服用数年药物，现仍疼痛不止。视其舌淡红紫，苔白润滑，脉弦紧，证属风湿热并重之顽痹。告知此病非短期所能根治，需耐心治疗方可。无奈患者诉家庭困难，只求给开三剂中药，先止痛可也。处以桂芍知母汤原方：

桂枝12克，麻黄10克，黑附子12克，防风10克，白术10克，知母24克，白芍24克，炙甘草10克，生姜10克，三剂。

一年以后患者又来诊，说再给开三剂，去年服三剂后即肿消痛止，今又复发，又取三剂而去。告知如再发可用此方制成散剂，衡通散：

当归、川芎、桃仁、红花、赤芍、柴胡、川牛膝、枳壳、桔梗、甘草各10克，炮山甲、三七粉各20克。每服10克，每日服三次，连服三月为一疗程。

案例二：

宁夏银川女，年四十二岁，患风湿性关节炎多年，经常四肢关节疼痛，阴天加重。其姑妈白女士在深圳介绍其从老家来诊。视其舌紫淡暗，苔薄，脉弦。辨证为风湿，因其病久，故亦处以桂芍知母汤合用衡通散，是久病必有瘀故也，嘱其服三月可复查。处以衡通散：

当归、川芎、桃仁、红花、赤芍、柴胡、川牛膝、枳壳、桔梗、甘草各10克，炮山甲、三七粉各20克。每服10克，每日服三次。

桂芍知母汤：

桂枝12克，麻黄10克，黑附子12克，防风10克，白术10克，知母24克，白芍24克，炙甘草10克，生姜10克。

在深圳住一月，后回宁夏续服。至二月来电说已不痛了，但查血仍有风湿阳性，嘱其再服一月，又服一月复查转为阴性。数月后其夫来深圳求治前列腺炎，知其妻病已愈而未发。其夫前列腺炎用前列腺局部注射法一疗程即愈。

案例三：

江植成：某男，三十岁，左上肢关节以下到手腕处，天冷时发凉，夏天吹电扇难受，有十年了，只要多穿衣就好了。近四年，左下肢关节以下到脚腕处，天冷时又发凉，病是何因？治用何法？何方？

李静：中医认为人的病表现在左半身为血虚，表现在右半身为气虚。所以有半身不遂，偏瘫之说。此病均表现在左侧，所以辨证为血虚。而且病的表现又为风寒湿，因此又可诊为阳虚。因肝肾阳虚而又感受风寒湿邪，流入关节，阳气闭塞不通而致此病也。辨证当为肝肾气血俱虚之痹证。肝主筋，肾主骨。肾属水，肝属木，五行相生水生木。治法当温补肝肾气血，此为治本之法，当用简易方：

鹿角胶每天服 20 克。开水化开，日分二次服，多服久服。治标之法，因此证是风寒湿所致，当用麻黄附子细辛汤以治其标。方用：麻黄 10 克，黑附片 30 克（先煎半小时），细辛 6 克水煎服，现在可先用二方同服，待症状消后可服鹿角胶，量可减至每日 10 克。

案例四：

郑姓男，年三十二岁，类风湿因子阳性，手指关节红肿疼痛年余，经治不效来诊。初诊时患者说，病已近二年，中西药物屡服，然皆只能止痛，而类风湿阳性不能转阴，停药则又痛。并说此证西医说是不死的癌症，难道真的不能根治吗？告知此病何来？血虚生风故也。血为何虚？血中有热是也。视其舌红紫赤，舌尖有红紫斑，苔薄黄，脉弦细紧数。辨证为热痹，告知需坚持服药三月为一疗程。当用衡通清热通络汤：

当归、川芎、桃仁、红花、赤芍、柴胡、川牛膝、枳壳、桔梗、炮山甲、三七粉（药汁送服）各 10 克，羚羊角丝 3 克，生地黄 50 克，桑枝、丝瓜络、白茅根、白芍、炙甘草各 30 克，地龙 12 克。七剂。

二诊：上方服之有效，西药已停服，上方仍服十四剂。

三诊：舌红紫减，上方加减服至三月，痛止，复查类风湿因子阴性。

案例五：

2005 年在深圳治一福建杨姓男，学生江植成介绍其求诊。年三十九岁，患痛风病，右脚红肿痛甚不能行走，在疼痛科用输液、针灸、理疗一周不效，其着急不能上班。他来时说："李医生，他们说您中医功夫好，江医生给我说了几天了。现在肿痛已经一周了，实在不行才来请您给我治的。因我明天急等公司上班，所以您只能给我开一剂中药，如果我明天肿消痛止能去上班，我第一佩服您的中医水平，第二请您喝茶，与您交朋友。"答之曰，给你开一剂药试一下，但量需大方可。视其舌紫苔薄黄，脉弦数。辨证当为风湿热并重。其红肿处更为火热之明征。思前辈名医施今墨治热痹用紫雪丹速效，此证当亦有效。然则此时天色已晚，购之不易。当师其法而不泥其方，故变通用之。用桂芍知母汤重用生白芍为180克，再加羚羊角角丝6克，土茯苓60克，并师四妙勇安汤之意加重忍冬藤。方为：

黑附片12克，麻黄10克，桂枝10克，防风10克，白术12克，知母24克，生白芍180克，土茯苓60克，羚羊角丝9克，忍冬藤120克，炮山甲12克，大蜈蚣3条，炙甘草10克。一剂，水煎服。

药取好后杨先生说这么大一包啊，需用一大锅煎才行啊！次日晚即来说脚肿已消。昨晚服药后，今早起来就消差不多了，早上又服一次。您的中医功夫还真的可以，等我能喝酒了一定来请您赏光。并说我此病一年也就发作一次，但以往均没有此次严重。后与杨先生交为好朋友。

桂芍知母汤乃张仲景《金匮要略》历节病篇之名方，经方也。原文："诸肢节疼痛，身体尪羸，脚肿如脱，头眩短气，温温欲吐，桂枝芍药知母汤主之"。

方中桂枝温通血脉，麻黄、附子、防风、白术、生姜祛风散寒除湿，知母、芍药清热养阴，用量可随证加减。偏寒加重桂附麻黄，热重知母白芍重之，甚则可加桑枝、地龙、忍冬藤，热重甚者非用桂枝羚羊角法不可。施今墨先生治热痹用"紫雪丹"可谓独出心裁也，病久入络者则须虫类药方可胜任。临床上遇风湿病及风湿水肿通身肿胀患者均首选取用之，辨证施治，每收佳效。

然而在临证时遇顽痹证患者，其因久治不愈，故来诊时往往欲求速效，服药数日效佳痛减尚可，数日不效者往往不再复诊，甚者有服药数日疼痛加重，药未服完即不愿再服者，遇此一直迷茫未解。至1988年近代名医朱良春前辈论顽痹证治"持重与应机"文中论及此情节，方始悟之。其论曰：

"临床上，在辨证无误的情况下，用药后可出现三种治疗反应，一是药后症减，二是药后平平，三是药后症剧。对于第一种情况，守方较易；对于第二种情况则守方较难，往往求效心切而改弦易辙；对于第三种情况则守方更难，往往遇此迷茫不解，杂药乱投。对药后症减者，不能简单地守方续进，而要根据某些症状的消退及主要病理变化的突出，进行个别药物的调整或次要药物的取舍，但基本方药不应有大的变化。对于药后平平者，多是症重药轻而致，虽守原方，然须重其制而用之（或加重主药用量，或再增主病药物），集中优势以攻顽克坚。药后症剧者，乃药力生效，外邪欲透之故，可守方续进，以待佳效。大量临床事实可证明此论。"

由于现代西医西药的大量应用，许多风湿痹证患者往往服用西药，虽不能愈病，但服其药则痛止或轻，一旦服用中药，往往自行停服西药，所以许多患者服药后最易出现朱老前辈所论之第三种情况。明此理后，遇顽痹患者，首先向其讲明此理，告知如果服后疼痛加重，是药力达病所之前奏，等药力胜病自然痛减而止，服西药者则主张不可骤停服之，等药物生效后缓慢减服至停方可。

桂芍知母汤近代四川成都名中医刘梓衡擅用之，其所著《临床经验回忆录》一书载其治风心病水臌、肾脏型水臌、小儿肾炎通身肿胀、寒湿性关节炎、坐骨神经痛、类风湿性关节炎等通身肿胀者均用此方取效。

近代名医程门雪前辈之论历节甚为精辟，医者不可不读。论曰："历节一证，有纯寒者，有纯热者，有寒热夹杂者。纯寒者，《金匮要略》已有乌头汤之治，其病多无汗，历节疼痛，屈伸不利，痛处作肿，冷而不热，体反瘦削，脉必沉细，体必虚羸，其病因由肝肾不足，筋骨素弱，沉寒痼里，深入骨节，乌头汤用之固灵，然必佐以温补肝肾，血肉有情之品，多服久服，方收全功。亦有体未大虚，重受寒湿，流入关节，阳气闭塞不通而成者，用麻黄附子细辛汤以开之，其愈较速，曾经验过。唯有一层切须注意，则病者毫无一身热证可见者，方可用此法也。寒热夹杂者乃初起寒湿之邪，逗留关节，久则郁而化热，其症历节疼痛相同，唯多有汗，或汗出而黄，痛处肿甚，热而不冷，脉必带数，病必延久，治方宜寒热并用，如《金匮要略》桂枝芍药知母之例。唯本方药味仍以祛寒为重，清润过轻，恐有偏胜之害，后贤发明桂枝白虎一法，用桂枝温散通营，白虎清化郁热，较之《金匮要略》桂枝芍药知母汤，已大相径庭。用治寒郁化热，热甚于寒者，甚为有效，近人多仿用之。若再不应，可进一步用桂枝羚羊角法，羚羊角清热通络，胜于白虎，以石膏仅能清热，而少流通之性也，仍与桂枝同用者，以热从寒而化，寒为主体，祛寒之药仍不可少，唯当轻用，此寒热夹杂历节之治法也。更有纯属热证者，其痛处黄肿，发热更甚，拒按作痛，按之烙手，脉必弦数，舌必红绛，初由血虚有热之体，复感风寒，邪留于骨节，血虚则生热，风胜则化热，素蕴之热，与邪合化，两热相合，两阳相并，肝火沸腾，流窜关节，无所不至，此时若用温通经络成方，必致助其火焰，即桂枝白虎之桂亦不可用，唯有大剂清肝凉营，泄风化热，庶能平其燎原之势，《千金要方》有羚羊角散、犀角散二方，即为历节纯热证者之妙治。"

此论可为历节病论治之准绳。

一、临证要点

痹证是临床常见的病证，其发生与体质因素、气候条件、生活环境有密切关系。感受外邪及饮食、外伤为引发本病的基本因素，风、寒、湿、热、痰、瘀等邪气滞留肌体、筋脉、关节、肌肉，经脉闭阻，不通则痛是痹证的基本病机。

痹证日久，其基本病理变化为：一是风寒湿痹或热痹日久不愈，气血运行不畅日甚，瘀血痰浊阻痹经络，可出现皮肤瘀斑、关节周围结节、关节肿大、屈伸不利等证；二是病久使气血耗伤，因而呈现不同程度的气血亏虚和肝肾不足的证候；三是痹证日久不愈，复感于邪，病邪由经络而累及脏腑，出现脏腑痹的证候，其中以心痹较为常见。

临床辨证应根据热象之有无，首先辨清风寒湿痹与热痹。风寒湿痹中，风邪偏盛者为行痹，寒邪偏盛者为痛痹，湿邪偏盛者为着痹。

其治疗原则以祛风、散寒、除湿、清热和舒经通络为大法。病久耗伤气血，则注意调气养血，补益肝肾；痰瘀相结，当化痰行瘀，畅达经络；若寒热并存，虚实夹杂者，当明辨标本虚实而兼顾之。

本病预后与感邪的轻重、患者体质的强弱、治疗是否及时以及病后颐养等因素密切相关。一般来说，痹证初发，正气尚未大虚，病邪轻浅，采取及时有效的治疗，多可痊愈。若虽初发而感邪深重，或痹证反复发作，或失治、误治等，往往可使病邪深入，由肌肤而渐至筋骨脉络，甚至损及脏腑，病情缠绵难愈，预后较差。

二、释疑解难

曾泽林：痹病的疼痛症状，老师常用衡通止痛汤随证治之，老师选用衡通止痛汤的要点是什么？具体是如何运用的呢？

李静：我常用衡通止痛汤与桂芍知母汤为主方。疏通气血与治风寒湿热并用之。视其所偏，纠而正之。舌红紫苔白腻者为风湿热，可加羚羊角、桑寄生、地龙、桑枝、忍冬藤；苔润滑者为风寒湿，加皂角刺、鸡血藤、全蝎、蜈蚣；舌红紫薄者为肝肾阴虚，加桑寄生、山萸肉、枸杞；舌紫淡苔薄者为血瘀气滞，用衡通止痛汤重加白芍、炙甘草、山萸肉；舌淡红苔薄白为气血两虚，用衡通汤加重生地黄、阿胶、山萸肉用量；舌红紫苔白厚腻者为湿热，二方合用重加滑石、土茯苓、薏苡仁用量。总以衡通止痛汤为大法，视其所偏，加药纠正之。尚需注意以下几点：

1. 止痛药物应用

肢体关节疼痛是痹症的一个突出症状，其病机为经脉闭阻不通或筋脉失养，即所谓"不通则痛"和"不荣则痛"。临证当根据"标本虚实兼治"原则，在辨证用药的基础上，有针对性地选用具有止痛作用的药物，有助于提高临床疗效。我常以衡通汤为基础方，找出偏差，加用对证之药纠而正之，以止其痛。

祛风散寒止痛：适用于外感风寒之邪，痹阻经脉而致关节疼痛，通过辛温发散，温经散寒，达到祛邪通脉止痛作用，常用药物如羌活、独活、白芷、威灵仙、秦艽、细辛、川椒、桂枝等。祛风药物能发汗祛湿，多为辛温香燥之品，易伤阴耗血，用药当中病即止，阴血不足者当慎用或禁用。

清热消肿止痛：主要适用于湿热蕴结，痹阻经络，流注关节，或热毒炽盛，脏腑气机失宣，热壅血瘀，导致关节疼痛、肿胀等，通过清热解毒药物祛除热毒之邪，达到祛邪止痛目的，常用药物如金银花、连翘、黄柏、丹皮、土茯苓、薏苡仁、泽泻、萆薢、木防己等，此类药物多苦寒，有伤阳败胃之弊，脾胃虚寒者当慎用。

活血化瘀止痛：主要适用于瘀血阻滞筋脉引起关节疼痛，常用药物如丹参、红花、赤芍、三七、川芎、三棱、莪术、桃仁、水蛭等，此类药物易耗血动血，有出血倾向者当慎用。

补虚止痛：适应于痹证日久，阴虚血少，筋脉失养，"不荣则痛"，常用药物如鸡血藤、当归、熟地黄、丹参、芍药、甘草等，此类药物多属甘味滋补之品，有腻滞脾胃，妨碍脾胃运化之弊，对正虚有邪者，也当慎用。

搜风止痛：适用于痹证久病入络，抽掣疼痛，肢体拘挛者，多用虫类搜风止痛药物，深入髓络，攻剔痼结之痰瘀，以通经达络止痛，常用药物如全蝎、蜈蚣、地龙、水蛭、穿山甲、白花蛇、乌梢蛇、露蜂房等，这些药物多偏辛温，作用较猛，也有一定毒性，故用量不可太大，不宜久服，中病即止，其中全蝎、蜈蚣二味可焙干研末吞服，既可减少药物用量，又能提高临床疗效。

2. 辨病位用药

辨病位用药是根据痹证的病位不同，在辨证的基础上有针对性地使用药物，以提高治疗效果。痹在上肢可选用片姜黄、羌活、桂枝以通经达络，祛风胜湿；下肢疼痛者可选用独活、川牛膝、木瓜以引药下行；痹证累及颈椎，出现颈部僵硬不适，疼痛，左右前后活动受限者，可选用葛根、伸筋草、桂枝、羌活以舒筋通络，祛风止痛；痹证腰部疼痛、僵硬，弯腰活动受限者，可选用桑寄生、杜仲、巴戟天、淫羊藿、䗪虫以补肾、强腰、化瘀止痛；痹证两膝关节肿胀，或有积液者，可用土茯苓、车前子、薏苡仁、猫爪草以清热利湿，消肿止痛；痹证四肢小关节疼痛、肿胀、灼热者，可选用土贝母、猫眼草、蜂房、威灵仙以解毒散结，消肿止痛。

3. 附子、乌头等剧毒药的使用

在痹证的治疗中，风寒湿痹疼痛剧烈者，常用附子、川乌、草乌等祛风除湿，温经止痛的药物，此类药物生用毒性大，须经炮制。应用这些药物时，用量宜从小剂量开始递增，适量为度，不可久服。应用时可文火久煎，或与甘草同煎有缓解毒性作用。服药后出现唇舌发麻、头晕、心悸、恶心、脉迟等中毒反应，即应停服，并用绿豆甘草汤频饮，无效或危重者，按药物中毒急救处理。

痉 证

师承切要

师承切要者，师承张锡纯老师痉证辨证施治之论点，以及笔者领悟与运用张师之学说与临床的心得体会，力求切中要点。《医学衷中参西录》中之治内外中风方论，治肢体痿废方论，治气血郁滞肢体疼痛方论，活络效灵丹方论，小儿风证方论，药物篇及医论等论中皆有论及，读者宜细读之。且需将书中论点在临床上正确地运用于西医学中各种原因引起的热性惊厥以及某些中枢神经系统病变，如流行性脑脊髓膜炎、流行性乙型脑炎、中毒性脑病、脑脓肿、脑寄生虫病、脑血管疾病等出现痉证表现，符合本病临床特征者均可参照本节辨证论治。

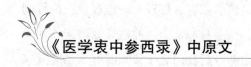

甘露清毒饮

鲜茅根（去净皮切碎）六两，生石膏（捣细）两半，阿司匹林半片，将前二味煎汤一大碗，分三次送服阿司匹林，两点钟服一次。若初次服药后遍身出汗，后两次阿司匹林宜少服，若分毫无汗，又宜稍多服。以服后微似有汗者方佳。至石膏之分量，亦宜因证加减，若大便不实者宜少用，若泻者石膏可不用，待其泻止便实仍有余热者，石膏仍可再用。

李静讲记

痉证多突然起病，以项背强急，四肢抽搐，甚至角弓反张为其证候特征。部分危重病人可有神昏谵语等意识障碍。发病前多有外感或内伤等病史。

1981年夏秋之季在农村行医，治一名二岁男孩，来诊时高热惊厥，因条件所限来不及化验，病孩已呈昏迷抽搐状态，病家惊恐慌乱，情急之中一老者提醒我说，李医生您不是会针法吗，快给他扎呀。我当时也是初次遇到如此重症之高热惊厥患儿，被老者提醒后速取针为患儿先针合谷穴双穴，太阳穴双穴仍抽搐不止，又取三棱针刺患儿双手十指尖即十宣穴刺之出血，患儿抽搐方止，呈喷射状呕出食物约一碗，热退身凉而醒。

后至1986年夏秋之季，当地乙脑流行，许多小儿发高热多日不退，我当时忙于诊治，我的儿子时年二岁多亦被感染，先一日发热不高，为他服用西药退热，不意第二天上午突发高热并惊厥，测体温竟达到41℃，夫人惊恐之际哭着说："赶快上县医院吧。"我叱之说："此病如此重，来得及吗？"一边嘱其给孩子注射退热针，一边速取三棱针刺十宣穴出血，约数分钟后抽搐止，热退身凉，余热亦服甘露清毒饮加紫草、大青叶、水牛角、升麻数剂而愈。后我向妻子说当时好多患儿及家长均在，如果我自己的孩子都不能治，还能给别人治吗？我因有过上次经验，故而虽然紧张却不致慌乱。

有数位患儿家长当时也被吓出汗来，说李医生您真胆大，也不怕您孩子疼。我回答说我以前治过一个小孩也是此病，经我用针刺血治好的。虽然疼一些，但效果是很好的。后隔数日有位患儿家长说："听人说您治您的孩子发高热惊风很快就治好了，怎么您为我的孩子治几天还未好呢？"我回答说："我的孩子高热惊厥比较严重，是我用针在十个手指尖放血治好的，您愿意让我给您的小孩扎针吗？"回答是那太受罪了，舍不得。我苦笑说："我也舍不得，没办法的办法了，送大医院怕来不及啊。"现在的小儿大都娇生惯养，服中药一般很难接受，针刺放血也是非不得已而为之。幸甘露清毒饮药味不太苦，一般小儿还可服下。我常照书中所说嘱病家煎好后分数次频频喝下，以微似发汗为佳。

近日朋友李金东经理在网上说，家在湖北宜昌的小女儿，年方八岁，在医院住院六天了，高热一直不退，医院说是脑炎，请老兄给开个方子。我给他在网上开了羚羊角丝 10 克，白茅根 50 克，芦根 50 克，一剂。次日即在网上回说谢谢老大哥，花了 3000 多元钱没有退热，您的方子一剂则退热了，请问还需再服何药。告知羚羊角减为 3 克，加生地、元参、麦冬、蝉蜕以清其余热。此前人书上所载羚羊角治脑炎之有效，验证之不虚也。故我说五方演绎者，是我用经方、时方、秘方、验方、单方之实验录也。

江植成：羚羊角加茅、芦根三味一剂即能退数日住院用西药不退的脑炎发热确实不简单，那么老师，道理何在？为什么只说脑炎住院高热不退，您开此羚羊角方却那么简单有效呢？

李静：此即是中西医结合之功效也，非我一人之功矣。试想病孩在医院住院六日，肯定是用了不少的抗生素、抗病毒药物没有退热，但一定在输液，所以我不用再辨证了，卫气营血也好，六经辨证也好，病人在数千里之外，如何辨证？这就要抓主症，主症是发高热，又确诊为脑炎，处方遣药只要针对发热主症即可。病毒也好，细菌也好。有是证，用是方也。我的经验是西药用了那么多，热不退是西医治不了气分病，羚羊角，茅根均有开气之功效，发热不退必是气闭。中医的"卫气营血"学说是叶天士的功劳，叶氏论曰："大凡看法，卫之后方言气。营之后，方言血。在卫汗之可也，到气才可清气，入营犹可透热转气，如犀角、玄参、羚羊角等物，入血就恐耗血动血，直须凉血散血。"

我是根据经验来分析的。其病孩虽高热六日不退，但未说神志昏迷等症状，病当未入血分。与西药的应用不无关系。故用此方透热，且三味皆有发表邪热外出之功。此乃西医永远也明白不了的道理。如果把此三味药直接作药理检验，能不能杀菌、杀病毒是一方面；组合在一起能起何作用又是一方面；剂量的大小又是一方面。西医说脑炎有细菌和病毒之分，中医则不用，有是证用是方；其有热者，清热即是消炎。其有寒者，温之亦能消炎；虚者补之，同样也能消炎；实证泻之也同样能消炎；大承气汤治脑炎，即是泻法，又称为"釜底抽薪"法。不是早有人惊呼白虎汤中药味用现代药理检验没有一样药有杀菌的作用吗？然而白虎汤治流行型脑炎有效，大量的文献报道也是事实。所以说中医的长处就在这里，中西医结合的优势处也在这里。

一、临证要点

痉证是以项背强急、四肢抽搐，甚则角弓反张为主要特征的急性病。

其发病原因，外则风寒湿热之邪，内则脏腑失调、气血亏虚、痰阻血瘀而致筋脉失养。

临床虽以邪壅经络、肝经热盛、阳明热盛、心营热盛、痰浊阻滞、阴血亏虚等证型常见，但各种证型之间常相互关联，如感受温热致痉，迁延日久可导致阴血亏损。

痉证治疗的原则是急则舒筋解痉以治其标，缓则扶正益损以治其本。临床治疗时务须结合标本虚实传变，时时注意祛邪不要伤正，补虚要兼顾祛邪，在治疗过程中还要兼顾气血运行，以通利经络，濡养筋脉。

痉证的预后与病因、病程有关。痉证多起病急，变化较快。外感发痉，属邪实正盛，若能迅速驱散外邪，痉证得以控制，则预后较好。内伤发痉，多虚中夹实，治疗较为困难，应细察病机，审慎调治。

二、释疑解难

李洪波：痉证的辨治要点有哪些？

李静：1. 详辨外感与内伤、虚证与实证：外感发痉多属实证，内伤发痉多为虚证。另外可从其发作的程度、频度、幅度辨别虚实。一般而言，颈项强直、角弓反张、四肢抽搐频繁有力而幅度大者多属实；手足蠕动或时而抽掣、神疲倦怠者多属虚。项背强急或四肢抽搐、恶寒发热、肢体酸重、脉浮紧，病属风寒；四肢牵引拘急、胸满痞闷、苔黄腻、脉滑数，病属湿热；手足抽搐、角弓反张、抽搐有力、神昏烦躁、壮热、舌红、苔黄或燥，病属阳明热盛；手足蠕动或抽掣、形消神倦、舌红无苔，病属阴虚。

在治疗上，外感者，当先祛其邪，宜祛风、散寒、除湿，若邪热入里，消灼津液，当泄热存阴；内伤者，在临床上属阴伤血少者为多见，所以其治疗以滋阴养血为大法。

2. 对痉证的治疗应结合辨病：痉证常常是一种临床危急重症的表现，大多发病较急、变化迅速、预后较差。因此，除必要的对证处理外，其关键在于对原发疾病的治疗，应尽快明确诊断，进行有效的病因治疗，是治愈疾病的关键。例如对各种高热致痉，应积极查找引起高热的原因，并针对原发疾病采取有效的防治措施。流行性乙型脑炎、流行性脑脊髓膜炎等各种急性热病在疾病的发展过程中，均可出现项背强急、四肢抽搐、角弓反张等痉证的表现，此时应充分发挥中西医各自的优势，积极治疗其原发病，防止病情恶化。

3. 痉证发病常有先兆，应积极采取措施预防：一旦发生痉证，应积极救治，以挽救病人的生命。病情较轻者，可根据辨证给以相应的方药口服，如病情较重、较急者，则应立即服用安宫牛黄丸、至宝丹或紫雪丹，并采取相应的急救措施，以免贻误病情。

4. 配合针灸治疗：对痉证的治疗除内服药物外，还应配合针灸、推拿、气功等综合疗法，并应加强肢体活动，有助于提高疗效。

痿　证

师承切要者，师承张锡纯老师痿证辨证施治之论点，以及笔者领悟与运用张师之学说与临床的心得体会，力求切中要点。《医学衷中参西录》中之治内外中风方论，治肢体痿废方论，治气血郁滞肢体疼痛方论，活络效灵丹方论，小儿风证方论，药物篇及医论等论中皆有论及，读者宜细读之。且需将书中论点在临床上正确地运用于多发性神经炎、运动神经元疾病、脊髓病变、重症肌无力、周期性麻痹等表现为肢体痿软无力，不能随意运动者。

《医学衷中参西录》中原文

振颓汤

治痿废。

生黄芪六钱，知母四钱，野台参三钱，于术三钱，当归三钱，生明乳香三钱，生明没药三钱，威灵仙一钱半，干姜二钱，牛膝四钱。

　　热者，加生石膏数钱，或至两许。寒者去知母，加乌附子数钱。筋骨受风者，加明天麻数钱。脉弦硬而大者，加龙骨、牡蛎各数钱，或更加山萸肉亦佳。骨痿废者，加鹿角胶、虎骨胶各二钱（另炖同服）。然二胶伪者甚多，若恐其伪，可用续断、菟丝子各三钱代之。手足皆痿者，加桂枝尖二钱。

❀ 李静讲记

　　痿证是指肢体筋脉弛缓，软弱无力，不能随意运动，或伴有肌肉萎缩的一种病证，临床以下肢痿弱较为常见，亦称"痿躄"。

诊断依据

　　1. 肢体筋脉弛缓不收，下肢或上肢、一侧或双侧软弱无力，甚则瘫痪，部分病人伴有肌肉萎缩。

　　2. 由于肌肉痿软无力，可有睑废，视歧，声嘶低暗，抬头无力等症状，甚则影响呼吸、吞咽。

　　3. 部分病人发病前有感冒、腹泻病史，有的病人有神经毒性药物接触史或家族遗传史。

病证鉴别

　　1. 痿证与偏枯。偏枯亦称半身不遂，是中风症状，病见一侧上下肢偏废不用，常伴有语言謇涩、口眼歪斜，久则患肢肌肉枯瘦，其瘫痪是由于中风而致，二者临床不难鉴别。

　　2. 痿证与痹证。痹证后期，由于肢体关节疼痛，不能运动，肢体长期废用，亦有类似痿证之瘦削枯萎者。但痿证肢体关节一般不痛，痹证均有疼痛，其病因病机、治法也不相同，应予鉴别。

辨证要点

痿证辨证，重在辨脏腑病位，审标本虚实。

痿证初起，症见发热，咳嗽，咽痛，或在热病之后出现肢体软弱不用者，病位多在肺；凡见四肢萎软，食少便溏，面浮，下肢微肿，纳呆腹胀，病位多在脾胃；凡以下肢痿软无力明显，甚则不能站立，腰脊酸软，头晕耳鸣，遗精阳痿，月经不调，咽干目眩，病位多在肝肾。痿证以虚为本，或本虚标实。因感受温热毒邪或湿热浸淫者，多急性发病，病程发展较快，属实证。热邪最易耗津伤正，故疾病早期就常见虚实错杂。内伤积损，久病不愈，主要为肝肾阴虚和脾胃虚弱，多属虚证，但又常兼夹郁热、湿热、痰浊，而虚中有实。跌打损伤，瘀阻脉络或痿证日久，气虚血瘀，也属常见。

治疗原则

痿证的治疗，虚证宜扶正补虚为主。

证治分类

1. 肺热津伤证。发病急，病起发热，或热后突然出现肢体软弱无力，可较快发生肌肉瘦削，皮肤干燥，心烦口渴，咳呛少痰，咽干不利，小便黄赤或热痛，大便干燥，舌质红，苔黄，脉细数。证机概要：肺燥津伤，五脏失润，筋脉失养。治法：清热润燥，养阴生津。代表方：清燥救肺汤加减。本方有清热润燥、养阴宣肺作用，适用于温燥伤肺，气阴两伤之证。常用药：北沙参、西洋参、麦冬、生甘草甘润生津养阴；阿胶、胡麻仁养阴血以润燥；生石膏、霜桑叶、苦杏仁、炙杷叶清热宣肺。

2. 湿热浸淫证。起病较缓，逐渐出现肢体困重，痿软无力，尤以下肢或两足萎弱为甚，兼见微肿，手足麻木，扪及微热，喜凉恶热，或有发热，胸脘痞闷，小便赤涩热痛，大便不爽，舌质红，舌苔黄腻，脉濡数或滑数，证机概要：湿热浸淫，壅遏经脉，营卫受阻。治法：清热利湿，通利经脉。代表方：加味二妙散加减。本方清利湿热，补肾通脉，用于湿热内盛兼见虚火之痿证。常用药：苍术、黄柏清热燥湿，防己、薏苡仁渗湿利水；蚕砂、木瓜、牛膝利湿、通经活络；龟板滋阴益肾强骨。若湿邪偏盛，胸脘痞闷，肢重且肿，加厚朴、茯苓、枳壳、陈皮以理气化湿；夏令季节，加藿香、佩兰芳香化浊，健脾祛湿。

3.脾胃虚弱证。起病缓慢，肢体软弱无力逐渐加重，神疲肢倦，肌肉萎缩，少气懒言，纳呆便溏，面色㿠白或萎黄无华，面浮，舌淡苔薄白，脉细弱。证机概要：脾虚不健，生化乏源，气血亏虚，筋脉失养。治法：补中益气，健脾升清。代表方：参苓白术散和补中益气汤加减。参苓白术散健脾益气利湿，用于脾胃虚弱，健运失常，水湿内盛者；补中益气汤健脾益气养血，用于脾胃虚弱，中气不足，气血亏虚者，常用药：人参、白术、山药、扁豆、莲肉、甘草、大枣补脾益气；黄芪、当归益气养血；薏苡仁、茯苓、砂仁、陈皮健脾理气化湿；升麻、柴胡升举清阳；神曲消食行滞。

4.肝肾气损证。起病缓慢，渐见肢体萎软无力，尤以下肢明显，腰膝酸软，不能久立，甚至步履全废，腿胫大肉渐脱，或伴有眩晕耳鸣，舌咽干燥，遗精或遗尿，或妇女月经不调，舌红少苔，脉细数，证机概要：肝肾亏虚，阴精不足，筋脉失养。治法：补益肝肾，滋阴清热。代表方：虎潜丸。常用药：虎骨（用狗骨代）、牛膝壮筋骨，利关节；熟地、龟板、知母、黄柏填精补髓，滋阴补肾，清虚热，锁阳温肾益精；当归、白芍养血柔肝；陈皮、干姜理气温中和胃，既防苦寒败胃，又使滋补而不滞。

5.脉络瘀阻证。久病本虚，四肢萎弱，肌肉瘦削，手足麻木不仁，使之青筋显露，可伴有肌肉活动时隐痛不适，舌萎不能伸缩，舌质黯淡或有瘀点、瘀斑，脉细涩。病机概要：气虚血瘀，阻滞经络，筋脉失养。治法：益气养营，活血行瘀。代表方：圣俞汤合补阳还五汤加减。圣俞汤益气养血，用于气血亏虚，血行滞涩，经脉失养证。补阳还五汤补气、活血、通络，用于气虚无力推动血行，经脉瘀阻之证。常用药：人参、黄芪益气；当归、川芎、熟地黄、白芍养血和血；川牛膝、地龙、桃仁、红花、鸡血藤活血化瘀通脉。

一、临证要点

1. 痿证是指肢体痿弱无力，不能随意运动的一类病证。

2. 病因有外感与内伤两类，外感多由温热毒邪或湿热浸淫，耗伤肺胃津液而成。内伤多为饮食或久病劳倦等因素损及脏腑，导致脾胃虚弱、肝肾亏损。本病以虚为本，或虚实错杂。

3. 临床虽以肺热津伤、湿热浸淫、脾胃虚弱、肝肾亏损、瘀阻络脉等证型常见，但各种证型之间常相互关联，如感受温热及湿热致痿，迁延日久可导致肝肾亏损；肝肾亏损，亦可阴损及阳，出现阳虚证候；经络是气血运行的通道，痿证日久，影响气血正常运行，经络瘀滞，使筋脉更失其濡养，而致关节不利，肌肉萎缩明显。

4. 临床治疗时务须结合标本虚实传变，时时注意祛邪不要伤正，补虚要兼顾祛邪。扶正主要是调养脏腑，补益气血阴阳；祛邪重在清利湿热与温热毒邪。在治疗过程中还要兼顾气血运行，以通利经络，濡养筋脉。

5. 痿证的预后与病因、病程有关。外邪致痿，或可骤发，但亦非轻易，务要及时救治，免成痼疾。多数早期急性病例，一般病情较轻浅，治疗效果较好，功能较易恢复；内伤致病或慢性病例，病势缠绵，渐至于百节缓纵不收，脏气损伤加重，多数沉痼难治。年老体衰发病者，预后较差。

二、释疑解难

江植成：痿证的临床表现，与西医学中多发性神经炎、运动神经元疾病、脊髓病变、重症肌无力、周期性麻痹等表现为肢体痿软无力，不能随意运动者相类，那么中医的治疗要点是什么？

李静：朋友王先生之岳丈，年六十岁，患痿证年余，双腿无力，腰酸痛，不能行步，舌淡紫，苔白腻润滑，脉缓无力。证属脾肾阳虚，治以衡通温通汤，重加鹿角胶20克。

当归、川芎、桃仁、红花、赤芍、柴胡、川牛膝、枳壳、桔梗、炙甘草、生地黄、炮山甲、三七粉（药汁送服）各10克，桂枝10克，黑附片10克，生姜12克，皂角刺12克，鹿角胶20克，分两次化服。二十剂，服后感觉腿有力，稍能行步，又服四十剂，渐能行走。后嘱单服鹿角胶数月而愈。痿证我接触的皆为久病，故治验不多。然亦当知其治法，仍以整体观念出发，辨证论治，找出偏差纠而正之，以通求衡是也。故需注意以下几点：

1. 祛邪不可伤正，补益防止助邪。本病多属五脏内伤，精血受损，阴虚火旺。临床一般虚证居多，或虚实错杂，实证、寒证较少。因此，补虚要分清气虚还是阴虚，气虚治阳明，阴虚补肝肾。临证又有夹湿、夹热、夹痰、夹瘀者，治疗时还当配合利湿、清热、化痰、祛瘀等法。此外，本病常有湿热、痰湿为患，用苦寒、燥湿、辛温等药物时要注意祛邪勿伤正，时时注意护阴，补虚扶正时亦当防止恋邪助邪。

2. 重视调畅气血。痿证日久，坐卧少动，气血亏虚，运行不畅。因此，在治疗时，可酌情配合养血活血通脉之品，即如吴师机所言"气血流通即是补"。若元气亏损，气虚血滞成痿，又当补气化瘀。毕竟本病以虚为本，故破血行瘀之品亦当慎用。若因七情六欲太过而成痿者，必以调理气机为法，盖气化正常，气机畅顺，百脉皆通，其病可愈。

3. "治痿独取阳明"。所谓"独取阳明"，主要指采用补益脾胃治疗痿证。肺之津液来源于脾胃，肝肾的精血亦有赖于脾胃的生化，所以凡属胃津不足者，宜养阴益胃；脾胃虚弱者，应益气健脾。脾胃功能健旺，饮食得增，气血津液充足，脏腑功能旺盛，筋脉得以濡养，有利于痿证恢复。其次，"独取阳明"尚包括祛邪的一面，如《灵枢·根结》指出："故痿疾者，取之阳明视有余不足，无所止息者，真气稽留，邪气居之也。"又《症因脉治·痿证论》指出："今言独取阳明者，以痿证及阳明实热致病耳……清除积热，则二便如常，脾胃清合，输化水谷，生精养血，主润宗筋，而利机关。"可见清阳明之热亦属"独取阳

"明"之范畴。所以，临床治疗时，不论选方用药，针灸取穴，都应重视调理脾胃，"治痿独取阳明"既要重视补虚养阴，也不能忽视清阳明之热，更不能单以"独取阳明"统治各类痿证。如朱丹溪用"泻南方、补北方"，则是从泻心火、滋肾阴方面，达到水火相济，金水相生，滋润五脏，可认为是治疗痿证的另一法则。

4. 治痿慎用风药。《丹溪心法》指出："痿证断不可作风治而用风药。"《景岳全书》亦指出："痿证最忌发表，亦恐伤阴。"痿证多虚，实证亦多偏热。治风之剂，皆发散风邪，开通腠理，若误用之，阴血愈燥，常酿成坏病。

5. 配合针灸治疗。《素问·痿论》中"各补其荥而通俞，调其虚实，和其逆顺"是针刺治疗痿证的原则，也一直为历代医家所重视。因此，对痿证的治疗除内服药物外，还应配合针灸、推拿、气功等综合疗法，并应加强肢体活动，有助于提高疗效。

颤　证

师承切要

师承切要者，师承张锡纯老师颤证辨证施治之论点，以及笔者领悟与运用张师之学说与临床的心得体会，力求切中要点。《医学衷中参西录》中之治内外中风方论，镇肝熄风汤方论，建瓴汤方论，治肢体痿废方论，治气血郁滞肢体疼痛方论，活络效灵丹方论，小儿风证方论，药物篇及医论等论中皆有论及，读者宜细读之。且需将书中论点在临床上正确地运用于治疗西医学中震颤麻痹、肝豆状核变性、小脑病变的姿位性震颤、特发性震颤、甲状腺功能亢进等，凡具有颤证临床特征的锥体外系疾病和某些代谢性疾病，均可参照本节辨证论治。

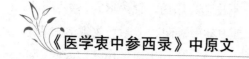

《医学衷中参西录》中原文

附录：

唐山赵某来函：

小女一年有余，于季夏忽大便两三次带有黏滞，至夜发热，日闭目昏睡，翌晨手足筋惕肉。后学断其肝风已动。因忆先生论羚羊角最善清肝胆之火，且历数其奇异之功效，真令人不可思议。为急购羚羊角尖一钱，上午九点煎服，至十一点周身得微汗，灼热即退。为其药甚珍贵，又将其渣煎服三次，筋惕亦愈。继服滋阴清燥汤一剂，泻痢均愈。

李静讲记

1. 颤证与瘈疭的鉴别

瘈疭即抽搐，多见于急性热病或某些慢性疾病急性发作，抽搐多呈持续性，有时伴短阵性间歇，手足屈伸牵引，驰纵交替，部分病人可有发热，两目上视，神昏等症状；颤证是一种慢性疾病过程，以头颈、手足不自主颤动、振摇为主要症状，手足颤抖动作幅度小，频率较快，而无肢体抽搐牵引和发热、神昏等症状，再结合病史分析，二者不难鉴别。

2. 辨证要点

颤证首先要辨清标本虚实。肝肾亏虚、气血不足为本病之本，属虚；风，火、痰、瘀等病理因素多为病之标，属实。一般颤抖较剧，肢体僵硬，烦躁不宁，胸闷体胖，遇郁怒而发者，多为实证；颤抖无力，缠绵难愈，腰膝酸软，体瘦眩晕，遇烦劳而加重者，多为虚证。但病久常标本虚实夹杂，临证需仔细辨别其主次偏重。

3. 治疗原则

本病的初期，常见风火相煽、痰热壅阻之标实证，治疗当以清热、化痰、息风为主；病程较长，年老体弱，其肝肾亏虚、气血不足等本虚之象逐渐显出，治疗当滋补肝肾、益气养血、调补阴阳为主，兼以息风通络。

案例一：

颜姓男，年五十八岁，医院诊为帕金森氏病，一直在服西药维持。饮食二便尚可，痰多色白，口中流涎，腿肿，双手颤抖，舌紫苔白腻，脉弦滑大。辨证属肝风内动，脾虚痰湿夹热。方用衡通定风汤加减：

当归、川芎、桃仁、红花、赤芍、柴胡、川牛膝、枳壳、桔梗、炙甘草、生地黄、炮山甲、三七粉（药汁送服）各 10 克，滑石（布包煎）18 克，炒僵蚕 10 克。另：羚羊角丝 3 克，全蝎 10 克，大蜈蚣 3 条，3 味研末遂服下，每服 3 克，日二次。

服至一月，证减，续服。

案例二：

吴姓男，七十四岁，双手颤抖来诊。食少纳呆，大便二至三天一次，小便正常，胸闷，睡不好，吃安眠类药才能睡着，白天坐也坐不长时间，站也站不长时间，总觉得身体难受，心里着急，腿无力，现在精神状态不好，每天总是闭着眼坐着，或在家来回走动，舌紫苔薄，脉弦硬而大。

一般老人都是睡眠少，但要睡好才好。腿无力为何？脑血管硬化也。肝主筋，故中医说此病非止心于脑病，病根在肝也，心里着急也是肝胆有热之表现也。腿无力也是肝的疏泄功能减，与颤抖之肝风内动同病也。故我说他的病是应治其肝。治肝之血不足，治肝之火有余，治肝之气不通畅。肝属木，木生火。心属火，心即脑也。肾属水，水生木，年老者肾必虚故也。故当滋其肾，清其肝，通其气，活其血，养其心。气血充足，气血得通，是需要一个过程的，人老难免固执，此常情也。

然此肝风内动是内风，是脑梗死之先兆，老年痴呆之先兆也。故现在尚需先与老人沟通，如其愿意配合治疗方可。肝主筋，手抖是肝生风，肝生风也就是筋脉拘挛。相当于西医之震颤性麻痹，又名帕金森病。非短其能效可愈。中医说肝风，相当于西医之神经官能症。气血瘀滞偏有肝火以致肝风内动，手颤抖即是最明显之征。故当需用羚羊角清肝平肝，衡通汤养血、疏通气血。白芍、白茅根、枸杞子、枣皮、生地黄等养血滋阴，水分充足了则肝火肝风自熄，颤抖自止，诸症自可缓解。

方用衡通汤加味：

当归、川芎、桃仁、红花、赤芍、柴胡、川牛膝、枳壳、桔梗、炙甘草、生地黄、炮山甲、三七粉（药汁送服）各10克，北沙参、枸杞子各18克，白芍、桑椹子、桑叶、山萸肉、生山药各30克，羚羊角丝3克。

此方服近两月，胸闷止，仍有手颤抖。与服衡通散原方加白芍、羚羊角。

帕金森病又名震颤性麻痹，是老年神经系统变性疾病，其病变主要在脑中传递通路上之黑质–纹状体变性。盖脑内有很多条DA递质通路，其中最重要之一是黑质–纹状体通路。通路中有两种重要神经传递物质，即多巴胺（降低肌张力）和乙酰胆碱（心脏兴奋、血管收缩、血压升高）。两者功能相互拮抗，对维持基底节环路活动平衡起重要调节作用。因此，一味追求多巴胺治之，虽然一时缓解病情，然往往使肌体对其产生依赖性，反而加重病情。如若运用衡通法滋养气血，清其热，则肝风自熄，颤抖自止。增其阴气，滋生多巴胺，化其秽浊之质，复其变性为正常之性，从疾病根基调理，轻浅者，可速愈。深重者，病情可逐步消减，亦可缓缓而愈之。

一、临证要点

本病是以头部或肢体摇动、颤抖为主要临床表现的病证。其常见原因有年老体虚、情志过极、房事不节、饮食失宜、劳逸失当或其他慢性病证致使肝脾肾病损。肝藏血主筋，血虚筋脉失养，则风动而颤；脾为气血生化之源，主四肢、肌肉，脾虚则生化不足，不能濡养四肢筋脉；肾阳虚衰，筋脉失于温煦，肾虚精亏，肢体筋脉失养，神机失用，则筋惕肉瞤，渐成颤证。治疗重在益气养血，温阳育阴，填精补髓以治本；息风，祛痰，化瘀以治标。临证适当配伍息风止颤之品，对风阳内动者，治宜潜阳息风；痰热动风者，宜清热化痰息风；气血亏虚者，宜补益气血；髓海不足者，宜填精益髓；阳气虚衰者，宜补肾温阳。对本虚标实、虚实夹杂者，又当根据具体情况，或急治其标、缓治其本，或标本兼治，皆须灵活变通。本病为难治病证，部分患者呈逐年加重倾向，因此，除药物治疗外，还应重视调摄。

二、释疑解难

曾泽林：老师论此证多属肝风内动，肝肾阴虚，且往往用滋养肝肾之药以养其阴血，疏通气血药通其经络以求其衡。颤证的治疗大法是什么？

李静：颤证病在筋脉，与肝脾肾关系密切，肝风内动，筋脉失养是其基本病机。肝藏血主筋，脾为气血生化之源主肌肉，肾藏精生髓，肝脾肾亏损，则阴精不足，筋脉失养而致肢体震颤，因此，补益肝脾肾是治本之法。痰浊瘀血阻滞经脉，气血不畅，筋脉失养，据"血行风自灭"之理，临证当活用养血活血、祛瘀通脉之品，痰浊阻滞经脉者，适当选用祛痰药物，对提高治疗效果有重要意义。

颤证当属"风病"范畴。临床对各证型的治疗均可在辨证的基础上配合息风法，而清热、平肝、滋阴、潜阳等也常与息风相伍，常用的药物有钩藤、白蒺藜、天麻、珍珠母、生龙骨、生牡蛎、全蝎、蜈蚣、白僵蚕等。其中虫类药不但息风定颤，且有搜风通络之功。正如叶天士所言："久病邪正混处其间，草木不能见效，当以虫蚁疏通逐邪。"运用虫类药物，以焙研为末吞服为佳，入煎剂效逊。临床证明，羚羊角粉在颤证的治疗上有肯定的疗效，久颤不愈者可配合应用，使用时可用水牛角代替。

年高病久，治宜缓图。因老年体衰加之震颤日久，脏腑气血失调，病理变化复杂，难以辨证允当，欲速反而招致诸多变证，故治疗本病只宜图缓，循序渐进。病初标实较著，选用祛邪息风之品，药量不宜过大，病久正气虚损，慎用耗伤气血阴阳等攻伐之品。

腰　痛

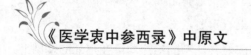

师承切要者，师承张锡纯老师腰痛辨证施治之论点，以及笔者领悟与运用张师之学说与临床的心得体会，力求切中要点。《医学衷中参西录》中之论腰疼治法论，治气血瘀滞肢体疼痛方论，活络效灵丹方论，治阳虚方论，治肢体痿废方论，药物篇及医论等论中皆有论及，读者宜细读之。且需将书中论点在临床上正确地运用于治疗西医学的腰肌纤维炎、强直性脊柱炎、腰椎骨质增生、腰椎间盘病变、腰肌劳损等腰部病变以及某些内脏疾病，凡以腰痛为主要症状者，可参考本节辨证论治。

《医学衷中参西录》中原文

论腰疼治法

方书谓："腰者肾之府，腰疼则肾将惫矣。"夫谓腰疼则肾将惫，诚为确论。至谓腰为肾之府，则尚欠研究。何者？凡人之腰疼，皆脊梁处作疼，此实督脉主之。督脉者，即脊梁中之脊髓袋，下连命门穴处，为人之副肾脏（是以不可名为肾之府）。肾虚者，其督脉必虚，是以腰疼。

治斯证者，当用补肾之剂，而引以入督之品。曾拟益督丸一方，徐徐服之，果系肾虚腰疼，服至月余自愈。

益督丸

杜仲四两酒浸炮黄，菟丝子三两酒浸蒸熟，续断二两酒浸蒸熟，鹿角胶二两，将前三味为细末，水化鹿角胶为丸，黄豆粒大。每服三钱，日两次。服药后，嚼服熟胡桃肉一枚。

诸家本草皆谓，杜仲宜炒断丝用，究之将杜仲炒成炭而丝仍不断，如此制法殊非所宜。是以此方中唯用生杜仲炮黄为度。胡桃仁原补肾良药，因其含油质过多，不宜为丸，故于服药之后单服之。若证兼气虚者，可用黄芪、人参煎汤送服此丸。若证兼血虚者，可用熟地黄、当归煎汤送服此丸。

有因瘀血腰疼者，其人或过于任重，或自高坠下，或失足闪跌，其脊梁之中存有瘀血作疼。宜治以活络效灵丹，加䗪虫三钱，煎汤服，或用葱白作引更佳。

李静讲记

急性腰痛，病程较短，轻微活动即可引起一侧或两侧腰部疼痛加重，脊柱两旁常有明显压痛。慢性腰痛，病程较长，缠绵难愈，腰部多隐痛或酸痛。常因体位不当，劳累过度，天气变化的因素而加重。本病常有居处潮湿阴冷、涉水冒雨、跌仆闪挫或劳损等相关病史。

腰痛是指腰背及其两侧部位的疼痛，背痛为背膂以上部位疼痛，尻痛是尻骶部位的疼痛，胯痛是指尻尾以下及两侧胯部的疼痛。

腰痛是以腰部疼痛为主；肾痹是指腰背强直弯曲，不能屈伸，行动困难而言，多有骨痹日久发展而成。

腰痛病因主要为外感、内伤、跌仆闪挫。外感者，多起病较急，腰痛明显，常伴有外感症状；内伤者，多起病隐袭，腰部酸痛，病程缠绵，常伴有脏腑症状，多见于肾虚；跌仆闪挫者，起病急，疼痛部位固定，瘀血症状明显，常有外伤史可鉴。

腰痛治疗当分清标本虚实。感受外邪属实，治宜祛邪通络，根据寒湿、湿热的不同，分别予以温散或清利；外伤腰痛属实，治宜活血祛瘀，通络止痛为主；内伤致病多属虚，治宜补肾固本为主，兼顾肝脾。

寒湿腰痛的治法：散寒行湿，温经通络。代表方：甘姜苓术汤加减。本方有温中、散寒、化湿作用，适用于寒湿闭阻经脉而致腰脊疼痛之症。

湿热腰痛的治法：清热利湿，舒筋止痛。代表方：四妙丸加减。本方有清利湿热，舒筋通络，强壮腰脊作用。适用于湿热壅遏，经脉不舒，腰脊疼痛。

瘀血腰痛的治法：活血化瘀，通络止痛。代表方：身痛逐瘀汤加减。本方有活血通络止痛作用，适用于腰部外伤，瘀血阻脉、腰痛如刺。

肾阴虚腰痛的治法：滋补肾阴，濡养筋脉。代表方：左归丸加减。本方有滋阴补肾，强壮腰脊作用。适用于肾阴亏虚，腰脊失于濡养，腰痛绵绵，五心烦热。

肾阳虚的治法：补肾壮阳，温煦筋脉。代表方：右归丸加减。本方有补肾壮腰，温养命门火作用。适用于肾阳不足，筋脉失于温煦，腰痛绵绵，拘急肢冷。

案例一：

吴姓女，二十岁，患者自述：我患腰椎间盘突出、强直性脊柱炎。基因诊断 HLA-B27-DNA 是强直性脊柱炎的辅助检查手段，强直性脊柱炎患者 90% 以上这一项是阳性，极少数比率的正常人，这一项也为阳性，但这一比率非常小，除强直性脊柱炎，和别的病没有关系。这一年我来没少折腾，身心备受折磨。很多人给我说治不好。还说因其为基因，无法再转为阴性。我都治了一年多了。这两天我每天晚上翻身腰都很痛。我在医院看到过和我一样年轻的人，弯过就很难再直起来了。关于这病，我不接受手术，我已经穷途末路了，西医说没有办法转为阴性，就意味着治不好，现在就寄希望于中医了。以前我不相信中医，现在相信了，并由此喜欢上了。

发病过程如下：2005年底间隔出现过两次右臀部突然剧痛（带有麻痛）片刻，后正常。2006年初开始，从右臀部开始往下逐渐痛至小腿，疼痛慢慢加重，为外侧痛，脚正常，左腿至今完全正常。2006年6月份期间，有一周时间疼痛到不能下床。在医院检查结果是腰椎间盘突出，并检查出有强直性脊柱炎。用过推拿、牵引、熏蒸、蜂疗，吃过很多中药，有过缓解，但均又复发。蜂疗过一个月左右症状差不多消除，后又复发。长期睡眠不好，这种情况持续了有七八年时间，且冬天特怕冷，夏天又有些怕热。痛经严重，从月经来潮持续到现在。容易疲倦劳累。我会尽全力配合，也请您一定要帮帮我。西医说强直性脊柱研究了很多年，但至今未得出为何会患此病，更没有治疗的办法。一年治病期间，我看到几个与我患同样的病而无法再救治的人，我为他们心痛，或者是顾他人而自怜。曾服此类方有效：熟附子30克（先煎1小时），干姜20克（先煎1小时），细辛6克，麻黄6克，肉桂9（研末，泡水兑入），独活15克，杜仲15克，当归10克，川芎10克，丹参10克，甘草6克，牛膝15克。

李静：你的病肝肾虚在先，受风寒在后，经络瘀滞是果。法当治标又治本。中医本身就是宏观调控，辨证论治，特讲辩证法的。治病求本，中医之精髓也。头痛治头，非上工也。凡病要多问几个为什么？基因诊断HLA-B27-DNA阳性是先天肝肾俱虚，复感受风寒，或伤于脊柱所致。补益肝肾，祛风散寒，化瘀散结。其既能形成椎间盘之突出，则为能成之亦应能消之，此之理也。西医有许多不明白的，就认为不可

第七章　肢体经络病证

逆转，中医则非也。西医于此病手术之，治其然而不知其所以然。但我们要问为什么会阳性，也等于说为什么会产生这种因素，而导致腰椎间盘突出、强直性脊柱炎？答案是：肝肾虚是也。

试问现在将腰椎突出之第四五椎及有病变之部位手术之，而其他部位若再有病变呢，仍然手术吗？如果将肝肾阴阳俱虚纠正之，经络瘀滞疏通之，结聚者散之，所谓邪去则正安，养成正则积自除是也。所以说西医的理论就是这样，不行手术，再不行，没法子了。

而你前之所治诸法，或为祛风散寒，或为局部理疗，是未顾及肝肾虚之本也。你之舌淡暗，苔薄，舌上有宽裂纹，脉弦硬。据此辨证当为肝肾俱虚，气血瘀滞。我今用滋补肝肾为主，化瘀散结柔筋通络，疏通气血，活血止痛之衡通法。方用：黑附片20克（另包先煎半小时），桑寄生30克，怀牛膝60克，杜仲20克，生地黄30克，枣皮30克，枸杞30克，白芍30克，炙甘草30克，桂枝10克，炮山甲10克，桃仁12克，红花10克，皂刺30克，当归15克。水煎服，七剂，每日一剂。

1月31日，吴：李老，早上好。昨晚煮药服了，好像已经有了点效果。以前在医院看病，医生是不给解释的，患者稀里糊涂、胆战心惊的看病。昨天见您，胜读多少书，我大致明白，但还不能说懂了。我觉得效果来得真快，总之，我会听您的话，积极治疗。应该早些认识您，治病的同时又学了知识，让我明白了中医之博大精深，我真想为之喊，中医，国之瑰宝啊！

此方加减服至两月，腰痛证消失，嘱其服衡通散三月。

案例二：

孙某，男五十余岁，体胖，重85公斤。患腰椎增生，久而至右腿痛走路受限。其舌紫苔白腻，当为气血瘀滞，风湿为患。处以顽痹汤：生白芍重用为90克，加杜仲20克，川牛膝、怀牛膝各30克。服一周后来诊，诉服药后疼大减，每日腹泻七八次但无难受感，泻后反觉舒服，周身轻松。服至一个月后，患者自我总结说，腰腿疼痛全止，体重减了7.5公斤，最为可喜的是，每晚睡觉打呼噜的毛病不见了，老婆说现在晚上家里安静了。我告知这是你的脑血管也跟着通畅了，是好事啊。要求再服，告知可二天服一剂，以疏通气血经络，并可防治其他部位的增生。孙某欣喜而去。

山萸肉30克，生白芍30克，炙甘草30克，皂角刺30，木瓜15克，鸡血藤15克，威灵仙15克。其加减法为：颈椎增生加葛根30克，最重可加至120克；腰椎增生加杜仲20克，怀牛膝30克；寒甚加生附片12克；血虚明显加生地黄50克；肾阳虚加鹿角胶15克；气虚甚加黄芪30克；偏热甚加金银花藤30克；苔腻痰湿明显可重用生半夏20克，生南星10克；阴虚之象明显加枸杞30克。

用本方时风燥温散之品皂刺、附片、半夏、南星量宜小。本方量大止痛收效较快，方药剂量可视体质增减，药味不宜太多。方中主药山萸肉补肝肾、利九窍，治肝虚腰痛腿痛，张锡纯先生《医学衷中参西录》中论之甚详。芍药甘草缓急止痛，生白芍量大每致患者大便次数增多无妨。皂刺辛散温通，活血祛风，引诸药直达病所，量大并达止痛作用。葛根量小效不显，乃颈项强痛之要药，性平味淡，量大效佳。腰椎增生腿痛甚者加怀牛膝借其温补之力且又引药下行，量小亦不为功。木瓜、鸡血藤养血缓急舒筋。威灵仙锐利化刺之力甚宏。应用本方临床治疗骨质增生患者百余例，止痛甚速，大多五至七剂收效，唯体质阴虚明显必须加用大量滋阴类药方可。

其加减法亦需辨证用之，以基本方为主，视其寒热、风湿、痰瘀、虚实加其一至二味加强缓急止痛，以攻顽克坚，病情愈重而用药愈精，逐味药物进行推敲，如生附片、生南星、生半夏重用痛止则减，视肝脾肾阴阳所偏，脾虚明显便溏者须加大量炒白术30克，生白芍可酒炒用之，脾虚偏湿加薏苡仁50克，痛止收效后减量守方服之，可隔日一剂，或制成丸剂服之。

案例三：

束某，五十五岁，某部队师政委，腰痛，医院诊为腰椎增生。多次理疗、服药仍不能止痛。处方用顽痹汤方加杜仲，温针隔日一次，五次十天后腰痛即止，又服十余剂巩固之。

案例四：

赵姓老太，年近八十岁，退休，因腰椎骨质增生致其左腿疼痛至夜不能眠。处以顽痹汤基本方加重怀牛膝、杜仲，温针二十次症消。

一、临证要点

腰为肾之府，肝肾同系，乙癸同源。肾之精气，源出于脾，湿邪又易于困脾，故腰痛常与肾、肝、脾等脏密切相关。

腰痛病因有外感、内伤、跌仆挫闪。其发病常以肾虚为本，感受外邪、跌仆挫闪为标。肾虚或为肾阳不足，或为阴精亏虚，腰府失养，属虚；寒湿、湿热、瘀血阻滞经脉，气血运行不畅，属实。实证延久可致证虚，虚证又易感邪致病。

治疗时实证重在祛邪通脉活络，寒湿腰痛当温经散寒祛湿；湿热腰痛当清热利湿舒筋；瘀血腰痛当活血化瘀通络。虚证重在扶正，补肝肾、强腰脊、健脾气是常用治法。

腰痛日久，虚实夹杂，治疗应掌握标本虚实，选用祛邪和培本的方法。一般初起以祛邪为主，病久则予补益肝肾、健脾培本，或祛邪与扶正并用，以达到扶正祛邪的目的，用药亦需互参。

治疗本病，除内治外，尚可配合针灸、按摩、理疗、拔火罐、膏贴、药物熏洗等方法综合治疗，疗效较好。

二、释疑解难

曾泽林：老师治腰痛的辨证要点是什么？如何抓主症呢？

李静：俗语说：病人腰痛，医生头痛。主要是说腰痛的范围太宽泛了。有内伤腰痛，有外伤腰痛。故衡通汤是为大法，然需注意以下几点：

1. 善用活血化瘀药物：活血化瘀药可用于腰痛的不同证型，疾病不同的阶段所选取的药物和用量也应有别。初发急性期，常选用小剂量的当归、川芎，养血和血，温通血脉；病情相对缓解期，可加重活血化瘀药物的剂量与作用；腰痛日久，屡次复发者，可选取大剂量活血化瘀、搜风通络的药物，如虻虫、水蛭、蜂房、全蝎、蜈蚣等。

2. 重视原发疾病的治疗：腰痛的病因很多，感受外邪、内伤、外伤均属常见，腰痛又与许多疾病相关，因此临床既要根据病因辨证治疗，还要针对原发疾病，采用不同的治疗办法。泌尿系统的感染、结石可引起腰痛，治疗可参考淋证、水肿病证；肝胆系统疾病、妇科生殖系统疾病等，也可累及腰部引起疼痛，治疗时首先应考虑原发疾病的治疗，切忌腰痛治腰，以免贻误病情。

3. 临证当强调综合治疗：根据病情选用牵拉复位、推拿、针灸、拔罐、理疗、穴位注射、药物外敷、中药离子透入等方法，有助于疾病的治疗与康复。寒湿腰痛、肾虚腰痛、瘀血腰痛在内服药物的基础上，可配合熨法治疗，以肉桂、吴茱萸、葱头、花椒，上四味捣匀、炒热，以绢帕裹包熨痛处，冷则再炒熨之，外用阿魏膏贴之，可提高治疗效果。

腰为肾之府，即使外邪导致的腰痛，若病程较长，也应酌加补肾之品。

曾泽林：老师擅长用温针疗法治疗腰腿疼痛，学生也常用之，并每结合推拿。然于辨证方面经验不足，还请老师讲解腰痛辨证之要点，以便领悟之。

李静：腰痛现在好辨证多了，可结合西医辨病。现代的检测方法很多，可以便于诊断。首辨外伤、内伤。内伤又需辨是腰椎本病，还是肾本病，还是经络病变，还有他脏病变亦可腰痛，尤其以妇科病为多。腰椎本身病变需辨有无瘀血？有无肝肾俱虚？有无风湿？肾本病多为虚，或虚中挟实。我常用衡通法，衡通止痛汤为主方，重用白芍、炙甘草、山萸肉各30克，瘀血重加土鳖虫、蜈蚣。气虚加人参、黄芪。脾虚加生山药、龙眼肉，随证施治。肝肾阳虚加鹿角胶、胡桃肉；肝肾阴虚加枸杞、山萸肉；风湿加桑寄生、杜仲；肝肾虚寒加附子、桂枝，寒甚加硫黄；风湿偏热加羚羊角、地龙；偏湿加滑石、土茯苓。